万友生医学丛书

万友生医论选

主　编　王鱼门

副主编　万兰清　肖德发

　　　　万青峰　马超英

编　委　兰青山　万剑峰

　　　　李杏兰　耿　耘

　　　　黄　洁

中国中医药出版社

·北京·

图书在版编目（CIP）数据

万友生医论选 / 王鱼门主编 . —北京：中国中医药出版社，2016.9（2020.4重印）

（万友生医学丛书）

ISBN 978 - 7 - 5132 - 3587 - 7

Ⅰ . ①万… Ⅱ . ①王… Ⅲ . ①医论—汇编—中国—现代 Ⅳ . ① R249.7

中国版本图书馆 CIP 数据核字（2016）第 202651 号

中国中医药出版社出版

北京经济技术开发区科创十三街 31 号院二区 8 号楼

邮政编码 100176

传真 010 64405750

保定市西城胶印有限公司印刷

各地新华书店经销

开本 880×1230 1/32 印张 17 字数 358 千字

2016 年 9 月第 1 版 2020 年 4 月第 2 次印刷

书号 ISBN 978 - 7 - 5132 - 3587 - 7

定价 58.00 元

网址 www.cptcm.com

如有印装质量问题请与本社出版部调换（010 64405510）

社长热线 010 64405720

购书热线 010 64065415 010 64065413

微信服务号 zgzyycbs

书店网址 csln.net/qksd/

官方微博 http：//e.weibo.com/cptcm

淘宝天猫网址 http：//zgzyycbs.tmall.com

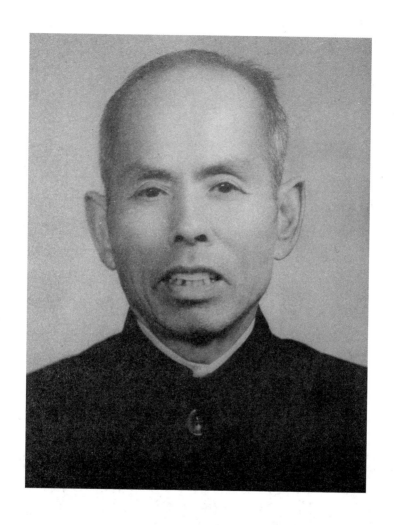

万友生先生

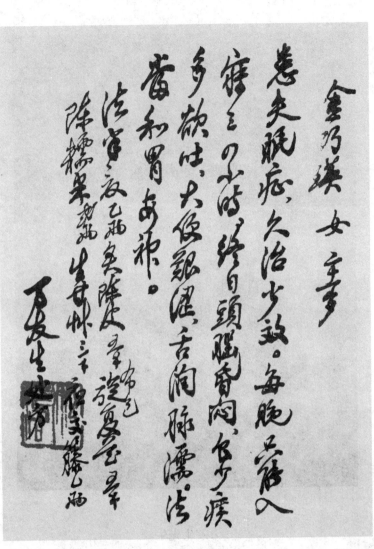

金乃璞 女 主诉

患失眠症，久治少效。每晚只睡
二三小时，终日头晕昏闷，食少疲
乏，欲吐，大便稀溏，舌淡脉濡弱。
宜和胃安神。

法宜夜交藤、夜合花、党参、淮小
麦、降香、糯稻根须、生甘草……

万友生

万友生先生手迹

《万友生医学丛书》
编委会

邓 序

　　友生兄，儒而医者也，十年寒窗，琴棋书画，诗词歌赋，清品自高。年少从名师学医，弱冠悬壶济世，焚膏继晷，奋发图强，三十而医名噪。新中国成立，世治民安，中医事业得以发展。兄积极响应政府号召，从政、从教，悉殚精竭虑，务求美善。尝谓人必自度乃能度他。

　　在数十年教学生涯中，深入仲景堂奥，广探叶、薛、王、吴，求本于临床实际，证之于学术研究，得出"热病寒温内外统一"的科学结论，为中医重新进入急危重症阵地建立全面的理论指导。

　　我与友生兄，相知相交数十载，志同道合。其"学中医以国学根柢为要"的中医教育思想，亦同我心。

　　先生今值百岁诞辰，中国中医药出版社拟出版《万友生医学丛书》以纪念之，以传承之，侄女兰清求序于予，乐为之。

百〇一叟 邓铁涛

2016 春序于羊城

蒋 序

　　万友生先生，号松涛，江西省新建县西山乡人。生于 1917
年农历九月二十一日，卒于 2003 年 6 月 2 日，享年 87 岁。江
西中医学院（现为江西中医药大学）教授、主任医师，享受国
务院政府特殊津贴专家。曾任江西省政协常委，中国科协"三大"
代表，中华全国中医学会第一、第二届常务理事，第三届顾问，
江西省中医药研究所所长。

　　先生生有异禀，聪敏过人，童蒙之时虽已新学蔚然，而国
学课业仍为基础，乃于勤勉学习现代科学之外，浸润乎四书五
经之中，兼以吟诗作对，学书作画，可谓国故新知两皆精进。
17 岁考入江西中医专门学校，三年后日寇入侵，学校散馆，先
生先后避难于樟树、峡江、吉安等地，即悬壶应诊，以医为业，
造次颠沛十余年，反倒于江湖中练出了不凡身手，医名渐起。
新中国成立后，先生以医从政，入掌江西省卫生厅中医科，受
聘为中央卫生部全国卫生科学研究委员会中医专门委员会委员、
中南军政委员会中医委员会副主任委员。1955 年江西省中医进
修学校（江西中医学院前身）成立，先生为教导处副主任，主
管教学工作，兼授《伤寒论》《温病学》课程，倡立寒温统一

之论。"文革"浩劫,先生以"反动学术权威"之身备受冲击,下放劳动,被迫改造。粉碎"四人帮"后,先生虽已年届花甲,却精神焕发地开启了一个个学术之春。撰写著作,发表论文,培养研究生,外出讲学,学术激情喷薄而发,科研成果不断涌现。1982年,先生以65岁之龄出任江西省中医药研究所首任所长,筚路蓝缕,开创之功令人钦敬。此后,又以古稀之年,领衔主持国家"七五"攻关课题,并获得政府科技奖励。

先生以医名世,然不失儒家本色。温文尔雅,谦虚诚悫,且琴棋书画,诗词歌赋,享誉医林,时与裘沛然、刘炳凡诸先生吟咏唱和,传为佳话。先生以其标格风范,堪为一代宗师,高山仰止,令人追慕!

万友生先生寝馈岐黄七十年,兢兢业业,矻矻不息,老而靡倦,为中医药事业的振兴发展做出了突出贡献,是中国一百年来知名的中医临床家、理论家和教育专家。万友生先生毕生献身于中医学术的研究,以其理论上独有建树、临床上颇有特色、科研上多有创获、教育上富有新见而享誉海内外。

在中医理论的建设方面,万友生先生标举寒温统一的旗帜,提出"八纲统一寒温证治,建立热病学科体系"的倡导,是近六十年来中医理论研究的一个亮点,不仅在学术界引起强烈反响,而且有可能成为中医理论创新的典范。先生崇尚张仲景,年方弱冠即著有《伤寒六经分证表》(读书笔记),终以研究《伤寒论》名家,但他能以敏锐的眼光和广阔的视野,突破伤寒的"藩篱",博采众方,融合百家,尤其在全面考察中医热病学历史及现实的基础上,从寒温学说的源流、内容、临床应用及发展等多方面，对寒温统一的学术观点进行了充分论证、深刻阐述。他所发表的有关寒温统一的一百多篇论文，以及精心撰写的《伤寒知要》《寒温统一论》《万氏热病学》，不仅是先生理论研究的结晶，也是中医学术的宝贵财富，中医热病学的建设必将从中获得借鉴依据和启迪提示。

在中医临床上，万友生先生少年悬壶，即蜚声海内，在七十年的摸爬滚打中，不仅积累了丰富的经验，而且形成了自己独有的特色和风格。先生主张经方与时方同用、补脾与补肾并重，一辈子"寝馈长沙堂奥，言行悉遵仲景"。"为了进一步印证经方疗效，提高教学质量，才在临床上偏重药味少而用量大的经方。"为此，先生还经常向学生介绍自己所推崇的药味少而精的经方。但先生在灵活应用经方的同时，也不轻视、废弃时方，对李东垣、张景岳等医家的大方更是推崇有加，不仅重视大方，晚年的先生还有意愿深入摸索轻剂量时方治病的经验。在关于补脾与补肾的问题上，先生认为："脾为后天之本，肾为先天之本，本来都是人体的根本所在，应该是同等重要的。"因而临床上，或主补脾，或主补肾，相互照应，相映成趣。先生以自己长期临床实践的体会，认为脾胃病最为常见，因而调治脾胃的方法也就用得最多。先生还十分重视肾与命门的调理，在补脾的同时，充分考虑肾脏的关系，而不忘照顾"真火""真水"的问题。总体来说，万友生先生一生善用经方，善补脾胃，有其独到的经验和体会，值得我们进一步发掘、整理。

在科学研究上，万友生先生向来以思维敏捷、思考深刻、见解独到而著称于世，不仅年轻时思维活跃而广阔，对中医的许多理论问题有过较深入的钻研探索，即使晚年也没有停止在理论方面的思考。20世纪80年代，万友生先生年已古稀，但仍精神振奋地领衔主持国家"七五"攻关课题——"应用寒温统一理论治疗急症的临床研究"，并获得国家中医药管理局科技进步三等奖和江西省科技进步二等奖。他留下的数百篇科研论文和《万友生医论选》《万友生医案选》等十多部著作，不仅是先生长期科学研究的结晶，也是先生辛勤耕耘的见证。

万友生先生从医执教七十年，为我国的中医事业培养了大批的优秀人才。先生多年从事教学工作，并长期担任中医内科学、伤寒、温病教研室主任，在人才的教育培养上提出了许多富有新意的见解。先生的教育理念是"国学根底，少年养成"，要学好中医，必须要有坚实的传统文化基础，对文、史、哲各学科，儒、道、释各流派，都应有充分的了解，并且要从小培养国学兴趣，形成读古籍的习惯。先生主张要熟谙经典，掌握中医的主轴，基本理论、核心学说一定要了如指掌，烂记于胸。先生认为学好中医的关键还在于多临床，没有在临床一线的几十年摸爬滚打，要想成为一个名中医、好中医是不大可能的。当然，学好中医要有广阔的视野、开拓的胸怀，不断学习现代科学技术知识、汲取多学科多方面的知识营养，也是十分必要的。先生的这些观点，对于现代中医的人才培养，仍然具有重要的指导价值。

近一百年来，中国经历了天翻地覆的变化。新中国成立后，中国才真正走上了独立发展的道路。如今，中华民族正在朝着伟大复兴的目标奋勇前进。百年中医亦随着国家的命运，在历经无数坎坷曲折后，迎来了前所未有的发展机遇。

万友生先生诞辰百年，几乎与国家的历史脉动同步，他以八十七年的人生旅行，不仅见证了中医绝处逢生、枯杨生稀的沧桑之变，更以其好学深思、躬身实践、励精图强的大家风范，为中医的传承、发展做出了卓越的贡献。今天，我们纪念万友生先生的百年诞辰，编纂出版《万友生医学丛书》，总结他的学术思想和临床经验，颂扬他的道德风格和人文情怀，根本的目的就是为了更好地学习万友生先生热爱中医、献身中医、敬业创新的科学探索精神和高尚的思想情操，探讨分析名老中医的成才规律，继承名老中医的优良传统，创新中医思想理论，发展中医诊疗技术，提高中医健康服务能力和服务水平，促进中医药事业的繁荣发展。

江西中医药大学教授　蒋力生

2016 年 8 月

编写说明

今年是万友生先生诞辰百年，为了弘扬名老中医的道德精神，传承名老中医的学术经验，我们编纂了这部《万友生医学丛书》，以缅怀、纪念万友生先生的卓越贡献。

《万友生医学丛书》收入万友生先生编撰的中医学著作11种，其中6种已公开刊行，5种是未刊本。按照内容，可以分为以下几类：

一是研究《伤寒论》的著作，共4种。20世纪30年代撰就的未刊稿《太阳病提要》，是先生青年时期学习《伤寒论》的心得之作；60年代编写的教材《伤寒论讲义》（《万讲〈伤寒论〉》）和《〈伤寒论〉方证医案选》，虽为函授学生所设，然已基本体现先生研究《伤寒论》的思路和体系；80年代先生出版《伤寒知要》，表明先生伤寒之学已经由博返约，达到了新的境界。此次关于《伤寒论》四书结集出版，时间跨度近半个世纪，一方面反映出万友生先生持之以恒、锲而不舍的治学精神，一方面也展示了先生由浅入深、登堂探奥以及推陈出新的治学成果。尤其是发皇古义、揭橥新知，所在皆是，足可让人发聩，为人指迷。

二是研究热病之作，凡2种，即《万氏热病学》（原《热病学》）和《寒温统一论》。万友生先生虽以研究《伤寒论》享誉盛名，然对温病的研究，其功力绝不在伤寒研究之下。他溯流探源，全面系统地考察伤寒、温病的内在联系，勘破其中的奥秘真谛，从而倡导寒温统一的热病学体系。这两本著作不仅集中记录了万友生先生寒温统一论提出的学术研究历程，也为现代条件下中医理论创新提供了标格典范。

三是临床经验之作，共3种，即《诸病证治提要表》《万友生医案选》《万友生医论选》。前一种是未刊稿，反映了万友生先生青年时代的证治分类思想。后两种是万友生先生七十年临证经验的总结和理论认识，对现代中医有着重要的指导价值。

四是临床用药分类之作，凡2种，即《药选》和《药物分类提要》。这两种也是未刊著作，系万友生先生年轻时应诊的肘后用药手册，对于掌握临床常用中药有执简驭繁的作用。

以上11种著作，无论是已刊本，还是未刊稿，悉遵原书，保存原貌，只对个别明显的错误做了订正。有些著作因内容较少，不足以成册，则两书合并成册或附于另书之后。

本丛书在编写过程中，得到了广州中医药大学教授、国医大师邓铁涛先生的大力支持，得到了江西中医药大学蒋力生教授的无私帮助，并作序褒赞；刘建、吴枢、李玮、叶楠、赵钢、张慧芳、秦宗全、韩山华、王惠玲、方柔儿、吴敏、蓝丽莉、愿莲生、孙秀侠、夏凤、刘晓玉、胡途、黄圣毅、冯楚君、高丽花、杨小凤等同志在书稿扫描、录入和校对等方面做了诸多工作；特别是深圳万众国医馆万友生学术流派传承基地的同仁给予了大力支持，在此一并谢忱！

《万友生医学丛书》编委会

2016 年 8 月

前　言

　　我国著名中医学家万友生教授，江西省新建县人，自幼习文十载，不求仕进，而志于医，求学于江西国医专修院，学成出而问世，私人开业行医十余年。从 1951 年起，从事卫生行政工作，先后担任江西省中医进修学校、江西中医专科学校和江西中医学院教导副主任及内科、伤寒温病、热病教研组主任及江西省中医药研究所所长等职。并曾兼任卫生部全国卫生科学研究委员会中医专门委员会专门委员、中医专业教材编审委员会委员以及中国中医药年鉴编辑委员会委员、顾问，中南区卫生部中医委员会副主任委员，南方十三省血吸虫病防治委员会委员，中国中医药学会第一、二届常务理事及其中医理论整理研究委员会常务委员，中国卫生法学会第一届常务理事，江西省科协第二届常委，光明中医函授大学江西分校校长，江西中西医培训学院院长等职。现为江西中医学院教授、主任中医师。

　　先生从医执教半个多世纪，不仅为我省中医事业培养了大批优秀人才，而且连续多年应邀为中国中医研究院研究生班讲课。并曾应邀赴贵阳、昆明、成都、重庆、武汉、长沙、西安、太原、沈阳、南京、杭州等地讲学。还应约为新加坡中医学院和马来西亚马华医药学院多期毕业纪念特刊以及中国台湾《华佗医药杂志》等撰写专稿。日本东洋学术出版社还在《伤寒论医学之继承与发展》一书中发表了他的著名论文"欲识厥阴病，寒温合看明"。可谓桃李满天下，名扬海内外。

先生治学崇尚张仲景《伤寒论》和吴鞠通《温病条辨》，兼采上自《内经》《难经》，下及历代寒温各家学说之长，极力倡导寒温内外统一之说。《中国名老中医药专家学术经验集》第一集曾以"倡导寒温内外统一的万友生"为题，全面深入地介绍了先生的学术经验。先生的主要著作有《伤寒知要》《寒温统一论》《热病学》等书，并在国内外中医药期刊杂志上发表学术论文百余篇。他领衔的国家"七五"攻关中医急症科研课题"应用寒温统一理论治疗急症（高热、厥脱）的临床研究"，获国家中医药管理局科技进步三等奖和江西省科技进步二等奖。他所著的《寒温统一论》一书，还获得了中国中医药文化博览会"神农杯"优秀奖。

先生的业绩卓著，受到党和人民的尊重，曾先后当选为江西省第五、六届人民代表，江西省政协第一、二、三届常委，全国医药卫生科学大会代表，中国科协"三大"代表，中国民主同盟江西省委会候补委员、委员、常委、顾问。他于1985年12月26日光荣加入中国共产党，不久即被中共江西中医学院党委评为优秀党员。先生成为全国首批享受国务院政府特殊津贴的有突出贡献的名老中医，是当之无愧的。

最近江西省人民政府卫生厅为了深入继承名老中医的学术经验，特嘱托我们进一步整理先生从医60年来的医论和医案，务必精益求精，使之出版以广其传，为人民健康造福。

今从先生所撰医论百余篇中选出 43 篇（先生对其中少数论文作了一些删改），加以整理分类归纳，编成《万友生医论选》一书，以下为其内容概要。

一、概论

首列"关于继承和发扬中医学术问题"一文，以了解先生对中医现代化的指导思想及其看法；次列"讨论八纲、六经、三焦、卫气营血和脏腑经络辨证论治之间的内在联系及其不可分割性"一文，以了解先生对中医辨证论治体系的整体观思想，把内容错综复杂、名目繁多的辨证论治内容，以脏腑经络为基础、八纲为主导统一起来，从而加强其系统性，使之趋于规范化；再次列"五淫论"一文，以了解先生对《内经》"天地之间，六合之内，不离于五，人亦应之"和在天为风、热、湿、燥、寒五气，在地为木、火、土、金、水五行，在人为肝、心、脾、肺、肾五脏等天、地、人"外内之应"理论体系的阐发；末列"中草药与中医理论"一文，以了解先生对当前摒弃中医理论来研究中草药的思考。

二、论伤寒

先生长期从事伤寒学说的研究，颇多独到之处。这可以从所选列的"伤寒郁阳化热论""关于《伤寒论》三阳三阴的实质问题""《伤寒论》六经辨证论治与八纲八法""对伤寒例、平脉辨证和可与不可方治的体会"等文中很清楚地看出来。尤其是对《伤寒论》厥阴病这个疑难问题提出的"略论伤寒厥阴病""欲识厥阴病，寒温合看明""从《内经》厥阴病看后世的继承和发展"等文，解决了这一"千古疑案"，完善了《伤寒论》六经辨证论治体系，并成为他在 1982 年出版的《伤寒知要》中的突破口。

三、论温病

首列"尚论寒温，昌明绝学"一文，以了解先生承扬明代喻嘉言尚论寒温的学习心得体会；次列"《温热论》初探"一文，以了解先生对清代叶天士创立的温病卫气营血辨证论治体系的学习心得体会；末列湿温（"湿温病的辨证与治疗"）、暑温（"学习石家庄市中医治疗乙型脑炎的经验"）和痢疾（"痢疾的辨证与治疗""逆流挽舟法治痢的商榷"）等文，以了解先生在温病辨证论治中是如何继承发扬优良传统和学习现代中医宝贵经验的。

四、寒温合论

这是先生从事中医学术研究最为重要的部分，也是其寒温内外统一思想的集中体现。这一思想，肇始于 50 年代所著的"寒温纵横论"，至 80 年代的"关于伤寒六经和温病三焦、卫气营血辨证论治体系的统一问题""八纲统一寒温证治，建立热病学科体系"和"论热病的寒温统一和内外统一"等文的著成而趋于成熟。因此，先生继 1988 年出版了《寒温统一论》后，又于 1990 年出版了《热病学》。

五、论杂病

选列"脾胃学说在临床上的运用"和"脾胃在《伤寒论》六经病中的重要地位",以了解先生不仅在内伤病中特别注重脾胃,在外感病中也同样如此;不仅脾胃病当治脾胃,肺、心、肝、肾等病也常以治疗脾胃为主取效的学术经验。尤其是所选"略论阴火与甘温除热",更是先生承扬李杲阴火学说的心血结晶。该篇从理论到临床澄清了过去对阴火的模糊认识,使之更有利于指导临床,提高疗效。

六、附录

选录《中国名老中医药专家学术经验集》第一集所载《倡导寒温内外统一的万友生》(万兰清整理)文中的"学术精华"和"临证特色"两部分,作为本书的附录。

我们忝列门墙,得窥富美,承扬师道,义不容辞。但愿本集所选,不致有沧海遗珠之憾,则幸甚矣。

编者

1995 年 10 月

目　录

概　论

关于继承和发扬中医学术问题.................... 1
讨论八纲、六经、三焦、卫气营血和脏腑经络辨证论治
　　之间的内在联系及其不可分割性.................... 7
五淫论.................... 67
八法温课.................... 76
中草药与中医理论.................... 91

论伤寒

略论热病学说源流.................... 99
伤寒郁阳化热论.................... 109
从《伤寒论》热化证治谈起.................... 117
关于《伤寒论》三阳三阴的实质问题.................... 125
《伤寒论》六经辨证论治与八纲八法.................... 134
对伤寒例、平脉辨证和可与不可方治的体会.................... 142
论风伤卫、寒伤营和风寒两伤营卫.................... 166
略论太阳病中风表虚和伤寒表实.................... 174
少阳在六经中的位置问题.................... 181
略论伤寒厥阴病.................... 188
欲识厥阴病，寒温合看明.................... 199
略论厥阴寒化危证.................... 216
从《内经》厥阴病看后世的继承和发展.................... 221
伤寒杂谈.................... 229
桂枝汤及其加减法的临床体会.................... 242

我对仲景麻黄方剂的几点体会..........................256

论温病

尚论寒温，昌明绝学..................................265
《温热论》初探......................................272
湿温病的辨证与治疗..................................294
痢疾的辨证与治疗....................................299
逆流挽舟法治痢的商榷................................304
学习石家庄市中医治疗乙型脑炎的经验..................306

寒温合论

寒温纵横论..313
从大便硬与溏论伤寒和温病的下法......................319
寒温病机论..329
关于伤寒六经和温病三焦..............................337
卫气营血辨证论治体系的统一问题......................337
八纲统一寒温证治建立热病学科体系....................352
漫话寒温统一..361
再谈寒温统一..366
论热病的寒温统一和内外统一..........................374
应用寒温统一的热病理论治疗..........................381
流行性出血热的临床研究..............................381
从一例霉菌败血症治验谈起............................392

论杂病

略论内伤热病..399
脾胃学说在临床上的运用..............................406
脾胃在《伤寒论》六经病中的重要地位..................427
略论阴火与甘温除热..................................439
肝风当辨阴阳论治....................................463

附录

学术精华..467
临证特色..509

概　论

关于继承和发扬中医学术问题

1985 年 8 月，卫生部在合肥召开了全国中医和中西医结合工作会议，卫生部副部长胡熙明同志在会上作了"加强领导，搞好改革，把中医工作推向新阶段"和"坚持中西医结合方针，努力开创中西医结合工作新局面"的报告。他在报告中就"正确处理继承与发扬的关系"问题指出："任何一门科学都是有继承性的，并且都是随着时代的发展而不断发展的，中医药学也是这样。因此，我们在中医工作中，既要重视继承，也要重视发扬。继承是发扬的基础，发扬是继承的目的，二者不能偏废或者割裂。中医药学的继承和发扬，既可以采用传统的方法，也可以采用现代科学（包括现代医学）的方式。"这就是我们从事中医工作尤其是中医学术工作的指导思想。

目前，全国正热烈地展开中医现代化的讨论，讨论的中心仍然是如何继承和发扬的问题。我想就这个问题谈谈自己的认识和体会。

一、先就继承问题来谈

（一）理论继承

首先应当肯定，中医院校的教育虽然是以课堂讲授理论为主，但确实培养出了一大批人才，并成为今天中医事业的新兴力量。其中有一些已崭露头角、名扬全国各地甚至海外，这是值得大家高兴的。无可否认的是，近30年来的中医高等教育，一般来说，学生入学后，前期成天到晚满堂灌，阴阳五行不离口，而且中西医同台合唱。虽然理论学得比较系统且多而广，知识面也较宽，但不够深透。加之中西医理论体系不同，学生兼收并蓄，尚难融会贯通，大都无可避免地造成思想上的混乱。且因前期课堂教学，根本不与患者见面；后期临床教学，因临床基地和带教老师数量少，且在西医院中医科实习，又多"重西轻中"，往往达不到预期目的。不但中医临床辨证论治的本领得不到较好的锻炼，甚至向西医学习临床，这就是有的中医本科生毕业后改行当西医的主要原因之一。此外，需要关注的是，在校学到的《伤寒》《温病》理论，在临床实习时，由于见不到或很少见到急性热病而得不到印证；加之在校的《伤寒》《温病》教师，也极少接触急性热病，讲课基本上是从理论到理论，导致理论与临床脱节。长此以往，中医院校的师生势必被排出急性热病阵地之外，致使曾在历史上对急性热病作出过重大贡献的中医药学的优势转变成为劣势，并且造成中医只能治慢性病，不能治急性病的错觉。这是何等的令人不安！试问寒温理论的继承，如果没有临床实践作基础，岂不成了空中楼阁，坐令英雄无用武之地吗？有鉴于此，现在已经采取了一些有效措施，但做得还不够，仍有待于我们共同努力来复兴并发展中医理论。

例如有一次开会时，北京某名医对我说，他曾经治过几例冠心病，患者告诉他曾久服活血化瘀中药无效，他乃按照中医理论辨证，认为是属肾阴亏损，心阳亢旺所致，投以滋阴潜阳之方获效。又如我自己曾多次在西医确诊且久治无效的败血症（有的是霉菌败血症）中，面对高热不退，按照中医理论辨证，力排清热解毒法，针对气虚发热，投以大剂甘温除热药获效。仅此就足以引人深思，为什么活血化瘀法治心血管病无效，而用滋阴潜阳法获效？又为什么用清热解毒法治高热的败血症无效，而用甘温除热法获效？无可否认，离开中医的辨证而使用中医的治法，往往是难以达到预期效果的。当前有所谓"纯中医"的提法，如果用意是指不受西医和西学中的框架束缚而纯粹用中医理论指导用药的话，我不妨承认自己是一个"纯中医"。由此可见，有人提出的"中医只有学了西医才能提高疗效，今天的'纯中医'再也'纯'不下去了"的说法，是完全站不住脚的。

（二）经验继承

家传、师授的继承方法，本来是中医的优良传统。由于他们主要是在临床实践中学习，所以学得比较扎实，治病的本领往往比学校出身的要强。在理论方面，由于侧重一家之言，干扰较少，思想比较集中，因而学得比较深透，但知识面则相对狭窄（这是完全可以通过自己的努力，在出师后逐步得到扩充的）。这种继承方法，长期的历史事实证明是成功的。其最大的优点是继承面广而业专。不像中医院校的学生，每天疲于奔命地应付众多的学科（既有中医的基础和临床各科，又有西医的基础和临床各科），虽多而不精。也正因此，时至今日，这种继承方法仍然受到各级党政的重视和支持。家传、师授的继承方法，虽然是中医的优良传统，但其中也存在着经验论的偏向，只重视技术经验，不重视学科理论，这也使得他的技术经验，只能在原地踏步，得不到改进和提高。从继承与发扬的关系来说，经验只有上升到理论，才能不断改进和提高。

有人提出，在中医走向现代化的今天，不应再坚持"继承论"或"继承发扬阶段论"。他厌烦于"继承没完没了"，嗟叹着"发扬遥遥无期"。其急于中医现代化的苦口婆心虽可理解，但割断历史，不顾现实，急于求成，则是欲速而不达的。且其所谓"不发扬的继承"的"继承论"是不存在的。今天中医院校仍然奉为经典的《内经》《伤寒论》《金匮要略》《温病条辨》等，也正在继承中发扬。如在《内经》的基础上，把《中医学基础》发展成为《中医生理学》《中医病理学》《中医诊断学》《中医治疗学》；在《伤寒论》和《温病条辨》等的基础上，逐步发展成为寒温统一的《中医热病学》等。由此可以明显地看出，他们是在继承中有所发扬的。因为继承和发扬二者辩证统一，继承中既有发扬，发扬中又有继承，两者不可分割。当然，就继承中医学术的人来说，必有一个循序渐进的过程，如卫生部为西医学习中医所制定的"系统学习，全面掌握，整理提高"的方针，就是如此。这一方针不仅是指导西医学习中医必须遵循的方针，也是合乎中医自身发展规律的方针。

二、再就发扬问题来谈

中医学术如何在继承的基础上发扬，以适应我国四个现代化，尤其是科学技术现代化新形势的需要，这是摆在我们面前的重大课题，亦即目前正在展开热烈讨论的中医现代化问题。

首先，必须把中医现代化和中西医结合以及中医西医化的概念区别开来。中医西医化是用西医的框架装进中医的方药，实际上是废中医存中药，其实质是消灭中医的一种荒谬主张。中西医结合是根据毛泽东同志关于"把中医中药和西医西药结合起来，创造我国统一的新医学、新药学"的指示而提出的。这一正确方针，得到了全国中西医的拥护和响应。近30年来，在这一方针的指导下，中西医结合做了大量的工作，取得了一定的成绩。中西医结合是把中医和西医两种不同理论体系及临床技能，通过医疗、教学、科研的互相渗透，逐步地结合起来创出的新医学。这一伟大理想的实现，虽然尚需时日，但从现有成就来看，还是大有前途的。中医现代化是根据我国四个现代化尤其是科学技术现代化而提出来的。要正确理解其含义，首先必须从我国四个现代化的总要求是建设具有中国特色的社会主义来领会，即应据此来考虑我国医学科学现代化的问题。这就是说，我国医学科学的现代化也必须具有中国特色，而这主要是中医的特色。最近中央书记处指示："一方面中医药学是我国医疗卫生事业所独具的特点和优势，中医不能丢，必须保存和发展。另一方面，中医必须积极利用先进科学技术和现代化手段，促进中医药事业的发展"。我的领会是，中医现代化必须以保持中医特色为前提，而中医特色，主要是中医的理论体系及治疗方法。中医现代化只有在保持中医特色的前提下，利用先进的科学技术（包括现代医学）和现代化手段，促使中医学术与当代科学技术现代化同步发展，才是真正的中医现代化。

在明确了中医现代化和中西医结合以及中医西医化的概念后，再来谈谈当今中医究竟应如何走向现代化，亦即中医学术应如何发扬的问题。这实际上是一个方法问题。当今中医必须走向现代化，但究竟应如何走？有人想加速中医现代化的步伐，提出要"吐故纳新"，也就是只要"新"的发扬，不要"故"的继承，认为"继承没完没了，则发扬遥遥无期，现代化更不可设想"。这就显然违背了上述"既要重视继承，也要重视发扬，继承是发扬的基础，发扬是继承的目的，二者不能偏废或者割裂"的指示精神。我认为今天搞中医现代化，必须遵循上述指示精神，紧紧抓住两个方面。

一方面是充分发挥中医药学的特点和优势，必须进一步做好继承工作。第一，必须在历史唯物主义的指导下，继续做好中医古籍的整理工作，不应对"浩如烟海""汗牛充栋"的古医籍整理产生"继承没完没了"的厌烦情绪。因为这个伟大的宝藏，尚待进一步开发、利用。这是一项历史性的紧迫任务，亟须古文水平较高的老年中医带领一批具有一定古文水平的中年中医去完成。第二，必须在辩证唯物主义的指导下，继续整理研究中医的理论体系（包括辨证论治体系），务必使之更加系统化和规范化。因为中医理论历史悠久，内容庞杂，虽然具有完整的体系，但目前看来，还不够系统和规范。只有将其整理好，才能更有力地指导中医现代化。我是一名科班出身的老中医，虽然也学过一点西医，对现代医学略知皮毛，同西医和中西结合医生相处得还不错，但我认为老中医在中医现代化和中西医结合方面要有自知之明，认清自己在这一历史任务中所应负和所能负的责任，竭尽全力，进一步做好继承工作，为中医现代化提供有利条件。

　　另一方面是积极利用先进的科学技术和现代化手段来促进中医学术的发展。在这方面，我只能寄予几点希望：

　　首先，希望用现代哲学来阐述、解释、说明中医的理论，以开拓中医现代化的境界。

　　其次，希望在利用先进的自然科学技术和现代化手段时，切勿丢掉中医的特色。一定要在保持发扬中医特色的前提下，吸取它们来促进中医现代化。

　　第三，希望吸取中西医结合的经验教训，做好中医现代化的工作；改进、提高、扩大具有中医特色的中西医结合的成果；防止误入中医西医化的歧途。

（原载于《湖南中医杂志》1986 年 1 月）

讨论八纲、六经、三焦、卫气营血和脏腑经络辨证论治之间的内在联系及其不可分割性

　　中医学在临床上的特色是辨证论治。但中医的辨证论治内

容错综复杂、名目繁多，令人无所适从，不易得其要领。例如，外感病的六经辨证论治适用于伤寒，三焦和卫气营血辨证论治适用于温病，而在六经辨证论治中又包含有三焦和卫气营血的名目，在三焦和卫气营血辨证论治中又包含有六经的名目；内伤病的脏腑经络辨证论治适用于杂病，而在脏腑经络辨证论治中又包含有六经、三焦和卫气营血的名目；同样，在六经、三焦和卫气营血辨证论治中又包含有脏腑经络的名目。这就使人迫切地需要将中医的辨证论治体系作进一步的整理以加强其系统性，使其更有利于中医药学的发展。

一、外感病和内伤病的不同概念与共同基础

（一）外感病和内伤病的不同概念

一般认为，凡是外因六淫（风、寒、暑、湿、燥、火）所致的疾病，都叫外感病；凡是内因七情（喜、怒、忧、思、悲、恐、惊）和饮食等所致的疾病，都叫内伤病。这种认识是值得进一步讨论的。

唯物辩证法认为，外因是变化的条件，内因是变化的根据，外因通过内因而起作用。我们必须以此作为指导思想来认识疾病外因和内因的关系，深入领会《内经》"正气内存，邪不可干""邪之所凑，其气必虚"的原理，把疾病看成是内外因结合并以内因为主的邪正斗争的反应。决不可把内外因各自孤立起来，以为外感病只是由于外因所致，内伤病只是由于内因而成。必须认识，所谓外感和内伤是有密切联系的，这是因为有了内伤才容易招致外感，而有了外感又更容易促进内伤。也正因此，

外感之中有内伤，内伤之中有外感，外感和内伤是可分而又难分的。当然应该承认，从病因的角度来说，外感病主要是因外邪作用于人体所致；内伤病主要是因内邪作用于人体而成。但前人认为是内因的七情和饮食，其实仍属外来的致病因素，而应归之于外因的范畴。如果认为七情和饮食是先伤体内脏腑，发病即见里证，故可把它们归之于内因。但外感六淫虽然一般先伤体表经络而发病即见表证，但也有外邪直中体内脏腑而发病即见里证的，是否也可把外感六淫看成是内因呢？这显然是不可以的。但根据《金匮要略·脏腑经络先后病》篇所谓"一者，经络受邪，入脏腑，为内所因也；二者，四肢九窍，血脉相传，壅塞不通，为外皮肤所中也"，又显然把外邪中于皮肤传于四肢九窍血脉而壅塞不通者归为外所因，而外邪入内由经络内伤脏腑者为所内因。可见外邪在表伤及经络固然是外感病的原因，若外邪入里伤及脏腑又成为内伤病的原因。也可见外感病的外邪由表入里而内伤脏腑所发生的病证，既可以说是外感病，又可以说是内伤病。因为这种内伤病虽因感受外邪而造成，并非由内邪所引起，前因固然不同，但后果却都是内伤的缘故。又如内伤病中的中风，风中脏腑的固然应该说是内伤病，风中经络的又未尝不可以说是外感病。这就足以说明外感和内伤是既有区别又有联系；既可分而又难分的。

一般来说，外感病包括《伤寒论》和《温病条辨》等所说的伤寒、风温、暑温、湿温、秋燥、寒湿等，是按六经、三焦、卫气营血辨证论治的；内伤病包括《金匮要略》等所说的脏腑经络诸病，是按脏腑经络辨证论治的。因外感病和内伤病既有区别又有联系，所以《伤寒论》虽以论述外感病为主，但其中又包含不少的内伤病；《金匮要略》虽以论述内伤病为主，但其中又包含不少的外感病。由此可见，我国远在东汉时期就有张仲景所著的《伤寒杂病论》，其中以伤寒论外感，杂病论内伤，将两者合而论之，不能不说是具有卓越见解的。

（二）外感病和内伤病的共同基础

无论外感伤寒、温病或内伤杂病的辨证论治，都是以脏腑经络为共同基础的。这就是说，外感病和内伤病在实质上都是脏腑经络发生了病变，只是前者主要是因外邪作用于人体而引起；后者主要是因内邪作用于人体而形成罢了。尽管前人从不同的角度提出了六经、三焦和卫气营血等各自有特点的辨证论治纲领，但它们都是落实在脏腑经络之上的。例如，伤寒学说六经中的太阳经脉内属膀胱，故太阳病既有头项背腰强痛等太阳经气不舒之证，又有小腹胀满、小便不利等膀胱气化不行之证；阳明经脉内属胃与大肠，故阳明病既有头额眉心连目眶胀热赤痛等阳明经热炽盛之证，又有大渴引饮不止、腹胀满痛拒按、不大便等胃肠腑热结实之证；少阳经脉内属于胆，故少阳病有头角掣痛、耳聋目眩、胸胁满痛等少阳经腑之气不舒之证；太阴经脉内属于脾，故太阴病有吐利不渴、腹满时痛等脾脏虚寒之证；少阴经脉内属心肾，故少阴病有四肢厥冷、踡卧欲寐、小便清白、脉沉微细等心肾虚寒之证；厥阴经脉内属于肝，故厥阴病有巅顶头痛或少腹痛引入阴筋等肝寒收引之证。温病学说三焦中的上焦内主肺与心，故多见肺气不利的咳嗽气喘和心神不安的烦躁谵语等症；中焦内主脾与胃，故多见脘腹胀满疼痛、呕吐下利或大便不通等症；下焦内主肾与肝，故多见耳聋、手足心热、咽干、齿黑或痉厥瘛疭症。卫气营血中的肺主气属卫，故多见肺卫分的发热恶寒咳嗽甚至气喘或肺气分的但热不寒、咳喘鼻煽等症；心主血属营，故多见热入心包的神昏谵语或舌謇语涩和热伤血络的斑疹、吐衄、便血等症。由此可见，六经、三焦和卫气营血的辨证论治在实质上也就是脏腑经络的辨证论治，所以外感伤寒和温病的治法方药，未尝不可以灵活运用于内伤杂病；而以脏腑经络为其辨证论治纲领的内伤杂病的治法方药，又未尝不可以灵活运用于外感伤寒和温病。这就是它们具有共同基础的缘故。

二、外感病六经、三焦和卫气营血辨证论治的基本内容

外感病包括伤寒六经和温病三焦、卫气营血的辨证论治。

（一）伤寒六经辨证论治

自从《内经》和《难经》都以伤寒概括六淫疾患以来，伤寒一名便成为外感病的总称。到了东汉时期，张仲景继承《内》《难》两经之说，在"勤求古训"的基础上"博采众方"，结合自己的实践经验和理论知识，著成《伤寒杂病论》一书。后经晋代王叔和分编为《伤寒论》与《金匮要略》，前者主要论述外感病，后者主要论述内伤病。《伤寒论》原有 22 篇，但后世大都只取其中 10 篇，主要是太阳、阳明、少阳、太阴、少阴、厥阴六经病篇，并称之为 397 法和 113 方。它对伤寒初起本证和兼证的治法，以及伤寒日久化寒或误治化寒和日久化热或误治化热等变证治法，都有所论述，尤其对寒证治法论述甚详。

于是形成了伤寒学说的六经辨证论治体系。

1. 太阳病

主要论述太阳表寒虚实证治。它以恶寒发热、头项背腰强痛、脉浮为主症，无汗脉紧的，属太阳经表寒实证，宜用麻黄汤（麻黄、桂枝、杏仁、甘草）以峻汗逐邪、开表宣肺；汗出脉缓虚弱的，属太阳经表寒虚证，宜用桂枝汤（桂枝、白芍、甘草、生姜、大枣）以缓汗养正、调和营卫。若太阳表寒由经入腑，以致膀胱气化被阻，水蓄不行，而见小腹胀满、小便不利等症的，宜用五苓散（猪苓、泽泻、茯苓、白术、桂枝）以通阳化气利水。若太阳随经瘀热在里，血蓄不行，而现少腹硬满、小便自利等症的，宜用桃核承气汤（桃仁、桂枝、大黄、芒硝、甘草）甚至抵当汤（桃仁、大黄、水蛭、虻虫）以攻下瘀血。因此，前者称为太阳经证，后者称为太阳腑证。在太阳经表寒虚实证中，不仅有头项背腰强痛的太阳经脉（从头下项夹脊抵腰）的病象，还有恶寒发热无汗或汗出不多不透、通身肢节疼痛等风寒邪气束表，卫阳郁而不伸的病象，并多伴有咳喘等肺气宣降不利之症。如麻黄汤所主治的表寒实证的咳喘；桂枝加朴杏汤（即桂枝汤加厚朴、杏仁）所主治的表寒虚证的咳喘；小青龙汤（麻黄、桂枝、白芍、甘草、细辛、干姜、五味子、半夏）所主治的表寒里饮的咳喘；麻杏甘石汤（麻黄、杏仁、甘草、石膏）所主治的表热迫肺的咳喘等。这是因为太阳主皮肤而统卫气；肺主气属卫而外合皮毛；太阳、卫分和上焦肺三者之间的关系极为密切，病在太阳，势必牵连肺卫的缘故。

太阳病篇虽以论述太阳伤寒证治为主，但也提到"太阳病，发热而渴,不恶寒者,为温病",只是未出方治而已。即此可见《伤寒论》是详寒略温的。

《伤寒论》以太阳病篇条文为最多,几乎占了全部条文的一半。其中以太阳风寒本证及兼证的麻、桂两大法(包括麻黄汤法及其加减法和桂枝汤法及其加减法)为主,并详述其由表入里而遍涉各经的变证治法。在其兼变证治法的论述中,不仅备载了太阳病涉各经的理、法、方、药,而且显示了太阳病实则多传阳明、虚则多传少阴的传变规律,故太阳病篇为学习研究《伤寒论》的重点所在。

2. 阳明病

主要论述阳明里热虚实证治。它以但热不寒、大热大汗、大烦大渴、脉洪大为主症,脉洪大而充实有力的,属阳明经实热证,宜用白虎汤(石膏、知母、粳米、甘草)以清热救津;脉洪大而空虚无力的,属阳明经虚热证,宜用白虎加人参汤(即白虎汤加人参)以清热生津益气。由于阳明经脉起于鼻,交颏中,上抵额颅,络目夹鼻而布于面,故多伴有头额眉心连目眶胀痛、面赤、目赤、鼻干等症。若阳明里热由经入腑,阳明腑中燥热结实,而现腹胀满痛拒按、不大便、脉实等症的,属阳明腑实热证,宜用大承气汤(大黄、芒硝、枳实、厚朴。若去芒硝,则为小承气汤;若去枳实、厚朴,加甘草,则为调胃承气汤)以急下存阴。若因阳明热极而现手足厥冷、脉滑等热厥证的,仍应随宜采用白虎、承气以清下其实热。若因阳明里热下迫而现热利不止的,则宜用葛根芩连汤(葛根、黄芩、黄连、甘草)以清热止利。若因阳明腑热日久灼伤太阴阴液而成为脾约证的,则宜用麻子仁丸（麻子仁、白芍、杏仁、蜂蜜、大黄、枳实、厚朴）以润下之。

阳明病虽以论述伤寒化热入里的里热证治为主，但也有里寒证治，如所谓"食谷欲呕，属阳明也，吴茱萸汤主之"是其例。

3. 少阳病

主要论述少阳半表半里寒热虚实证治。它以往来寒热、胸胁满痛、喜呕、口苦咽干目眩、耳聋、头角掣痛、脉浮弦为主症，这是由于少阳胆经起于目锐眦，入耳中，抵头角，布胁肋，故呈现上述少阳经腑之气不舒的病象，宜用小柴胡汤（柴胡、黄芩、半夏、人参、甘草、生姜、大枣）以和解之（若证无虚象，则方去人参）。若属少阳胆腑里热炽盛，而现胁痛、口苦咽干目眩、脉弦数等症的，则宜用黄芩汤（黄芩、白芍、甘草、大枣）以清解之（黄芩汤又为湿热下注，木火下迫的热痢的祖方）。

少阳病在半表半里，治法本禁汗、下，但如少阳病兼太阳表寒或阳明里热，又可用柴胡桂枝汤（即小柴胡汤合桂枝汤）的和兼汗法或大柴胡汤（即小柴胡汤去人参、甘草，加大黄、枳实、白芍）的和兼下法。

4. 太阴病

主要论述太阴脾脏虚寒证治。它以但寒不热、吐利不渴、腹满时痛、脉沉迟缓弱为主症，宜用理中汤（干姜、白术、人参、甘草）温补脾阳以化里寒。由于脾为湿土，脾脏阳虚，必生内湿，故太阴脾脏虚寒证必有内湿为患，而其主方理中汤既能温中祛寒，又能健脾燥湿。若见太阴里寒而兼太阳表寒的表里俱寒证，则宜用桂枝人参汤（即理中汤加桂枝）以温中为主兼解表。

由于太阴脾为湿土而阳明胃为燥土，故太阴脾病多见里虚寒湿证，而阳明胃病多见里实燥热证。且因脾胃同处中焦，相为表里，关系极为密切，故在一定条件下，其病可以互相转化。既可由阳明胃里实燥热证转化为太阴脾里虚寒湿证，也可由太阴脾里虚寒湿证转化为阳明胃里实燥热证。因有"实则阳明，虚则太阴"之说。

5. 少阴病

主要论述少阴心肾虚寒证治。它以但寒不热、四肢厥冷、蜷卧欲寐、小便清白、脉沉微细为主症，宜用四逆汤（附子、干姜、甘草）温补心肾阳气以化里寒。若因少阴里虚寒极以致阴盛格阳，而现身大热反欲得衣、脉浮大而按之虚空，或其人面色赤身反不恶寒、手足厥冷而脉微欲绝等症的，宜用通脉四逆汤（附子、干姜、甘草、人参、葱白）以通脉回阳（或加猪胆、人尿以反佐之）。若因肾阳衰微，火不制水，以致水气泛滥于上下内外，而现通身面目浮肿、小便不利、悸眩瞤振等症的，宜用真武汤（附子、白术、茯苓、生姜、白芍）以温阳化气利水。若少阴病，始得之，反发热脉沉的，则属表实里虚证，宜用麻黄细辛附子汤以发表温里（若属太阳病，发热头痛，而脉反沉的表实里虚证，又当急用四逆汤以救其里）。

伤寒邪入少阴，损伤心肾阳气，多见亡阳虚寒脱证。由于心火乃命火之焰，肾阳为人身阳气之根本，故少阴阳虚，以肾为主。前人所谓"少阴病是生死关"，就是少阴伤寒动摇了人身阳气的根本，生命极其危殆的缘故。

少阴病篇虽以论述寒化证为主，但也有热化证。如心火亢

旺于上，肾水亏损于下，而现心中烦不得卧等症的，宜用黄连
阿胶汤（黄连、黄芩、阿胶、白芍、鸡子黄）以泻心火、补肾水；
心移热于小肠，肾移热于膀胱，而现烦渴不眠、小便不利甚至
尿血等症的，宜用猪苓汤（猪苓、泽泻、茯苓、滑石、阿胶）
以养阴清热利水。

由于少阴和太阳相为表里，关系极其密切，故在一定条件下，
其病可以互相转化。既可由太阳病转化为少阴病，也可由少阴
病转化为太阳病。因有"实则太阳，虚则少阴"之说。

6. 厥阴病

主要论述厥阴经脏虚寒证治。厥阴经寒而现但寒不热、手
足厥冷、脉细欲绝（无内寒证）等症的，宜用当归四逆汤（当
归、桂枝、白芍、甘草、大枣、细辛、木通）以温通血脉。若
厥阴经寒而兼脏寒，即所谓当归四逆汤证而"内有久寒者"（如
肝寒犯胃的脘腹冷痛），则宜用当归四逆加吴茱萸生姜汤（即
当归四逆汤加吴茱萸、生姜）以双解其经脏之寒。若厥阴肝脏
虚寒收引其经脉，而现但寒不热、头痛（以厥阴肝经与督脉会
于巅顶，故其头痛在巅顶而喜按喜温）干呕、吐涎沫、脉沉弦
迟等症的，则宜用吴茱萸汤（吴茱萸、生姜、大枣、人参）温
补肝阳以化里寒。若因厥阴肝寒，而现少腹痛引入阴筋（以肝
主周身之筋，其经脉又抵少腹，络阴器）的，则宜用吴茱萸汤
合四逆汤以两温肝肾。因为肝肾同源，关系密切，病至少腹痛
引入阴筋，即一般所谓"缩阴"（或称"缩阳"）危证，则不
仅肝脏虚寒，肾阳亦必不振，故应两温肝肾，才能转危为安。

又厥阴病上热下寒所致的蛔厥证，其病机重点在于下寒，

故宜用乌梅丸（乌梅、附子、桂枝、蜀椒、干姜、细辛、黄连、黄柏、人参、当归、醋）以温脏安蛔。一般认为上热下寒证是厥阴病的主证，乌梅丸方是厥阴病的主方。乌梅丸又主久利，对湿热久利不止的虚实错杂证有良效。厥阴病热利证，虽因湿热邪踞大肠，实与肝失疏泄有关，故下利里急后重，宜用白头翁汤（白头翁、秦皮、黄柏、黄连）以清解湿热、疏泄肝气。后世治痢注重调肝，其理由也在于此。

由于厥阴肝和少阳胆相为表里，关系极其密切，故其为病，常互相牵连，或在一定条件下互相转化。例如，少阳病而兼见烦惊谵语等症之用柴胡加龙牡汤（即小柴胡汤加龙骨、牡蛎），显属少阳病陷厥阴；厥阴病呕而发热之用小柴胡汤，则为厥阴病转出少阳。因有"实则少阳，虚则厥阴"之说。

从上述《伤寒论》六经辨证论治的基本内容来看，可见其是以脏腑经络为基础，并以阴阳表里寒热虚实为主导的。总的来说，三阳病在经与腑，多现恶寒发热或往来寒热或但热不寒等表、热、实证；三阴病多在脏，常见但寒不热等里、寒、虚证。其中对六经阴阳表里寒热虚实的本、兼、变证治法都有比较详细的论述，且系统明确、内容充实，故为我国医学史上第一部辨证论治的理、法、方、药具备的经典。直到今天，仍然卓有成效地指导着临床实践。

但是，无可否认，由于历史条件的限制，《伤寒论》是详于寒而略于温的。虽然它对表里寒证的理、法、方、药论述甚详；但对表里热证的理、法、方、药论述则较少，缺陷很多。不仅在表热证方面缺乏完善的辛凉解表法，而且在里热证方面更缺乏清营、凉血、开窍、息风和滋阴潜阳等法。也正因此，温病学说才继之而起，以弥补伤寒学说的不足。

（二）温病三焦和卫气营血辨证论治

自从《内经》《难经》和《伤寒论》都把温病包括在伤寒之内以后，伤寒和温病虽然曾经长期地处于合论阶段，但由于实践经验的不断丰富和发展，医家逐渐认识到《伤寒论》六经学说详寒略温，未能满足临床上治疗外感六淫疾病的需要。如金元时期的刘河间指出："此一时，彼一时，不可峻用辛温大热之药，纵获一效，其祸数作。故善用药者，须知寒凉之味。"因而自制双解、凉膈、天水、通圣诸方，以代麻黄、桂枝之法。后世推崇他为温病治法的创始人，因有"伤寒宗仲景，热病主河间"之说。到了明代，更明确地划分了伤寒和温病的界限，并认识到温病有新感和伏气之分。如王安道说："温病不得混称伤寒，因伏热在内，虽见表证，惟以里证为多，法当清里热为主，佐以清表之法，亦有里热清而表自解者。"汪石山说："伤寒至春而发，不感异气，名曰温病，此伏气之温病也；不因冬月伤寒而病温者，乃感春温之气，可名曰春温，此新感之温病也。"从此治疗温病，属于新感者，以辛凉解肌为主；属于伏气者，以苦寒清里为主，于是温病乃从伤寒中分化出来。至吴又可著成《温疫论》，温病就开始有了独立的学说。但这只能说是一个良好的开端，内容还不够完备。到了清代，叶天士、薛生白、王孟英、陈平伯、余师愚、吴鞠通等人分别著成《温热论》《湿热论》《温热经纬》《温病条辨》等书后，才形成了温病学说的三焦和卫气营血辨证论治体系。

1. 三焦辨证论治

　　上、中、下三焦的辨证论治，早在东汉张仲景所著的《伤寒论》中就曾谈到过。至明末清初，喻嘉言引申其义，明确提出温疫分上、中、下三焦论治："未病前，预饮芳香正气药，则邪不能入，此为上也。邪既入，则以逐秽为第一义。上焦如雾，升而逐之，兼以解毒；中焦如沤，疏而逐之，兼以解毒；下焦如渎，决而逐之，兼以解毒。"但三焦形成一门理、法、方、药具备的温病学说，则是由清代吴鞠通著《温病条辨》来完成的。此书首列"原病篇"，以明温病之源；次列上、中、下三焦篇，以三焦为纲，以风温、暑温、湿温、秋燥、冬温等为目，并仿照《伤寒论》辨证论治的条文体例，进行自条自辨；末列"杂说"，以伸未尽之意。他根据叶天士"温邪上受，首先犯肺"之说，提出"凡病温者，始于上焦，在手太阴"。上焦病不解则传入中焦胃与脾；中焦病不解则传入下焦肾与肝。由此可见，他所说的三焦，既是温病的辨证论治纲领，也是温病病机的理论概括，和《内经》所说的六腑之一的三焦概念是不同的。

　　（1）上焦病：主要病在肺与心（心包络）。叶天士《温热论》开头就明确地指出："温邪上受，首先犯肺，逆传心包。肺主气属卫，心主血属营。辨营卫气血，虽与伤寒同，若论治法，则与伤寒大异也。"这就是说，外感病无论伤寒或温病，外邪侵入人体的病位虽然相同，但由于病性相反而治法大异。因为一属寒邪致病，病性属寒，治法宜温；一属温邪致病，病性属热，治法宜清的缘故。

　　风温邪犯上焦肺卫分，多见身热咳嗽、口微渴、舌苔薄白微黄、脉浮数等症，宜用桑菊饮（桑叶、菊花、连翘、薄荷、桔梗、杏仁、甘草、芦根）以宣清肺卫分之邪。若邪自肺卫分迫及肺气分，上症咳而且喘（甚至鼻煽）、口渴较甚的，则宜用麻杏甘石汤以清宣肺卫气分之热。前者以宣为主而以清为佐，后者以清为主而以宣为佐。若温邪化热由肺卫分传入肺气分，而卫分之邪已解，症见大热大汗、大烦大渴、喘息鼻煽、舌苔黄燥、脉洪大的，则宜用白虎汤以大清肺气分的热邪，这就只能清而不能宣了。若因肺热日久，耗散津气，以致津气空虚，脉由洪大变为芤大的，则宜用白虎加人参以清热生津益气；甚则津气欲脱，而脉呈散大的，则宜用生脉散（人参、麦冬、五味子）以敛补津气而固脱。若因肺热伤及血络而见咳血的，则宜合用犀角地黄汤（犀角、生地黄、赤芍、丹皮）或苇茎汤（芦根、生薏苡仁、冬瓜仁、桃仁）加味以凉血散血而止血。若因肺热逆传心包，内闭心神，而现神昏谵语或舌謇肢厥、舌绛、脉细数等症的，则宜用安宫牛黄丸、紫雪丹、至宝丹等以凉开心窍。若因手厥阴心包热盛，引动足厥阴肝风，而现痉厥、抽搐有力、脉弦数等症的，则宜用羚角钩藤汤（羚羊角、钩藤、桑叶、菊花、茯神木、川贝母、竹茹、生地黄、白芍、甘草）以凉肝息风。

湿温初起，邪遏上焦肺气，而现身热不扬、汗出不透、胸闷咳嗽、口腻不渴、腹胀便溏不爽、小便不利、舌苔白多黄少而腻、脉濡等症的，宜用三仁汤（杏仁、白豆蔻、生薏苡仁、半夏、厚朴、木通、滑石、竹叶）开肺气以化湿。若因湿温邪入心包，湿痰蒙蔽心神，而现神昏谵语、苔白、脉濡等症的，宜用苏合香丸以温开心窍。

（2）中焦病：主要病在胃与脾。脾胃同处中焦，阳明胃为燥土而喜柔润，太阴脾为湿土而喜刚燥，故阳明胃多燥病而宜润燥，太阴脾多湿病而宜燥湿。因此，外邪侵入中焦，或为阳邪入胃的燥热病证，或为阴邪入脾的寒湿病证，或为阴阳错杂之邪两伤脾胃的湿热病证。就中焦温病来说，主要是温热和湿温两证。

上焦温病不解传入中焦，如其邪不夹湿的，则为温盛成热传入阳明胃肠而燥化成实，或胃中燥实而现大热大汗、大烦大渴、舌苔黄燥、脉洪大等症的，宜用白虎汤以大清胃热而救津；或肠中燥实而现腹胀满痛拒按、不大便、舌苔老黄甚至焦黑、脉体反小而实等症的，宜用大承气汤以急下肠热而存阴。这和《伤寒论》阳明病的白虎、承气证是完全相同的，只是一从伤寒化热而来，一从温病热变而来，来路有所不同而已。但应指出，《温病条辨》所论述的白虎、承气证治更为详明，如在白虎证治方面，脉浮洪（大而充实有力）的用白虎汤；脉浮芤（大而空虚无力）的用白虎加人参汤。前者属阳明里热实证，后者属阳明里热虚证，非常明确，而这在《伤寒论》中则是含糊不清的。在承气证治方面，不仅对三承气等证有比《伤寒论》更为详明的论述，而且补充了宣白承气汤（瓜蒌皮、杏仁、石膏、大黄）法、陷胸承气汤（瓜蒌实、半夏、黄连、大黄、枳实、厚朴）法、牛黄承气汤（安宫牛黄丸、大黄）法、导赤承气汤（大黄、芒硝、生地黄、赤芍、黄连、黄柏）法和增液汤（玄参、麦冬、生地黄）法、增液承气汤（即增液汤加大黄、芒硝）法、护胃承气汤（即增液汤加大黄、丹皮、知母）法、新加黄龙汤（即增液汤合调胃承气汤加人参、海参、当归、生姜汁）法等，使其下法更臻完善。

湿温邪入中焦，则为太阴脾与阳明胃同病。或太阴脾湿偏重，而现身热不扬、汗出不透、胸闷脘痞腹胀、口腻不渴不饥、大便溏而不爽、小便浑浊短少、舌苔白多黄少而腻、脉濡而缓等症的，宜用藿香正气散加减（如《温病条辨》中5个加减正气散之用藿香、苍术、草果、厚朴、陈皮等以芳香化浊和苦温燥湿；生薏苡仁、通草、滑石、茯苓等以淡渗清利湿热）以祛湿为主，清热为佐；或阳明胃热偏重，而现身热午后加甚、汗出热不为减、胸闷脘痞腹胀、不饥不食、口苦而腻、渴不欲饮、大便溏而不爽、肛门灼热、小便黄赤短少、舌苔黄多白少而腻、脉濡数等症的，宜用连朴饮（黄连、厚朴、栀子、黄芩、芦根、半夏、菖蒲、淡豆豉）加减以清热为主，祛湿为佐。湿温祛湿之法，主要是芳香化湿（如藿香、佩兰等）、苦温燥湿（如苍术、厚朴等）和淡渗利湿（如通草、滑石等）；清热之法，则多用苦寒（如黄连、黄芩等）。

（3）下焦病：主要病在肾与肝。温病传至下焦，已进入末期。而肾为人身精气的根本所在，故温病"穷必及肾"；且因肝肾同源，肾虚不能养肝，则肝亦病。所以下焦温病病机主要在于肾和肝。

温热久延不解，由上、中焦传至下焦，必致灼伤阴液，而现少阴以及厥阴的阴虚阳亢风动之证，但有正虚邪留和正虚邪退之辨。正虚邪留者，如少阴阴虚而壮火尚盛，呈现身热心烦不得卧、舌绛苔黄、脉细数等症的，宜用黄连阿胶汤以泻火补水；厥阴阴虚而邪伏血分，呈现暮热早凉、热退无汗、舌绛苔黄、脉细弦数等症的，宜用青蒿鳖甲汤（青蒿、鳖甲、生地黄、丹皮、知母）以养阴凉血透邪。正虚邪退的，如少阴阴虚阳亢，而现身有微热、手足心热甚、耳聋、心悸、齿黑、舌光绛、脉虚大或细数或促结代等症的，宜用加减复脉汤（炙甘草、生地黄、麦冬、阿胶、白芍、麻仁）以滋阴潜阳；厥阴阴虚风动，而现微热、瘛疭或神倦瘛疭无力、脉虚细数等症的，宜用大定风珠（即加减复脉汤加龟板、鳖甲、牡蛎、五味子、鸡子黄）以柔肝息风。

又湿热邪滞下焦，或因膀胱气化被阻，而现小腹胀满、小便不通等症的，宜用茯苓皮汤（茯苓皮、生薏苡仁、猪苓、通草、淡竹叶、大腹皮）以渗利湿热而通小便；或因大肠气机不利而现小腹硬满、大便不通等症的，宜用宣清导浊汤（皂荚子、蚕沙、茯苓、寒水石）以疏利湿热而通大便。此外，还有上、中、下三焦寒湿证治，因其不属温病范围，此处暂略，详见下文。

2. 卫气营血辨证论治

卫、气、营、血的辨证论治，是清代叶天士在《温热论》中首先提出来的。他说："大凡看法，卫之后，方言气，营之后，方言血。在卫汗之可也，到气才宜清气，入营犹可透热转气……入血则恐耗血动血，直须凉血散血。"吴鞠通师承叶氏之说，在他所著《温病条辨》中把卫、气、营、血辨证论治的理、法、方、药更加具体化了。但这里所说的卫、气、营、血也和上述三焦一样，既是温病的辨证论治纲领，也是温病病机的理论概括。它和《内经》《伤寒论》所说的营卫气血概念是同中有异的。

（1）卫分病：风温邪犯卫分，由于肺主气属卫，故多现发热微恶风寒、口渴、咳嗽、咽喉干痛、舌苔薄白微黄欠润、脉浮数等肺卫不舒的表热证，宜用银翘散（金银花、连翘、薄荷、荆芥、淡豆豉、桔梗、甘草、竹叶、芦根、牛蒡子）辛凉解表、泄卫宣肺。吴鞠通在《温病条辨》"杂说"中指出"本论方法之始，实始于银翘散。"可见银翘散为温病初起的第一方。从《温病条辨》上焦篇所谓"太阴风温……但热不恶寒而渴者，辛凉平剂银翘散主之"和《伤寒论》太阳篇所谓"太阳病，发热而渴，不恶寒者，为温病"（但未出方）对照，不难看出，它是既以银翘散为太阴风温的主方，又以银翘散来填补《伤寒论》太阳温病有证无方的空白。如前所述，太阳主皮肤而统卫气，上焦肺合皮毛而属卫。太阳、卫分和上焦肺三者都主表，它们在病位上是一致的。伤寒和温病的区别，只是在于寒热病性的不同，即太阳伤寒是因风寒邪气犯表，而现恶寒发热、不渴、头项背腰强痛、咳喘无汗、舌苔白润、脉浮紧等症，宜用麻黄汤辛温解表、泄卫宣肺；卫分温病是因风温邪气犯表，而现发热微恶寒或不恶寒、口渴、头痛、咳嗽、咽喉干痛、舌苔薄白微黄欠润、脉浮数等症，宜用银翘散辛凉解表、泄卫宣肺。由此可见，伤寒和温病两说是相得益彰的。

　　银翘散证和上述桑菊饮证都属风温邪犯肺卫的表热实证，只是前者较重而后者较轻。卫分温病表证也和太阳伤寒表寒证一样有虚实之分，表热实证已如上述；表热虚证多见于素体阴虚火旺而常感咽喉干燥、手足心热或咳吐衄便血之人。这种人如果外感风温邪气，就会出现卫分表热虚证，宜用加减葳蕤汤（玉竹、白薇、淡豆豉、桔梗、甘草、大枣）以滋阴发汗或七味葱白汤（葱白、淡豆豉、生姜、葛根、生地黄、麦冬）以养血发汗。

湿温初起，邪遏卫分，而现身热不扬、恶寒、头身重痛、胸闷咳嗽不爽、舌苔白腻、脉浮濡缓等症的，宜用藿朴夏苓汤（藿香、厚朴、半夏、赤茯苓、猪苓、泽泻、杏仁、生薏苡仁、白豆蔻、淡豆豉）以开肺气、化湿渗热、泄卫透邪。

（2）气分病：温病邪在卫分不解则传入气分，气分温病有夹湿与否之分，不夹湿者为温热；兼夹湿者为湿温。

气分温热，主要病在中焦阳明胃肠，以大热大汗、大烦大渴、舌苔黄燥、脉洪大为主症，是因阳明气热外蒸所致，宜用白虎汤以清热救津；若更见腹胀满痛拒按、不大便、舌苔黄黑干燥、脉实等症的，则为阳明气热内结所致，宜用承气汤以急下存阴。这和上述中焦阳明温病以及《伤寒论》阳明病证是完全相同的。由此可见，只有把六经、三焦和卫气营血的辨证论治统一起来，才能避免不必要的重复。

上焦太阴肺气分温热证，也宜用白虎汤主治。因为白虎汤不仅能大清胃热，而且能大清肺热。本证多由上焦太阴风温的桑菊饮证或麻杏甘石汤证逐渐发展而来，即由桑菊饮证的咳（微热、微渴、舌苔薄白微黄、脉浮数）发展到麻杏甘石汤证的咳而且喘（身热渴甚、舌苔黄多白少、脉浮滑数）再发展到白虎汤证的咳喘鼻煽（大热大渴、舌苔黄燥、脉洪大）。所以柯韵伯有"麻杏甘石汤是白虎汤之先着"的说法。气分温热邪郁胸膈而见身热懊侬的，宜用栀子豉汤（栀子、香豉）以宣清郁热。气分温热下迫肠间而见热利不止的，宜用葛根芩连汤以清热止利。

气分湿温，主要病在中焦太阴脾与阳明胃。但因湿热熏蒸，弥漫三焦，故又与上、下焦有关。如上述的上焦湿温的三仁汤证、中焦湿温的藿香正气散加减证和连朴饮加减证、下焦湿温的茯苓皮汤证和宣清导浊汤证等。

（3）营分病：温病邪在气分不解则传入营分。营分温热以身热夜甚、口干反不甚渴饮、时有谵语、斑疹隐隐、舌红绛、脉细数为主症，宜用清营汤（犀角、黄连、丹参、生地黄、玄参、麦冬、竹叶、金银花、连翘）以清营透热。若气分之邪未尽，而仍兼有大渴引饮、舌苔黄燥、脉洪大等气分证的，则宜在清营汤中加入石膏、知母以兼清气分之热。若温邪夹湿侵入营分，舌绛而润滑、脉濡而细数的，又当在清营汤中加入芳香化湿如藿香、佩兰、菖蒲、郁金和淡渗利湿如通草、滑石等药。

（4）血分病：温病邪在营分不解则传入血分。血分证和营分证虽然共同现有身热夜甚、口干反不甚渴饮、舌绛、脉细数之症。但同中有异的是，营分证时有谵语（半昏迷）、斑疹隐隐、舌红绛；血分证时时谵语（全昏迷）、斑疹显露、咳吐衄便血、舌深绛。温热邪深入血，病情极为严重，常见昏迷、抽风、出血三大症。

①昏迷：血分证神识昏迷、时时谵语，甚至舌謇肢厥，是因邪入心包，热痰蒙蔽心神所致，宜用安宫牛黄丸、紫雪丹、至宝丹以凉开心窍；若因湿痰蒙蔽心神的，则宜用苏合香丸以温开心窍。这和上述上焦温病邪入心包的证治是完全相同的。

②抽风：血分证痉厥瘛疭，是因肝风内动所致。但温病肝风内动有虚实之分，抽风实证是因热盛而动风，其手足瘛疭必有力，并多伴有神情狂躁、脉弦数有力等症，宜用羚角钩藤汤

以凉肝息风；抽风虚证是因阴虚而动风，其手足瘛疭必无力，并多伴有神情萎靡、脉虚细数等症，宜用大定风珠以柔肝息风。这和上焦温病手厥阴热盛，引动足厥阴肝风，和下焦温病足厥阴阴虚风动的证治是完全相同的。

③出血：血分证斑疹吐衄便血，是因热伤血络所致。其血外溢于皮下的则发斑疹；其血上溢于口、鼻等清窍的则咳吐衄血；其血下溢于二便浊窍的则大、小便血。发斑的宜用化斑汤（即白虎汤加犀角、玄参）以清热透斑；发疹的宜用银翘散加生地黄、丹皮、玄参、大青叶以清热透疹，或用清瘟败毒饮（犀角、生地黄、赤芍、丹皮、玄参、知母、石膏、黄连、黄芩、连翘、竹叶、桔梗、甘草）以清热解毒而透斑透疹；咳、吐、衄、便血的宜用犀角地黄汤等以凉血散血而止血（若因大失血以致气随血脱，而见面色苍白、汗出肢冷、脉微细等虚脱证的，则宜急用独参汤以补气摄血而止血固脱）。

温病气、营、血分里热证也和卫分表热证一样有虚实之分。其里实热证，如上述白虎汤证、承气汤证、清营汤证、安宫牛黄丸或紫雪丹或至宝丹证、羚角钩藤汤证、犀角地黄汤证、清瘟败毒饮证等；其里热虚证，如上述生脉散证、加减复脉汤证、大定风珠证等。

卫、气、营、血的辨证论治，一般认为是温病发生和发展全部过程的四个阶段，也可以说是温病由浅入深、由轻而重的四类证型。但这是就新感温病由表入里者而言，若就伏气温病来说则不然。因为伏气温病的病机是由里出表的，故其发病必先见里（气、营、血分）证，而应以清解里热为主。只是在新感引动伏邪时,才会同时出现表(卫分)里(气、营、血分)相兼之证,而宜采用表里同治之法,并仍应以清里为主,佐以解表。

从上述温病三焦和卫气营血辨证论治的基本内容来看,可见它们之间是密切关联的。吴鞠通在《温病条辨》中把三焦和卫气营血辨证论治的理、法、方、药结合起来,使之融为一体,是很恰当的。

综观上述外感病伤寒六经和温病三焦、卫气营血辨证论治的基本内容,不难看出,它们都是以八纲为总纲,以脏腑经络为基础的;且伤寒学说详于外感病表里寒证治法,温病学说详于外感病表里热证治法,两者是相得益彰而必须结合起来进行学习研究的。

三、内伤病脏腑经络辨证论治的基本内容

内伤病脏腑经络辨证论治也和外感病一样,有表里寒热虚实之分,只是更侧重于里寒热虚实而已。这是因为内伤病多从内生,主要病在脏腑,起病多先见脏腑里证的缘故。但也有因内邪外阻经络而病起即先见经络表证者。

(一)经络病

《金匮要略》在"脏腑经络先后病篇"指出:"一者,经络受邪,入脏腑,为内所因也;二者,四肢九窍,血脉相传,壅塞不通,为外皮肤所中也……若人能养慎,不令邪风干忤经络,适中经络,未流传脏腑,即医治之。"又在"中风历节病篇"具体说到:"邪在于络,肌肤不仁;邪在于经,即重不胜;邪

入于腑，即不识人；邪入于脏，舌即难言，口吐涎。"由此可见，经络病多涉及皮肤、血脉、四肢、九窍。《伤寒论》六经病篇对于经络为病论述更详，但属感受外邪所致。这里需要了解的是内伤病中的内邪外阻经络之病。今以中风病为例略加讨论：

《金匮要略》"中风历节病篇"所谓"浮者血虚络脉空虚；贼邪不泻，或左或右；邪气反缓，正气即急，正气引邪，喝僻不遂。邪在于络，肌肤不仁；邪在于经，即重不胜"，即内风外阻经络之证。本证有轻重之分，轻者常见皮肤麻木或口眼歪斜等症，为内风外阻于络所致，宜用牵正散（僵蚕、全蝎、白附子）等以息内风而舒筋脉；重者多见半身不遂等症，为内风外阻于经所致，宜用大秦艽汤（秦艽、防风、羌活、独活、白芷、细辛、当归、川芎、赤白芍、生地黄、熟地黄、茯苓、白术、甘草、黄芩、石膏）加减以疏通经络而和血息风。如半身不遂出现风中脏腑昏迷不语，经过救治（一般分闭、脱两证进行救治，闭证有阴阳之分，阳闭宜用至宝丹等以凉开心窍；阴闭宜用苏合香丸等以温开心窍。脱证宜用独参汤等以扶元固脱）苏醒之后的，则宜用补阳还五汤（黄芪、当归尾、川芎、赤芍、地龙、桃仁、红花）等以益气活血、化瘀通经。中风病既可由经络表证传变为脏腑里证，即先见中经络的口眼歪斜或半身不遂，而后见邪入脏腑的昏迷不语；也可由脏腑里证传变为经络表证，即先见风中脏腑的昏迷不语，经过救治苏醒之后，又出现邪阻经隧的半身不遂。

（二）脏腑病

内伤病脏腑辨证论治是以五脏为主的。因为六腑从属于五脏，只有首先弄清了五脏病的理、法、方、药，然后才能更好地认识和处理六腑病证。因此，这里以五脏为主略加讨论。

1. 肺病

（1）肺的生理病理要点：肺主气属卫，司呼吸而外合皮毛，以喉为门户而开窍于鼻，其手太阴经脉下络手阳明大肠而相为表里。肺为娇脏，性喜清肃，故肺属清金（与大肠属燥金相对）。肺为气机升降出入的门户，不断地吸入清气呼出浊气，以保持肺脏的清肃；同时肺气升宣于外，能使皮肤、毛窍和喉、鼻气机通畅，营卫调和，以维护体表、防御外邪。肺气肃降于内，既能通调水道下输膀胱，又能通润大肠以行糟粕，使体内保持洁净。

由于肺的领域包括毛窍和喉鼻，与外界息息相通，极易感受外邪而发病。故《温热论》指出："温邪上受，首先犯肺"。《温病条辨》也说到："凡病温者，始于上焦，在手太阴。"《伤寒论》在伤寒初起的太阳病中也列举了很多寒邪犯肺的咳喘证治。这些有关于肺的外感病，如果失治或误治，日久势必造成内伤肺脏的病证，故有"伤风不醒结成痨"之说。内伤肺脏之病，虽多来自外感，但也有因内邪伤肺而病，与外感无关的。一般来说，肺病有邪实和正虚之分。肺病邪实，或为热壅，或为痰阻，或为水积，或为血瘀；肺病正虚，或为肺气虚，或为肺阴虚，或为肺气阴两虚。肺病虚证多由实证转变而成，若肺病邪实而同时正虚的，则表现为虚实错杂之证。肺病的主要临床表现为咳、喘、痰和胸闷痛等症。肺气为邪所壅闭，而宣降不利，则咳嗽甚至喘息；肺络为邪所阻塞，而失其通畅，则胸闷甚至胸痛；肺气失其流畅之常，则肺中津液停聚而为内湿痰饮；或湿郁生热而致湿热内蕴，病在肺之气分的，其痰或白而稀（寒痰），或黄而稠（热痰）；若伤及肺之血络的，则咳吐痰血或脓血。

（2）肺病辨证论治要点：内伤肺病约可分为肺病寒热实证和肺病寒热虚证两类，前者治宜祛邪为主，后者治宜扶正为主。

①肺病寒热实证：肺寒实证，是因肺为寒邪所闭，气机宣降不利所致。轻则咳嗽不爽，甚至气喘胸闷，并多伴有恶寒无汗、舌苔白润、脉浮紧等症，宜用杏苏散（杏仁、苏叶、桔梗、枳壳、前胡、半夏、陈皮、茯苓、甘草、生姜、大枣）或三拗汤（麻黄、杏仁、甘草）等以温散寒邪、宣肺降气而止咳平喘。若兼素有寒饮宿肺而见咳嗽痰多、色白清稀、舌苔白滑的，则宜用小青龙汤以发散风寒、温化寒饮。

肺热实证，是因肺为热邪所壅，气机宣降不利所致。轻则咳嗽不爽，甚至气喘胸闷，并多伴有身热汗出、舌苔薄黄欠润、脉浮数等症，宜用桑菊饮或麻杏甘石汤等以清散热邪、宣肺降气而止咳平喘。若兼素有热痰蕴肺而见咳喘、痰多色黄浓稠、舌苔黄腻的，则宜合用清气化痰丸（黄芩、瓜蒌实、杏仁、枳实、胆南星、姜半夏、陈皮、茯苓）等以清化热痰。若但肺火炽盛而见干咳、喘促鼻煽、身热面赤渴甚、舌苔黄燥、脉洪大等症的，则宜用泻白散（桑白皮、地骨皮、粳米、甘草）或白虎汤等以清泻肺火。若因肺火灼伤血络而见咳血、鼻衄的，则宜用十灰散（白茅根、大蓟、小蓟、侧柏叶、荷叶、茜草根、栀子、大黄、丹皮、棕榈皮）等以凉血散血而止血。

痰积于肺而病哮喘的，冷哮喉间痰鸣，其痰色白而清稀，并多伴有舌苔白滑、脉弦紧等症，宜用射干麻黄汤（射干、麻黄、半夏、细辛、五味子、紫菀、款冬花、生姜、大枣）等以温散肺寒、化痰平喘；热哮喉间痰鸣，其痰色黄而浓稠，并多伴有舌苔黄腻、脉滑数等症，宜用定喘汤（白果、麻黄、桑白皮、黄芩、杏仁、款冬花、半夏、苏子、甘草）等以宣肺清热、化痰平喘。

水积胸胁而病悬饮的，必咳喘引胸胁闷痛，时吐痰涎，舌苔白黄滑腻，脉弦紧，宜用十枣汤（甘遂、大戟、芫花、大枣）或控涎丹（甘遂、大戟、白芥子）等以攻逐水饮。

瘀热壅肺而病肺痈的，必咳喘胸痛而吐腥臭脓血，宜用苇茎汤合桔梗汤（桔梗、甘草）加金银花、连翘、败酱草、鱼腥草等以清热解毒、化瘀排脓。

②肺病寒热虚证：肺病寒热实证日久，必由邪实转变为正虚，而现肺病寒热虚证。

肺寒虚证，是因久病耗散肺气所致，多现咳喘、少气懒言、精神萎靡、面色㿠白、舌淡、脉虚等症，宜用四君子汤（人参、白术、茯苓、甘草）加黄芪以补肺气。

肺热虚证，是因久病损伤肺阴所致，多现咳喘咽喉干燥或干咳痰少或痰中带血、两颧潮红、手足心热、肌肉消瘦、舌干红、脉细数等症，宜用百合固金汤（百合、贝母、麦冬、玄参、生地黄、熟地黄、当归、白芍、甘草、桔梗）以补肺阴。

若肺虚日久而致气阴两伤，虚寒和虚热之证兼而有之的，则宜用生脉散以敛补津气为主；并根据气阴两虚的偏重而适当加味，或以补气为主兼补阴，或以补阴为主兼补气。但肺虚病久，常迫于后天之本的脾或先天之本的肾，而应从脾或肾论治，或补脾土以生肺金，或补肾以潜阳纳气。又在肺病阴虚火旺证中，常见心火克肺金或肝火刑肺金之象,治疗时必须兼泻心肝之火,才能提高疗效。

至于大肠腑病,有从肺治的,如肠痈之用桔梗为主的排脓汤(桔梗、甘草、生姜、大枣;若去甘草、生姜、大枣,加枳实、赤芍、鸡子黄,则名排脓散)开提肺气以排内蓄之脓;脱肛之用黄芪、升麻、柴胡为主的升陷汤(黄芪、升麻、柴胡、桔梗、知母)升补肺气以收外脱之肛。也有从肝治的,如痛泻之用痛泻要方(防风、白芍、白术、陈皮)以泻木补土而安肠止泻。还有从肾治的,如五更泄之用四神丸(补骨脂、吴茱萸、肉豆蔻、五味子)以补火生土而固肠止泄。若就外感的大肠腑病来说,主要有燥热内结和湿热下注之分,前者如承气汤证、麻子仁丸证和增液汤证,后者如葛根芩连汤证、黄芩汤证和白头翁汤证等,已如上述。由此可见,大肠腑病不仅与其相为表里的肺脏有关,还与脾胃肝肾有联系。

2. 心病

(1)心的生理病理要点:心藏神,为脏腑之主。又心主血属营而外合周身之脉,并开窍于舌。心为火脏而火中有水,外阳而内阴。外阳即指心之阳气,内阴即指心之阴液,心脏阳气充足则阴液流畅而不觉其寒,心脏阴液充足则阳气温和而不觉其热。心脏阴阳调和,血借气行,气赖血养,气血周流全身,洒陈于五脏六腑,灌溉于九窍四肢,使人体各部生生不息。同时心脏气血足以充养心神,则心神健旺清明,自能镇中枢以驭四旁,使各脏腑既分工又协作,以维持人体的生命活动。手少阴心脉下络手太阳小肠经而相为表里,心为火脏而小肠为火腑。

心阳足以温煦小肠，则小肠得以成其分别清浊之功。又心包络为心之外卫，具有保护心脏、防御外邪的作用。

由于心为火脏而火中有水，阳中有阴，平时阴阳调和，水火既济，既不现寒，也不现热；病则或阳胜而热，或阴胜而寒。如其寒热是因邪实而形成，则属心病寒热实证；如其寒热是因正虚而形成，则属心病寒热虚证。由于心主血脉而藏神，故心病寒热主要表现在血脉和心神两方面。如在血脉方面，寒则血流凝滞而心胸闷痛、四肢厥冷，热则血流升腾而头目晕眩、面部潮红。在心神方面，寒则神情沉静而踡卧欲寐甚至郑声不清，热则神情浮躁而烦扰不眠甚至谵语迷乱等。又心病邪实，多见痰阻脉络的胸痹、痰迷心窍的癫狂以及血瘀心痛等症；心病正虚，则或见心阳虚的心悸而身寒肢冷、舌淡、脉微，或见心阴虚的心悸烦热、舌赤、脉细等症。又汗乃心之液，凡病大汗亡阳，主要就是伤亡心之阳气，而在伤亡心之阳气的同时，必然伤亡心之阴液。又心火上炎于苗窍，可见舌赤烂痛之症；心火下移于小肠，可见尿赤涩痛之症。

（2）心病辨证论治要点：内伤心病约可分为心病寒热实证和心病寒热虚证两类。前者治以祛邪为主，后者治以扶正为主。

①心病寒热实证：心寒实证，或因寒饮阻遏心阳，以致脉络不通，而现胸痹心痛彻背、舌苔白滑、脉弦紧等症的，宜用瓜蒌薤白半夏汤（瓜蒌实、薤白、半夏、白酒）加橘络、丝瓜络等以开胸宣阳、豁痰通络；若兼见舌质紫暗有瘀斑、脉结代等血瘀脉络证的，则更加丹参、桂枝、乳香、没药、五灵脂等以温化瘀血。或因湿痰蒙蔽心窍，而现神识昏迷、苔白、脉濡

等症的，宜用苏合香丸以温开心窍；若见神情痴呆、沉默寡言、言多错乱、悲伤哭泣、舌苔白腻、脉迟缓等阴癫证的，则宜用顺气导痰汤（木香、香附、半夏、陈皮、茯苓、甘草、生姜、胆南星、枳实）加菖蒲、远志、郁金以温化湿痰、宣开心窍。

心热实证，或因痰热阻遏心阳，以致心脉或包络不通，而现心胸闷痛、舌苔黄腻、脉滑数等症的，宜用瓜蒌薤白半夏汤去白酒，加橘络、丝瓜络、竹茹、枳实等以开胸通络、清化热痰；若兼见舌质紫红有瘀斑、脉促代等血瘀脉络证的，则更加丹参、赤芍、郁金、蒲黄、牡丹皮等以清化瘀血。或因热痰蒙蔽心窍，而现神识昏迷、舌绛、脉细数等症的，宜合用安宫牛黄丸或紫雪丹或至宝丹以凉开心窍；若见神情狂躁、妄语不休、喜笑怒骂、舌苔黄腻、脉弦数等阳狂证的，则宜用生铁落饮（生铁落、丹参、辰砂、茯神、茯苓、菖蒲、远志、胆南星、贝母、橘红、钩藤、连翘、玄参、天冬、麦冬）或合礞石滚痰丸（礞石、沉香、大黄、黄芩）以泻心涤痰、清心开窍；若但心火亢胜，而见心胸烦热不寐、大便闭、小便赤、舌苔黄舌尖红、脉滑数等症的，宜合用泻心汤（大黄、黄连、黄芩）以泻心火；若因心火上炎于苗窍而见舌赤烂痛，心火下灼于小肠而见尿赤涩痛等症的，均可用导赤散（生地黄、木通、竹叶、甘草）以清泻其火。

②心病寒热虚证：心病寒热实证日久，必由邪实转变为正虚，而现心病寒热虚证。

心寒虚证，是因内伤久病损伤心脏阳气所致，多现心悸惊怯、喘息动则加甚、神疲自汗甚至喘不得卧、身寒肢冷、下肢浮肿、舌淡苔白甚至舌青紫而润滑、脉沉微细等症，宜用桂甘龙牡汤（桂

枝、甘草、龙骨、牡蛎）加人参、黄芪以温补心气，甚至合用
参附汤以温补心阳。若因外感暴病亡阳，而见冷汗如珠（味淡
不黏）、面色苍白、肢厥、脉微等症的，则宜急用参附龙牡汤（人
参、附子、龙骨、牡蛎）以回阳固脱。

心热虚证，是因内伤久病损伤心脏阴液所致，多现心悸烦热、
失眠健忘、舌干红、脉细数等症，宜用补心丹（丹参、柏子仁、
酸枣仁、远志、五味子、生地黄、当归、麦冬、天冬、茯苓、人参、
沙参、桔梗）以养血安神；若见百合病（证候去来无定，精神、
饮食、睡眠时好时坏，似寒似热，头痛头眩，口苦尿赤，脉微数）
或脏躁病（精神失常，时喜时悲，时时太息）的，则宜用百合
类方（百合配生地黄、知母、鸡子黄、牡蛎、代赭石、瓜蒌根、
滑石等）或甘麦大枣汤（甘草、小麦、大枣）主治。

若属心脏阴阳气血俱虚，而现心动悸、脉结促代等症的，
则宜用炙甘草汤（炙甘草、人参、桂枝、生姜、大枣、阿胶、
生地黄、麦冬、麻仁、清酒）以双补心脏气血而通利脉络；若
因外感暴病伤亡心之气液，而见热汗如油（味咸而黏）、面色
潮红、手足尚温、脉虚数或散大等症的，则宜急用生脉散以敛
补心脏气液而救脱。

心病常与肺、脾、肝、肾有关，如心病寒证，伴有肺气宣
降不利的咳喘痰多等症的，宜合用三子二陈汤（苏子、白芥子、
莱菔子、半夏、陈皮、茯苓、甘草）等以宣降肺气而化痰饮；
伴有脾气失运的胃痛腹胀、不思饮食、大便溏泄等症的，宜合
用香砂六君子汤（木香、砂仁、人参、白术、茯苓、甘草、半
夏、陈皮）等以健脾温胃而助运化；伴有肾水凌心的悸眩瞤振、

通身面目浮肿、小便不利等症的，宜合用真武汤等以温阳利水。又如心病热证，伴有肝阴虚火旺的胁痛易怒、寐多噩梦，或头顶灼热掣痛，以及周身各部时或筋急拘挛而痛等症的，宜合用酸枣仁汤或芍药甘草汤等以敛肝柔肝；伴有手足心热甚、腰酸、尿频而小便色赤等症的，宜合用六味地黄汤（熟地黄、山茱萸、山药、茯苓、泽泻、丹皮）以滋养肾阴。

3. 脾病

脾和胃同为后天之本，在五脏六腑中占有极为重要的地位，故《内经》合称脾胃为人身之"仓廪"。因此，这里论述脾病与他脏稍异的是脾胃并重而合论之。又因大小肠皆属于胃，故脾胃病又多包括大小肠病在内。

（1）脾胃的生理病理要点：脾胃同属中土，而脾为湿土，喜燥恶湿，体阴用阳而主升；胃为燥土，喜湿恶燥，体阳用阴而主降。这就是说，脾为阴脏而中含阳气，脾主运化，全靠脾阳健行，故脾阳足则无阴凝湿滞之患，而清阳得升，使水谷之精微上输于心肺而化生气血；胃为阳腑而中含阴液，胃主纳化，全靠胃阴濡润，故胃阴足则无阳亢燥结之患，而浊阴得降，使水谷下输于小肠大肠以分别清浊而排出糟粕。这样不断地推陈出新，以维持人体的生命活动，故有"脾胃为后天之本"之说。

由于脾为阴脏而主升，故体阴而用阳，其体阴，本属湿土，但因其用阳，则不现湿，故升是脾的生理，湿是脾的病理，因有脾喜燥恶湿之说；胃为阳腑而主降，其体阳，本属燥土，但因其用阴，则不现燥，故降是胃的生理，燥是胃的病理，因有胃喜湿恶燥之说。脾胃病湿病燥有内外虚实之别。或因六淫和饮食的湿邪（寒湿或湿热）犯胃，则现实证，并由此而导致食、痰、水、血、虫为患。因为脾胃为人身之"仓廪"，既能纳化水谷变为精微，又能停聚水谷成为食滞（寒滞与热滞）、痰阻（热痰与寒痰）、水积，或由气机阻滞而致血瘀，或由湿热内蕴而致生虫。如果实证日久不愈，必致损伤脾胃阴阳气液而发展成为虚证，或伤脾胃阳气而更内生寒湿，则现脾胃寒湿虚证；或伤脾胃阴液而更内生燥热，则现脾胃燥热虚证；或两伤脾胃阴阳气液，则现脾胃寒（湿）热（燥）错杂虚证。又因脾胃开窍于口，主肌肉与四肢，故口腔、肌肉、四肢病多责之于脾胃。又因脾能统血、摄精，故有些精血外溢的病机是因脾虚不能统摄而形成，必须从脾论治，才能提高疗效。

（2）脾胃病辨证论治要点：内伤脾胃病约可分为脾胃寒热实证和脾胃寒热虚证两类。前者以祛邪为主，后者以扶正为主。

①脾胃寒热实证：脾胃寒实证，多因六淫或饮食的寒湿邪犯中焦，脾胃为寒湿所困，以致中气失运，而现脘腹胀满、疼痛拒按、呕恶不思饮食、大便溏泄、舌苔白腻润滑、脉迟紧等症的，宜用香砂平胃散（木香、砂仁、苍术、厚朴、陈皮、甘草）以温运中气、祛寒燥湿。若兼见嗳腐吞酸、口淡恶食等寒滞阻中证的，则宜加山楂、六曲、谷麦芽、鸡内金等以温消食积。若因寒饮留中，而见脘腹痞满、水声沥沥、时吐痰水、舌苔白滑、脉弦迟等症的，宜用小半夏加茯苓汤（半夏、生姜、茯苓）更加枳实、陈皮、桂枝（即《温病条辨》橘半桂苓枳姜汤方）以温中逐寒饮。若因久痢陈寒痼冷内结，而现腹胀满痛拒按、下痢白冻而里急后重甚至大便不通、舌苔白腻、脉沉弦迟等症

的，则宜用温脾汤（附子、干姜、大黄、甘草、人参）加减以温下寒积。若因寒凝血瘀而现胃脘硬痛固定不移、舌有青紫瘀斑、脉涩等症的，宜用手拈散（延胡索、五灵脂、没药、草豆蔻）加桂枝、乳香等以温化瘀血。

脾胃热实证，多因六淫或饮食的湿热或燥热邪犯中焦，如上述阳明病燥热的白虎汤、承气汤证和太阴阳明同病湿温的三仁汤证、连朴饮证等。若因胃火上炎，以致口疮、牙龈肿痛，甚至吐血衄血的，宜用清胃散（黄连、生地黄、升麻、丹皮、石膏、当归）或泻心汤以清泻胃火。若因热滞阻中，而现脘腹胀满、疼痛拒按、不大便、嗳腐吞酸、口苦恶食、舌苔黄腻、脉滑数等症的，宜用保和丸（莱菔子、山楂、六曲、麦芽、陈皮、连翘、茯苓、半夏）合小承气汤等以清消食积。若因浊痰凝聚，而现心下痞满、不食不饥不便、舌苔黄腻、脉滑数等症的，宜用半夏泻心汤去人参、干姜、大枣、甘草，加枳实、杏仁（半夏、黄连、黄芩、枳实、杏仁）辛开苦降以化浊痰。若因热痰阻中，而现心下硬满、疼痛拒按、舌苔黄腻、脉滑数等症的，宜用小陷胸汤（瓜蒌实、半夏、黄连）加枳实等以清化热痰而宽中下气。若因水热内结，而从心下至少腹硬满疼痛、不可近手、舌苔黄腻、脉弦滑数等症的，宜用大陷胸汤（大黄、芒硝、甘遂）或十枣汤以逐水热。若因瘀血蓄积肠间，而现少腹硬满、大便不通、小便自利、如狂甚至发狂等症的，宜用桃仁承气汤或抵当汤以下瘀血。若因热结血瘀，而现胃脘硬痛固定不移、舌有紫红瘀斑、脉涩等症的，宜用失笑散（蒲黄、五灵脂）加丹参、赤白芍、乳香、没药、桃仁、红花等以清化瘀血。若因瘀血内结于脾，而现左胁腹有痞块的，宜用鳖甲煎丸（鳖甲、桃仁、䗪虫、蜣螂、蜂窝、鼠妇、桂枝、赤芍、丹皮、大黄、火硝、厚朴、半夏、干姜、柴胡、黄芩、射干、凌霄花、瞿麦、石韦、葶苈子、人参、阿胶）以活血化瘀消痞。

至于因脾胃湿热内蕴而致生虫的，多见脐腹时痛时止、口吐清涎、夜寐龂齿、肌瘦面黄有斑点、唇内有白点、舌苔花剥等症，一般可用化虫丸（鹤虱、使君子、槟榔、芜荑、苦楝子、白矾、胡粉）以驱虫止痛；但病性属寒而伴有苔白、脉迟等症的，宜用理中安蛔汤（川椒、乌梅、干姜、白术、人参、茯苓）；病性属热而伴有舌红、脉数等症的，宜用连梅安蛔汤（胡黄连、乌梅、川椒、黄柏、雷丸、槟榔）；病性属寒热错杂而伴有渴不欲饮、饥不欲食、舌苔白黄相兼等症的，宜用乌梅丸。

②脾胃寒热虚证：脾胃虚寒证，属于脾胃气虚的，多见神疲肢倦、少气懒言、不思饮食、肌肉消瘦、胃痛喜按喜温、舌质淡红、脉缓弱等症，宜用香砂六君子汤以健脾益气、温胃祛寒。若因脾气虚导致阴火旺，而见久泻不止、久热不退、烦渴不思食、神疲肢倦、少气懒言、脉数而虚大或细弱等症的，则宜用补中益气汤（黄芪、人参、白术、陈皮、升麻、柴胡、当归、甘草）升补脾气以降阴火。若因脾气下陷以致脱肛的，亦宜用补中益气汤升举脾气以收肛脱。若因脾气虚不能统血，而见大便下血不止的，则宜用归脾汤（黄芪、人参、白术、当归、甘草、茯神、远志、酸枣仁、龙眼肉、木香）以补气摄血。若因脾气虚不能摄精，而见膏淋或白带不止等症的，可用参苓白术散（人参、白术、茯苓、甘草、莲子、山药、白扁豆、薏苡仁、陈皮、砂仁、

桔梗）加减以补气摄精。若由脾胃气虚发展成为脾胃阳虚的，除现有上述脾气虚证外，还多现有身寒肢冷、脘腹冷痛喜热喜按、时吐清水、大便溏泄、舌质淡白、脉沉迟弱等症，宜用附子理中汤（附子、干姜、白术、人参、甘草）温补脾阳以化寒湿。

脾胃虚热证，是因脾胃阴液不足所致，多见胃中灼热、饥而食难下咽、咽干口燥或胃中热痛而大便干结难下、舌质干红或舌心光剥、脉象细数等症，宜用益胃汤（麦冬、生地黄、沙参、玉竹、冰糖）或增液汤等滋养脾胃阴液以清热润燥。

若属于脾胃阴阳气液两虚的，则必同时现有上述寒热虚证，如胃中热痛而大便溏泄或胃中冷痛而大便燥结、舌红苔黄而脉迟缓弱或舌淡苔白而脉弦细数等。投药稍偏，即难接受。一般宜用资生丸（即参苓白术散加山楂、麦芽、六曲、白豆蔻、藿香、黄连、芡实）等平补脾胃以稳步取效，不能急躁图功。脾胃病常与肺、心、肝、肾有关，脾胃病涉及肺的，由于"脾为生痰之源，肺为贮痰之器"，因脾虚生痰上泛于肺，而现咳喘痰多、不思饮食、神疲肢倦、大便溏泄等症的，宜用六君子汤（人参、白术、茯苓、甘草、半夏、陈皮）以健脾化痰为主。脾胃病涉及心的，常见胃不和而卧不安，宜用半夏汤（半夏、秫米）或温胆汤（半夏、陈皮、茯苓、甘草、竹茹、枳实）以和胃安神。脾胃病涉及肝的，常见土虚招致木克的腹中急痛而脉弦等症，宜用小建中汤（桂枝、白芍、甘草、生姜、大枣、饴糖）以培土抑木。脾胃病涉及肾的，常见腰冷痛而沉重等症，宜用甘姜苓术汤（甘草、干姜、茯苓、白术）以培土制水。由于脾胃为后天之本，在五脏六腑中占有极其重要的地位，所以无论脾胃病影响到其他脏腑，或其他脏腑病影响到脾胃，只要症见不思饮食、肌肉消瘦、消化功能日差、气血日见衰竭，都必须以健补脾胃为主。否则，脾胃一败，就难以救治了。前人所谓"有胃气则生，无胃气则死"，确有至理。李东垣著《脾胃论》是大有贡献的。

4. 肝病

（1）肝的生理病理要点：肝藏血而主筋，肝血充足，则周身筋脉得养，关节屈伸便利，运动柔和有力。肝属木，前人以木性强直比喻肝为刚脏；以木性上升比喻肝气主升；以木性条达比喻肝主疏泄。又以七情之怒属于肝，人怒则刚强有力而气血上冲，故有"怒则气上"之说。虽然肝为刚脏而肝阳易于上亢，但在生理状态下，由于肝藏血，肝血足以涵养肝阳，则其阳气不致亢旺，阴血亦不致凝滞，自能阴阳调和而刚柔相济。肝主疏泄的作用，不仅能舒畅精神，而且能助脾健运。这不仅因胆为肝之腑，肝能疏泄胆汁于十二指肠以消化食物，且因肝气条达则精神舒畅，也能直接活跃胃肠消化功能。又肝开窍于目而其华在爪，故肝血足则目明而爪荣。又足厥阴肝经脉上达头顶，下络阴器，布胁肋，抵少腹，其循行路径远比其他阴经为长，因而其联系面较广。其中肝与胆相为表里，肝与心包络同属厥阴，经脉相连，关系更为密切。

由于肝为刚脏而主升，性喜条达而恶抑郁，故肝郁为其主要病机之一。肝郁多因精神抑郁而发生，并多由肝气郁而化火、生风，而现肝气横逆的胁痛易怒、肝火上炎的目赤口苦、肝风内动的头晕目眩等肝阳上亢之症。本症前期多属实证，因为此时肝阳上亢是由肝郁化火生风而引起，并非由肝脏阴虚火旺而发生的缘故。但肝阳上亢的实证日久不愈，必致阳亢阴竭，传变成为肝阳上亢的虚证。且因肝肾同源，肝脏阳亢阴竭，肾水亦必不足，故肝阳上亢的虚证，常呈水不涵木之象。又因肝木能生心火，肝火上炎常常引动心火，而见木火同明之证。肝郁在临床上之所以多见化火生风的阳证，是因怒属阳性的精神刺激，在一般情况下，由于肝为刚脏而肝阳易亢，故肝因恚怒而郁，往往肝阳亢旺而化火生风。但肝郁并非都是由恚怒引起，而人体也有平素肝阳不振的变例。因此，如果平素肝阳不振，即使肝因恚怒而郁也不一定出现阳亢化火生风的阳证。若肝因悲忧等阴性的精神刺激而致郁，就会出现阴证。肝郁阳证为肝阳亢旺，故呈兴奋状态，如烦躁、多言、易怒等；肝郁阴证为肝阳不振，故呈抑制状态，如沉默寡言、善太息等。若肝气郁滞日久，则肝所藏之血渐渐发生瘀阻，甚至凝结成块，但因肝郁有阴阳之分，肝血瘀阻也有阴阳之辨。又肝藏魂（魂为人的精神活动之一，与鬼神论者所谓魂魄有本质上的区别，不可混淆），前人指出，"夜卧则血归于肝"，肝血足则魂宁而夜寐安，肝血虚则魂不宁而夜寐不安，多梦甚至噩梦。且因心肝关系密切，神魂互相影响，肝血虚火旺而魂不宁的，常常引动心火而使神不安；心血虚火旺而神不安的，往往引动肝火而使魂不宁。所以养血安眠之方，大都既能养心安神，又能养肝宁魂。例如补心丹中柏子仁与酸枣仁同用，即是其例。又肝主筋，肝血不足以柔养筋脉，筋脉受到肝火的炎灼和肝风的动摇，就会出现筋脉挛急、震颤、抽搐等症。肝之筋脉为病，还有因寒邪收引而发生的，如头顶痛而喜热喜按、少腹痛引入阴筋、脚转筋而摩擦得温则减等。还有因湿热蕴于下焦，而致肝气疏泄不畅，导致二便不利，如痢疾的里急后重、癃闭的小便不通等。又肝主疏泄，本能舒畅精神，助脾健运，若肝病而失其疏泄之常，则必致精神不畅而运化不良。由此可见，肝木克脾土是克中有用的。这就是说，肝气郁结，不能疏泄脾土，则脾气失运，是为克；肝气舒畅，能够疏泄脾土，则脾气健运，是为克中有用。当然，反过来说，脾土湿热内蕴，又可使肝胆木郁，而呈现土困木郁之象，如黄疸等，则又成为脾土反克肝木了。

（2）肝病辨证论治要点：内伤肝病约可分为肝病寒热实证和肝病寒热虚证两类。前者治以祛邪为主，后者治以扶正为主。

①肝病寒热实证：由于肝为刚脏而易致阳亢，故肝病多见阳热实证，而阴寒实证较少。

肝热实证，多因肝气郁结而化火生风所致。如肝郁阳证，而见胸胁胀痛、心情烦躁、言易怒、脉弦细数的，宜用丹栀逍遥散（丹皮、栀子、柴胡、白芍、甘草、当归、茯苓、白术、薄荷、生姜）或四逆散（柴胡、枳实、白芍、甘草）合金铃子散（金铃子、延胡索）等以清疏肝气。若因肝郁化火以致肝阳上亢，而现胸胁胀痛、目赤口苦、急躁易怒、舌红苔黄、脉弦数等症的，宜用龙胆泻肝汤（龙胆草、栀子、黄芩、柴胡、生地黄、当归、车前子、泽泻、木通、甘草）以清泻肝火（本方并对肝火上刑肺金的鼻衄不止有良效）。若更肝风内动，而现眩晕、面部潮红、步履有漂浮感或筋脉挛急震颤抽搐等症的，宜用镇肝息风汤（怀牛膝、生赭石、生龙骨、生牡蛎、生龟板、生白芍、甘草、玄参、天冬、生麦芽、川楝子、茵陈）或天麻钩藤饮（天麻、钩藤、生石决明、川牛膝、杜仲、桑寄生、黄芩、栀子、夜交藤、朱茯神、益母草）等以平肝潜阳息风；或用钩藤息风汤（钩藤、僵蚕、地龙、蜈蚣、全蝎、蝉蜕、天麻、胆南星）以息肝风而舒筋脉。若因肝郁气滞日久导致血瘀，而现右胁硬痛、皮肤有红痣、掌如涂朱砂、舌有紫红瘀斑等症的，宜用活血疏肝汤（当归、桃仁、红花、柴胡、枳壳、赤芍、甘草、大黄、黄芩、槟榔、陈皮）合失笑散加鳖甲、大蒜、丹参、乳香、没药等以清化瘀血。若右胁硬痛有痞块的，亦可用鳖甲煎丸以破血消癥。此外，还有因湿热蕴结下焦，以致肝气疏泄不畅，而现热痢里急后重或癃闭小便不通等症的，都可用白头翁汤以清解湿热、疏泄肝气。

　　肝寒实证，多因暴感寒湿成疝，当脐痛、胁下痛、寒热往来、苔白、脉弦，或寒疝少腹脐旁下引睾丸并胁腰而痛不可忍的，宜用椒桂汤（川椒、桂枝、吴茱萸、小茴香、高良姜、柴胡、青皮、陈皮）或天台乌药散（乌药、木香、小茴香、川楝子、青皮、槟榔、巴豆）以温通肝经而祛寒湿。若属肝郁阴证，而见胸胁闷痛、沉默寡言、善太息、脉弦迟缓的，宜用逍遥散或柴胡疏肝散（柴胡、枳实、白芍、甘草、香附、川芎）加苍术等以温疏肝气。若因肝郁气滞日久导致血瘀，而见右胁硬痛、舌有青紫瘀斑等症的，则宜用活络效灵丹（当归、丹参、乳香、没药）合手拈散加柴胡、桂枝、白芍、甘草等以温化瘀血。

　　②肝病寒热虚证：肝病寒热实证日久，必由邪实转变为正虚，而现肝病寒热虚证。

肝热虚证,是因肝阴血虚而成。如胁痛、心烦易怒、咽干舌燥、扁平手指甲(爪枯)之用一贯煎(沙参、麦冬、生地黄、当归、枸杞子、川楝子)等以滋养肝阴而止痛;两目干涩而视力减退之用杞菊地黄汤(枸杞子、菊花、熟地黄、山茱萸、山药、茯苓、泽泻、丹皮)等以滋肾养肝而明目;失眠多梦甚至噩梦之用酸枣仁汤(酸枣仁、知母、茯苓、甘草、川芎)等以敛养肝血而宁魂;头顶胀热晕痛、喜阴静而畏阳光或神倦瘛疭无力之用大定风珠以滋水涵木而柔肝息风;脚挛急而痛难履地之用芍药甘草汤(白芍、甘草)等以酸甘化阴而柔筋止痛等。

肝寒虚证,是因肝阳气虚而成。如肝寒收引经脉的头顶沉重紧痛而喜热喜按或少腹痛引入阴筋之用吴茱萸汤等温补肝阳以化阴寒(但对少腹痛引入阴筋的缩阴危证宜合用四逆汤以温肾回阳);肝寒犯胃的胃中冷痛而时吐清涎之用当归四逆加吴茱萸生姜汤等以温肝暖胃而止痛;肝寒犯脾的痛泻之用痛泻要方合吴茱萸汤等以温肝扶脾而止泻等。

这里有必要进一步提出讨论的是肝病传脾的问题。《金匮要略·脏腑经络先后病》篇首先明确地指出:"夫治未病者,见肝之病,知肝传脾,当先实脾……中工不晓相传,见肝之病,不解实脾,惟治肝也。夫肝之病,补用酸,助用焦苦,益用甘味之药调之……肝虚则用此法,实则不在用之。《经》曰:虚虚实实,补不足,损有余,是其义也。余脏准此。"尤在泾为之注解说:"按:《素问》云:邪气之客于身也,以胜相加。肝主木而胜脾土,以是知肝病当传脾也。实脾者,助令气王,使不受邪,所谓治未病也。设不知而徒治其肝,则肝病未已,脾病复起，岂上工之事哉？肝之病补用酸者，肝不足，则益之以其本味也，与《内经》'以辛补之'之说不同。然肝以阴脏而含生气，以辛补者所以助其用，补用酸者所以益其体，言虽异而理各当也。助用苦焦者，《千金》所谓心王则气感于肝也。益用甘味之药调之者，越人所谓损其肝者缓其中也……盖脏病惟虚者受之，而实者不受；脏邪惟实则能传，而虚则不传。故治肝实者，先实脾土，以杜滋蔓之祸；治肝虚者，直补本宫，以防外侮之端，此仲景虚实并举之要旨也。"以论述内伤病为主的《金匮要略》在第一篇开头所说的这段话是深有意义的。就其普遍意义来说，提出了治病要有全面性和预见性。即治疗内伤肝病，首先要有全面性，这就是说，不应只看到局部，而应从局部看到整体，因为局部和整体是有其密切的内在联系的。其次要有预见性，这就是说，不只是看到现在，而且要从现在看到将来，因为现在和将来是有其必然的发展规律的。因此，仲景举肝病为例（"余脏准此"）来说明这个道理，即见肝之病，不只是要看到局部的肝，而且要从整体看到它所胜的脾；不只是要看到现在已病的肝，而且要看到现在未病而将来必病的脾。就其特殊意义来说，提出了治疗肝病的原则和方法，即肝病当分虚实论治。肝实而邪有余的，应以攻邪为主，如果误用补正之法，就要犯"实实"的错误，肝虚而正不足的，应以补正为主，如果误用攻邪之法，就要犯"虚虚"的错误。由此可见，"肝无虚证""肝无补法"之说，显然是片面的。这就是治疗肝病（也是治疗五脏病）的原则，仲景根据这个原则，又以肝虚为例来谈治疗方法。尤氏对所谓"补用酸，助用苦焦，益用甘味之药调之"作了明确的注解,尤其对肝病《内经》"以辛补之"而《金匮要略》"补用酸"的不同作了精辟的解释,他说:"肝以阴脏而含生气,以辛补者所以助其用,补用酸者所以益其体……益用甘味之药调之者,越人所谓损其肝者缓其中也。"这就是说,由于肝脏体阴而用阳,中含阴液与阳气,故肝虚有阴虚和阳虚之分。肝阴虚的,宜用酸甘化阴,以补肝阴之不足;肝阳虚的,宜用辛甘化阳,以补肝阳之不足。这种治疗肝虚之法,至今仍然卓有成效地指导着临床实践。至于"助用苦焦",尤氏引《千金》所谓"心王则气感于肝"作解释,意谓苦焦人心,肝和心为母子关系,心气旺则感应于肝而得其助。但补心气之药大都是辛甘温的,而不是苦焦的,因而肝病"助以苦焦"之法我在临床上尚缺乏体会。又尤氏认为肝病传脾:"惟实则能传,而虚则不传,故治肝实者,先实脾土,以杜滋蔓之祸,治肝虚者,直补本宫,以防外侮之端。"但肝病传脾并不局限在肝实证中,肝虚证中也常见到。试以肝炎病为例,急性肝炎,多见湿热邪实,由于肝气不能疏泄,导致脾气不能健运,固属肝实传脾;慢性肝炎,多见阴阳正虚,肝阳虚者,由于木寒而土湿,往往导致脾阳不振,肝阴虚者,由于木枯而土燥,往往导致脾阴不足,则属肝虚传脾。因此,肝病无论虚实都是可以传脾的。但尤氏所谓"脏病惟虚者受之,而实者不受",则是完全正确的。因为"邪之所凑,其气必虚",如果脾气不虚,则邪无隙可乘,自不至受肝木之克。所以临床上肝病传脾者虽然很多,但也间或有肝病并不传脾而食欲依然良好的。这就是因为肝虽病而脾犹实的缘故。当然应该看到,这只是由于肝病尚轻而脾气尚足的暂时现象；若肝病渐重，治疗时又未注意保护脾气，则终必传脾。还应看到，肝病已经传脾，是肝病未愈而脾病复起，不是肝病减轻而是肝病加重。当肝病传脾而肝脾同病时，一般应采用肝脾同治之法，即肝病重于脾病的应以治肝为主兼治脾；脾病重于肝病的应以治脾为主兼治肝。但因脾为后天之本，至关重要，肝病既已传脾，则治脾不容轻视，即使仍须治肝，也应精心选择治肝而不碍脾的方药，才能有利无弊，提高疗效。至于肝病"当先实脾"，既可指肝已病而脾未病的，治肝时必须时刻注意护脾，以防止其传变（或减轻其传变的程度）；也可指肝病已经传脾而脾虚甚的，必须先全力补脾，使脾由虚转实，从而反克为生。因为，此时如果不全力补脾，则土瘠而木更枯；若能使脾由虚转实，则土肥而木自荣。

　　肝病常与肺、心、脾、肾有关，其中与心、肾、脾的关系已如上述。肝病与肺的关系还须进一步说明的是木火刑金的问题。木火刑金有虚实之分，木火刑金的实热证，如肝阳上亢以致鼻衄不止而面红目赤、急躁易怒、脉弦数之用龙胆泻肝汤，以泻肝火而止鼻衄；木火刑金的虚热证，如肺痨金阴不足，不仅无力克制肝木，反而招致木火刑金，致现咳血、气逆难平、急躁易怒、脉细弦数等症。由此可知，肺痨虚热证的主方百合固金汤中配合芍药甘草汤以敛肝柔肝的理由所在，但用百合固金汤治疗木火刑金的虚热证，有时应适当加入龙胆草以泻肝火和代赭石以镇肝逆，才能提高疗效。

　　胆为肝之腑，居于肝内而密切难分，故肝胆常常同病而同治。例如肝胆气机郁滞而致胁痛的，都可用四逆散合金铃子散以疏

利肝胆气机而止痛；肝胆血虚而致失眠的，都可用酸枣仁汤以
敛补肝胆阴血而安眠。至于足厥阴肝经和手厥阴心包经的密切
关系，则可以从上述外感病热入心包而引动肝风的痉厥抽搐证
治中很清楚地看出来。

5. 肾病

（1）肾的生理病理要点：肾为水脏而水中有火，为人身元
阴元阳的根本所在，故有"肾为先天之本"之说。肾藏精的含
义有二：一为肾所藏先天的生殖发育之精，即元阴（又称元精、
真阴）；二为肾"受五脏六腑之精而藏之"之精。肾中之火为
命门之火，即元阳（又称元气、真阳），为人身阳气的原动力。
由于肾藏精而主骨，生髓，通于脑，齿为骨之余而属肾，肾开
窍于耳，两目瞳神属肾，故肾精充足，则骨强、齿坚、髓满、
脑灵、耳聪、目明。命火充足，则五脏六腑的阳气旺盛，而生
机活跃，故前人有"天之大宝，只此一丸红日，人之大宝，只
此一息真阳"之说。又肾与心同属少阴，不仅心火为命火之焰，
而且肾水常上济于心火，二者关系极为密切，平时互相依赖，
病时互相影响。又肾与膀胱相为表里，肾为水脏而膀胱为水腑，
总管人身的水液，肾阳充足则膀胱气化正常而小便畅利，排出
废料使体内保持洁净。

由于肾脏水中有火，阴中有阳，平时"阴平阳秘，精神乃
治"，病则主要是水火阴阳的失调，但水火阴阳失调有虚实之
分，即因邪实而发病的属实，若因正虚而发病的属虚。如外感
六淫的寒湿或湿热困于肾，以致肾水阻滞，或内伤七情之火起
于肾，以致肾火亢旺的，则现实证。若实证日久不愈，由邪实

转变为正虚的，则现虚证。肾虚之证有阴阳之别，肾阴虚的，是因阴虚而致阳亢，故现肾虚热证；肾阳虚的，是因阳衰而致阴盛，故现肾虚寒证。但由于肾中阴阳是互根的，故肾虚日久，必致由阴及阳，或由阳及阴，而成为阴阳两虚之证，只是有所偏重而已。且因"肾为先天之本"，为人身阴阳气血的根源所在，故肾脏有病常常会影响到其他各脏。如肾水不能上济心火则心火亦亢，肾水不能涵养肝木则肝火亦旺，故肾虚热证常常伴有心肝火象。又如心火为命火之焰，肾火衰微于下，则心火之焰必弱，故肾阳虚的，心阳亦必弱；肾中命火能生脾土，脾阳赖肾阳以推动，故肾阳虚的，脾阳多不振。又如肾主纳气而肺主气司呼吸，但气之根在肾，呼吸之本在丹田，彼此关系极为密切；如果肾虚不能纳气，则必影响及肺而发生呼吸困难。又少阴肾与太阳膀胱相为表里，膀胱外应皮肤毛窍，故太阳主皮肤统卫气；而太阳所统的卫气，实根源于肾中之真阳，故其病机联系极为密切。如水肿病，初因太阳外受寒湿或湿热而肾为所困的，则发为水肿实证，治宜从太阳膀胱以发汗利水；继因寒湿或湿热困肾日久致伤肾阳或肾阴的，则变为水肿虚证，治宜从少阴肾以温阳利水或育阴利水。

（2）肾病辨证论治要点：内伤肾病约可分为肾病寒热实证和肾病寒热虚证两类。前者治以祛邪为主，后者治以扶正为主。

①肾病寒热实证：肾寒实证，多因外感寒湿困肾所致。或见通身面目浮肿、恶寒发热、无汗、小便不利、口不渴或渴不欲饮、水入反吐、苔白、脉濡等症的，宜用五苓散合五皮饮（陈皮、大腹皮、生姜皮、茯苓皮、五加皮）等以发汗利水而祛寒湿；

或见腰冷痛而沉重等症的，宜用肾着汤（即甘姜苓术汤）以培土制水而祛寒湿。至于《伤寒论》少阴病篇所谓："少阴病，始得之，反发热、脉沉者，麻黄细辛附子汤主之。"则属少阴经寒实证中的兼虚证。

肾热实证，多因外感湿热困肾所致。或见通身面目浮肿、发热恶寒、无汗、小便不利、渴不多饮、舌苔黄白、脉数等症的，宜用越婢加术汤（麻黄、石膏、甘草、生姜、大枣、白术）或麻黄连翘赤小豆汤（麻黄、连翘、赤小豆、生梓白皮、杏仁、甘草、生姜、大枣）加减发汗利水以祛湿热；或见腰痛、尿急尿频尿痛、小便短少黄赤灼热甚至尿血等症的，宜用八正散（木通、车前子、扁蓄、瞿麦、滑石、栀子、大黄、甘草梢、灯心草）加减以清利湿热。若因情欲引起肾火亢旺，同时肝木横强，而见阳强不倒或性交不排精等症的，则宜用知柏地黄汤（知母、黄柏、熟地黄、山茱萸、山药、茯苓、泽泻、丹皮）加减以泻肾火；或采用"实则泻其子"的治法，如龙胆泻肝汤加知母、黄柏以泻肝为主兼泻肾。张锡纯《医学衷中参西录》载："曾治一人，年二十余，嗜睡无节，即动作饮食之时，亦忽然昏倒鼾睡。诊其脉两尺洪滑有力，知其肾经实而且热也。遂用黄柏、知母各八钱，茯苓、泽泻各四钱，数剂而愈。"由此可见，"肾无实证""肾无泻法"之说，显然是片面的。

②肾病寒热虚证：肾病寒热实证日久，必由邪实转变为正虚，而现肾病寒热虚证。

肾寒虚证，或因外感寒湿困肾日久损伤肾阳，而见通身面目浮肿按之凹陷难起、小便不利、悸眩瞤振、脉沉微细等症的，宜用真武汤以温阳利水。若因先天不足或后天失调，以致肾气不固，而见阳痿、早泄、滑精、遗尿、小便失禁、尿有余沥、夜尿频等症的，宜用鹿茸补涩丸（鹿茸、附子、肉桂、人参、黄芪、补骨脂、菟丝子、桑螵蛸、五味子、龙骨、莲子、山药、茯苓、桑白皮）或右归丸（附子、肉桂、熟地黄、山茱萸、山药、枸杞子、菟丝子、鹿角胶、杜仲、当归）等方加减以温补固涩肾气。若因肾阳虚不能纳气归根，而见动则喘甚、咳则遗尿、时自汗出、脉沉微弱等症的，则宜用参蛤散（人参、蛤蚧）或参茸黑锡丹等以温纳肾气。若因命火衰不能生脾土，而见五更泄等症的，则宜用四神丸（补骨脂、五味子、肉豆蔻、吴茱萸）等以温肾固脾。

肾热虚证，或因外感湿热困肾日久损伤肾阴，而现通身面目浮肿、小便不利、腰酸痛、咽喉口舌干燥而不欲饮水、齿鼻衄血、舌红苔黄、脉细数等症的，宜先用猪苓汤或白茅根、生薏苡仁、赤小豆等以育阴利水，俟水肿消退，再用六味地黄汤等善后。若因邪火炽盛，灼伤肾阴，肾水不能上济心火，以致心火亢旺，而现心中烦、不得卧、舌绛苔黄、脉细数等症的，则宜用黄连阿胶汤以泻火补水。如其邪火虽退，而肾阴大伤，呈现手足心热甚、咽干舌燥、齿黑唇裂、耳聋、心悸、舌光绛、脉虚细数等症的，则宜用加减复脉汤以滋阴潜阳。或因先天不足，后天失调，内伤病久，致伤肾精，而见头脑空虚、眩晕耳鸣、腰膝酸软、午后潮热颧红、手足心热、遗精盗汗、尿赤便结、舌干红、脉细数等症的，宜用六味地黄汤或左归丸（熟地黄、山茱萸、山药、枸杞子、龟胶、鹿角胶、菟丝子、牛膝）以滋水济火或填补阴精。若因肾阴虚不能纳气归根，而见动则气喘、咳则遗尿、舌干红、脉细数等症的，则宜用都气丸（即六味地黄丸加五味子）以滋纳肾气。

若肾脏阴阳两虚，而兼见上述虚寒和虚热等证的，则宜用附桂八味丸等以双补其阴阳。但由于阴阳互根，肾虚阳损及阴或阴损及阳的，甚为多见，只是有所偏重而已。张景岳所制左归、右归等方中阴中有阳或阳中有阴的组合，是很有道理的。

综观以上所述内伤病脏腑经络辨证论治的基本内容，不难看出，它们虽然是以脏腑经络为基础，但也和外感病一样是以八纲为总纲的。还可看出，内伤脏腑病多由外感经络病传变而成，外感和内伤是有密切联系而必须结合起来进行学习研究的。

四、八纲是外感病和内伤病辨证论治的总纲

（一）八纲的基本概念

阴阳表里寒热虚实八纲，虽然是在清代《医学心悟》中明确提出来的，但实来源于春秋战国时期的《内经》，而充实于东汉时期的《伤寒杂病论》，只是发展到清代才臻于完善，形成中医对疾病辨证论治的总纲。

八纲是具有高度概括性的，其中又以阴阳两纲统领表里寒热虚实六纲。如《医学心悟》在"寒热虚实表里阴阳辨"中指出："至于病之阴阳，统上六字而言，所包者广。热者为阳，实者为阳，在表者为阳。寒者为阴，虚者为阴，在里者为阴。寒邪客表，阳中之阴；热邪入里，阴中之阳；寒邪入里，阴中之阴；热邪达表，阳中之阳。"因此，八纲实为六变（张景岳："六

变者表里寒热虚实也，是医中之关键，明此六者，万病皆指诸掌矣。"），即从表里辨疾病的部位；寒热虚实辨疾病的性质。而任何疾病的发生和发展，都可用表里寒热虚实进行概括，并可起到执简驭繁的主导作用。即疾病的发生或为病发于表的寒热虚实证，或为病发于里的寒热虚实证，或为表里同时或半表半里发病的寒热虚实证。疾病的发展不外由表入里或由里出表，由寒变热或由热变寒，由实转虚或由虚转实。表里寒热虚实的理论，主要就是以表里辨别邪正斗争的病位所在，即邪气在表而正气向外抗邪的为病在表，邪气在里而正气向内抗邪的为病在里；以寒热虚实辨别邪正斗争的病性所属，即邪正斗争而阴盛或阳虚的其病属寒，邪正斗争而阳盛或阴虚的其病属热，邪正斗争而正气抗邪力强的其病属实，邪正斗争而正气抗邪力弱的其病属虚。例如：发热恶寒而脉浮的，是因邪气在表而正气向外抗邪所致，为病在表；但热不寒或但寒不热而脉沉的，是因邪气在里而正气向内抗邪所致，为病在里；但热不寒、渴喜冷饮而脉数的，是因邪正斗争而阳盛或阴虚所致，其病属热；但寒不热、口不渴而脉迟的，是因邪正斗争而阴盛或阳虚所致，其病属寒；上述表里寒热等证而脉浮沉迟数有力（如紧、滑、洪、实等）的，是因邪正斗争而正气抗邪力强所致，其病属实；上述表里寒热等证而脉浮沉迟数无力（如虚、弱、微、细等）的，是因邪正斗争而正气抗邪力弱所致，其病属虚。

由此可见，表里寒热虚实的理论是以疾病邪正斗争的反应为依据的，而表里寒热虚实的反应则是由邪正双方相互作用来体现的。因此，辨别表里寒热虚实，必须同时看到邪和正的两个方面，只有综合分析邪正斗争双方的具体情况，才能正确地作出表里寒热虚实的判断，从而给予恰当的处理。如果只看到邪气或正气的一个方面（尤其是忽略了正气方面），那就必然要导致误诊和误治。如风寒侵犯太阳为病，如果只看到风寒邪气在表的方面，而忽略了正气向外抗邪力量强弱的方面，虚实不分，表寒实证而用攻中有补的桂枝汤，表寒虚证而用专攻不补的麻黄汤，那就会犯补有余而攻不足的错误。又如寒邪直中少阴为病，如果只看到寒邪强盛的方面，而忽略了正气衰竭的方面，误把虚证当成实证，本当补正而误予攻邪，那就会陷患者于死地。于此可知《内经》所谓"邪气盛则实"的理论是不够完备的，因为实证并不只是由邪气单方面来决定的。邪气盛而正气抗邪力强的固属实证而宜攻，邪气盛而正气抗邪力弱的则属虚证而宜补（或属虚实错杂证而宜攻补兼行）。

通过八纲辨证所得出来的一个完整的证，是对表里寒热虚实进行全面分析归纳而成的，即疾病在邪正斗争过程中一定阶段上的综合表现，如表寒实证、表寒虚证、表热实证、表热虚证、里热实证、里热虚证、里寒实证、里寒虚证等，并非阴阳表里寒热虚实各自孤立的所谓阴证、阳证、表证、里证、寒证、热证、虚证、实证。因为任何疾病都是邪正斗争的反应，每个完整的证都是疾病在邪正斗争过程中一定阶段上的综合表现，而这个综合表现则是包括病位的表里和病性的寒热虚实在内的。如果临床辨证，只是弄清了病位的表里而没有弄清病性的寒热虚实，或者只是弄清了病性的寒热虚实而没有弄清病位的表里，那么所得出来的证，就只能是片断的，而不可能是完整的。所以，只有全面地弄清了病位的表里和病性的寒热虚实，才能得出一个完整的证。当然，通过八纲辨证所得出来的一个完整的证，应该说还是比较笼统的，必须进一步落实到六经、三焦、卫气营血和脏腑经络上，才能更具体地指导临床实践。

在八纲辨证中，还应注意辨别表里寒热虚实的错杂证与真假证，如大青龙汤所主治的表寒里热的实证、葛根芩连汤所主治的表里俱热的实证、桂枝人参汤所主治的表里俱寒的虚证、麻黄细辛附子汤所主治的表实里虚的寒证等，就属表里寒热虚实错杂之证；白虎汤所主治的表寒里热的热厥实证、通脉四逆汤所主治的表热里寒的格阳虚证等，就属表里寒热虚实真假之证。尤其对后者的辨证，必须高度警惕，以免措手不及。正因如此，《医学心悟》在"寒热虚实表里阴阳辨"中最后提示："然病中……有热证而手足厥冷者，所谓厥深热亦深，热微厥亦微是也。有寒证而反烦躁欲坐卧泥水之中者，名曰阴躁也……此乃阴阳变化之理，为治病之权衡，尤辨之不可不早也。"

八纲中的阴阳，既然是抽象的总概括，那么，如果具体用阴虚、阳虚、亡阴、亡阳来解释八纲中的阴阳，就会使八纲中的阴阳概念混淆不清。因为阴虚、阳虚、亡阴、亡阳是指人体赖以生存的具有个性的阴阳两种物质因病受到耗伤所致的虚证而言，轻缓的一般叫阴虚、阳虚，急重的一般叫亡阴、亡阳，这应该归之于八纲中虚证的范畴，和八纲中具有共性的阴阳概念是不相同的。所以《医学心悟》在明确了阴阳统括表里寒热虚实的概念后接着指出："而真阴、真阳之别，则又不同。"这也就是说，真阴、真阳的具有个性的阴阳和统括表里寒热虚实的具有共性的阴阳是两种不同的概念，是不能混淆的。因此，这里讨论八纲，只把阴阳作为抽象的总概括，使之寓于表里寒热虚实之中进行具体论述。这并不是抛弃阴阳，而是为了更好地体现阴阳。

（二）八纲在外感病辨证论治中的主导作用

外感病的伤寒六经辨证论治和温病三焦、卫气营血辨证论治，都可用八纲进行概括，并可起到执简驭繁的主导作用。今就其辨证论治的基本内容集中举例说明之。

1. 外感病在表的寒热虚实证治

八纲中的表，包括伤寒六经中的太阳和温病三焦、卫气营血中的上焦肺卫分在内，因而太阳伤寒和上焦卫分温病都属于表的范围。

（1）表寒虚实证治：伤寒邪犯太阳的表寒虚实证以恶寒发热、头项背腰强痛、咳喘不渴、咽喉不干痛、苔白、脉浮为其主要临床表现，而无汗脉紧的属表寒实证，宜用麻黄汤的辛温解表法以峻汗逐邪、开表宣肺；汗出脉缓虚弱的属表寒虚证，宜用桂枝汤的辛温解表法以缓汗养正、调和营卫。若属秋感凉燥，而见恶寒发热无汗、头身痛、干咳、口鼻咽喉干燥等症的，则宜用杏苏散以温润之。若属暑湿伤表，而见恶寒发热无汗、头身重痛、心烦尿赤等症的，则宜用香薷饮合鸡苏散以解表化湿清暑。若属风寒湿痹太阳，现有表寒实证而一身关节尽痛的，则宜用麻黄加术汤在峻汗逐邪中祛湿邪；现有表寒虚证而一身关节尽痛的，则宜用桂枝汤加白术、附子在缓汗养正中祛湿邪。

（2）表热虚实证治：风温邪犯上焦肺卫分的表热实证以发

热微恶寒或不恶寒无汗或少汗头身痛、咳喘口渴、咽喉干痛、舌苔薄白微黄、脉浮数为其主要临床表现，而脉浮滑数有力的属表热实证，宜用银翘散（轻证则用桑菊饮）的辛凉解表法以宣肺泄卫透邪（若属表热迫及肺气分的，则宜用麻杏甘石汤以清宣之）；脉浮细数无力（体素阴虚火旺，常感咽喉干燥、手足心热，或时见咳吐衄便血）的属表热虚证，宜用加减葳蕤汤或七味葱白汤的辛凉解表法以泄卫透邪、滋阴养血。若属秋感温燥，而见发热恶寒或不恶寒无汗或少汗头身痛、干咳、口鼻咽喉干燥甚等症的，宜用桑杏汤（或桑菊饮）以凉润之。若属风湿热痹卫分，现有表热实证而一身关节尽痛的，则宜用麻杏苡甘汤等以开表祛散风湿热邪（若属热痹，则宜用白虎加桂枝汤以清通之）；现有表热虚证而一身关节尽痛的，则宜用秦艽地黄汤以养血祛散风湿热邪。

太阳伤寒和上焦肺卫分温病的兼变证遍及半表半里的少阳，以及阳明、太阴、少阴、厥阴的上、中、下焦的气、营、血分。如表里相兼的太阳病兼少阳的柴胡桂枝汤证、太阳病兼阳明的葛根汤证、太阳病兼太阴的桂枝人参汤证、太阳病兼少阴的桂枝加附子汤证、太阳病兼厥阴的桂枝加蜀龙牡汤证和卫分病兼气分的桑菊饮加石膏知母证、卫分病兼营分的桑菊饮加玄参犀角证、卫分病兼血分的桑菊饮加生地黄、丹皮、麦冬、玉竹证等。由表入里的太阳伤寒实则多传阳明的白虎、承气证，或虚则多传少阴的真武、四逆证；上焦肺卫分温病顺传入上、中焦气分的白虎证，或逆传入心包营血分的清宫、牛黄、紫雪、至宝证等。

2. 外感病在半表半里的寒热虚实证治

八纲中表里之间的半表半里，主要是就伤寒六经中的少阳而言。但温病邪留三焦气分的，亦属少阳病。如《温热论》说："再论气病有不传血分而邪留三焦，犹之伤寒中少阳病也。彼则和解表里之半，此则分消上下之势。"因此，半表半里包括少阳胆与三焦气分在内，而其少阳胆与三焦气分的病证都属于半表半里的范围。

少阳半表半里寒（湿）热错杂证，以往来寒热、胸胁满痛为其主要临床表现，伴有口苦、咽干、目眩、耳聋、舌苔白黄相兼、脉浮弦数等症的，是因寒热邪气错杂于半表半里，而少阳胆经之气不舒所致，宜用小柴胡汤以和解表里之半；伴有胸闷、脘痞腹胀、小便不利、口腻、舌苔白黄厚腻、脉濡数等症的，是因湿热邪气郁滞于半表半里而少阳三焦之气不舒所致，宜用柴胡达原饮或蒿芩清胆汤加杏仁、厚朴以分消上下之势。

少阳病的兼变证多与太阳、阳明和厥阴有关。如少阳病兼太阳表寒虚的柴胡桂枝汤证、少阳病兼阳明里热实的大柴胡汤证、少阳病陷厥阴的里虚而寒热错杂的柴胡加龙牡汤证等。

3. 外感病在里的寒热虚实证治

八纲中的里，包括伤寒六经中的阳明、太阴、少阴、厥阴和温病三焦，以及卫气营血中的上、中、下焦的气、营、血分在内。因而阳明、太阴、少阴、厥阴伤寒和上、中、下焦的气、营、血分温病都属于里的范围。

（1）里热虚实证治：里热实证，如其邪热不夹湿的则为温热（暑温）。伤寒化热或温盛成热、伏温内发于上焦太阴肺气分或中焦阳明胃肠气分的，主要有气热外蒸、气热内结和气热下迫的不同。上焦太阴肺气热外蒸和中焦阳明胃气热外蒸，都以大热大汗、大烦大渴、脉洪大、舌苔黄燥为主症，但前者必见喘息鼻煽，而后者只是气粗似喘，都宜用白虎汤以大清气热而救津；中焦阳明胃肠气热内结，而见潮热、腹胀满痛拒按、不大便、舌苔老黄或焦黑、脉实等症的，宜用大承气汤以急下气热而存阴；中焦阳明胃肠气热下迫，而见身热烦渴、下利不止、肛门灼热、舌苔黄、脉滑数等症的，宜用葛根芩连汤以清解胃肠气热而止利。热邪由表入里或伏温内发于上焦少阴心和厥阴心包络营血分的，都以身热夜甚、口干反不甚渴饮、舌绛、脉细数为主症，其邪热在营分的，现症较血分证为轻，如时有谵语、斑疹隐隐、舌红绛，宜用清营汤以清营透热转气；其邪热在血分的，现症较营分证为重，如热入心包的神昏谵语或不语、舌謇语涩、舌深绛，宜用清宫汤、牛黄丸、紫雪丹、至宝丹等以清心开窍；热盛动风（心包热盛引动肝风）的痉厥瘛疭有力、舌深绛、脉弦细数，宜用羚角钩藤汤以凉肝息风；热伤血络的斑疹显露、咳吐衄便血、舌深绛，宜用清瘟败毒饮或化斑汤或银翘散加生地黄、丹皮、玄参、大青叶等清热解毒以透斑疹，或犀角地黄汤凉血散血以止血。这些邪在阳明、太阴、少阴、厥阴的上、中、下焦的气、营、血分的温热证治，是温病学说中最为重要的部分，它和上焦肺卫分的桑菊、银翘证治共同组成为温病学说的卫、气、营、血辨证论治体系，大大地弥补了伤寒学说详寒略温的缺陷。只是在伤寒化热由表入里的阳明病里热实证和温盛成热由表入里的中焦气分里热实证方面，都用白虎、承气主治，是完全一致的。

里热实证，如其邪热夹湿的则为湿温。湿温主要是湿遏热伏于太阴和阳明气分，其病位以中焦脾胃为重点，并以身热不扬、汗出不透、困倦嗜卧、神识迟钝、面垢胸痞、脘闷腹胀、呕恶、便溏不爽、小便不利、口腻、苔腻、脉濡为主症。湿偏重的，多兼口淡而腻、不渴、小便浑浊不利、舌苔白多黄少而腻、脉濡缓等症，宜用藿香正气散加减以芳化湿浊为主；热偏重的，多兼身热午后加甚、口苦而腻、渴不欲饮、肛门灼热、小便黄赤不利、舌苔黄多白少而腻、脉濡数等症，宜用连朴饮加减以苦寒清热为主。但湿温初起，邪遏上焦肺卫气分，而见身热不扬、微恶风寒、头身重痛、胸闷甚而咳嗽等症的，宜用藿朴夏苓汤（上焦肺卫气分）或三仁汤（上焦肺气分）以宣泄上焦肺卫气分湿邪为主。又湿温日久，邪阻下焦大肠或膀胱气机，以致大便或小便不通的，则宜用宣清导浊汤或茯苓皮汤以通利大小便而排泄其湿热。若湿温邪由气分传入营、血分，或邪入心包而神昏谵语的，湿偏重用苏合香丸以温开心窍，热偏重亦可用牛黄、紫雪、至宝等以凉心开窍；如其热伤血络而致大便下血的，宜用犀角地黄汤加槐花、地榆凉血散血以止血（若因大出血以致气随血脱，而见面色苍白、冷汗、肢厥、脉微等症的，则应急用独参汤大补元气以摄血固脱）。这些湿温病的上、中、下三焦辨证论治，也是温病学说中的重要组成部分，也和上述温热病卫、气、营、血辨证论治一样大大地弥补了伤寒学说的缺陷。

上述里热实证日久不解，必致由实转虚而为里热虚证。里热虚证有上、中、下三焦之辨，属于上焦心肺虚热的，如津气虚脱，而见身热肢温、面部潮红、喘汗如油、脉散大等症的，宜用生脉散以敛补津气而固脱；属于中焦脾胃虚热的，如液枯肠燥、而见身热、不大便、攻之不下、咽干舌燥、脉沉细弱等症的，宜用增液汤以增水行舟；属于下焦肝肾虚热的，或为热炽阴伤，而见身热、心烦、不寐、舌绛、苔黄、脉细数等症的，宜用黄连阿胶汤以清热育阴（本证《伤寒论》列在少阴篇；《温病条辨》列在下焦篇。其病机以肾水不足为本，心火亢旺为标，故治法宜泻心火而补肾水）；或为阴虚阳亢，而见身有微热、手足心热甚、咽干舌燥、齿黑耳聋、心悸、舌光绛、脉虚大或促结代等症的，宜用加减复脉汤或更加三甲以滋阴潜阳；或为阴虚风动，而见身有微热、神倦瘛疭无力、舌光绛、脉气虚弱等症的，宜用大定风珠以柔肝息风；或为阴虚邪留，而见暮热早凉、热退无汗等症的，宜用青蒿鳖甲汤以养阴透邪。

　　这里有必要指出的是，温病学说在里虚证方面详于虚热而略于虚寒是不够全面的。虽然温病容易伤阴耗气，救阴之法特多，益气之法亦不少。但气虚进一步发展便是阳虚，阳既虚，便成为里虚寒证，则救阳就成为当务之急。在温病发展过程中，阴虚、亡阴之证固多，阳虚、亡阳之证亦不少，尤其是亡阳虚寒脱证，生命垂危，必须急投参附汤等以回阳救脱，才有可能转危为安。这和亡阴虚热脱证宜用生脉散敛补津气以固脱者是大不相同的。生脉散只能救亡阴虚脱，而不能救亡阳虚脱，因此，在这方面，又当用伤寒学说中的救阳法来弥补温病学说的不足。

　　（2）里寒虚实证治：里寒实证，是因寒邪入里而正气抗邪力量尚强所致。《伤寒论》中的里寒实证，如上焦的寒实结胸证、中焦的纯阴结证、下焦的蓄水证等，但这多属内伤病范畴。
《温病条辨》中的里寒实证则以外感寒湿为主，并认为寒湿伤
人，有上、中、下三焦之分，"上焦与肺合，中焦与脾合，其
流于下焦也，与少阴癸水合"。且详细解释说："上焦与肺合者，
肺主太阴湿土之气，肺病湿则气不得化……向之火制金者，今
反水克火矣，故肺病而心亦病也……故上焦一以开肺气救心阳
为治。中焦与脾合者，脾主湿土之质，为受湿之区，故中焦湿
证最多。脾与胃为夫妻，脾病而胃不能独治，再胃之脏象为土，
土恶湿也，故开沟渠，运中阳，崇刚土，作堤防之治，悉载中焦。
上中不治，其势必流于下焦……下焦乃少阴癸水，湿之质即水
也，焉得不与肾水相合……故治少阴之湿，一以护肾阳，使火
能生土为主。肾与膀胱为夫妻，泄膀胱之积水，从下治，亦所
以安肾中之真阳也。脾为肾之上游，升脾阳，从上治，亦所以
使水不没肾中真阳也。其病厥阴也奈何？盖水能生木，水太过，
木反不生，木无生气，自失其疏泄之任……故治厥阴之湿，以
复其风木之本性，使能疏泄为主也。"但这是统括寒湿虚实里
证的病机和治则而言。若就其寒湿里实证治来说，上焦寒湿，
须并肺气，如胸闷喘咳、痰白清稀、不欲饮水、恶寒无汗、苔白、
脉紧的小青龙汤证。中焦寒湿，须开沟渠，运中阳，崇刚土，
如痞结胸满、不饥不食的半苓汤证；腹胀小便不利、大便溏而
不爽、若欲滞下的四苓加厚朴桂枝汤证；中焦滞痞、舌苔灰滑
的草果茵陈汤证。下焦寒湿，在肾者，须泄膀胱之水，以安肾
中之真阳，如上述小腹胀满、小便不利的五苓散证；在肝者，
须复其风木之本性，使能疏泄为主。如暴感寒湿成疝，当脐痛、

胁下痛、寒热往来、舌苔白滑、脉弦，或寒疝少腹脐下引睾丸掣胁腰而痛不可忍的椒桂汤证或天台乌药散证等。此外，里寒湿证中的伤食寒滞阻中，而见恶闻食臭、嗳腐吞酸、脘腹胀痛、舌苔白、脉迟紧等症的，则宜用香砂平胃散加山楂、六曲、麦芽以温消之。

里寒虚证，是因寒邪入里而正气抗邪力弱所致。《伤寒论》三阴病篇对此论述较详。如太阴病脾脏阳虚，寒湿内盛，而见但寒不热、吐利不渴、腹满时痛、脉沉迟缓弱等症的，宜用理中汤温补脾阳以化寒湿。少阴病心肾阳虚，火不制水，以致水气泛滥于内外上下，而见通身面目浮肿、小便不利、悸眩瞤振等症的，宜用真武汤温补肾阳以化水气；若因少阴亡阳，而见冷汗如珠、面色苍白、四肢厥冷、脉沉微细等脱证的，则宜急用四逆加人参汤以回阳救逆；或因少阴里寒虚极以致阴盛格阳或戴阳，而见身大热反欲得衣、脉浮大而按之虚空，或其人面色赤身反不恶寒而手足厥冷、脉微欲绝等症的，又当急用通脉四逆汤以通脉回阳。厥阴病肝阳不振，浊阴上逆，而见但寒不热、巅顶头痛、干呕、吐涎沫、脉沉弦迟等症的，宜用吴茱萸汤温补肝阳以降浊阴；若因肝寒收引筋脉，而见少腹痛引入阴筋的"缩阴"（又称"缩阳"）危证的，则宜急用吴茱萸汤合四逆汤以两温肝肾。这里必须着重指出的是：外感病里寒虚证中的少阴病，前人称为"生死关"，其证极为危殆，必须高度警惕，及时抢救，才有可能转危为安。

（三）八纲在内伤病辨证论治中的主导作用

内伤病的脏腑经络辨证论治也和外感病一样可用八纲进行

概括，并可起到执简驭繁的主导作用。但内伤病多从内生，故侧重于脏腑之里的寒热虚实的辨证论治。而脏腑之里的寒热虚实的辨证论治则因六腑从属于五脏而以五脏为主。今就其辨证论治的基本内容略举例证以坐实之。

1. 里寒虚实证治

（1）里寒实证：本证是因内寒（水湿痰饮）积于脏腑而正气抗邪力量尚强所致。例如：肺寒实的三子汤证；心寒实的瓜蒌薤白半夏汤证；脾寒实的温脾汤证；肝寒实的椒桂汤证；肾寒实的五苓散证等。

（2）里寒虚证：本证是因脏腑阳气不足而生内寒（水湿痰饮）所致。例如：肺气虚而寒的四君子汤加黄芪证；心气虚而寒的桂甘龙牡汤加人参、黄芪证和心阳虚而寒的参附汤证；脾胃气虚而寒的香砂六君子汤证和脾胃阳虚而寒的附子理中汤证；肝阳虚而寒的吴茱萸汤证；肾阳虚而寒的四逆汤证等。

2. 里热虚实证治

（1）里热实证：本证是因内热（火、燥）积于脏腑而正气抗邪力量尚强所致。例如：肺热实的泻白散证；心热实的泻心汤证；脾胃热实的清胃散证；肝热实的龙胆泻肝汤证；肾热实的八正散证等。

（2）里热虚证：本证是脏腑阴血不足而生内热（火、燥）所致。例如：肺阴虚而热的百合固金汤证；心阴血虚而热的补心丹证；脾胃阴虚而热的益胃汤证；肝阴虚而热的一贯煎证和酸枣仁汤证；肾阴虚而热的六味地黄汤证或左归丸证等。

至于食、痰、水、血、虫、郁等内伤实证也有寒热之辨。

如食积的寒滞证之用香砂平胃散加山楂、六曲、麦芽和热滞证之用保和丸；痰积的寒痰之用三子二陈汤和热痰之用清气化痰丸；水积的水寒之用五苓散和水热之用大陷胸汤；血积的寒瘀之用手拈散和热瘀之用抵当汤；虫积的寒证之用理中安蛔汤和热证之用连梅安蛔汤；郁证的阴郁之用逍遥散和阳郁之用四逆散等。

由于脏腑寒热虚实辨证论治的基本内容已在前面集中详述过，故在这里只作简略说明以坐实之。

由此可见，无论外感病或内伤病，都是在八纲的主导下进行辨证论治的。所以说，八纲是外感病和内伤病辨证论治的总纲。

（《中医专题讲座选》中国中医研究院中医研究班 1977 年 7 月编印，人民卫生出版社 1980 年 10 月出版）

五淫论

一

六淫（气）之名，始于《内经》。如《素问·至真要大论》"夫百病之生也，皆生于风寒暑湿燥火"及其"六气分治"的"风淫""热淫""火淫""燥淫""湿淫""寒淫"之法等。但从《灵枢·通天》"天地之间，六合之内，不离于五，人亦应之"和《素问·阴阳应象大论》天地人"外内之应"的在天为风、热、湿、燥、寒五气，在地为木、火、土、金、水五行，在人为肝、心、脾、肺、肾五脏及其五体、五窍、五志、五声、五音、五色、五味、五方的理论体系来看，可见六淫（气）实应定为五淫（气）。而且五淫（气）有内外之分，其理论依据是：

外五淫（气）：如《素问·阴阳应象大论》说："天有四时五行，以生长收藏，以生寒暑燥湿风。"《素问·天元纪大论》说："天有五行御五位，以生寒暑燥湿风。"王冰注："春生夏长，秋收冬藏，谓四时之生长收藏。冬水寒，夏火热，秋金燥，春木风，长夏土湿，谓五行之寒暑燥湿风也。"这就是指外五淫（气）而言。再从张志聪对《素问·六节藏象论》的"春胜长夏，长夏胜冬，冬胜夏，夏胜秋，秋胜春，所谓得五行之胜，各以气命其藏"所注"以气命藏者，春之木内合肝，长夏土内合脾，冬之水内合肾，夏之火内合心，秋之金内合肺，故曰各以气命其藏也"来看，外之春木风、夏火暑、长夏土湿、秋金燥、冬水寒，是与内之肝木风，心火热、脾土湿、肺金燥、肾水寒相合的。

内五淫（气）：如《素问·阴阳应象大论》说："人有五藏化五气，以生喜怒忧思恐。"张志聪注："五藏，五行之所生也。五气，五行之气，风热湿燥寒也，喜怒忧思恐，五藏之神志也。夫在天为气，在地成形，形气相感，而万物化生。人本乎地之五行而成此形，以有形之五藏，化五气，生五志，而复通乎天气。"由此可见，"人有五藏化五气"，应是指肝脏化风气、心脏化热气、脾脏化湿气、肺脏化燥气、肾脏化寒气而言。而人之内五气（淫）的肝木风、心火热、脾土湿、肺金燥、肾水寒，则是与天之外五气（淫）的春木风、夏火暑、长夏土湿、秋金燥、冬水寒相通的。

　　必须明确，风、热、湿、燥、寒五气（淫）是各自有其从名到实都相互迥异的特性的，而热与火（火之气为热）、暑（暑为夏令热气）则名异实同，并无特性上的差异。何况地之有形的五行之火，同天之无形的五气之热（暑），是只可相配而不能并列的。

二

　　从《素问》"阴阳应象大论"和"天元纪大论"所谓"天有四时五行，以生长收藏，以生寒暑燥湿风"和"天有五行御五位，以生寒暑燥湿风"，结合到"生气通天论"和"五常政大论"所谓"大风苛毒""热毒""湿毒""燥毒""寒毒"来看，可见外五淫是有毒的，而其毒邪是具有五气特性的。故可从致病后的临床表现反映出来。

　　外风：如伤风的发热、汗出、恶风、脉缓、头痛昏晕、抽掣，反映出风性疏泄、动摇的特点；风痹的痛无定处和风疱的忽隐忽现，反映出风性善行数变的特点。

　　外热：如热蒸阳明的蒸蒸发热、大汗自出、脉洪和热结阳明的日晡潮热、腹胀满痛、不大便或热迫肠间的身热、暴注下利，反映出热性发泄而主丰隆的特点。

　　外燥：如燥病的身热、干咳、口鼻咽喉干燥，反映出燥性主干的特点。

　　外湿：如湿病的身热不扬、头身沉重、关节痹着而痛、口黏苔腻、脉濡，反映出湿性缓而重浊的特点。

外寒：如伤寒的发热、恶寒、无汗、头项背腰强痛、脉紧，反映出寒性凝敛收引的特点。

但由于外五淫常相兼而致病，故又多见如麻黄加术汤所主治的风寒湿证；麻杏苡甘汤所主治的风湿热证；白虎汤所主治的燥热证；八正散所主治的湿热证；胃苓汤所主治的寒湿证等。

又从《素问·刺法论》所谓"五疫之至，皆相染易，无问大小，病状相似……避其毒气……即不邪干"来看，可见外五疫（疬）邪更是有毒的。再从其木、火、土、金、水五疫（疬）联系到木合风气（淫）、火合热气（淫）、土合湿气（淫）、金合燥气（淫）、水合寒气（淫）来看，又可见外五疫（疬）毒也应具有五气特性，并与上述外五淫毒一样，可从其致病后的临床表现上反映出来，只是有传染与否之别而已。由于《素问·刺法论》所谓"五疫毒气"，有风木疫（疬）毒、火热疫（疬）毒、湿土疫（疬）毒、燥金疫（疬）毒、寒水疫（疬）毒之辨，而且它们常相兼为病，如风寒（湿）疫毒病证、风热（湿）疫毒病证、湿热疫毒病证、燥热疫毒病证、寒湿疫毒病证等。因此，必须针对不同的疫毒，采取不同的解毒治法，才能提高疗效。如风寒疫毒之用荆防败毒散；风温疫毒之用普济消毒饮；湿热疫毒之用甘露消毒丹；暑燥疫毒之用清瘟败毒饮等。但应指出前人治疗疫病，虽重视解毒，但并不居主导地位。如喻嘉言论疫病治分三焦所谓："上焦如雾，升而逐之，兼以解毒；中焦如沤，疏而逐之，兼以解毒；下焦如渎，决而逐之，兼以解毒。"在临床上，只要辨证论治得当，就能收到不解毒而毒自清之效。如风寒疫毒在太阳之表的，可用麻黄汤发汗而愈；风温疫毒在上焦肺卫气分的，可用麻杏甘石汤清宣而愈；温热疫毒在气分的，可用白虎汤或承气汤清下而愈；温热疫毒在营分的，可用清营汤清营透热而愈；温热疫毒在血分的，可用犀角地黄汤凉血散血而愈等。此外，喻嘉言说："一人受之则为温病，一方受之则为疫病。"周禹载说："一人受之，则谓之温，一方受之，则谓之疫。"柯韵伯说："温热利害只在一身，瘟疫利害祸延乡里。"因此，有人把伤寒、温病、瘟疫三者鼎立起来，认为伤寒和温病是对立的，瘟疫又和寒温是对立的。因为伤寒和温病都不传染，而瘟疫则是传染的。但应看到，前人在论述六淫为病时常包括疫疬在内，如《伤寒论》自序言及："余宗族素多，向余二百，建安纪年以来，犹未十稔，其死亡者三分之二，伤寒十居其七。"如果不是疫疬为病，其死亡率是不可能这样高的。故其《伤寒例》提到："一岁之中，长幼之病多相似者，此则时行之气也。""天气暴寒者，皆为时行寒疫也。"又如《温病条辨》上焦篇首先提出的九种温病中就包括温疫在内。总之，无论外五淫毒或外五疫毒所致的病，都属于外感病的范畴，而其中属于外五淫毒所致的病是非传染性的，属于外五疫毒所致的病是传染性的。但是它们在临床上按五气特性辨证论治，则是彼此相通而具有其共性的，因而可分又不必分。

三

内五淫即人体内脏腑阴阳不和所产生的风、热、湿、燥、寒邪。上述《素问》"人有五脏化五气"的肝木风、心火热、脾土湿、肺金燥、肾水寒，在正常情况下则为生理的五气，在异常情况下则为病理的五淫。

内风：生理的肝木风，主要体现在肝主疏泄的功能和调上。即在其正常的疏泄状态下，则肝气舒而肝血畅。肝木为之柔和，故不病风。

病理的肝木风，主要体现在肝主疏泄的功能失调上。如肝之阳盛或阴虚，以致肝气疏泄太过，则肝木横强而风动。此即《素问·至真要大论》所谓"诸风掉眩，皆属于肝"，"诸暴强直，皆属于风"。

内热：生理的心火热，主要体现在心藏神主血脉的功能和调上。即在其正常的心火温煦下，则心神清明以主宰十二官；心血流畅以滋养诸脏腑。由于心火温和，故不病热。

病理的心火热，主要体现在心藏神主血脉的功能失调上。即心之阳盛或阴虚，则心火亢旺而热炽。即《素问·至真要大论》所谓"诸热瞀瘛，皆属于火"，"诸痛痒疮，皆属于心"。

内燥：生理的肺金燥，主要是指肺司清肃而言。即肺主气，既能宣其清阳于上，又能降其浊阴于下，以保持其清肃的正常状态，有如秋高气爽，万里无云。故虽主燥，而不病燥。

病理的肺金燥，主要是因肺之阳盛或阴虚，失其清肃之职，有如秋阳酷烈，万木黄落。此即《素问·至真要大论》所谓"诸气膹郁，皆属于肺"，"诸痿喘呕，皆属于上"。刘完素《病机论》根据《素问》"燥胜则干"，认为"诸气膹郁病痿，皆属于肺金"，并补出"诸涩枯涸，干劲皴揭，皆属于燥。"

内湿：生理的脾土湿，主要是指水谷精微化生于脾土而言。即水谷由胃纳入，经过脾的运化而成精微，再由脾气散精于他脏。

在正常生理状态下，脾气充足，运化有权，则其精微输布以化生气血，营养周身，故不病湿。

病理的脾土湿，主要是因脾之运化无权，水谷既难以化成精微，精微也难以输布而化生气血，于是湿从内生。此即《素问·至真要大论》所谓"诸湿肿满，皆属于脾"。

内寒：生理的肾水寒，主要是指肾藏精主五液而言。由于肾脏水中有火，阴中有阳，肾之阴精充足，能够潜阳济火，则其肾水温运流畅，而不病寒。

病理的肾水寒，主要是因肾之阴盛或阳虚，坎中龙火无光，故而寒从内生。此即《素问·至真要大论》所谓"诸寒收引，皆属于肾"，"诸病水液，澄澈清冷，皆属于寒"。

综上所述，内五淫，多因情志、饮食、劳逸失调，以致脏腑阴阳不和而产生。但也有由外感而内伤脏腑所致。其病既可单一出现，如肝风证、心热证、脾湿证、肺燥证、肾寒证等；也可复合出现，如心肝风火证、肺胃燥热证、脾肾寒湿证等；还可交错出现，如肝、心、肺不病风、热、燥证而病寒、湿证，脾、肾不病湿、寒证而病燥、热证，甚至是脏腑之间的寒热错杂证、燥湿相兼证等。

这里还须把内五淫和内五体质区别开来。体质即人体素禀之质，形成于先天，其特有表现是属于生理范畴的。体质除阴阳和平之人外，约可分为阳脏热体和阴脏寒体。而阳脏热体多见于心火热质、肝木风质和肺金燥质之人；阴脏寒体多见于肾水寒质和脾土湿质之人。

心火热质：多表现为形体瘦，面色赤，性情开朗，多言，易笑，好动等。

肝木风质：多表现为形体瘦，面色苍，性情急躁，易怒，胆壮，行动敏捷等。

肺金燥质：多表现为形体瘦，面色白，好清静，多忧虑，性急等。

脾土湿质：多表现为形体肥，面色黄，性情温和，行动迟缓，寡言，多思虑，好静等。

肾水寒质：多表现为形体肥，面色黑，性情沉静，少言，易恐等。

以上只是就其主要的体质类型而言。其实，它们既可单一出现，也可复合存在，甚至交错发生。还须活看，未可拘执。人之所以受邪相同而现症不同，虽然是因禀赋（先天体质）各异、气血虚实（内五淫邪）以及感邪轻重有别，但素禀体质的易感性和倾向性在疾病发生发展过程中，显然占有重要地位。

四

最后还须提出的是伏邪问题。伏邪又称伏气，其始孕育于《内经》，而明确于《伤寒论》。如《素问·热论》说："今夫热病者，皆伤寒之类也……凡病伤寒而成温者，先夏至日者为病温，后夏至日者为病暑。"《素问·阴阳应象大论》说："冬伤于寒，春必病温。"《伤寒例》说："中而即病者，名曰伤寒。不即病者，寒毒藏于肌肤，至春变为温病，至夏变为暑病。""从立春节后，其中无暴大寒，又不冰雪，而有人壮热为病者，此属春时阳气，发于冬时伏寒，变为温病。"《伤寒论·平脉法》说："伏气之病……当须脉之"等。其实，伏邪不仅存在于外感温病中，也存在于外感伤寒中，还存在于内伤杂病中。伏邪大都形成于后天，其异常表现是属于病理范围的。它和形成于先天，其特有表现属于生理范围的体质有所不同。但因体质可在后天条件下改变，伏邪也间有来源于先天的，因而二者又常互相影响而密切相关。所以伏邪亦有内外之分。

外因伏邪：是指外五淫毒和外五疫毒伏于人体尚未达到发病程度者而言。如刘吉人《伏邪新书》说："感六淫而即发病者，轻者谓之伤，重者谓之中。感六淫而不即病，过后方发者，总谓之曰伏邪……夫伏邪有伏燥，有伏风，有伏温，有伏暑，有伏热。"这就是指外五淫毒内伏者而言。又如《温疫论》谓："温疫之邪，伏于膜原，如鸟栖巢，如兽藏穴……至其发也，邪毒渐张，内侵于腑，外淫于经，荣卫受伤，诸症渐显，然后可得而治之。"则是指外五疫毒内伏者而言。

内因伏邪：是指内五淫邪潜伏于人体内尚未达到发病程度者而言。这种形成于后天的内五淫邪，常和形成于先天的体质因素互相影响而密切相关。如其体内阳盛或阴虚所生之伏热（风、燥），就常见于阳脏热体之人，而容易发生发展成为或实或虚的热证；如其体内阴盛或阳虚所生之伏寒（湿），就常见于阴脏寒体之人，而容易发生发展成为或实或虚的寒证；如其体内此一脏腑阳盛或阴虚生有伏热（风、燥），而彼一脏腑阴盛或阳虚生有伏寒（湿），则常见于阴阳错杂体质之人，而容易发生发展成为或实或虚的寒热错杂证。因此，内因伏邪又成为外因伏邪发病及演变的重要条件。

由于同气相求，外因伏邪（外五淫毒和外五疫毒）常和内因伏邪（内五淫邪）相应地结合在一起。但有诸内者必形诸外，既有邪伏于内，必有象露于外，只是比较隐微而已，但通过精细的四诊还是可以探索得到的。尤以内五淫伏邪较易发现，如：伏风之筋惕肉眴、手指发麻、皮肤有蚁行感、舌瘦质红、脉弦；伏热之心烦失眠、手心热、小便赤、喜冷恶热、舌瘦尖红、脉洪；伏燥之鼻喉干燥、口干渴饮、大便燥结、时或干咳、舌瘦干红、脉浮；伏湿之大便软烂不易成形、痰多、喜燥恶湿、舌胖有齿痕、脉缓；伏寒之小便清白、喜热恶冷、性欲不振、舌胖质淡、脉沉等。

（原载于《天津中医》1985 年 5 月）

八法温课

最近重温了汗、吐、下、和、清、温、消、补八法，感到又有一些进益和体会。今分述之：

一、汗法

汗法是从皮肤毛窍驱邪外出的治法。《素问》"其在皮者，汗而发之"，"其有邪者，渍形以为汗"，"今风寒之客于人也，使人毫毛毕直，皮肤闭而为热，当是之时，可汗而发也"，"体若燔炭，汗出而散"等都是汗法的理论依据。由于汗法适用于表证，故又称为解表法；汗法能退表热，故亦称为解热法。

汗法因表证有寒热虚实之分，而有温清补泻之别。

辛温解表法：此法适用于表寒证。表寒实证，须用麻黄汤、荆防败毒散、香苏散等辛温解表法以祛邪；表寒虚证，则须用桂枝汤、人参败毒散、参苏饮、玉屏风散、再造散等辛温解表法在祛邪中益气助阳以补正。

辛凉解表法：此法适用于表热证。表热实证，须用银翘散、桑菊饮等辛凉解表法以祛邪；表热虚证，则须用加减葳蕤汤、七味葱白汤等辛凉解表法在祛邪中滋阴养血以补正。

仲景书虽详于辛温解表法而略于辛凉解表法，但其中麻杏甘石汤方被柯琴推之为"温病发汗逐邪之主剂"，实为后世辛凉解表法的祖方，至今仍在临床上发挥良好的效用。

汗法不仅适用于冬、春外感风寒或风温所致的上述表证；也适用于夏暑受寒所致的宜用香薷饮等主治的表证；以及秋燥受凉或感温所致的宜用杏苏散、桑杏汤等主治的表证；还适用于风寒湿痹而宜用麻黄加术汤主治的表证；以及风湿热痹而宜用麻杏苡甘汤主治的表证；风水、皮水等宜用越婢汤、防己茯苓汤主治的表证；风疹、麻疹等宜用消风散、宣毒发表汤主治的表证；内伤中风、邪阻经络等宜用小续命汤或大秦艽汤主治的表证；疮疡初起，因气血遏郁而乍寒乍热等宜用仙方活命饮主治的表证。

汗法不仅适用于表证，也适用于里证兼表者，但须根据里证的具体情况而灵活配合其他治法。如表寒实而里热实者，宜用大青龙汤或防风通圣散等汗兼清、下法；表寒虚而里热实者，宜用桂枝加大黄汤等汗兼下法；表里俱热实者，宜用葛根芩连汤等清里解表法；表里俱寒实者，宜用小青龙汤等发散表寒、温化里饮；表里俱寒而表实里虚或表里俱虚者，宜用麻黄细辛附子汤、麻黄附子甘草汤或桂枝人参汤等汗兼温、补法。

还应注意，发汗要因时因地因人制宜。如春、夏阳气开泄，人之皮肤毛窍常应之而舒张，温热地带或阳脏热体之人亦然，故汗药用量控制宜严；秋、冬阳气敛藏，人之皮肤毛窍常应之而收缩，寒冷地带或阴脏寒体之人亦然，故汗药用量控制宜宽。

另外，发汗毋犯寒热虚实禁忌。如表寒证禁用表热证的辛凉解表剂；表热证禁用表寒证的辛温解表剂；表实证禁用表虚证的攻中兼补剂；表虚证禁用表实证的专攻不补剂。

二、吐法

吐法是从口驱邪外出的治法。《素问》所谓"在上者涌之""其高者，因而越之"等，即病邪实于上焦，而正气向上抗邪，有上从口出之势，因而顺其病势以涌越之意。这就是吐法的理论依据。

吐法主要适用于上焦邪实病证。如《伤寒论》谓"病如桂枝证，头不痛，项不强，寸脉微浮，胸中痞硬，气上冲咽喉不得息者，此为胸有寒也（《千金方》作"内有久痰"），当吐之"，"饮食入口即吐，心中温温欲吐，复不能吐，始得之，手足寒，脉弦迟，此胸中实，不可下也，当吐之"，"病人手足厥冷，脉乍紧者，邪结在胸中，心下满而烦，饥不能食者，病在胸中，当须吐之"；《金匮要略》谓"宿食在上脘，当吐之"等是其例。

吐法本身还包含着汗法在内，如朱丹溪说："吐中就有发散之义。"张子和说："诸汗法，古方多有之，惟以吐发汗，世罕知之，故予尝曰吐法兼汗。"由此可见，凡外感邪实于表而兼宿食、痰饮邪实于里的，治以吐法，尤为适宜。吐法约可分为：

非药探吐法：凡用非药物之物，如手指、鸡羽、鹅翎等刺激咽喉引起呕吐，以达到排除上焦实邪目的的，称为非药探吐法。此法也可包括烧盐探吐法在内。烧盐探吐法单用烧盐熟水调服，以指探吐，治伤食痛连胸膈、痞闷不通、手足逆冷。古人用此法治干霍乱，且谓大胜用药，宜先用之。

辨药探吐法：治疗上焦邪实病证须用吐法时，应根据患者体质的强弱，辨明虚实而用药探吐之。如体质强实者，宜用瓜蒂散、稀涎散、常山散等方药探吐；体质虚弱者，宜用参芦散、当归汤等方药探吐。

随药探吐法：前人认为凡药皆可取吐，但随证作汤剂，药下即探而吐之。如朱丹溪治妇人妊娠转胞、小便不通，曾用补中益气汤，随服而探吐；程钟龄治寒痰闭塞厥逆昏沉，尝用半夏、橘红、姜汁，浓煎频灌探吐，皆获效验，即其例证。

凡用吐法，须知解救。如因服诸草木药而致吐不止者，可用麝香或葱白解之；因服诸石药而致吐不止者，可用甘草或贯众解之；凡吐后头眩不止者，饮以冰水立解，如无冰时，新汲水亦可。

凡用吐法，须知禁忌。即体弱气衰者，不可吐；自汗不止、亡阳血虚者，不可吐；诸吐血、呕血、咯血、衄血、嗽血、崩血、便血者，不可吐。

吐法治病虽有良效，但人多畏而置之。张子和为此而大声疾呼说："夫吐者人之所畏，且顺而下之，尚犹不乐，况逆而上之，不悦者多矣。然自胸以上，大满大实，痰如胶粥，微丸微散，皆儿戏也，非吐病安能出……曾见病之在上者，诸医尽其技而不效，余反思之，投以涌剂，少少用之，颇获征应，既久，乃广访多求，渐臻精妙，过则能止，少则能加，一吐之中，变态无穷，屡用屡验，以至不疑。"汪讱庵也说："邪在表宜汗，在上焦宜吐，在中下宜下，此汗吐下三法也。若在上焦而反下之，则逆其性矣。经曰：其高者因而越之；又曰：在上者涌之是也。先贤用此法者最多，今人惟知汗下，而吐绝置不用，遇当吐而不行涌越，使邪气壅结而不散，轻病致重，重病致死者多矣。"因此，应予足够重视。

三、下法

下法主要是从肛门驱邪外出的治法。《素问》所谓"强者泻之""其实者散而泻之""中满者泻之于内""血实者宜决之"等，都是下法的理论依据。

下法主要适用于里实病证。但由于里实病证有寒热之分，因而下法有清泄和温通之别：

清泄下法：此法适用于里实病证之属于阳热者。如清泄实热，用三承气汤；清泄瘀血，用桃仁承气汤、抵当汤、大黄牡丹汤；清泄水饮，用十枣汤、大陷胸汤、舟车丸；清泄顽痰，用礞石滚痰丸；清泄结石，用排石汤。

温通下法：此法适用于里实病证之属于阴寒者。如温通上焦寒实，用桔梗白散；温通中焦寒实，用大黄附子汤和温脾汤；温通下焦寒实，用天台乌药散和见睍丸。

　　下法不仅适用于上述里实便闭病证，也适用于里虚或虚实相兼便闭病证。如《伤寒论》麻子仁丸的润肠泄热法；《温病条辨》增液承气汤和护胃承气汤的滋阴泄热法；新加黄龙汤的滋阴养血益气泄热法等，都属于虚实相兼病证的补泻兼施法。至于增液汤的增水行舟法和苁蓉润肠丸的滋肾启关法等，则属于里虚便闭病证的寓泻于补法。

　　下法不仅适用于大便秘结之证，有时也可用于大便下利之证。如《伤寒论》用大承气汤治下利脉滑数，或自利清水、色纯青、必下痛、口干燥；小承气汤治下利谵语；以及《温病条辨》用调胃承气汤治热结旁流的纯利稀水无粪等是其例。因其下利证属实热，故宜采用《内经》"通因通用"之法，以祛其实热而止其下利。后世所谓"治痢还须利"，其根据也就在于此。

　　此外，下法还包括降气法在内。如《伤寒论》承气汤方之所谓"承气"，实包含着承顺胃主降之气的意思在内。也就是说，阳明里热实证之所以地道不通，既是胃家热结，也是胃气不降，故须承顺胃气，才易通其热结。大、小承气汤方虽以大黄泄热为主，但都佐以枳实、厚朴行气导滞。尤其是后世用陈皮为主药的润下丸方通便，更显然是通过和降胃气来达到泻下的目的。

　　又下法可包括利小便法在内。如《伤寒论》说："伤寒哕而腹满，视其前后，知何部不利，利之则愈。"由此可见，不仅从后通利大便是下法，从前通利小便也未尝不可说是下法。而从小便利湿之法也有清泄或温通的不同，清泄利湿法如八正散等；温通利湿法如五苓散等。

还须指出，里实宜下之证而同时兼有表证宜汗或虚证宜补的，应根据表里虚实病情的缓急而灵活运用下法。如表里相兼之病，表证急于里证的当先汗，若先下之则为逆；里证急于表证的当先下，若先汗之亦为逆；表里两证并重的，则当汗下兼施。又如虚实相兼之病，虚甚则先补后攻以助其正；实急则攻后即补以防其脱；虚实并重则攻补兼施。一般所谓"汗多亡阳，下多亡阴"，是指人身阳主外，故从外误汗多亡阳；阴主内，故从内误下多亡阴而言。这虽具有一定道理，但又未可拘执。如误用桂枝汤温散的汗法，由于热药容易伤阴而往往引起阴虚变证；误用承气汤清泄的下法，由于寒药容易伤阳而往往引起阳虚变证。而这在临床上并不少见。

四、和法

和法是解除半表半里病证的治法。如上所述，病在表的治宜汗法；病在里之上焦的治宜吐法；病在里之中、下焦的治宜下法。若病在半表半里，则不可用汗、吐、下法，而只能从半表半里以和解之。如《伤寒论》少阳病篇所谓不可发汗吐下，若"发汗则谵语"，"吐下则悸而惊"等，就是少阳病在半表半里之故。

和法适用于半表半里寒热虚实错杂的少阳病证，并以小柴胡汤为主方。从小柴胡汤方来看，主药柴胡具有和解少阳半表半里之邪的专长，而余药芩、夏、姜、枣、参、草则佐柴胡以和解其寒热虚实错杂之邪，不偏不倚，立法精微，治乱解纷，莫逾乎此。但因其错杂之邪偏胜宜分，则其和解之法加减宜活。如在伤寒学说方面，少阳病兼太阳的，宜用柴胡桂枝汤的和兼汗法；少阳病兼阳明的，宜用柴胡白虎汤的和兼清法，或大柴胡汤的和兼下法；少阳病兼太阴的，宜用柴平汤的和兼温脾燥湿法；少阳病兼少阴的，宜用柴胡合四逆汤的和兼温肾祛寒法；少阳病兼厥阴的，宜用柴胡加龙牡汤的和兼镇肝宁魂法等。在温病学说方面，少阳湿重热轻的，宜用柴胡达原饮的和兼燥湿清热法；少阳热重湿轻的，宜用蒿芩清胆汤的和兼清热利湿法；少阳邪入厥阴血分的，宜用青蒿鳖甲汤的和兼清肝透邪法等。

必须指出，《温热论》所谓"邪留三焦"的少阳证所用的"分消上下之势"法，只能认为是分消法，而不能认为是和法。二者彼此有别，不能等同。如果说温胆汤的走泄和杏、朴、苓之类的开上、疏中、渗下等药组成的甚至说汗与下、温与清、攻与补并用的方剂都属于和法的范畴，那么和法就未免泛滥无边而失却其独立意义了。

五、清法

清法是用寒凉方药以清热邪或滋阴液的治法。《素问》所谓"热者寒之""温者清之""治热以寒……寒之而热者取之阴"等，都是清法的理论依据。

清法主治热证，一般来说，实热证，治宜清以攻邪；虚热证，治宜清以补正。

（一）外感热病方面

就伤寒学说而言，太阳病之用麻杏甘石汤的清宣肺热法；

阳明病之用白虎汤的清解胃热法；少阳病之用黄芩汤的清泄胆
热法等，都是清以攻邪之法。白虎加人参汤之益气生津的清热
法；黄连阿胶汤之泻火滋水的清热法；猪苓汤之利水滋阴的清
热法；猪肤汤之滋阴降火的清热法等，则都是清兼补正之法。

就温病学说而言，卫分证之用银翘散辛凉的清透卫热法；
气分证之用白虎汤甘寒合辛凉的清解气热法；营分证之用清营
汤咸寒合甘寒、辛凉的清解营热法；血分证之用犀角地黄汤咸
寒合甘寒的清解血热法；热入心包之用牛黄丸、紫雪丹、至宝
丹的清宫开窍法；热动肝风之用羚角钩藤汤的凉肝息风法等，
都是清以攻邪之法。至于上焦证之用沙参麦冬汤的滋肺清热法；
中焦证之用益胃汤的益胃清热法；下焦证之用加减复脉汤的滋
肾清热法等，则都是清以补正之法。

必须指出，清热解毒法，如普济消毒饮的清解风温热毒、
清瘟败毒饮的清解暑燥热毒、甘露消毒丹的清解湿温热毒等，
颇为临床医生所喜用，值得重视。前人治疗疫病虽然重视解
毒，但并不占主导地位。这可从喻嘉言论疫病，治分三焦所谓
"上焦如雾，升而逐之，兼以解毒；中焦如沤，疏而逐之，兼
以解毒；下焦如渎，决而逐之，兼以解毒"看得出来。从寒温
学说来看，只要辨证论治得当，就能收到不解毒而毒自清的效
果。如风寒疫毒在太阳之表的，可用麻黄汤发汗而愈；风温疫
毒在上焦肺卫气分的，可用麻杏甘石汤清宣而愈；温热疫毒在
气分的可用白虎汤或承气汤清下而愈；在营分的可用清营汤清
营透热而愈；在血分的可用犀角地黄汤凉血散血而愈等，即
其例证。

（二）内伤热病方面

就实热证而言，如肺热实证之用泻白散的清泄肺热法，心热实证之用泻心汤的清泄心热法；脾热实证之用泻黄散的清泄脾热法；肝热实证之用龙胆泻肝汤的清泄肝热法；肾热实证之用泻肾汤的清泄肾热法；又如食滞发热之用保和丸的消食清热法；痰积发热之用清气化痰丸的化痰清热法；血瘀发热之用血府逐瘀汤的化瘀清热法等，都是清以攻邪之法。

就虚热证而言，如肺热虚证之用百合固金汤滋肺阴的清热法；心热虚证之用天王补心丹滋心阴（血）的清热法；脾肺虚热证之用益胃阴的清热法；肝虚热证之用杞菊地黄汤滋肝阴的清热法；肾虚热证之用六味地黄汤滋肾阴的清热法等，则都是清以补正之法。

1. 体质阴阳问题

《温热论》指出："面色白者，须要顺其阳气……法应清凉，用到十分之六七，即不可过于寒凉，恐成功反弃，何以故耶？湿热一去，阳亦衰微也。面色苍者，须要顾其津液，清凉到十分之六七，往往热减身寒者，不可便云虚寒而投补剂，恐炉烟虽熄，灰中有火也。"叶桂在适用清法时，严密注意人体质的阴脏（如面色白者）或阳脏（如面色苍者）而掌握其分寸，是深有临床指导意义的。

2. 寒热真假问题

所谓真热假寒，即其病证的本质虽热而现象则寒，也就是内真热而外假寒，如热厥证必须急用白虎汤等清法，才能转危为安；所谓真寒假热，即其病证本质虽寒而现象则热，也就是内真寒而外假热，如格阳证必须急用白通汤等温法，才能转危为安。若误认其寒热真假，当清反温或当温反清，那就会祸不旋踵。

六、温法

温法是用温热方药以祛寒邪或扶阳气的治法。《素问》所谓"寒者热之""清者温之""治寒以热，热之而寒者取之阳"等，都是温法的理论依据。

温法主治寒证，但由于寒证有表里虚实不同，因而温法也就随之而各异：

温散法：即用温热方药以散表寒之法，如表寒实证之用麻黄汤泄卫畅营以发散风寒的温散法；表寒虚证之用桂枝汤益卫敛营以发散风寒的温散法等。

温化法：即用温热方药以化里寒之法，如里寒实证之用温胃散以温胃祛寒的温化法；里寒虚证之用理中汤以温脾祛寒的温化法、四逆汤以温肾祛寒的温化法、吴茱萸汤以温肝祛寒的温化法等。又如寒凝食滞之用大和中饮的温化寒滞法；寒凝痰结之用香砂二陈汤的温化寒痰法；寒凝血瘀之用活络效灵丹的温化寒瘀法等，也可纳入温化法的范畴。

温升法：即用温热方药以升之之法，如升阳散火汤的升散郁火法；升麻葛根汤的升透麻毒法；升陷汤的升举大气法；补中益气汤的升补中气法等。

温涩法：即用温热方药以涩之之法，如自汗虚证之用牡蛎散的温涩法；下利虚证之用赤石脂禹余粮汤的温涩法；便血虚证之用桃花汤的温涩法；遗尿虚证之用缩泉丸的温涩法等。

此外，还有湿浊壅滞于中之用平胃散的苦温燥湿法，或藿香正气散的芳香化浊法；湿痰蒙蔽于上之用苏合香丸的芳香开窍法等，也未尝不可纳入温法的范畴。至于表里俱寒的，则宜用表里两温法，如桂枝人参汤的温太阴之里以解表；麻黄细辛附子汤的温少阴之里以解表；当归四逆加吴茱萸生姜汤的温厥阴之里以解表等。若表里俱寒而里急于表的，则宜先用四逆汤温其里，而后用桂枝汤解其表。

七、消法

消法是以具有消化散导作用的方药消除积聚于人体的有形之邪的治法。《素问》所谓"结者散之""留者攻之""坚者软之""坚者削之"等，都是消法的理论依据。程钟龄说："消者，去其壅也。脏腑筋络肌肉之间，本无此物，而忽有之，必有消散，乃得其平。"由此可见，消化散导实邪的消法，不仅与补虚的补法大不相同，也与泻实的下法似同实异。消法独具消而非补、化而非下的特点。

消法主要适用于食、痰、水、血等有形之邪所致的积聚病证。积聚虽由食、痰、水、血等形成，但必先气郁不舒，运化不良，邪乃得留。故气郁实为积聚之本，而积聚日久，正气必虚，病既虚实夹杂，泻之不免太过，补之又益其壅，故宜用消化散导之法。但其法有时或与泻相配，或与补并行者，则是由于积聚有新久，消法亦因之而有初、中、末之分。初期病邪新起，积聚未坚，正气尚强，轻者但用消法，重则配以泻法；中期邪气渐深，正气较弱，必须补泻相济为用；末期病根深久，正气衰残，则当扶正祛邪，助其化机，调其气血，积聚自已。这是就积聚用消法的大概而言。举例来说，初期实证，如气积之用大七气汤以消之，食积之用保和丸或枳实栀子豉汤以消之，痰积之用小陷胸汤以消之，血积之用三消丸以消之；中期虚实夹杂证，如用枳术丸或归脾汤送下芦荟丸，或五味异功散佐以和中丸等；末期虚证，如虚在脾胃的用小和中饮、养中煎等，虚在肝肾的用理阴煎、暖肝煎等。

消法还适用于痈疽、瘰疬、瘿肿等病证。如阳痈之用仙方活命饮或犀黄醒消丸以消之；阴疽之用阳和汤以消之；瘰疬之用消瘰丸或小金丹以消之；瘿瘤之用玉壶丸以消之等。

还须指出，从上述消食用保和丸或枳实栀子豉汤而不用承气汤；消痰用小陷胸汤而不用礞石滚痰丸；消瘀用三消丸而不用抵当汤等来看，消、下两法是显然可辨的。但在临床上之所以易混，是因为食、痰、水、血消下所主同源，而胀满痞块其症又多相似。所不同的，或初起邪结未实，不必攻下；或久病正气兼虚，不任攻下，必取消化散导，乃能行而不伤。有人遇积聚之宜下者，或喜消之平稳；遇积聚之宜消者，或急下以贪功，消下混施，其故在此。至于脾虚不能化食，气虚不能化痰，水因土衰不制，经因血枯而停者，其证亦似积聚。下法峻猛尚少致误，消较平和每易滥用，这是不可大意的。

八、补法

补法是补充人体阴阳气血不足的治法。《素问》所谓"虚则补之""衰者补之""气虚宜掣引之""形不足者温之以气，精不足者补之以味"等，都是补法的理论依据。

补法普遍适用于外感、内伤疾病的虚证，但由于虚证有阴阳气血之分，因而补法有温补和滋补之别。

温补法：有补气和补阳的不同。补气，如人参、黄芪之类；补阳，如附子、肉桂之类。具体地说，如温补肺气虚之用保元汤，温补心气虚之用归脾汤，温补脾气虚之用补中益气汤，温补肝阳虚之用暖肝煎，温补肾阳虚之用右归饮等。

滋补法：有补血和补阴的不同。补血，如当归、白芍之类；补阴，如龟胶、阿胶之类。具体地说，如滋补肺阴虚之用百合固金汤，滋补心阴（血）虚之用天王补心丹，滋补脾阴虚之用参乳汤，滋补肝阴虚之用大定风珠，滋补肾阴虚之用左归饮等。

补法有直接补法（即正补法）和间接补法之分。直接补法，已如上述。间接补法，或因相生而虚则补其母，或补先天、后天而助其生化之源。以五脏应乎五行，其气相生不已，生者其母，所生者其子，母气衰微，其子必弱，故虚不仅因本脏自病，更有母令子虚的。本脏自虚，固取正补，母令子虚，则必相生而补之。如脾不输津于肺，以致肺痿吐涎沫而不渴的，宜用甘草干姜汤以补土生金；心肾之阳失其温化，以致脾虚停饮、胸胁支满的，宜用苓桂术甘汤或附桂理中汤以补火生土；人参养营汤补肝木以生心火，故治血虚惊悸；杞菊地黄汤补肾水以生肝木，故治头目昏眩；若虚劳咳嗽，梦遗失精，水源上涸，相火下炽，则宜三才丸之补肺金以生肾水，是属虚则补母之法，其法较之正补法为深。又前人所谓"补脾不如补肾""补肾不如补脾"，则以阴阳气血必有所本，肾主固藏精气，为先天阴阳生化之根；脾主运输水谷，为后天气血化生之源。各脏之虚，有因禀赋不足，或色欲所伤，遗精痿弱，病关先天的，则补脾不如补肾，元阴元阳既足，气血自然增长；有因思虑伤脾，失其健运，饮食不思，病关后天的，则补肾不如补脾，水谷得化精微，气血自然充畅。但补先、后二天，各脏即得其灌溉，故有上病取下或上下俱病而取乎中者，是属间接施补，治病求本之法。其法不仅深于正补，即较之虚则补母，亦有隔一隔二之殊。还须指出，气血同源，阴阳互根，阳气得阴血之助而化生无穷，阴血得阳气之行而泉源不竭。故善补阴者，必于阴中求阳，如气因精虚当以龟鹿二仙胶填精化气，阴虚阳浮当以大补阴丸育阴潜阳；善补阳者，必于阳中求阴，如精因气虚当以参茸固本丸补气生精，血因气衰当以补血汤重用黄芪补气生血。可见，以寒热分阴阳，则阴阳不可混；以根本言阴阳，则阴阳不可离。特以虚之既甚，往往气血两伤，故必审其由气及血或由血及气，而补阳补阴各随缓急而分先后。若因阳气不能资生，以致血虚肝旺的，此时虚火易动，口苦目眩，径投温补反助其焰，必先滋水养肝，平其虚火，以治其标；然后温补助阳，以治其本。若因阴血失其濡养，以致枯木贼土的，此时脾困不运，腹胀少食，径投滋补反助其壅，必先甘温益脾，助其化机，以治其标；然后滋补养阴，以治其本。

补法还有峻补、平补、缓补之别。峻补适用于病情危急的虚脱证，如气虚脱证之用独参汤；气阴两虚脱证之用生脉散；阳虚脱证之用参附汤、四逆汤、参附龙牡汤、参茸黑锡丹等。缓补适用于病情缓慢的虚证，多取丸剂以徐图之。平补适用于病情复杂的虚证，此证投药稍偏即难接受，即一般所谓虚不受补者，必须选择性味平和的方药才能接受，而渐收疗效。

还应指出，补法是对正虚而设，必须辨虚论补，决不可盲目乱投。常见阳脏热体之人误服温补之品，以致阳亢而现鼻衄等症；或阴脏寒体之人，误服滋补之品，以致阴盛而现腹泻等症，这就不徒无益而反害之。

（原载于《中医函授通讯》1988 年 4、5、6 期）

中草药与中医理论

一

中草药具有极其悠久的历史和丰富的内容。从古代《神农本草经》到现代《中药大辞典》，中草药的数量已由 252 种发展到 4773 种。

中药的药性（寒、热、温、凉四气和辛、苦、甘、酸、咸五味）虽先出现于《神农本草经》，但药理则是由《黄帝内经》来阐明的。而其把中药理论和中医理论结合起来，使之融为一体。如其所谓"治诸胜复，寒者热之，热者寒之，温者清之，清者温之""五味阴阳之用何如……辛甘发散为阳，酸苦涌泄为阴，咸味涌泄为阴，淡味渗泄为阳。六者或收或散，或缓或急，或燥或润，或软或坚，以所利而行之，调其气使其平也"等，就是言其气味；"五味入胃，各归所喜，酸先入肝，苦先入心，甘先入脾，辛先入肺，咸先入肾"等，就是言其归经；"肝苦急，急食甘以缓之……心苦缓，急食酸以收之……脾苦湿，急食苦以燥之……肺苦气上逆，急食苦以泄之……肾苦燥，急食辛以润之"；"肝欲散，急食辛以散之，用辛补之，酸泻之……心欲软，急食咸以软之，用咸补之，甘泻之……脾欲缓，急食甘以缓之，用苦泻之，甘补之……肺欲收，急食酸以收之，用酸补之，辛泻之……肾欲坚，急食苦以坚之，用苦补之，咸泻之"；"风淫于内，治以辛凉，佐以苦甘，以甘缓之，以辛散之。热淫于内，治以咸寒，佐以甘苦，以酸收之，以苦发之。湿淫于内，治以苦热，佐以酸淡，以苦燥之，以淡泄之……燥淫于内，治以苦温，佐以甘辛，以苦下之。寒淫于内，治以甘热，佐以苦辛，以咸泻之，以辛润之，以苦坚之"等，就是言其五脏、五淫辨证用药；"方制君臣何谓也……主病之谓君，佐君之谓臣，应臣之谓使"；"君一臣二，奇之制也；君二臣四，偶之制也；君二臣三，奇之制也；君二臣六，偶之制也……奇之不去，则偶之，是谓重方。偶之不去，则反佐以取之，所谓寒热温凉，反从其病也……君一臣二，制之小也；君一臣三佐五，制之中也；君一臣三佐九，制之大也"等，就是言其方剂配伍。

仅此可见，中药理论和中医理论是密切相关而不容分割的。也可以说中医理论是中药的灵魂，而中药则是中医理论的载体。中药离开了中医理论，就会因没有灵魂而难臻妙用；中医理论离开了中药，就会因没有载体而陷入玄虚。

因此，研究中草药，必须在中医理论指导下进行，才能相得益彰地按其自身规律向前发展。

二

近时研究中草药的方法，既有传统的，也有现代的，还有传统与现代相结合的。目前，比较一致的主张是中药必须现代化，但中药现代化必须以中医理论为指导，在保持和发扬中药理论特色的前提下，密切联系临床实际，充分利用现代医药和有关科学技术及先进手段，全面深入研究其气味、归经、功用、主治及方剂配伍、辨证用药等，从而阐明其理、法、方、药的内在联系，使中药现代化伴随着中医现代化同步前进。如果中药现代化离开了中医学理论，仅仅是以西医学理论为指导，局限于研究中药的有效成分及药理作用，并据此以指导临床（只按西医辨病，不按中医辨证）用药，则其结果就只能是简单的中药西药化，而不可能是完善的中药现代化（尽管中药现代化包含着中药西药化的成分在内）。

这里试从单味中草药和复方中草药两方面举例加以说明。

（一）单味中草药

1. 麻黄

西药学者从中草药麻黄中提得麻黄碱，制成麻黄素片，和肾上腺素的作用相似，能松弛支气管平滑肌，治疗支气管哮喘。但它只能治标，不能治本。若用时只辨病，不辨证，则疗效不够满意。中医用麻黄治哮喘则必须辨证，并多用复方。如治标，寒哮实证宜用射干麻黄汤（射干、麻黄、半夏、细辛、五味子、款冬花、紫菀、生姜、大枣）；热哮实证宜用定喘汤（白果、麻黄、杏仁、甘草、桑白皮、黄芩、款冬花、紫苏子、半夏）。前方用麻黄配细辛、五味子等温药，后方用麻黄配黄芩、桑白皮等凉药，其效始著。至于治本，除平时常服玉屏风散以防止感冒外，寒哮阳虚证宜用蛤蚧、人参、鹿茸；热哮阴虚证宜用五味子、人参、麦冬；若属阴阳两虚证，则宜二者合用，其效始著。而西化了的单味麻黄素片，虽适用于寒哮实证，但对热哮实证和哮喘虚证，如不配以凉药和补药，则弊多利少。

2. 黄连

西药学者从中草药黄连中提得小檗碱，制成黄连素片，具有抗菌、消炎、解毒作用，一般常用于肠炎腹泻，止泻作用较强。但西医用它止泻，是只辨病，不是辨证。因而有时有效，有时无效。中医用黄连止泻则必须辨证，并多用复方。如实热下利，宜用葛根芩连汤（葛根、黄连、黄芩、甘草）；虚寒夹热下利，宜用连理汤（黄连、干姜、白术、人参、甘草）。前方用黄连配黄芩等凉药，后方用黄连配干姜等温药，其效始著。而西化了的黄连素片，虽对实热下利有效，但对虚寒夹热下利则无效，甚至会加重病情。

（二）复方中草药

1. 清热解毒方

西药学界认为清热解毒的清瘟败毒饮（石膏、生地黄、犀角、黄连、黄芩、栀子、连翘、竹叶、赤芍、丹皮、知母、玄参、桔梗、甘草）类方具有抗病原微生物、解毒、解热、抗炎等作用，对急性传染病有良好疗效，因而被广泛地应用于临床。但由于用时只辨病，不辨证，所以有时有效，有时无效，甚至加重病情。因为中医诊治急性传染病虽然也很注重解毒，但其解毒是辩证的，即应针对不同的病毒（中医所谓病毒，包括西医所谓病毒和细菌等在内），采取不同的解毒法。如风寒病毒证之用荆防败毒散（防风、荆芥、羌活、独活、柴胡、前胡、川芎、薄荷、

生姜、桔梗、枳壳、茯苓、甘草、人参）温散以解毒；风温病
毒证之用普济消毒饮（升麻、柴胡、连翘、薄荷、僵蚕、马勃、
牛蒡子、桔梗、甘草、板蓝根、黄连、黄芩、玄参、陈皮）清散
以解毒；湿热病毒证之用甘露消毒丹（藿香、菖蒲、白豆蔻、薄
荷、连翘、射干、茵陈蒿、黄芩、川贝母、木通、滑石）祛湿清
热以解毒等。这些辨证解毒的方剂，虽然含有抗病原微生物等作
用，但并非着眼于病原个体的原因疗法，而是着眼于疾病及患者
的整体疗法。必须指出，属于清热解毒的清瘟败毒饮类方，只对
温疫的温热病毒证有良效，而不适宜于湿热（尤其是湿偏重的）
病毒证，且禁用于寒疫的风寒病毒证和寒湿病毒证。只有辨证施
方，才能有利无弊。以我国流行性出血热为例，某些地区多见瘟
疫的温热病毒证，采用清热解毒的寒凉方药，疗效卓著，死亡率
极低；某些地区多见温疫的湿热病毒证，当用祛湿清热解毒的温
清并用的方药取效，若误投以清热解毒方药，不但无效，反致冰
伏其邪，加重病情；尤其是某些地区出现的寒疫的风寒病毒证和
寒湿病毒证，当用祛风散寒、燥湿解毒的温热方药取效，若反投
以清热解毒的寒凉方药，就如雪上加霜，势必加速患者的死亡。

2. 活血化瘀方

对活血化瘀治法的研究，是我国中西医结合领域相当活跃
并取得较大进展的一个方面。大量临床及实验研究证明，活血
化瘀方药具有多种作用，如调节血液循环、调节免疫及代谢功能、
抑制病原体、抗炎、止痛等，对心血管病、消化系统病、免疫
性疾患、感染性疾患等有较好的疗效。如"冠心二号"（丹参、
川芎、红花、赤芍、降香），功能活血化瘀，主治冠心病心绞痛，

且经实验研究证明能降低血清总胆固醇、增加冠脉血流量、降低心肌耗氧量、对抗心肌缺血、抑制血小板凝集、增强纤维蛋白的溶解酶系统活性、对心肌损伤有直接保护作用。又如广泛应用于临床的"复方丹参片"（丹参、三七、冰片），已成为冠心病的常用药。这类新药，对冠心病血瘀实证虽有一定的疗效，但如只辨病，不辨证，则尚未能充分发挥中医辨证论治冠心病的优长。因为中医诊治冠心病必须辨证，实证虽以血瘀为主，但常兼夹气滞和痰阻，故其治法既要活血化瘀，又须行气豁痰，以攻其邪实；虚证有阴血虚、阳气虚以及阴阳气血俱虚之别，阴血虚的治宜滋阴养血，阳气虚的治宜温阳益气，阴阳气血俱虚的治宜温滋并用，以补其正虚。又因临床上所见冠心病虚实错杂者多，常须治以攻补兼施之法。当正虚已甚时，还应以补为主，在补中求通。切忌滥施攻伐，以重虚其正，致陷入危途。由此可见，上述成药并非冠心病泛应曲当之方，必须辨证使用，才能有利无弊。否则，如果误用于冠心病虚证，那就弊多利少了。我对冠心病虚证，阴血虚者，常用生脉散（人参、麦冬、五味子）为主；阳气虚者，常用参附汤（人参、附子）或四逆汤（附子、干姜、炙甘草）为主；阴阳气血俱虚者，常合用上方或炙甘草汤（炙甘草、人参、桂枝、生姜、大枣、阿胶、生地黄、麦冬、麻仁、清酒），疗效都较满意。

3. 扶正固本方

近些年来，在中医理论指导下进行的扶正固本治法的研究，尤其在补肾和补脾方面，取得了很大的成绩，提高了临床疗效。此法不仅常用于慢性病虚证，也常用于急性病虚证。这里仅就后者以抗休克脱证为例讨论，中医辨治休克脱证，有气脱、阳脱和气液两脱之分。气脱证宜主以独参汤；阳脱证宜主以参附汤或四逆汤；气液两脱证宜主以生脉散。从我领导的热病研究课题组治疗流行性出血热休克期的脱证情况来看，由于已将上述古方改变成为现代剂型的独参针、参附针、参麦针等注射剂，可以直接由静脉注入，因而极大地提高了抗休克脱证以救危亡的效力。不仅对一般休克脱证常收高速稳效，且对顽固休克脱证也时建奇功（由于此证多呈阴阳气血俱虚之象，故常合用以上数方的合剂以取效），受到同我们协作的西医同行的高度赞扬和肯定。由于亲身体验到中医诊治急性病也和慢性病（尤其是疑难杂证）一样具有很大的优势，因而扭转了他们以往认为中医只能治慢性病而不能治急性病的思想偏见，更加激发了他们积极钻研中医药学的浓厚兴趣。

三

我认为目前中药现代化的当务之急是，迫切需要在认真继承中药优良传统的基础上，积极进行现代剂型改革，使之更好地为临床服务；并应把重点放在中草药复方的研究上；还应特别重视历代行之有效的著名古方，因为它是经过无数前人千锤百炼所形成的经验结晶。但在对其进行现代剂型改革时，既要积极又要慎重，一定要完全保持其原有的成分（包括尚未弄清的）。主要是为了简便易行（改变过去中草药体积大，储藏、运输、携带、使用不便等落后状态）、奏效迅速，而不只是为了提取其中某些有效成分，简单地把它改变成如上述麻黄素片、黄连素片那样似中实西的药品。这里仅就著名古方麻黄汤（麻黄、桂枝、杏仁、甘草）和玉屏风散（黄芪、防风、白术）的现代剂型改革来说，我们热病研究课题组在防治感冒时，有鉴于当时存在着重热（风热感冒）轻寒（风寒感冒）的偏向，医院里和市场上充斥着治疗风热感冒的辛凉解表的中成药，而对同样常见的治疗风寒感冒需要的辛温解表的中成药几剂缺如，因而往往造成寒者凉之的不良后果。为此，我们在寒温统一的热病理论指导下，首先研制成麻黄汤冲剂，并多年用于治疗感冒（"流感"和"上感"）的表寒实证（恶寒发热无汗，口不渴，咳喘，头身腰痛，舌苔白润，脉浮紧数），获效甚速。麻黄汤方出自我国汉代医家张仲景的《伤寒论》，是主治风寒感冒表寒实证的第一方。古方今用，我们认为是最佳选择（其快速疗效远非其他辛温解表方可及）。为了有效地预防感冒，我们还研制了玉屏风散冲剂。经过多年的临床验证，也获得满意的效果。它不仅能预防，还可用于治疗风寒感冒的表寒虚证虚多邪少者；如其邪多虚少，则与麻黄汤冲剂合用，收效甚佳。我们认为，这两种防治风寒感冒的冲剂，如能大量生产，投放国际市场，必将为世界各国防治感冒作出较大的贡献；而且它们的药源广阔，价格低廉，制作简易，储藏、运输、携带、服用方便，具有很高的临床价值、社会效益和经济效益，值得全面推广。

（《中国中医药报》摘要刊登于 1989 年 7 月 17 日、24 日、31 日和 8 月 7 日第 3 版）

论伤寒

略论热病学说源流

热病学说起源于《内经》。从其《素问》"热论""刺热""评热病论""逆调论""水热穴论"等篇来看：

首先，热病包括伤寒和温病在内。这可从"热论"所谓"今夫热病者，皆伤寒之类也……凡病伤寒而成温者，先夏至日者为病温，后夏至日者为病暑"和"评热病论"所谓"有病温者，汗出辄复热，而脉躁疾"看出，且热与寒是互为因果、对立统一的。如"热论"说："人之伤于寒也，则为病热。"张志聪注："太阳之气主表……凡外淫之邪，始于表阳，皆得阳气以化热。"又如"水热穴论"说："人伤于寒而传为热，何也……夫寒盛则生热也。"王冰注："寒气外凝，阳气内郁，腠理坚致，元府闭封，致则气不宣通，封则湿气内结，中外相薄，寒盛热生，故人伤于寒转而为热。汗之而愈，则外凝内郁之理可知。"又如"逆调论"说："人身非常温也，非常热也，为之热而烦满者，何也……阴气少而阳气胜，故热而烦满也……人身非衣寒也，中非有寒气也，寒从中生者何……阳气少，阴气多，故身寒如从水中出。"张志聪注:"非常温者,谓非常有温热之病在表也。非常热者,谓非常有五脏之热在里也。为之者,乃阳热之气为之也……火为阳而居上,水为阴而居下,阴气少而阳气胜,故热而烦满于上也……身非衣寒,表无寒也。中非有寒气,里无寒也。寒从中生者……寒湿之气,闭于里阴,则火热不得下交于阴而阴气盛,阴气盛则阳气渐衰,阴寒之气过多,故身寒如从水中出。盖热出于阳火,故烦;寒出于阴水,故如从水中出。此上下水火阴阳之不和也。"这还可与"阴阳应象大论"所谓"阴胜则阳病,阳胜则阴病""阳胜则热,阴胜则寒""重寒则热,重热则寒""寒极生热,热极生寒"等合参。

其次,热病包括外感热病和内伤热病在内。这可从"热论"所谓六经热病和"刺热"所谓五脏热病,以及张志聪所注"此论热病,故篇曰热论,盖论外因之热病也"和"此论五脏之热病……病六气者,外因之邪,病在肌形;病五脏者,内因之病,伤五脏之神志。《灵枢》之所谓风寒伤形,忧恐忿怒伤气,气伤脏,乃病脏,寒伤形,乃病形也……热争者,寒与热争也。此言外淫之邪,内干五脏,与内因之热交争而为重病"看出。

其三,热病以六经、五脏为辨证论治纲领。如"热论"指出:伤寒一日,巨阳受之,故头项痛,腰脊强;二日阳明受之,阳明主肉,其脉侠鼻络于目,故身热目疼而鼻干,不得卧也;三日少阳受之,少阳主胆,其脉循胁络于耳,故胸胁痛而耳聋。三阳经络皆受其病,而未入于脏者,故可汗而已。四日太阴受之,太阴脉布胃中,络于嗌,故腹满而嗌干;五日少阴受之,少阴脉贯肾络于肺,系舌本,故口燥舌干而渴;六日厥阴受之,厥阴脉循阴器而络于肝，故烦满而囊缩。三阴三阳五脏六腑皆受病，荣卫不行，五脏不通，则死矣……治之奈何……治之各通其脏脉，病日衰已矣……其未满三日者，可汗而已；其满三日者，可泄而已。"又如"刺热"指出："肝热病者，小便先黄，腹痛，多卧身热；热争则狂言及惊，胁满痛，手足躁，不得安卧……刺足厥阴、少阳……心热病者，先不乐，数日乃热，热争则卒心痛，烦闷善呕，头痛面赤无汗……刺手少阴、太阳。脾热病者，先头重颊痛，烦心颜青，欲呕身热；热争则腰痛不可用俯仰，腹满泄，两颌痛……刺足太阳、阳明。肺热病者，先淅然厥起毫毛，恶风寒，舌上黄，身热，热争则喘咳，痛走胸膺背，不得太息，头痛不堪，汗出而寒……刺手太阴、阳明……肾热病者，先腰痛胻痠，苦渴数饮，身热，热争则项痛而强，胻寒且痠，足下热，不欲言……刺足少阴、太阳。"可见《素问》是以六经、五脏为外感、内伤热病辨证论治纲领的。

综上所述，《素问》热病的含义相当广泛，未可简单对待。因此，必须循其实，才能正其名。一般来说，热病之热可有三义：一为病因之热（即指风、热、湿、燥、寒五淫之热）；二为病性之热（即指阴、阳、表、里、寒、热、虚、实八纲之热）；三为病证之热（即指发热证候）。但就《素问》热病之热而言，如从第一义，则与"热论"所谓"人之伤于寒也，则为病热"和"水热穴论"所谓"人伤于寒，传而为热，何也……夫寒甚则为热也"相抵触。如从第二义，虽然和"热论"及"刺热"所谓"可泄而已"的六经五脏的里热实证相符，但又与"可汗而已"的六经病中的太阳病表寒证"头项痛，腰脊强"不合。只有从第三义，才能与其具有发热证候的六经、五脏热病相融合。这就是说,《素问》热病是泛指以发热为主症的外感、内伤热病而言;且其所谓热病之热,是以人身阳热之气为其病理基础的,即无论何种内外邪气所致的以发热为主的热病,都是因为内外邪气作用于人身阳热之气而形成,亦即人身阳气奋起抗邪以自卫的反应。不仅内外风、热、燥等阳邪从阳,必致发热;且内外寒、湿等阴邪从阴,也多郁阳而致发热,这在临床上是最为常见的。其有内外阴邪致病不发热而但恶寒者,也是由于阳气郁而未伸或衰微不振所致,但应纳入热病的范畴,以便对照研究。这应是《素问》着重论述热病的主旨所在。惜乎继之而起的以论脉为主的《难经》,对此不仅未能进一步发展,反而退一步把热病同伤寒、中风、温病、湿温并列,遂使《素问》热病原旨晦而不明,令人深感遗憾。惟应指出的是,《素问》虽然开辟了热病学说的先河,并为之奠定了良好的基础,但由于历史条件限制,尚未能也不可能建立理、法、方、药具备的热病辨证论治体系。

热病学说形成理、法、方、药具备的辨证论治体系,是从东汉时期张仲景《伤寒论》开始的。张仲景不但继承了《难经》"伤寒有五"(中风、伤寒、湿温、热病、温病)之说而以伤寒名其书,而且发扬了《内经》热病之说,以三阳三阴、经络脏腑为辨证论治纲领。如《素问·热论》所谓三阳三阴六经病证,除太阳病、头项痛、腰脊强可以属之于表寒证外,它如阳明病身热、目疼、鼻干、不得卧,少阳病胸胁痛、耳聋,太阴病腹满嗌干,少阴病口燥舌干而渴,厥阴病烦满囊缩,都属里热证。又从其所谓"可汗而已"和"可泄而已"的治法来看,可见其是只事攻邪,不求补正的，而且是只有针刺，缺乏方药的，因而它在辨证论治上是不够完备的。《伤寒论》则对此作了大量补充和发展。它以三阳三阴为纲，包含着阴阳、表里、寒热、虚实辨证和汗、吐、下、和、清、温、消、补论治。扼要来说，在辨证方面有：太阳病表寒虚实的麻黄汤证、桂枝汤证和表热虚实的麻杏甘石汤证、桂枝二越婢一汤证；阳明、太阴、少阴、厥阴病里热虚实的白虎汤证、白虎加人参汤证、竹叶石膏汤证、大承气汤证、小承气汤证、调胃承气汤证、麻子仁丸证、蜜煎证、茵陈蒿汤证、栀子柏皮汤证、大黄黄连泻心汤证、黄芩汤证、白头翁汤证、猪苓汤证、猪肤汤证、芍药甘草汤证、黄连阿胶汤证；少阳病半表半里寒热虚实的小柴胡汤证、柴胡桂枝汤证、柴胡桂姜汤证、大柴胡汤证、柴胡加龙骨牡蛎汤证；各经病表里寒热虚实错杂的麻黄升麻汤证、大青龙汤证、桂枝加大黄汤证、附子泻心汤证、栀子干姜汤证、黄连汤证、半夏泻心汤证、干姜芩连人参汤证、乌梅丸证；三阴病里寒（或兼表寒）虚实的麻黄细辛附子汤证、麻黄附子甘草汤证、桂枝人参汤证、当归四逆汤证、当归四逆加吴茱萸生姜汤证、吴茱萸汤证、四逆汤证、四逆加人参汤证、茯苓四逆汤证、通脉四逆汤证、通脉四逆加猪胆汤证、白通汤证、白通加猪胆汤证、干姜附子汤证、附子汤证、真武汤证、理中汤证、甘草干姜汤证和白散证等。在论治方面有：麻黄汤的汗法；瓜蒂散的吐法；承气汤的下法；小柴胡汤的和法；白虎汤的清法；四逆汤的温法；小陷胸汤的消法；炙甘草汤的补法等。这就大大地弥补了《素问》热病学说的不足。但应承认的是，《伤寒论》毕竟详于寒而略于温，还未能满足临床上诊治外感、内伤热病的需要。

　　热病学说发展到宋、金、元时期，首先是刘完素崛起于河间，著《素问玄机原病式》，以五运六气来概括《素问·至真要大论》的病机十九条；根据病机十九条中的火热居其九，通过"兼并同化"的理论，力倡"六气皆能化火"之说，从而提出其火热论；并著《宣明论方》，用药亦多主寒凉。如在表证方面，他认为表证虽应汗解，但"怫热郁结"于表，绝非麻黄汤、桂枝汤之辛热法所宜，否则表虽解而热不去，惟有用如葱豉汤合天水散之辛凉法，才能达到表解热除的目的；若表证而兼有内热的，则宜用如防风通圣散、双解散，或天水散合凉膈散之表里双解法。在里证方面，他认为表证已解，而里热郁结，汗出而热不退者，都可用下法，并主张用承气汤，甚至合用黄连解毒汤以清解热毒。他大胆地突破仲景成规，指出："余自制双解、通圣辛凉之剂，不遵仲景法桂枝、麻黄发表之药，非余自炫，理在其中矣。故此一时，彼一时，奈五运六气有所更，世态居民有所变，天以常火，人以常动，动则属阳，静则属阴，内外皆扰，故不可峻用辛温大热之剂。"这里应看到的是，刘完素虽然阐发了《内经》火热病机，善治火热病证，但他所谓火热之热，是指病性之热而言。如他说"热病只能作热治，不能从寒医"，故主张用寒凉方药。这和上述包括伤寒暑温在内而以发热为主症的《素问》热病之热是同中有异的。值得指出的是，他的弟子马宗素所谓"守真首论伤寒之差谬，故一切内外所伤，俱有受汗之病，名曰热病，通谓之伤寒……由是伤寒汗病，直言热病，不言其有寒也。《素问》三篇，刺热、评热兼杂病，热论不说其寒，非无谓者也，热论之外，《素问》更无说伤寒之证，热论云'热病者，皆伤寒之类也'，又云'人之伤于寒也，则为病热'。"这就是说，凡是有发热症状的病，不论内外所伤，都可称为热病。这在确立热病这个名称上，是比较接近于《素问》原旨的。尽管他谨承师意，仍认为热病是有热无寒的。刘完素的火热论传至张子和，仍然追随其师侧重在外感热病方面，他认为邪留则正伤，邪去则正安，故其治法以攻伐为急务，主张用汗、吐、下三法攻而去之。迨发展到朱丹溪，却侧重于内伤热病方面。如他在"相火论"中指出："火内阴而外阳，主乎动者也，故凡动皆属火……天主生物，故恒于动，人有此生，亦恒于动，所以恒于动，皆相火为之也……火起于妄，变化莫测，无时不有，煎熬真阴，阴虚则病，阴绝则死。"这就是他提出"阳有余阴不足"论，并主张用大补阴丸滋阴降火的思想基础。以上刘完素和张子和所侧重的外感火热论以及朱丹溪所侧重的内伤火热论，不仅弥补了《伤寒论》的不足，而且开拓了后世温病学家的思维，推动了温病学说的发展。

温病学说发展到明、清时期，温病逐渐地从伤寒中分化出来独立发展。首先是明代王安道指出："温病不得混称伤寒，因伏热在内，虽见表证，惟以里证为多，法当清里热为主，佐以清表之法，亦有里热清而表自解者。""余每见世人治温热病，虽误攻其里，亦无大害，误发其表，变不可言，此足以明其热之自内达外矣。"可见他对伏气温病是有深刻认识的。汪石山继王安道之后，进一步指出温病有伏气和新感之分，如他说："伤寒至春而发，不感异气，名曰温病，此伏气之温病也；又有不因冬月伤寒至春而病温者，此特春温之气，可名曰春温……此新感之温病也。"从此辨治温病，凡属新感者，以辛凉解表为主；凡属伏气者，以苦寒清里为主。但温病形成一门独立的学说，则是从吴又可《温疫论》开始的。他对温疫病所感之气，所入之门，所受之处，传变之体，都进行了深入细致的理论探讨，并结合自己的实践经验加以整理发挥，创作了这部温病专书，为温病学说的独立发展树立了典范。这里还有必要指出的是，他认为温者热之始，热者温之终，温热首尾一体，故热病即温病；并认为古代本无"瘟"字，乃后人去"氵"加"疒"而成，其所以又称"疫"者，本为延门阖户，众人均等，有如徭役之义，乃后人去"彳"加"疒"而成，不能因易其文，便异其义，而以温病和瘟疫为两病。由此可见，他把温病和瘟疫同归于热病的认识，是符合《素问》"刺法论"所谓"五疫之至，皆相染易，无问大小，病状相似"和"六元正纪大论"所谓"其病温厉大行，远近咸若"以及"热论""评热病论"中包括温病在内的精神的。但这只能说是温病学说独立发展的良好开端，其内容还欠完备。

到了清代，叶天士、薛生白、王孟英、吴鞠通等人著成《温热论》《湿热条辨》《温热经纬》《温病条辨》等书，才形成了温病学说的三焦和卫气营血辨证论治体系。

三焦辨证论治，早在《伤寒论》中就谈到过。至明末喻嘉言引申其义，明确地提出温疫应分为上、中、下三焦论治，即"未病前，预饮芳香正气药，则邪不能入，此为上也。邪既入，则以逐秽为第一义，上焦如雾，升而逐之，兼以解毒；中焦如沤，疏而逐之，兼以解毒；下焦如渎，决而逐之，兼以解毒。"

但三焦形成一门理、法、方、药具备的温病学说，则是由清代吴鞠通著《温病条辨》来完成的。此书首列"原病篇"以明温病之原；次列上中下三焦篇，以三焦为纲，以风温、温热、暑温、湿温、秋燥、寒湿等为目，并仿照《伤寒论》体例进行自条自辨；末列"杂说"，以伸未尽之义。他指出"凡病温者，始于上焦，在手太阴"上焦以肺与心（包络）为主，中焦以胃与脾为主，下焦以肾与肝为主。上焦温病不解则传入中焦，中焦温病不解则传入下焦。温病在上焦的，如桑菊饮证和牛黄丸、紫雪丹、至宝丹证；温病在中焦的，如白虎汤证、承气汤证和增液汤证；温病在下焦的，如加减复脉汤证和大小定风珠证等。但这里所说的三焦，是温病病机的一种理论概括，不同于《内经》所说的六腑之一的三焦，不可混淆。

卫气营血辨证论治，是清代叶天士在《温热论》中首先提出来的。他认为卫之后，方言气，营之后，方言血。在卫汗之可也，到气才可清气，入营犹可透热转气，入血直须凉血散血。吴鞠通师承叶天士之说，在三焦篇中，把卫、气、营、血辨证论治的理、法、方、药更具体化了。如温病在卫分的银翘散证，在气分的白虎汤证，在营分的清营汤证，在血分的犀角地黄汤证等。但这里所说的卫气营血，也和上述三焦一样是温病病机的一种理论概括，它不同于《内经》所说的彼此密切相关而不容分割的生理的营卫气血，不可混淆。

内伤热病的脏腑辨证论治，《内经》虽有论而无方；《伤寒杂病论》虽有方而不全。至晋代皇甫谧著《甲乙经》和王叔和著《脉经》以及隋代巢元方著《诸病源候论》，虽然都对内伤脏腑疾病有所论述，但巢氏重在病源，王氏重在脉诊，皇甫氏重在针灸，都未能在内伤脏腑热病方治上有所前进。直至唐代孙思邈著《备急千金要方》和王焘著《外台秘要》才把内伤脏腑疾病的理、法、方药充实起来，尽管他们在内伤脏腑热病方面，比较详于实热证治，而略于虚热证治，但已初具规模。后经宋、元、明、清历代医家不断地补充和发展，乃渐趋于完备。如肝热实证之用龙胆泻肝汤，虚证之用酸枣汤；心热实证之用泻心汤，虚证之用补心丹；脾热实证之用泻脾散，虚证之用益胃汤；肺热实证之用泻白散，虚证之用百合固金汤；肾热实证之用泻肾汤，虚证之用六味地黄汤等。

热病学说发展至此，可以说是达到了完善的境地。惜乎由于伤寒和温病两大学派的长期对立，未能很好地结合起来进行研究。因而也就未能很好地继承发扬《素问》的热病学说。但因伤寒学说毕竟是温病学说的基础，而温病学说毕竟是伤寒学说的发展，二者是一脉相承而相得益彰的。所以热病学说发展到清代后期，就在寒温对立的局面中，逐渐地走上了寒温合论的道路，如杨玉衡著《寒温条辨》等。民国以后，主张寒温合论者渐多。新中国成立以来，寒温统一的趋势，已日渐成为中医学界的主要动向之一。不少中医学者认为，伤寒六经辨证论治和温病三焦、卫气营血辨证论治虽然各自有其特点，但都属热病范畴，而且内伤热病的脏腑辨证论治又与外感热病的六经、三焦、卫气营血辨证论治密切相关，因而它们是应该冶于一炉、融成一体的。如今中医临床诊治外感、内伤热病，大都根据具体病情，随宜运用六经、三焦和卫气营血以及脏腑的理、法、方、药，很少抱有成见。因此，在伤寒和温病统一的基础上，把外感和内伤热病统一起来，建立热病学科体系，不仅是对《素问》热病学说的继承发扬，且将进一步发挥中医对热病的优长，更有力地保障人民的身体健康。

（原载于《安徽中医学院学报》1985 年 3 期）

伤寒郁阳化热论

一

东汉张仲景"勤求古训，博采众方"，著成《伤寒杂病论》一书，为中医辨证论治创造了光辉的典范，成为中医学遗产中最珍贵的部分。但历来医家对本论的看法尚不一致，如就疾病范围来分，约有两种：一种认为是专论外感病。因寒为外感六淫之一，伤寒为病，自属外感，何况论中不仅论及伤寒，而且论及中风、温病、风温和痉、湿、暍等病，属之外感，更无疑义。另一种认为是统论外感和内伤病。认为本论原名《伤寒杂病论》，其中伤寒论外感，杂病论内伤，意甚明显。

如就疾病性质来分，约有三种：第一种认为是专论寒病。如本论伤寒例引阴阳大论说："冬时严寒，万类深藏，君子固密，则不伤于寒，触冒之者，乃名伤寒耳。其伤于四时之气皆能为病，以伤寒为毒者，以其最成杀厉之气也。中而即病者，名曰伤寒。"所以《医经溯洄集》作者王履在"张仲景伤寒立法考"

中强调指出"仲景伤寒论，专为即病伤寒作"。第二种认为是专论热病。如《内经》说："今夫热病者，皆伤寒之类也。""人之伤于寒也，则为热病。""人之伤于寒而传为热，何也……夫寒盛则生热也。"所以《伤寒论辨证广注》作者汪琥在"辨伤寒非寒论"中强调指出："人病伤寒，皆系热证，或疑其所伤非热，要其寒气内传，无有不郁而生热者。"第三种认为是统论六淫病。如《难经》说："伤寒有五：有中风，有伤寒，有湿温，有温病，有热病。"所以《伤寒论条辨》作者方中行在自序中提到："是论也，本之风暑湿寒，发之于三阴三阳，风暑湿寒者，天之四气也。三阴三阳者，人之所得乎天，周于身之六经也，四气有时或不齐，六经因之而为病……即《素问》曰'百病皆生于风寒暑湿燥火'之意也……读之者皆知其为伤寒论也，而不知其乃有所为于伤寒而立论，所论不啻伤寒而已也。"

以上几种看法，虽然各有其理，但从疾病范围来看，本论实际概括外感伤寒和内伤杂病而言，只是在王叔和分编的《伤寒论》中外感伤寒占了主要地位而已。其实，外感和内伤是既可分而又难分的，因为内外因是密切结合的，而且外因必须通过内因才能起作用。在一般情况下，很难说外感病中无内伤，内伤病中无外感，仲景合而论之，实具卓见。从疾病性质来看，本论实系概括六淫病（不仅有外六淫病，而且有内六淫病）而言，其中寒证（包括寒风、寒湿等症）和热证（包括温、暑、燥、火等症）都有，只是在《伤寒论》113方证中详寒略温而已。因为《伤寒论》的实际内容，寒证方治约占70%，寒热相兼证方治约占20%，热证方治约占10%的缘故。

二

　　阳气为人身之主宰，故有阳则生，无阳则死。一般人的阳气是比较旺盛的，所以朱丹溪有"阳常有余，阴常不足"（亦即所谓阳脏火体之人）之论。这种人体内多有伏热，容易为外界阳邪所侵袭，即使偶感阴邪，也容易从阳化热。我们在临床上常常碰到热证，而应用寒凉方药的机会较多，其原因也就在此。但也有些人的阳气是比较虚弱的，所以张景岳又有"阳常不足，阴常有余"（亦即所谓阴脏寒体之人）之说。这种人体内多有伏寒，容易为外界阴邪所侵袭，即使偶感阳邪，也容易从阴化寒。我们在临床上所碰到的寒证，虽较热证为少，但由于寒证阴盛阳衰，容易危及生命，尤其值得注意。这也许就是《伤寒论》详寒略温的深意吧！正由于人们的体质有阴阳寒热的差异，所以伤寒以后，有的郁阳不化热而现寒证，有的则郁阳化热而变为热证。《伤寒论》谓："太阳病，或已发热，或未发热"。柯韵伯注："然即发热之迟速，则其人所禀阳气之多寡，所伤寒邪之浅深，因可知矣。"这就是说，寒伤太阳之表，其人阳气比较旺盛的，即郁阳而发热；若其人阳气比较衰弱的，则虽郁阳而难以发热。伤寒发热的迟速高低或有无，是和其人的阳气多少密切相关的。太阳表寒证，如其郁阳不发热的，可由郁阳而伤阳，当其人阳气进一步受伤时，里阳不充，不能抗拒表寒，则表寒乘虚入里，而发生里寒证。但里寒证除由表传经入里外，还有由外寒直中入内，起病即现三阴寒证的，则其人里阳更虚。必须指出，伤寒郁阳不化热的寒证，由于患者阳气较弱，体内（包括人体皮肤之内的经络、脏腑等，下同）多有伏寒，当新寒外袭时，其伏寒必内应，这种伤寒不但不易化热，而且很容易由表入里。即当伤寒郁阳在表，而体内伏寒轻微，尚呈现太阳表寒证时，也多不发热，即使有发热也很轻微，如上述"或未发热"的伤寒是其例。这种表寒证如果失治、误治，或伤寒郁阳在表而体内伏寒深重时，就很容易变成里寒证，且因寒伏部位的不同，而使里寒证有多种多样的差别。总之，在伤寒郁阳化热过程中，大致是由寒证（寒郁阳）→寒热相兼证（寒郁热）→热证（寒化热）。必须指出，伤寒郁阳化热的热证，由于患者阳气较旺，体内多有伏热，当新寒郁阳在表时，其伏热必内应，这种伤寒是容易化热入里的。即当伤寒郁阳在表而体内伏热轻微，尚呈现太阳表寒证时，也多立即发热，而且发热较高，如上述"或已发热"的伤寒是其例。这种表寒证如果失治、误治，或伤寒郁阳在表而体内伏热深陷时，就很容易变成里热证，且因热伏部位的不同，而使里热证有多种多样的差别。还须知道，无论寒证或热证，在一定条件下，都可以相互转化，不仅寒证由阴转阳可以变为热证，热证由阳转阴也可以变为寒证。

如上所述，《伤寒论》的基本内容，大致可以分为寒证、寒热相兼证、热证三类。

（一）寒证

由于《伤寒论》以论寒病为主，所以把辨证论治的重点摆在寒字上是很自然的；这也是我们在研习《伤寒论》时必须紧紧抓住的中心环节。《伤寒论》全书贯穿了内经"阴胜则寒"和"寒者热之"的精神，其中阴寒证候和温热方药占绝大多数，约可分为：①表寒证：由于太阳为诸经之藩篱，乃伤寒第一关，故虽三阳都属表，但应以太阳为主。太阳表寒证当分虚实辨治，表寒实证多现发热、恶风寒、无汗、脉浮紧等，宜用麻黄汤发汗；表寒虚证多现发热、汗出、恶风寒、脉浮缓而虚弱等，宜用桂枝汤解肌。桂枝汤为攻中带补的缓汗剂，和功专发散的峻汗剂麻黄汤是大不相同的。如其人体虚较甚者，可加用人参（如新加汤等）或附子（如桂枝加附子汤等），增强补力以助正祛邪。至于阳明经的表寒证则多用麻桂合葛根；少阳经的表寒证则多用桂枝合柴胡。麻桂法在伤寒论113方证中约占40%，占有极其重要的地位。②里寒证：《伤寒论》说："病有发热恶寒者发于阳也，无热恶寒者发于阴也。"这就是说，伤寒为病，症现恶寒而发热者（多有头项强痛而脉浮），为发于阳经的表寒证，宜用麻、桂等发散表寒；症现恶寒而不发热者（多无头项强痛而脉沉），为发于阴经的里寒证，宜用姜、附等以温化里寒。里寒证有三阴之分，太阴伤寒，多现吐利、腹满时痛、脉沉弱而迟等症，宜用理中汤以温化之；少阴伤寒，多现手足厥冷、蜷卧欲寐、脉微而迟等症，宜用四逆汤以温化之；厥阴伤寒，多现干呕、吐涎沫、头痛、脉沉弦而迟等症，宜用吴茱萸汤以温化之。姜附法在《伤寒论》113方证中约占30%，有其重要地位。基于上述，表寒的麻桂法加上里寒的姜附法，约占《伤寒论》113方证的70%，所以说《伤寒论》是详于寒的，而《伤寒论》是以伤寒病为主，也就不言而喻了。

（二）寒热相兼证

在伤寒郁阳化热过程中，当寒邪尚未化尽，而热邪已经产生时，就会形成寒热相兼证。王履所谓"寒之初客于表也，闭腠理，郁阳气而为热"，是指麻黄汤证而言。所以他又说："用麻黄发汗以逐其寒，则腠理通而郁热泄，故汗而愈。"其所谓"郁阳气而为热"，实际上只有寒邪，并无热邪（表寒发热属郁阳搏邪，不属热邪），纯属表寒证，故专用辛温发散取效。这里所说的寒热相兼证，如表寒里热的大青龙汤证，乃因寒邪外郁，而热邪内扰所致，故既现恶寒发热、无汗、脉浮紧等表寒证，又现烦躁、口渴等里热证。本证如果单用麻黄汤发汗散寒，必难收效，必须在麻黄汤中加用石膏兼清里热，始克有济。由此可见，阳者人身之正气，当伤寒郁阳尚未化热时（即尚未出现烦渴等热证），还不能说郁阳就是热邪。因热为邪气，治法宜清，而寒邪郁阳，只需温散其寒，而阳郁自解。因此，这里所谓寒郁热证，和王履所谓寒郁阳证是大不相同的。《伤寒论》中的寒热相兼证，在阳经如大青龙证、葛根证、柴胡证等；在阴经如桂枝加大黄汤证、四逆散证、乌梅丸证等都是。这类方证，约占《伤寒论》113 方证的 20%，可见所占比重不大。

（三）热证

在伤寒郁阳化热过程中，如果寒邪化尽，只有热邪，就会呈现热证。《内经·热论》所举六经形证，主要就是伤寒化热证。伤寒至此，寒已尽化为热，这种寒化热证，不仅和寒郁阳证大异，也和寒郁热证迥别。值得讨论的是伤寒化热的问题。寒和热是两种不同特性且相互对立的邪气，如果我们把眼光局限在寒热邪气本身上看其互相转化，是很难理解的，必须从郁阳和伏热两方面看，才能看得清楚。先从郁阳方面来看，要明确这个问题，必须首先明确邪和正的概念。一般来说，邪是存在于自然界和人体内的害人的东西，但这并不是绝对的，有的时候，害人的东西可以变成养人的东西，而养人的东西又可变为害人的东西。外六淫虽是害人的，而外六气则是养人的；内六气虽是养人的，而内六淫则是害人的。《金匮要略》所谓："夫人禀五常，因风气而生长，风气虽能生万物，亦能害万物，如水能浮舟，亦能覆舟。若五脏元真通畅，人即安和。"也就是这个意思。当人体表阳失固感伤寒邪之初，表阳为寒邪所郁遏，郁阳尚未化成热邪时，阴寒占据主导地位，疾病性质属寒，故现恶寒无汗、口不渴等症，而宜采用温散法以祛寒。但如人体感寒之后，寒郁久不解除，渐致在表的阳气愈郁愈多，"气有余便是火"，故可变为热邪。在伤寒郁阳化热发展过程中，阳热逐渐上升，而阴寒逐渐下降，其结果，寒邪必被不断上升的阳热所化尽，当寒邪化尽时，寒邪已不复存在，而阳热占据主导地位，疾病性质乃由寒变热，此时必现发热、不恶寒、口渴等症，而宜采用清解法以除热。再从伏热方面来看，要明确这个问题，必须首先明确疾病性质的决定因素。一般来说，疾病性质的寒或热，初非决定于外因，而是决定于内因。外因是条件，内因是根据，外因必须通过内因才能起作用，这是一条普遍适用的客观真理。当表寒郁阳时，即与在里的伏热结合，并因热伏部位的不同，而有或现三阳里热证，或现三阴里热证的差别。以上两个方面，必须结合起来看，因为它们是一个问题的两个方面。《伤寒论》中的热证，在阳经如葛根芩连汤证、黄芩汤证、白虎汤证、承气汤证等；在阴经如黄连阿胶汤证、白头翁汤证等都是。这类方证，约占《伤寒论》113 方证的 10%，可见比重较小。

基于上述，寒热相兼证加上热证，约占伤寒论 113 方证的 30%，而其中纯热证大约占 10%，所以说《伤寒论》是略于温的，而热证在《伤寒论》非主流，也就显而易见了。

三

关于伤寒传经和直中的问题。所谓传经，包括"正传"和"邪传"。正传是有一定次序和日数的，即一日太阳，二日阳明，三日少阳，四日太阴，五日少阴，六日厥阴。但正传理论尚乏充分实据，有待进一步研究。邪传可分为：①循经传：按六经顺序依次而传入他经；②越经传：（包括"表里传"和"首尾传"等）按六经顺序跳越一经以上而传入他经。邪传是有证候作凭据的，即邪传至某经，便有某经证候出现，这是确实可靠的。所谓直中，即外邪直接中伤其经，而立即呈现该经病证的意思。过去一般认为，直中是指外邪不经三阳，而直接中入三阴，起病即现三阴证者而言。但在临床上起病即现三阳证的，又何尝不可说它是直中呢？从本论所谓"并病"和"合病"来看，并病是一经病证未已又继续发生他经病证，这固属传经无疑；合病是两经以上同时发生病证，这就显然不属传经，而属直中多经。可是，合病之名多见于三阳病篇，三阴病篇虽有合病之实，而无合病之名。如果说直中局限于三阴，而三阳无直中，这是难以令人满意的。我认为在传经和直中问题上，也不能离开内外因结合、内因决定外因的观点。即外邪之所以能够传入或中入其经，一般多因其经先病而伏有内邪，于是内应外合，而发生该经的病证。否则，外邪是不大可能传入或中入其经的。而且传经、直中的为寒为热，不仅取决于外因的寒或热，而且取决于内因的寒或热。由此可见，过去传经和直中的争论（如传经皆为热、直中皆为寒等），其价值并不大。

（原载于《江西医药》1962 年 8 期）

从《伤寒论》热化证治谈起

《伤寒论》虽详于寒而略于温，但却为后世温病学说的发展奠定了基础。历代温病名家大都是在精通《伤寒论》的基础上，针对其略温之处，不断地丰富和发展其热化证治内容，从而作出了重大贡献。

一、从太阳温病谈到太阴温病的卫分表热证治

首先应明确的是，由于太阳主皮肤，统卫气，太阴肺外合皮毛，主气属卫，故太阳与太阴都主表。因而太阳"伤寒"和太阴"温病"在病位上是相通的。只是因其一属寒邪为病，一属温邪为病，故其病性有表寒、表热之分，治法有辛温、辛凉之别而已。叶天士《温热论》所谓"辨营卫气血，虽与伤寒同，若论治法，则与伤寒大异也。"亦即此意。

（一）对太阳病篇第 6 条的体会

"太阳病，发热而渴，不恶寒者，为温病。若发汗已，身

灼热者，名风温。风温为病，脉阴阳俱浮，自汗出，身重多眠睡，鼻息必鼾，语言难出。若被下者，小便不利，直视，失溲；若被火者，微发黄色，剧则如惊痫，时瘛疭；若火熏之，一逆尚引日，再逆促命期。"这是《伤寒论》中提到温病的唯一明文。

本条虽然启示了太阳温病由表入里，即从卫入气、入营、入血的机转，但为当时实践经验所限制，尚未能相应地提出方治。也正因此，后世温病学家如叶天士，乃进一步创立了卫气营血的辨证论治纲领，从温热证治方面大大地弥补了《伤寒论》的不足。

（二）对麻杏甘石汤证的体会

"发汗后，不可更行桂枝汤。汗出而喘，无大热者，可与麻黄杏仁甘草石膏汤。"

"下后，不可更行桂枝汤，若汗出而喘，无大热者，可与麻黄杏仁甘草石膏汤。"

两条均为表（太阳、卫分）寒轻里（手太阴肺气分）热重所致。其"无大热""汗出"既与阳明"蒸蒸发热""大汗出"者不同；其"汗出而喘"又与表寒闭肺"无汗而喘"的麻黄汤证有别。它既不是单纯的里热气分证，又不是单纯的表寒卫分证，而是太阳表病入里，气分之热已炽，卫分之寒未尽的卫气同病证。柯琴对此卫气同病的病机认识未清，以为汗出不可用麻黄，无大热不可用石膏，竟将原文改为"无汗而喘，大热者"，这显然是不够全面的。本方是麻黄配石膏，而且石膏用量大于麻黄，变辛温为辛凉，其意显然是以大清气分里热为主，而以轻散卫分表寒为佐，故适用于"汗出而喘，无大热"的卫气同病证。

但柯氏对此方方义的认识却是对的，他说："此大青龙之变局，白虎汤之先着也。"因为，大青龙汤证为表寒重、里热轻所致，故方中麻黄用量大于石膏；而麻杏甘石汤证则为表寒轻、里热重所致，故方中石膏用量大于麻黄，所以称它为大青龙汤的变局。又从表寒化热入里的变证来看，大都是从表（卫分）寒的麻黄汤证，转变为表（卫分）寒里（气分）热的大青龙汤证（表寒重于里热）或麻杏甘石汤证（里热重于表寒），更进一步转变为里（气分）热的白虎汤证，故又称它为白虎汤之先着。

二、从阳明和少阳热病谈到气分里热证治

一般认为，伤寒太阳病"必恶寒"，传入阳明则"不恶寒，反恶热"。这与温病卫分证多"微恶风寒"，继而出现气分证，则必"面赤恶热"是完全一致的。

（一）阳明病里热证治

首先应明确"胃家实"的含义。《内经》"邪气盛则实，精气夺则虚"两句是彼此关联互文见义的。如日人丹波元简在其《素问识》中指出："邪气之客于人身，其始必乘精气之虚而入。已入而精气旺，与邪俱盛则为实，如伤寒胃家实是也。若夫及邪入而客，精气不能与之相抗，为邪气所夺则为虚，如伤寒直中证是也。"可见疾病的虚实，并非邪气单方面所能决定，而是由邪正双方相互作用来体现的，而且起决定作用的往往在于正气方面。所以，"胃家实"不仅是指胃家邪热炽盛，同时也是指胃家正阳亢旺而言的。

阳明里热外蒸的白虎汤证，共有 8 条原文，其中以第 26 条

为主文。一般所谓阳明病白虎汤证的"五大一黄"（大热、大汗、大渴、大烦、脉洪大、苔黄燥），在第 26 条中就占了四大证。过去多数注家认为，白虎汤证是阳明经证。其实并不能认为其病只在阳明经，而与阳明腑无关，因为"五大一黄"都是以"胃家实"为其病理基础的。如大渴引饮、口舌咽喉干燥等症，就是由于胃热伤津所致；大热、大汗、脉洪大等症，就是由于胃热外蒸所致；至其大烦则是由于阳明热盛，胃络通心，上扰心神所致。白虎汤方是针对邪热向外熏蒸的病机而设的清透之法，其中主药石膏辛甘大寒，清中有透，故《温病条辨》上焦篇第 9 条指出"白虎本为达热出表"，而佐知母、粳米、甘草以养阴润燥、生津益胃，又符合阳明热灼津伤化燥的病理特点。

阳明实热内结的三承气汤证，以"痞满燥实坚"五个字为特征，概括了热结与气滞两个方面。痞满属气滞；燥实坚为热结。其临床表现主要在腹部的胀满疼痛拒按、不大便，是因热结燥实，气机壅滞所致。正因热结燥实处于主导地位，气机壅滞处于从属地位，而"承气"则是泄其邪热燥结，以恢复其胃主降的职能。故三承气汤以大黄泻其邪热燥结是主要的，而用枳、朴行气导滞则是次要的。又承气汤法主要是攻逐胃家实热之邪，并非专为燥屎而设。吴又可《温疫论》说得好："殊不知承气本为逐邪而设，非专为结粪而设也。""邪为本，热为标，结粪又其标也，能早去其邪，安患燥结也。"因此，承气汤法，不仅阳明病燥结者可以"塞因通用"，且阳明病热利者也可"通因通用"。

（二）少阳病里热证治

《伤寒论》原文第 264 条："少阳之为病，口苦，咽干，目眩也。"就是少阳病里热证的证候提纲。如方中行说："口苦咽干，热聚于胆。眩，目旋转而昏运也。少阳属木，木生火而主风，风火扇摇而燔灼，所以然也。"本证宜用黄芩汤主治，方中既以黄芩苦寒清泻胆火为主，又以白芍、甘草、大枣酸甘养阴、柔木息风为佐，深合少阳胆热风火灼伤阴津的病机。从叶天士《温热论》"气病有不传血分而邪留三焦者，亦如伤寒中少阳病也"来看，可见上述黄芩汤所主治的属少阳气分里热证范围。

三、从少阴和厥阴热病谈到营血分里热证治

外感热病进入营血分，虽然与气分热证一样都是但热不寒，但营血分热证以身热夜甚、口干反不甚渴饮、舌绛、脉细数为共同特征。至于营分证和血分证的区分：在神志方面，"时有谵语"（半昏迷状态）为营分，"时时谵语"（全昏迷状态）为血分；在斑疹方面，斑疹隐隐为营分，斑疹透露为血分；在舌质方面，舌红绛为营分，舌紫绛为血分。此外，在邪入血分时，又往往因热伤血络而见吐衄便血和热盛动风而见手足瘛疭等症。必须指出，《伤寒论》对表里热证的理、法、方、药的论述是不够完备的，尤其是在营血分里热证治方面，缺陷更多。而后世温病学说在这方面作了大量的补充，则是卓有贡献的。

（一）少阴里热证治

主要有温热伤阴和湿热伤阴以及三急下证治。

1. 少阴温热伤阴证治

如《伤寒论》第303条"少阴病，得之二三日以上，心中烦，

不得卧，黄连阿胶汤主之"就是温热病邪所致的少阴热化证的
主证主方。其病机为温热邪气炽盛，灼伤肾阴，水不济火而心
火独亢于上。它与《温病条辨》下焦篇11条"少阴温病，真阴
欲竭，壮火复炽，心中烦，不得卧者，黄连阿胶汤主之"是一
致的。此证邪热炽盛是主要的，病属邪多虚少，故以苦寒清火
的芩、连为主，而以白芍、阿胶、鸡子黄滋阴为辅。若真阴亏
虚为主的，则属虚多邪少，就非本方所宜，而应改用复脉、三甲、
定风等方以滋阴潜阳息风。吴氏因有"壮火尚盛者，不得用定
风珠、复脉；邪少虚多者，不得用黄连阿胶汤"之说。

2. 少阴湿热伤阴证治

如《伤寒论》第319条"少阴病，下利六七日，咳而呕渴，
心烦不得眠者，猪苓汤主之"就是因为邪热灼伤少阴阴液，并
与水气相结所致。故猪苓汤方用猪苓、茯苓、滑石以利水；阿
胶以育阴。但本证应与原文第282条的"自利而渴"相鉴别。"自
利而渴"有虚寒和实热之分，若与"心烦、但欲寐、小便色白"
同见，则为下焦虚有寒，治宜四逆汤温阳祛寒；此虽"自利而
渴"，但与"心烦不得卧"同见，则为湿热伤阴，其小便必不
利而尿色黄赤，故治以猪苓汤利水滋阴。

3. 少阴三急下证治

少阴三急下的第320、321、322条原文应与阳明三急下的
第254、255、256条结合起来看。这是因为少阴、阳明两关津液，
胃为水谷之海而主津液，少阴肾主水液，受五脏六腑之精而藏
之，凡阴亏燥结多责之于少阴、阳明的缘故。少阴三急下证，
首先要肯定病在少阴，而又合并了阳明，属少阴、阳明同病。

但从其 3 条原文来看，阳明证虽具备，而少阴证不明确，当结合第 303、285、319 条少阴病热化证来领会。即是说，既有少阴热炽阴伤的心烦不眠、脉细沉数、舌绛苔黄等症，又有阳明热炽津伤的口燥咽干、腹胀满痛、不大便等症。这就无论得之二三日或延之六七日，都应用大承气汤急下存阴，决不可坐失机宜，而听任其火灼水竭以至不救。但此少阴病合并阳明，不单伤及后天之津液，而且危机先天之精阴，虽当用大承气汤急下，但有时亦应顾及正阴。吴氏在《温病条辩》中所创立的增液承气和新加黄龙等法，实可补仲景之不足。

（二）厥阴里热证治

厥阴病是《伤寒论》中的一个疑难问题，后人争议颇多，甚至有人认为是"千古疑案"。厥阴病篇共有 55 条原文，其中只有 4 条明文提及厥阴，而且不够具体明确。要解决这个疑难问题，首先要明确厥阴病的实质。一方面是指手厥阴经心包和足厥阴经肝及其生理病理；另一方面是指伤寒热病发展过程中邪正阴阳消长的病机转化的最后阶段。同时还应明确厥阴病的临床特征。过去一般是以原文第 326 条的上热下寒证为厥阴病提纲，但外感热病发展到最后阶段，病情无疑是极其严重的，如果以第 326 条上热下寒证作为伤寒厥阴病的主证，显然难以令人满意。有鉴及此，温病学家对这个问题作了大量的补充，应该说早就解答了厥阴病这个疑问。他们对厥阴热病临床特征的认识，可用"昏痉瘛疭"四字简括之；并可分为热闭心包和热动肝风两个方面。

热闭心包证的主症是神昏谵语，有但热不厥和既热且厥的不同。但热不厥的，如叶天士《温热论》："温邪上受，首先犯肺，逆传心包。""纯绛鲜泽者，包络受邪也，宜犀角、鲜生地、连翘、郁金、石菖蒲等清泄之。延之数日，或平素心虚有痰，外热一陷，里络即闭，非菖蒲、郁金等所能开，须用牛黄丸、至宝丹之类，以开其闭，恐其昏厥为痉也。"又如吴瑭《温病条辨》上焦篇第16条："太阴温病……神昏谵语者，清宫汤主之，牛黄丸、紫雪丹、局方至宝丹亦主之。"明确提出了热闭心包的主症主方。若里热内闭严重的，又可出现既热且厥的厥阴病营血分证。如《温病条辨》上焦篇17条："邪入心包，舌蹇肢厥，牛黄丸主之，紫雪丹亦主之。"更有邪热内闭而正气外脱，神昏、脉虚等内闭外脱危象毕露，可宗吴氏安宫牛黄丸方后的"脉虚者，人参汤下"之法，即用独参汤送服牛黄丸以救治之。

热动肝风证的主症是痉厥瘛疭，有虚实之分。实证如《温病条辨》上焦篇第33条和34条指出："小儿暑温，身热，卒然痉厥，名曰暑痫，清营汤主之，亦可少与紫雪丹。""大人暑痫，亦同上法。热初入营，肝风内动，手足瘛疭，可于清营汤中加钩藤、丹皮、羚羊角。"是为邪热内闭手厥阴心包并引动足厥阴肝风的手足厥阴同病之证，故既有神昏，又有痉厥瘛疭。应在用清营汤以清泄心包热邪的同时，加钩藤、丹皮、羚羊角以凉肝息风，至于紫雪丹则兼擅开窍和息风之长，故能兼治手足厥阴的昏痉瘛疭。虚证如《温病条辨》下焦篇第13条、14条和16条指出："热邪深入下焦，脉沉数，舌干齿黑，手指但觉蠕动，急防痉厥，二甲复脉汤主之。""下焦温病，热深厥甚，脉细促，心中憺憺大动，甚则心中痛者，三甲复脉汤主之。""热邪久羁，吸烁真阴，或因误表，或因妄攻，神倦瘈疭，脉气虚弱，舌绛苔少，时时欲脱者，大定风珠主之。"为邪热深入下焦，灼伤真阴，从足少阴并足厥阴而成虚风内动之证，故既有舌干齿黑、神倦脉弱、舌绛苔少的真阴欲竭证，又有手指蠕动、心中憺憺大动、时时欲脱的虚风内动证，而宜用二、三甲复脉汤和大定风珠等以育阴潜阳息风。又《温病条辨》下焦篇第18条指出："痉厥神昏，舌短，烦躁，手少阴证未罢者，先与牛黄、紫雪辈，开窍搜邪；再与复脉存阴，三甲潜阳。"显而易见，吴氏对厥阴病热证是以昏痉瘈疭等为临床特征，并用开窍清邪的牛黄丸、紫雪丹和凉肝息风的清营汤加钩藤、丹皮、羚羊角以治实风，育阴潜阳的二、三甲复脉汤和大定风珠以治虚风为主方。

总之，厥阴病热证，无论其厥与不厥，都必具有身热而昏痉瘈疭等临床特征。并可分三焦辨证论治，即上焦太阴温病逆传厥阴（包括厥阴温邪自发）、中焦阳明热并厥阴为实、下焦少阴热并厥阴则为虚。

（王鱼门整理，原载于《浙江中医学院学报》1981年2期）

关于《伤寒论》三阳三阴的实质问题

《伤寒论》太阳、阳明、少阳、太阴、少阴、厥阴的实质，建立在经络、脏腑及其气化的基础上。这里分别从其经络、脏腑、气化三者略加讨论。

一、三阳三阴的经络问题

从《伤寒论》中的经络病象，如太阳病的项背腰强痛；阳明病的面赤、面垢、口不仁；少阳病的目眩、耳聋、胸胁满痛；太阴病的腹满；少阴病的咽痛、咽干、舌燥；厥阴病的巅顶头痛等来看，可以肯定其三阳三阴是与经络有关的。但又应该承认，三阳三阴病篇有些主要临床表现，如恶寒发热、往来寒热、但热不寒、但寒不热等并非经络所能解释，因而与《素问·热论》所说的三阳三阴都以经络病象为主者相比，却是不同的。也正因此，才有人认为《素问·热论》是针灸家言，故以经络为主，并在"热论"之后即继之以"刺热"。《伤寒论》是汤液家言，故备载113方，而很少用到针灸，可见《伤寒论》的六经并非经络之经。但我认为，说《伤寒论》之六经并非全指经络，其六经辨证并非单指经络辨证则可，说《伤寒论》之六经及其六经辨证完全与经络无关则不可。因为《伤寒论》的三阳三阴确实是在经络、脏腑的物质基础上论证其气化活动的。而其气化活动，则是以脏腑为根源，并以经络为通道的。探讨三阳三阴的实质必须把脏腑、经络、气化密切联系起来，三者缺一不可。既要注意经络形态上的病变反应，更要重视经络功能上的气化活动，还应结合《内经》荣卫气行等理论来研究。

前人认为，《伤寒论》中的传经有正传和邪传之别。正传是正气由里出表；邪传是邪气由表入里。如"太阳病，头痛至七日以上自愈者，以行其经尽故也"和三阳三阴的"欲解时"等，就应从正传来理解；又如"伤寒一日，太阳受之"和"伤寒二三日，阳明少阳证不见者，为不传也"以及"伤寒三日，三阳为尽，三阴当受邪"等，就应从邪传来理解。虽然邪传有证候为凭据而人多信之，正传尚无形可捉摸而人多疑之，但对正气出入、营血运行的情况，《内经》言之甚详，目前正在探讨中（如《内经》中的"生物钟"思想）。因此，我们对待前人所谓正传之说，自应采取慎重态度，不可妄加否定。

必须指出的是，经络学说并非局限于针灸，而是涉及临床各科。张仲景继承《内》《难》两经之说而著成《伤寒杂病论》，当能弃精取粗，使其三阳三阴的理论，成为无源之水，无本之木？还须进一步指出的是，一般所谓伤寒六经辨证论治的六经，其精神实质显然是包括经络、脏腑及其气化在内的。我们不应在表面文字上拘执，认为六经就只是指手足三阳三阴经脉而言，甚至指责它不符合《伤寒论》的内容实际。必须正确理解，张仲景之所以不提辨三阳三阴经病脉证并治，而提辨三阳三阴病脉证并治，是因其三阳三阴包括经络、脏腑及其气化而言，并非排斥经络。后人为了区别于三焦、卫气营血等辨证纲领，而称《伤寒论》的辨证纲领为六经，虽有不够全面之处，但亦未可以辞害意。

二、三阳三阴的脏腑问题

在《伤寒论》辨三阳三阴病脉证并治中，充满着脏腑学说的内容。如太阳膀胱蓄水的少腹满、小便不利，宜渗以五苓散；

阳明胃家燥热的大渴引饮,宜清以白虎汤;少阳胆火上炎的口苦、咽干、目眩,宜清以黄芩汤;太阴脾脏虚寒的吐利不渴、食不下、腹满时痛,宜温以理中汤;少阴肾脏虚寒的脉微细、但欲寐、小便色白,宜温以四逆汤;厥阴肝脏虚寒的头痛、干呕、吐涎沫,宜温以茱萸汤等,其例不胜枚举。因此,持伤寒六经非经络论者认为,这才是汤液家的中心思想所在,也才是三阳三阴的真正实质所在。但是必须指出,三阳三阴的脏腑是与经络密切相关的。这可从太阳病少腹硬满、小便自利的"太阳随经瘀热在里"等条文中看得出来。因此,我们在讨论三阳三阴的实质时,决不可存脏腑而废经络。又有人认为,以《素问·热论》为依据的《伤寒论》三阳三阴病只在足经脏腑,而不在手经脏腑,并以其六条提纲为证明。这种认识也是不够全面的。例如:抵当汤所主治的少腹硬满、小便自利,也可以说是病在手太阳小肠;承气汤所主治的腹胀满痛、不大便,就是病在手阳明大肠;小柴胡汤所主治的邪入腠理的往来寒热,也可以说是病在手少阳三焦;小青龙汤所主治的咳喘,也可以说是病在手太阴肺;黄连阿胶汤所主治的心中烦、不得卧,就是病在手少阴心;"厥应下之"的热厥神昏,也可以说是病在手厥阴心包络。可见《伤寒论》所论六经脏腑并不局限于《素问·热论》,而是比较全面的。因此,我们在讨论三阳三阴的实质时,也决不可存足经脏腑而废手经脏腑。

三、三阳三阴的气化问题

气化理论可以说是《伤寒论》的灵魂。如果离开了它,就会变成一部僵硬的教条。因此，必须予以重视，并深入研究。决不可离开气化理论来谈三阳三阴，只有把三阳三阴落实在气化理论上才更有意义。

（一）从疾病分类看

伤寒疾病多种多样，仲景以三阳三阴概括之，称之为太阳病、阳明病、少阳病、太阴病、少阴病、厥阴病。这虽然可以说是一种疾病的分类法，但他之所以这样分类的理论基础，就是建立在经络脏腑及其气化上的。例如"太阳之为病，脉浮，头项强痛而恶寒"，就是因为"头项强痛"是太阳"经"之为病，而其"恶寒""脉浮"，则是太阳"气"之为病的缘故。如果没有这样的理论基础，就不可能产生这样的条文。又如果不这样去理解太阳病，那么，这个太阳病也就徒有其名而无理论意义了。

（二）从证候分类看

伤寒疾病的证候纷繁复杂，仲景以表里寒热虚实概括之。例如"脉浮者，病在表，可发汗"；"脉沉而喘满，沉为在里，而反发其汗"；"发汗后恶寒者，虚故也；不恶寒但热者，实也"；"热结在里……大渴，舌上干燥而烦"；"自利不渴者……以其脏有寒也，当温之"等。但是，这种证候分类的理论基础，也是建立在三阳三阴的经络、脏腑及其气化上的。试以太阳病表寒虚实证治为例"太阳之为病，脉浮，头项强痛而恶寒"；"太阳病，发热汗出，恶风脉缓者，名为中风"；"太阳病，或已发热，或未发热，必恶寒，体痛呕逆，脉阴阳俱紧者，名为伤寒"；"太阳中风，阳浮而阴弱，阳浮者，热自发，阴弱者，汗自出，啬啬恶寒，淅淅恶风，翕翕发热，鼻鸣干呕者，桂枝汤主之"；
"太阳病，头痛发热，身疼腰痛，骨节疼痛，恶风无汗而喘者，
麻黄汤主之"。为什么太阳病会出现这些表寒虚实证候？就是
因为：①太阳经脉从头下项夹背抵腰，由于风寒邪气收引，太
阳经气不通，而现头项强痛、腰痛（并由局部影响整体而现身
体骨节疼痛）等症；②太阳主皮肤（膀胱外应毫毛），统荣卫
（《素问·热论》："巨阳者，诸阳之属也。"王冰注："巨，
太也。太阳之气，经络气血荣卫于身，故诸阳气皆所宗属"），
由于风寒邪气犯表，荣卫失调（或为卫阳被遏，荣阴受阻；或
为卫阳不固，荣阴失守），而现恶风寒发热、无汗或汗出、脉
浮紧或缓弱等症；③肺合皮毛，主气属卫，由于风寒邪犯太阳，
荣卫失调，导致肺气失宣，而现鼻鸣、无汗而喘等症；④胃为
卫之本，由于风寒犯表，卫气不和，导致胃气不和，而现呕逆
等症。如果离开这些气化理论，而笼统抽象地称之为太阳病"证
候群"或"证候类型"；或者满足于但凭麻黄汤证和桂枝汤证
的适应证就可以在临床上治好病；或者浮泛在表寒虚实的辨证
总纲上而不求甚解，那也就徒有其名而无理论意义了。

（三）从病变部位看

伤寒病变部位很多，仲景以三阳三阴的表、半表半里、里
概括之。如太阳为表，少阳为半表半里，阳明、太阴、少阴、
厥阴为里（这种表里又是相对的，而非绝对的。如太阳为表，
表之中又有里；少阳为半表半里，半表半里之中又有偏表或偏里；
阳明、太阴、少阴、厥阴为里，里之中又有表）等。但是这种
病变部位的划分，只有从三阳三阴的经络、脏腑尤其是气化来

理解才有意义。必须指出，表里不仅含有病位的意义，而且含有病机的意义。

太阳主表，不仅要从太阳经脉从头下项夹脊抵腰至足来看，更要从太阳主皮肤而统卫气来看。太阳为什么会主皮肤而统卫气？这是因为太阳膀胱外应毫毛，而卫气是维护体表、防御外邪的。《素问·热论》所谓太阳"为诸阳主气"，主要就是指统摄卫外的阳气而言，所以《伤寒论》指出太阳病为"卫气不和"。正由于太阳主皮肤而统卫气，故伤寒邪从毛窍而入太阳，不仅出现太阳经气不通的头项背腰强痛等局部证候，更重要的是出现卫气失常的恶寒发热、无汗或汗出、脉浮等全身证候，因为后者更是太阳病在表的主要临床表现。即风寒邪气犯表，卫阳郁而不伸，则恶寒；卫阳为邪气所遏而奋起向外抗拒邪气，则发热脉浮。如卫气实而被遏，荣阴为之阻滞，则必无汗、脉浮紧，宜用麻黄汤泄卫畅荣以发散风寒；如卫气虚而不固，荣阴因而失守，则必汗出、脉浮缓弱，宜用桂枝汤扶卫敛荣以发散风寒。这就是太阳主表的基本含义。

少阳主半表半里，主要应从少阳主腠理而司表里开阖之枢来理解。少阳为什么会主腠理而司表里开阖之枢？《灵枢·本脏》指出："肾合三焦膀胱，三焦膀胱者，腠理毫毛其应"。这就是说，肾水合膀胱而外应毫毛，肾（命）火合三焦而外应腠理（又从《灵枢·本脏》"卫气者，所以温分肉，充皮肤，肥腠理"来看，可见皮肤、肌肉、腠理三者显然有别，而皮肤与腠理是不能混同的）。又《素问·阴阳离合论》指出："太阳为开，阳明为阖，少阳为枢。"这也可以说是太阳为开主表，阳明为阖主里，少阳为枢主半表半里。因此，《伤寒杂病论》也就明确地指出"腠理者，是三焦通会元真之处，为血气所注"（《金匮要略》）；"血弱气尽，腠理开，邪气因入，与正气相搏，结于胁下，正邪分争，往来寒热，休作有时……小柴胡汤主之"（《伤寒论》）。正由于少阳主腠理而司表里开阖之枢，位于半表半里，故邪入少阳腠理，正邪分争其处，时而出阳，时而入阴，因而出现往来寒热、胸胁满痛等少阳经腑之气不舒之证，宜用小柴胡汤以和解之。这就是少阳主半表半里的基本含义。

阳明主里，主要应从阳明主肌肉而属胃之燥土和大肠之燥金来理解。伤寒病入阳明，由于燥热亢盛于胃肠，熏蒸于肌肉，故现但热不寒、汗出恶热、大渴引饮、腹胀满痛、不大便等症，而宜清以白虎汤或下以承气汤。这就是阳明主里的基本含义。

即此可见，表、里和半表半里虽然是指病位而言，但其中又包含着病机的意义在内。而且就其病在太阳表的恶寒发热和病在少阳半表半里的往来寒热，以及病在阳明里的但热不寒等全身证候来说，只有用经络、脏腑的气化理论才能说明。

（四）从病程阶段看

在伤寒疾病发生和发展的过程中是有其阶段性的。如《素问·热论》所谓一日太阳、二日阳明、三日少阳、四日太阴、五日少阴、六日厥阴等，即其例证。但从《伤寒论》所谓"伤寒一日，太阳受之""伤寒二三日，阳明少阳证不见者，为不传也""伤寒三日，三阳为尽，三阴当受邪，其人反能食而不呕，此为三阴不受邪也"来看，可见《伤寒论》在病程阶段上是发展了《素问·热论》之说的。即伤寒病程虽有其阶段性，但又不可拘执，必须依据临床现证而定。这里仅就伤寒疾病发生和发展的一般规律的病程阶段，来谈三阳三阴经络、脏腑的气化理论。

一般来说，伤寒疾病的发生和发展是从表入里、由阳入阴的。即先从太阳开始，然后由太阳传入阳明或少阳以至太阴、少阴、厥阴。伤寒疾病发生的最初阶段之所以多从太阳表寒证开始，是因太阳主皮肤而统卫气，为诸经之藩篱。伤寒邪从皮毛而入，首当其冲的就是太阳之表的缘故。所以有"伤寒一日，太阳受之"之说。至其发展之所以或传阳明而现里热证，或传少阳而现半表半里寒热错杂证，或传三阴而现里寒证，则是根据患者内外因的具体情况来决定，并不一定按照上述《素问·热论》的先后次序传变。但大体上前期多在三阳，后期多入三阴。这是因为前期邪与正俱盛，正阳奋起抗邪，故三阳病多发热。初起病在太阳，由于风寒邪遏卫阳而现发热恶寒等表证，治宜麻黄汤等以汗之。如其表病而里和的，则可一汗而解；如其表病而里不和的，则必因新邪在表，引动里之伏邪，而传经入里。从伤寒热病来说，前期多传阳明或少阳。即阳明阳盛伏热的，则传阳明而现但热不寒等里热证，治宜白虎汤或承气汤以清下之；少阳阳盛伏热的，则传少阳而现半表半里寒热错杂证，治宜小柴胡汤以和解之。由于病在三阳，正盛邪实，正气抗邪有力，多现实证，故其治法以汗、清、下、和祛邪为主。若三阳病失治或误治，邪气不解，正气受伤，则必由阳入阴，而现三阴里寒虚证，并多先出现太阴病里寒虚证。从"伤寒三日，三阳为尽，三阴当受邪，其人反能食而不呕，此为三阴不受邪也"和"太阴为病，脉弱……以其人胃气弱易动故也"来看，可见伤寒疾病是否由阳入阴的关键在于胃气的强弱。柯琴所谓"胃为三阴之外蔽"，即是说，胃气强而能屏障三阴的，则三阴不受邪（上文所谓"其人反能食而不呕，此为三阴不受邪也"，即胃气强之意）；胃气弱而不能屏障三阴的，则三阴必受邪。由于胃与脾相为表里，所以在其由阳入阴时多先传至太阴，而现但寒不热、吐利不渴、食不下、腹满时痛等里寒虚证，治宜理中汤以温之。若太阴病不解而向前发展，则因脾胃土虚导致心肾火衰（心火生胃土，命火生脾土，具有母子关系，土虚则子盗母气而致火衰），而现少阴但寒不热、脉沉微细、蜷卧欲寐、小便清白等里寒虚证，治宜四逆汤以急温之。若少阴病不解而向前发展到最后阶段，则因乙癸同源（肾之癸水能生肝之乙木，具有母子关系，故可母病及子）而寒并厥阴，出现寒厥昏痉等里寒虚证，虽可用四逆汤合吴茱萸汤等治疗，但大都预后不良，很难挽救。

（原载于《湖北中医杂志》1980 年 4 期）

《伤寒论》六经辨证论治与八纲八法

一、伤寒六经的八纲辨证

《伤寒论》六经病篇贯穿着阴阳表里寒热虚实的八纲辨证，其中以阴阳为辨证总纲。如太阳病篇指出："病有发热恶寒者，发于阳也；无热恶寒者，发于阴也。"[7] 条不冠以"太阳病"，而冠"病有"二字，可见是泛指六经病而言。故柯韵伯《伤寒论注》列此条于《伤寒总论》之首作为总纲，这本应是概括六经之三阴三阳而言。所谓"发于阳"，即发于三阳，由于寒邪侵犯三阳，体内阳气亢进，正气抗邪有力，正阳亢进则发热，寒邪收引则恶寒，故"发热恶寒"。属于太阳的多见头项背腰强痛；属于阳明的多见头额眉心连目眶胀痛；属于少阳的多见头角掣痛、昏眩、胸胁满痛。所谓"发于阴"，即发于三阴，由于寒邪侵犯三阴，体内阳气衰退，正气抗邪无力，正阳衰退则无热，寒邪收引则恶寒，故"无热恶寒"。属于太阴的多见腹满时痛、吐利不渴、食不下；属于少阴的多见脉微细、但欲寐；属于厥阴的多见寒厥吐蛔、少腹痛引入阴筋、巅顶头痛。但柯氏却把本条和[3] 条"太阳病，或已发热，或未发热"相提并论，认为"已发热"就是发热恶寒的发于阳，"未发热"就是无热恶寒的发于阴。前者尚是，后者则非。因为"未发热"的"未"字和"无热"的"无"字是不能等同的。太阳伤寒发热的或"已"或"未"是迟早问题，终必发热（由于正阳亢进之故）；三阴伤寒的"无热"，则是始终不发热（由于正阳衰退之故）。柯氏不仅认为[3] 条"未发热"是太阳病发于阴；而且认为[188] 条"不发热而恶寒者"是阳明病发于阴；[266] 条"伤寒脉弦细"是少阳病发于阴；并强调指出：发于阴，指阳证之阴，非指直中于阴。这就未免求深反晦了。至其所谓"三阴之反发热者，便是发于阳"，则恰自证其前言之非。因为这正能说明伤寒直中三阴本来是无热的；若三阴伤寒而反见发热，如[301] 条"少阴病，始得之，反发热，脉沉者"，则是因为寒中少阴而又外伤太阳之故。由于寒邪直中少阴，故脉沉；由于寒邪外伤太阳，故发热。这里还可以与太阳病篇 [94] 条 "病发热头痛，脉反沉，若不差，身体疼痛，当救其里，宜四逆汤" 对照，太阳伤寒本来是脉浮的，若太阳伤寒而反见脉沉，则是因为寒邪外伤太阳而又内中少阴之故。由于寒伤太阳，故发热、头身痛；由于寒中少阴，故脉沉。这两条都属变法，显然不应与 [7] 条 "病有发热恶寒者，发于阳也；无热恶寒者，发于阴也" 的常法相提并论。如果常变不分，那就是概念不清了。我们只应在理解发热恶寒者发于三阳和无热恶寒者发于三阴的常法的同时，注意到有发热恶寒者发于三阴（如 [301] 条）和无（未）热恶寒者发于三阳（如 [3] 条）的变法，而不应将其混淆。这就是伤寒六经辨证的阴阳总纲。

在阴阳总纲下的六经辨证又无处不体现着表里寒热虚实。总的看来，六经中的三阳病，多见表、热、实证，但也有里、寒、虚证；六经中的三阴病，多见里、寒、虚证，但也有表、热、实证。

太阳病虽以恶寒发热、头项背强痛、脉浮、不渴等表寒证为主，其中无汗、脉紧者属表寒实证；汗出、脉缓者属表寒虚证。但又有 "发热而渴，不恶寒" [6] 的表热证和少腹满、小便不利 [130] 的里寒蓄水证以及少腹硬满、小便自利 [128] 的里热蓄血证。

阳明病虽以但热不寒 "五大一黄" 或 "痞满燥实坚" 等里热实证为主；又有津气空虚而脉浮芤 [248] 和 "津液内竭" [235] 以及 "其脾为约" [249] 而大便硬的里热虚证；还有 "食谷欲呕" [245] 的里虚寒证。

少阳病虽以往来寒热、胸胁满痛痞硬、喜呕、不欲饮食、口苦、目眩、耳聋等半表半里寒热虚实错杂证为主；又常兼太阳而伴有表寒虚证 [151]；或兼阳明而伴有里热实证 [106]。

三阴虽以但寒不热的里寒虚证为主，其中腹满时痛、吐利不渴、食不下的属太阴里寒虚证；脉微细、但欲寐的属少阴里寒虚证；巅顶头痛或少腹痛引入阴筋或寒厥吐蛔的属厥阴里寒虚证。又有里虚兼表证、热化里实证和热化里虚证。

在六经病中，还有表里寒热虚实错杂证，如表寒里热实证 [38]、表里俱热实证 [34]、表里俱寒虚证 [168]、表实里虚寒证 [301]、表虚里实热证 [279] 等。

此外，还有表里寒热虚实的疑似证 [56] 和真假证 [11]。如果稍有疏忽，必致误诊误治。

二、伤寒六经的八法论治

《伤寒论》六经病篇充满着汗、吐、下、和、清、温、消、补的八法论治。如汗法之用麻黄汤、吐法之用瓜蒂散、下法之用承气汤、和法之用小柴胡汤、清法之用白虎汤、温法之用四逆汤、消法之用小陷胸汤、补法之用炙甘草汤等。

（一）表寒证的汗法

以麻黄汤和桂枝汤为主方。太阳表寒实证用麻黄汤峻汗逐邪，太阳表寒虚证用桂枝汤缓汗养正，这是太阳病表寒证的两大汗法。因其加减法最多，而能充分适应复杂病情的需要。就麻黄汤加减法而言，如表寒里饮证之用小青龙汤；表寒里热证之用大青龙汤（表寒重而里热轻）；或麻杏甘石汤（里热重而表寒轻）等。就桂枝汤加减法而言，如太阳表寒虚而兼阳明里热实证之用桂枝加大黄汤；太阳表寒虚而兼少阳半表半里寒热虚实错杂证之用柴胡桂枝汤；太阳表寒虚而兼太阴里寒虚证之用桂枝人参汤；太阳表寒虚而兼少阴里寒虚证之用桂枝加附子汤；太阳表寒虚而兼厥阴里寒虚证之用当归四逆加吴茱萸生姜汤等。由此可见，在汗法的麻桂加减法中，又包含着兼下、兼和、兼清、兼温、兼补等法，其妙用并不局限于太阳，而实遍及于六经。

（二）半表半里寒热错杂证的和法

以小柴胡汤为主方。由于少阳病位在半表半里，病情属寒热虚实错杂，所以只宜采用和法，而非单行汗、吐、下、清、温、消、补等法所能取效。小柴胡汤方以柴胡和其半表半里为主，而以姜、夏、芩、参、草、枣和其寒热虚实为辅，独具特色。它与桂枝汤从表和其荣卫、半夏泻心汤从里和其寒热虚实等方的不同之处，主要在于柴胡和解半表半里，而这是其他方药所不能代替的。至于小柴胡汤方的加减法，少阳病兼太阳的柴胡桂枝汤的和兼汗法；少阳病兼阳明的大柴胡汤的和兼下法。

（三）里热证的清、下法

以白虎汤和承气汤为主方。白虎汤的清法和承气汤的下法主要用于阳明病里热实证，即阳明里热外蒸的，宜用白虎汤以清热救津；阳明里热内结的，宜用承气汤以急下存阴。若阳明胃热太盛以致津气空虚的，则宜用白虎加人参汤以清热生津益气；若阳明肠热太盛以致津液内竭的，则宜用蜜煎导而通之，这又属于阳明里热虚证了。但伤寒热化证并不局限于阳明，其他各经都有，因而白虎、承气汤也适用于他经的热化证。例如：太阳病表热迫肺"汗出而喘"之用麻杏甘石汤（寓白虎法）；少阳病"热结在里"腹胀不大便之用大柴胡汤（寓承气法）；太阴病"其脾为约"大便硬之用麻子仁丸（寓承气法）；少阴病三急下证之用大承气汤；厥阴病热厥之用白虎汤和承气汤等。此外，在里热实证中还有"利遂不止"之用葛根芩连汤；"热利下重"之用白头翁汤、黄芩汤或四逆散；湿热发黄之用茵陈蒿汤、栀子柏皮汤、麻黄连翘赤小豆汤；热郁心胸（懊侬）之用栀子豉汤。在里热虚证中还有心烦不眠之用黄连阿胶汤、猪苓汤；咽痛胸满心烦之用猪肤汤等。

（四）里寒证的温、补法

以理中汤、四逆（加人参）汤和吴茱萸汤为主方。其中理中汤温补太阴阳气以祛寒；四逆（加人参）汤温补少阴阳气以祛寒；吴茱萸汤温补厥阴阳气以祛寒。但三阴里寒虚证的温补法，以少阴病篇最为完备，如附子、真武、白通、通脉、桃花等法。若三阴里寒而兼表寒的，则有太阴里虚兼表的桂枝人参汤法；少阴里虚兼表的麻黄细辛附子汤法；厥阴里虚兼表的当归四逆汤及其加吴茱萸生姜汤法等。以上是就阳虚证而言，若就阴阳气血俱虚证来说，则有炙甘草汤和芍药甘草附子汤的阴阳气血双补之法。《伤寒论》中的里寒证虽然多见虚证而宜用温补法，但也有见实证而宜用温下法的，如用白散之治"寒实结胸"等。

此外，必须提出讨论的是，仲景治疗表里同病之证，不外先表后里、先里后表和表里同治三法。如 [92] 条"本发汗，而复下之，此为逆也，若先发汗，治不为逆；本先下之，而反汗之，为逆；若先下之，治不为逆"，即指治疗表里同病的先表后里或先里后表两法而言。由于表里同病，既有可汗之表证，又有可下之里证，究竟应该先用汗法解其表而后用下法攻其里，还是先用下法攻其里而后用汗法解其表，必须根据其表里病情的缓急而定。即表急于里的，当先治其表，而后治其里。如 [169] 条"伤寒大下后，复发汗，心下痞，恶寒者，表未解也，不可攻痞，当先解表，表解乃可攻痞。解表宜桂枝汤，攻痞宜大黄黄连泻心汤"和 [109] 条"太阳病不解，热结膀胱，其人如狂，血自下，下者愈。其外不解者，尚未可攻，当先解其外。外解已，但少腹急结者，乃可攻之，宜桃核承气汤"是其例。里急于表的，当先治其里，而后治其表。如 [128] 条"太阳病，六七日，表证仍在，脉微而沉，反不结胸，其人发狂者，以热在下焦，少腹当硬满，小便自利者，下血乃愈。所以然者，以太阳随经，瘀热在里故也，抵当汤主之"是其例。如果不顾其表里病情的缓急，而在汗下治法上倒行逆施，本当先汗而反先下，或本当先下而反先汗，则为逆治。有人认为，表里同病的治法当视其里之虚实而定，即表病而里实者，当先解其表，而后攻其里；表病而里虚的，当先救其里，而后解其表。这种认识是不够全面的，因为表病而里实或里虚，仍然要根据病情的缓急来确定表里先后治法。虽然表病而里实的，多宜先解其表而后攻其里，如 [169] 条是其例；但也有可先攻其里的，如 [128] 条虽太阳病表证仍在，但因少腹硬满、小便自利、其人发狂，里证急于表证，故可先用抵当汤攻其里，是其例。虽然表病而里虚的，多宜先救其里而后解其表，如 [93] 条（由于里证下利清谷急于表证身疼痛，故宜急用四逆汤先温其里）是其例；但也有可先解其表的，如 [276] 条太阴病里虚在脾，而"脉浮"又病在表，其所以"可发汗，宜桂枝汤"者，是因里虚未甚，而病偏于表之故，是其例。

以上是就表里同病的先表后里和先里后表两法而言。但是我们应该看到，仲景对表里同病之证，更多的是采用表里同治之法（其方几乎占了全书 113 方的 1/3），而这类表里同病之证和表里同治之法，在临床上则是更为多见和常用的。我认为仲景常用表里同治之法处理表里同病之证，是在复杂病情中抓住重点、照顾全面的另一种更为巧妙的手法。例如：表寒里热证之用大青龙汤或麻杏甘石汤，前方即侧重于表寒（方中麻、桂用量重于石膏），后方即侧重于里热（方中石膏用量重于麻黄）；表实里虚证之用麻黄细辛附子汤或麻黄附子甘草汤，前方则侧重于表实（方中只用附子 1 味治里虚，而用麻黄、细辛 2 味治表实），后方则侧重于里虚（方中只有麻黄一味治表实，而用附子、甘草 2 味治里虚）；上热下寒证之用乌梅丸，则侧重于下寒（方中只用黄连、黄柏 2 味治上热，而用附子、干姜、桂枝、蜀椒、细辛 5 味治下寒）等。由此可见，仲景处理表里同病之证的手法是很灵活的，我们必须深入领会，全面掌握，决不可抱有成见。

（原载于《浙江中医学院学报》1981 年 5 期）

对伤寒例、平脉辨证和可与不可方治的体会

《伤寒论》原有 22 篇（根据明代赵开美复刻宋代高保衡等校正本），即辨脉法、平脉法、伤寒例、辨痉湿暍病脉证、辨太阳病脉证并治上、辨太阳病脉证并治中、辨太阳病脉证并治下、辨阳明病脉证并治、辨少阳病脉证并治、辨太阴病脉证并治、辨少阴病脉证并治、辨厥阴病脉证并治、辨霍乱病脉证并治、辨阴阳易差后劳复病脉证并治、辨不可发汗病脉证并治、辨可发汗病脉证并治、辨发汗后病脉证并治、辨不可吐、辨可吐、辨不可下病脉证并治、辨可下病脉证并治、辨发汗吐下后病脉证并治。但历来研究《伤寒论》者，多数只取其中近半数的三阴三阳、霍乱以及阴阳易差后劳复10篇，认为前 4 篇和后 8 篇，有的是后人加入，有的是重复记载，没有研究的价值。其实并不尽然，其中可贵之处颇多，仍然值得珍视。因将这些篇（惟痉湿暍病篇除外，因与《金匮要略》相同，且其所载较本论为详，故本篇应以《金匮要略》为准）综合分为"伤寒例""平脉辨证"和"诸可与不可方治"三个部分，述其概要如下：

一、伤寒例

伤寒例篇主要揭示了《伤寒论》的内容大旨，凡研究《伤寒论》者，必须首先阅读本篇，不可忽略。

伤寒为外感病的总称。如《内经》说："今夫热病者，皆

伤寒之类也。""人之伤于寒也，则为病热。"《难经》也说："伤寒有五：有中风，有伤寒，有湿温，有热病，有温病。"由于《伤寒论》是在《内》《难》二经的基础上发展起来的，所以本篇在伤寒病之外，又提出了风温、温病、暑病、冬温、温毒、瘟疫等病（见本篇第2、4、6、8、9、10、18条）。故近世把伤寒一名分为广狭二义，广义的伤寒包括一切外感病而言；狭义的伤寒乃专指伤于寒邪的病而言。

四时气候虽然有常有变，但都和疾病有密切关系。如本篇第1、3条所说的"阴阳大论云：春气温和，夏气暑热，秋气清凉，冬气冷冽，此则四时正气之序也"，"其伤于四时之气，皆能为病"等，这就是指四时常气为病而言。其第4、8、9、11条所说的："然气候亦有应至而不至，或有未应而至者，或至而不去者，或有至而太过者，皆以病气也"，"凡时行者，春时应暖而反大热，夏时应大热而反凉，秋时应凉而反大热，冬时应寒而反大温，此非其时而有其气，是以一岁之中，长幼之病多相似者，此即时行之气也"，"其冬有非节之暖者，名曰冬温"，"从春分以后，至秋分节前，天有暴寒者，皆为时行寒疫也"等，这就是指四时变气（即时行疫气）为病而言。并可看出，四时常气为病之中又有伤寒和温病等区别；四时变气为病之中又有寒疫与温疫等差异。还可看出，四时气候为病，有新感和伏气之分。如第2、6条所说的"冬时严寒，万类深藏，君子固密，则不伤于寒，触冒之者，乃名伤寒耳"，"中而即病者，名曰伤寒"等，就是指新感而言；其第4条所说的"不即病者，寒毒藏于肌肤，至春变为温病，至夏变为暑病"等，就是指伏气而言。由此可见，

《伤寒论》对外感病的认识是全面的。但引以为憾的是《伤寒论》对外感病详于寒而略于温，引起后人疑窦，认为《伤寒论》是专论伤寒病之书，竟把伤寒和温病对立起来，甚至形成伤寒、温病、温疫鼎足而三的局面，这种看法显然是不够深刻的。如王安道说："若仲景为温暑立方，必不如此，必别有法，但惜其遗佚不传，致使后人有多岐之患。"

但应指出，自然界的邪气所以能够伤人致病，必因人体正气失调；如果正气调和，抵抗力足，外邪就难以伤人致病。故《内经》有"邪之所凑，其气必虚"，"人清静则肉腠闭拒，虽有大风苛毒，弗之能害"，"精神内守，病安从来"等说。因此，上述四时常气或变气为病，实兼邪气侵袭于外和正气失调于内而言。如果有外因而无内因，一般是不致发病的。

《伤寒论》是以《内经》作为根据的，故本篇14、15、16、17条的六经辨证施治内容都引自《素问·热论》篇。《素问·热论》篇的六经证治内容和《伤寒论》的六经证治内容是基本相同的，只是《伤寒论》的六经证治内容发展得更为丰富，这就足以说明《伤寒论》的六经是在《内经》的六经基础上发展起来的。但近世有人认为《伤寒论》的六经和《内经》的六经截然不同，《内经》的六经是指经络而言，为针灸家所宗；《伤寒论》的六经是指热病的"证候群"而言，为汤液家所宗。我觉得这种看法是值得商榷的。因为张仲景在他所著《伤寒论》的自序中说到"撰用《素问》"，明明是以《内经》作为根据。当然《伤寒论》以《内经》作为根据，并不等于守成不变，也不可能是另起炉灶。因为事物总是随着历史的发展而发展的。

我们只能认为《伤寒论》的六经是《内经》六经的继续发展，而决不能割断历史的认为《伤寒论》的六经只有《内经》六经之名，而无《内经》六经之实。但可能有人会有疑问：《素问·热论》的三阳证治和《伤寒论》的三阳证治虽然基本相同，但在三阴证治上，前者都属热可下，后者多属寒宜温，则似大有差异，这是什么缘故呢？我认为如果能够全面深入地看，是不难回答这个问题的。

首先，从《内经》来看，全部《内经》是以阴阳学说为指导思想的，所以无论在阐述生理、病理和药理等任何方面，都包含了阴阳的意义在内。仅就病理方面来说，既有所谓"阳胜则热"邪从阳化的热证，也有所谓"阴胜则寒"邪从阴化的寒证。例如《素问·热论》的三阴现证虽然都是邪从阳化的热证，但《素问·至真要大论》的三阴现证中就有邪从阴化的寒证在内。前者属热证，可用承气汤等急下以存阴；后者属寒证，宜用四逆汤等急温以回阳。

其次，从《伤寒论》来看，《伤寒论》中的三阴病，固然多有应用理中汤、四逆汤、吴茱萸汤等邪从阴化的寒证，但也有应用白虎汤或承气汤等邪从阳化的热证。例如《伤寒论》厥阴篇就有脉滑而厥的白虎汤证和下利谵语的小承气汤证。尤其是少阴篇中所说的"少阴病，二三日，口燥咽干者，急下之，大承气汤主之"，更和《素问·热论》篇中所说的"少阴脉贯肾络于肺，系舌本，故口燥舌干而渴"，若合符节。

因此，《伤寒论》的六经和《内经》的六经是一脉相承而不容分割的。

伤寒有表病、里病和表里同病之分，因而在治法上有发表、攻里和表里兼施之别，必须明辨。如本篇第23条所说的"凡伤寒之病，多从风寒得之，始表中风寒，入里则不消矣……当先解表，乃可下之，若表已解而内不消，大满大实坚，有燥屎，自可除下之……若不宜下，而便攻之，内虚热入，协热遂利，烦躁诸变，不可胜数，轻者困笃，重者必死矣"和第24条所说的："夫阳盛阴虚，汗之则死，下之则愈，阳虚阴胜，汗之则愈，下之则死""桂枝下咽，阳盛则毙；承气入胃，阴盛以亡""凡两感病俱作，治有先后，发表攻里，本自不同，而执迷妄意者，乃云神丹甘遂合而饮之，且解其表，又攻其里，言巧似是，其理实违"等，就是对伤寒治疗原则的指示。凡治病必须顺从正气抵抗邪气的趋势而"因势利导"之。如其邪在三阳，正气抗力较强，其趋势向外向上，而现发热恶寒、无汗、头项强痛、脉浮紧等症的，可以说是阳虚阴盛于表。所谓阴盛于表是指寒邪外束而言，所谓阳虚于表是指卫气不伸而言，汗法能走表助卫阳以散阴寒，所以说"汗之则愈"。若其趋势向内向下，而现便秘、腹满疼痛拒按、脉沉实等症的，可以说是阳盛阴虚于里。所谓阳盛于里是指燥热内结而言，所谓阴虚于里是指津液受伤而言，下法能走里急下燥热以存津液，所以说"下之则愈"。假使治不如法，病在表而反用下法攻其里，或病在里而反用汗法发其表，违反正气抗病的趋势，必致挫伤正气，助长邪气，而使轻病加重，重病致危。如阳盛阴虚于里的宜用下法的里证，假使误用桂枝汤等汗法，必致阳愈盛而阴愈虚，形同火上添油；又如阴盛阳虚于表的宜用汗法的表证，假使误用承气汤等下法，必致阴愈盛而阳愈虚，有如雪上加霜。所以说"桂枝下咽，阳盛则毙，承气入胃，阴盛以亡"。以上是就表里分病者而言，若表里同病者，又当区别先表后里、先里后表和表里兼施三法。一般来说，凡病在三阳，表里俱实，而里证并不急重的，宜用先解其表，后攻其里的先表后里法（如果表里两证俱急者，也可用表里兼施法）；如其病已由阳经兼涉阴经，表里俱虚，而里证急重的，宜用先救其里，后解其表的先里后表法（如果表里两证俱急者，也可用表里兼施法）；若表里同病而表实里虚或表虚里实的，则宜用表里兼施法。详见下文"诸可与不可方治"，姑且从略。从这里可以看出，伤寒两感在《内经》中虽属必死之证，但在《伤寒论》中则有可治之法。这就表明了在《内经》的基础上发展起来的《伤寒论》，是弥补了《内经》的不足的。

此外，在治疗原则上还有几点值得提出：

早期治疗：如本篇第 19、20、21 条所说的"凡人有病，不时即治，隐忍冀差，以成痼疾，小儿女子，益以滋甚"；"时气不和，便当早言，寻其邪由，及在腠理，以时治之，罕有不愈者，患人忍之，数日乃说，邪气入藏，则难可制"；"凡作汤药，不可避晨夜，觉病须臾，即宜便治，不等早晚，则易愈矣，若或差迟，病即传变，虽欲除治，必难为力"等。

灵活掌握：如本篇第 13 条所说的"土地温凉高下不同，物性刚柔餐居亦异，是故黄帝兴四方之问，歧伯举四治之能，以训后贤，开其未悟者，临病之工，宜须两审也"等。

如法服药：如本篇第 22、25、26、27 条所说的："服药不如方法，纵意违师，不须治之"；"凡发汗，温服汤药，其方虽言日三服，若病剧不解，当促其间，可半日中尽三服，若与病相阻，即便有所觉，重病者一日一夜，当晬时观之，如服一剂证犹在，当复作本汤服之，至有不肯汗出，服三剂乃解，若汗不出者死病也"；"凡得时气病五六日，而渴欲饮水，饮不能多，不当与也……至七八日，大渴欲饮者，犹当依证与之，与之常令不足，勿极意也，言能饮一斗与五升，若饮而腹满，小便不利，若喘若哕，不可与之，忽然大汗出，是为自愈也"；"凡得病反能饮水，此欲愈之病，其不晓病者，但闻病饮水自愈，小渴者乃强与饮水，因成其祸，不可复数"等。

针药配合：《伤寒论》除着重汤药治疗外，还兼用针灸配合治疗。故本篇第 29 条说："凡治温病可刺五十九穴。"但使用针法，必须避用禁穴。所以第 30 条接着说："又身之穴，三百六十有五，其中三十九穴灸之有害，七十九穴刺之为灾，并中髓也。"

在预后经验方面，主要是：

预后佳良：如本篇 26、27、32、37 条所说的"若饮而腹满，小便不利，若喘若哕，不可与之，忽然大汗出，是为自愈也"；"凡得病反能饮水，此为欲愈之病"；"凡得病厥脉动数，服汤药更迟，脉浮大减小，初躁后静，此皆愈证也"；"谵言妄语，身微热，脉浮大，手足温者生"等。

预后不良：如本篇第 31、33、34、35、36、37 条所说的"凡脉四损三日死，平人四息病人脉一至名曰四损；脉五损一日死，平人五息病人脉一至名曰五损；脉六损一时死，平人六息病人脉一至名曰六损”；“脉阴阳俱盛，大汗出，不解者死”；“脉阴阳俱盛，热不止者死”；“脉至乍疏乍数者死”；“脉至如转索者死”；“谵言妄语，身微热……手足……逆冷，脉沉细者，不过一日死矣”等。

还须提出讨论的是：有人根据本篇第 12 条所说的“今搜采仲景旧论，录其证候，诊脉声色，对病真方有神验者，拟防世急也”几句话，认为本篇必非仲景之言，并肯定是晋代王叔和在撰次《伤寒论》时所加入。但也有人认为本篇仍是仲景所集，只是经过王叔和重集撰次而已。因为张仲景既然在他所著《伤寒论》自序中说是“撰用《素问》”，那么，张仲景在《伤寒论》的前面根据《内经》等书提出伤寒序例一篇以揭示内容大旨就成为一件很自然的事情了。虽然篇内所引《素问·热论》的六经证治和《伤寒论》的六经证治不尽相同，但这足以说明《伤寒论》是在《内经》的基础上向前迈进了一大步。如果有人反因此而怀疑非仲景之言，那是不符合事物发展规律的。何况本篇内容值得珍视之处很多，即使不是仲景之言，也无抛弃之理。两说究竟孰是，尚待作进一步考证。但我初步认为后一说比较客观。

二、平脉辨证

《伤寒论》辨脉法和平脉法两篇 81 条，从张仲景自序中所说的“勤求古训，博采众方，撰用《素问》《九卷》《八十一难》……并平脉辨证，为《伤寒杂病论》合十六卷”来看，很可能是采自古人的遗论，并结合自己的经验而写成的。

切脉法的发明，当在战国（公元前 5 世纪）以前，因为在战国时代切脉法就已经盛行了，这可从《内经》和《难经》两书中看出来。根据很多学者考证，《内》《难》二经很可能是战国时期的作品。两书论脉甚详，尤其是《难经》。当时伟大的医学家扁鹊（即秦越人）精通各科医学，尤以切脉为著名。因此，不少学者认为《难经》是扁鹊所作，并推崇他为脉学之祖。

切脉的演变是由遍诊法逐步发展到独取寸口法的。《内经》的著成早于《难经》。故《内经》论脉说到："上部天，两额之动脉；上部地，两颊之动脉；上部人，两耳前之动脉。中部天，手太阴也；中部地，手阳明；中部人，手少阴也。下部天，足厥阴也；下部地，足少阴也；下部人，足太阴也。"可见当时医家切脉所取的部位很广泛，是属遍诊法。《难经》著成后，就开始由遍诊法演变成为独取寸口法。如《难经》首先指出："十二经中皆有动脉，独取寸口以决五脏六腑死生吉凶之法，何谓也？然。寸口者，脉之大会，手太阴之动脉也。"并将古代的三部九候法完全分配于寸口。但在当时甚至是之后一个较长的时期并未完全抛弃遍诊法。如汉张仲景在《伤寒论》自序中说到"观今之医……按寸不及尺，握手不及足，人迎、跌阳三部不参"，就是明证。

寸口又名气口，诊脉时，首先以食指、中指和无名指三指并按，并以中指对准掌后高骨来确定寸、关、尺三部。三指之中为关位，又名关上；关之前向掌处为寸位，又名寸口，关之后向肘处为尺位，又名尺中。但三指之间的距离，须视患者身体的长短而或疏或密，身长臂长的下指宜疏，身短臂短的下指宜密。其次下指还有轻重之别，如平脉法篇第 10 条所说的三菽之重以候肺气，六菽之重以候心气，九菽之重以候脾气，十二菽之重以候肝气，按之至骨（亦即所谓十五菽之重）以候肾气等。后世则简化为浮、中、沉三候，如杨仁斋说："每部下指，初则浮按消息之，次则中按消息之，又次则沉按消息之。"滑伯仁说："持脉之要有三：曰举、按、寻。轻手循之曰举，重手按之曰按，委曲求之曰寻。"但下指轻重又当随患者身体的肥瘦而各有不同，即对体肥的较之体瘦的下指宜稍重，对体瘦的较之体肥的下指宜稍轻。故平脉法篇第 17 条有肥人当沉和瘦人当浮之说。切脉时，还必须先调息，即以医生平人的呼吸去调知病人脉动的快慢。一呼一吸为一息，一息脉五至为平脉，否则为病脉。调息切脉至少须发息至 50 次，数脉至 250 动，始合标准。故张仲景在《伤寒论》自序中指出："动数发息，不满五十；短期未知决诊，九候曾无仿佛……所谓窥管而已。"

脉的种类，在汉代以前，如《内》《难》《伤寒》等书中所载的脉数都在 20 种以上，但都没有一定的数目。到了晋代王叔和著成《脉经》时，才确定为二十四脉，即浮、沉、迟、数、微、细、散、紧、弱、滑、涩、缓、软、结、促、代、动、洪、伏、虚、实、革、芤、弦。唐代孙思邈《千金翼方》仍叔和之旧，但去革脉和牢脉。宋代高阳生脉诀则去数、散二脉，加长、短二脉，仍为二十四脉。至明代李士材《诊家正眼》乃进一步发展确定为二十八脉。即在《脉经》所载二十四脉基础上加长、短、牢、疾四脉，这二十八脉一直到现在仍为临床医家所遵守。

但脉有平脉和病脉的区别。所谓平脉，一般是不浮不沉，不疾不徐，不大不小，来去从容，三部同等的。故辨脉法篇第15条说寸口、关上、尺中三处大小浮沉迟数同等，此脉阴阳为和平。但平脉又因时、因地、因人不同，如春弦、夏洪、秋毛、冬石，这属时令上的平脉；肥人脉较沉，瘦人脉较浮，阳脏人脉较洪大，阴脏人脉较细小，这属体质上的平脉，必须明辨。

所谓病脉虽有28种之多，但归纳起来，不外如下4类：①脉位：如浮、沉等。②脉息：如迟、数等。③脉状：如大、小、长、短、紧、缓等。④脉势：如虚、实、滑、涩等。根据以上脉象，可以辨别疾病的表里寒热虚实的性质。一般来说，凡脉位现浮的主病在表，脉位现沉的主病在里；脉息现数和脉状现大的主病属热，脉息现迟和脉状现小的主病属寒；脉势现实的主病属实，脉势现虚的主病属虚。主表、主热、主实的为阳脉，主里、主寒、主虚的为阴脉，故辨脉法篇第1条指出："凡脉大、浮、数、动、滑，此名阳也；脉沉、涩、弱、弦、微，此名阴也。"

脉诊在临床上固然很重要，但它必须和望、闻、问诊相结合，这可从平脉法篇第3、4、5、7、9条中很清楚地看出来。因为脉和证是密切相关而不可分割的，如果只重切脉而不重察症或只重察证而不重切脉的去诊疗疾病，必不可能做出正确的诊断，更不可能获得预期的效果。这两篇虽名"辨脉"，但在81条中充分显露了脉证相参的精神，并非重脉轻证，而是脉证并重，这点是必须首先予以明确的。

平脉法篇第1条所说的"审察表里，三焦别焉。知其所舍，消息诊看"明确地启示着临床平脉辨证主要不出横看表里和竖看三焦两途。

（一）表里

从辨脉法第 18 条所谓"寸口脉浮为在表、沉为在里"来看，可见脉的浮或沉，是病在表或里的标志。凡风寒在表的实证脉必浮而紧，宜用麻黄汤等发汗。故辨脉法篇第 20 条说："寸口脉浮而紧，浮则为风，紧则为寒。风则伤卫，寒则伤营，营卫俱病，骨节烦疼，当发其汗也。"这和《伤寒论》太阳篇所说的"太阳病，头痛发热，身疼腰痛，骨节疼痛，恶风，无汗而喘者，麻黄汤主之"是一致的。如属病在里的实证，脉必沉而实，宜用承气汤等攻下。如辨脉法篇第 23 条所说的："属腑者，不令溲数，溲数则大便硬。"就和《伤寒论》阳明篇承气汤证所说的："小便数者，大便必硬"是一致的。但在特殊情况下，又当灵活掌握。如脉浮寒热身疼证，有因风寒外束太阳表实而成的，也有因疮疡初起气血遏郁而成的。大致太阳表实证，脉浮寒热身疼，是因风寒外束所致，其脉浮而紧，寒热无休止，周身尽疼，必不能食，治宜辛温发散以宣其风寒和其营卫；疮疡初起的脉浮寒热身疼，是因气血遏郁所致，其脉浮而数，乍寒乍热，只有一点痛处，并非周身疼痛，多饮食如常，治宜辛凉疏解以宣其火郁、和其气血。故辨脉法篇第 27 条说到："诸脉浮数，当发热而洒淅恶寒，若有痛处，饮食如常者，蓄积有脓也。"又如脉浮，有属邪在表宜汗忌下的，也有属邪在里宜下忌汗的。大致邪在表的脉浮必无里实证，而邪在里的脉浮必有里实证。例如脉浮大而与寒热头痛身疼等症同时出现，并不兼有里实证的，仍当从表论治，故《伤寒论》太阳篇有"服桂枝汤，大汗出，脉洪大者，与桂枝汤如前法"之说，这就是脉浮大宜汗忌下的例证。如其脉浮大而与阳明里实证同时出现，并不兼有表证的，自当从里论治，故辨脉法篇第23条说到"脉浮而大，心下反硬，有热属脏者攻之，不令发汗"，这就是脉浮大宜下忌汗的例证。因为脉虽浮大，但与心下硬满同时出现，则属里有实热所致，故宜攻下。这和《伤寒论》太阳篇所说的"心下痞，按之濡，其脉关上浮者，大黄黄连泻心汤主之"是一致的。

这两篇谈到营卫的条文不少，如辨脉法篇第4、20、29条和平脉法篇第1、22、23、28、30、33、35、26、37条等。其中尤以辨脉法篇第20条所说的"寸口脉浮而紧，浮则为风，紧则为寒。风则伤卫，寒则伤营，营卫俱病，骨节烦疼，当发其汗也"为重要。宋代成无己首注《伤寒论》所提出的风伤卫、寒伤营、风寒两伤营卫之说，主要就是以此为依据。明代方中行更因而创立了桂枝汤治中风；麻黄汤治伤寒；大青龙汤治中风见寒脉、伤寒见风脉的三大纲，但辨脉法篇第20条所说的"风则伤卫，寒则伤营，营卫俱病"，是和上文的"寸口脉浮而紧"以及下文的"当发其汗"紧密联系的，而且必须注意"营卫俱病"一语。从这里不难看出本条症现脉浮紧、身疼痛而治当发汗，属太阳表实麻黄汤证；本条因风寒外束太阳，而症现脉浮紧、身疼痛的属营卫俱病。也就说明了如果把"风则伤卫，寒则伤营，营卫俱病"三句话割裂开来，形成鼎足而三的局面，是不够恰当的。所以清代柯韵伯说："仲景治表，只在麻桂两法，麻黄治表实，桂枝治表虚，方治在虚实上分，不在风寒上分也。盖风寒二证，俱有虚实，俱有深浅，俱有营卫，大法又在虚实上分浅深，并不在风寒上分营卫也。"必须指出，风寒犯表，虽有偏卫偏营之分，但由于卫和营是密切相关的，卫病必影响及荣，荣病必影响及卫，故风寒在表，必"营卫俱病"。因此，麻桂二汤虽有发表、解肌之别，而其能调和营卫则是一致的。

（二）三焦

温病学家叶天士曾在《临证指南》中强调过："仲景伤寒先分六经，河间温热须究三焦。"吴鞠通也在《温病条辨》中强调过："伤寒论六经，由表入里，由浅及深，须横看；本论论三焦，由上及下，亦由浅入深，须竖看。"其实，张仲景在《伤寒杂病论》中对三焦的病理及其证治颇多阐发，如辨脉法篇第 29 条就是鲜明的例证。清初喻嘉言论瘟疫时特引此条说："昌幸微窥仲景一斑，其辨脉法篇中云：……凡二百六十九字，乃论疫邪从入之门，变病之总……篇中大意谓：人之鼻气通于天，故阳中雾露之邪者，为清邪从鼻息而上入于阳，入则发热、头痛、项强、颈挛……人之口气通于地，故阴中水土之邪者，为饮食浊味从口舌而下入于阴，入则其人必先内慄，足膝逆冷，便溺妄出，清便下重，脐筑湫痛。然从鼻从口所入之邪，必先注中焦，以次分布上下，故中焦受邪，因而不治，中焦不治，则胃中为浊，营卫不通，血凝不流……则又阳毒痈脓、阴毒遍身青紫之类也。此三焦定位之邪也。若三焦邪混为一，内外不通，脏气熏蒸，上焦怫郁，则口烂食断；卫气前通者，因热作使，游行于经络脏腑，则为痈脓；营气前通者，因名客邪，嚏出声嗌咽塞；热拥下行，则下血如豚肝。然以营卫渐通，故非危候。若上焦之阳，下焦之阴，两不相接，则脾气于中难以独运，斯五液注下，下焦不阖而命难全矣。"又如平脉法篇第 33 条所说的："寸口脉微而涩，微者卫气不行，涩者荣气不逮，荣卫不能相将，三焦无所仰，身体痹不仁。荣气不足，则烦疼口难言。卫气虚者，则恶寒数欠。三焦不归其部，上焦不归者，噫而酢吞；中焦不归者，不能消谷引食；下焦不归者，则遗溲。"《金匮要略·五脏风寒积聚病》所说的："问曰：三焦竭，上焦竭，善噫，何谓也？师曰：上焦受中焦，气未和，不能消谷，故能噫耳；下焦竭，即遗溺失便，其气不和，不能自禁制，不须治，久则愈。师曰：热在上焦者，因咳为肺痿；热在中焦者，则为坚；热在下焦者，则尿血，亦令淋秘不通。大肠有寒者，多鹜溏，有热者，便肠垢。小肠有寒者，其人下重便血；有热者必痔。"以及《伤寒论》太阳病篇赤石脂禹余粮汤证条所说的："理中者，理中焦，此利在下焦"和阳明病篇小柴胡汤证条所说的"上焦得通，津液得下，胃气因和"等，这些都可以说是后世温病三焦分治的基础。因此，温病学家把《伤寒论》六经宜横看和温病论三焦须竖看对立起来，显然是不够全面的。

在预后经验方面，主要有：

辨脉法篇第 1 条所谓"阴病见阳脉者生，阳病见阴脉者死"的问题。一般来说，阳病多见阳脉，阴病多见阴脉。如太阳病恶寒发热、头项强痛而见浮脉；少阴病无热恶寒、蜷卧肢厥而见沉脉等，为脉与证相符，是正常现象。假使阳病见阴脉的，预后多不良。如既现恶寒发热等太阳证而同时又现沉的少阴脉者，属邪实于外而正虚于内，为脉与证相反，是反常现象。由于正不胜邪，元气不支，故《内经·热论》有伤寒两感多死证之说，这是因为阴胜多死的缘故。但《内经》所谓死证，有的固属不治，有的则尚可救。前面已经说过，伤寒两感在《内经》中虽属不治之证，而在《内经》的基础上发展起来的《伤寒论》中则有可治之法。例如太阳病篇所说的"病发热头痛，脉反沉，若不差，身体疼痛，当救其里，宜四逆汤"（属先里后表法）和少阴病篇所说的"少阴病，始得之，反发热脉沉者，麻黄细辛附子汤主之"（属表里兼施法）等，便是明证。假使阴病见阳脉的，预后多良。如太阴病篇所说的"脉阳微阴浮者为欲愈"，以及厥阴病篇所说的"脉微浮为欲愈"等，即其例证。这是因为正胜邪退，病机由阴出阳，阳胜多生的缘故。以上是就一般情况而言，若就特殊情况来说，则阳病见阴脉也有主生的，阴病见阳脉也有主死的，必须细辨。

平脉法篇第 3 条所谓"师曰：病家人请云，病人苦发热，身疼痛。病人自卧，师到诊其脉，沉而迟者，知其差也，何以知之？若表有病者，脉当浮大，今脉反沉迟，故知愈也。假令病人云腹内卒痛，病人自坐，师到脉之，浮而大者，知其差也，何以知之？若里有病者，脉当沉而细，今脉浮大，故知愈也"的问题。一般来说，病在阳经之表的，多现发热恶寒、身痛而脉浮等症；病在阴经之里的，多现无热恶寒、腹痛而脉沉等症，是脉与证相符。假使本来病在表而现"发热身疼痛"等症，后来热退痛止，患者安静而卧，脉由浮大转为沉迟，而无吐利腹痛等症的，是属邪退正安，为病已向愈。如果脉由浮大转为沉迟，而同时又症现吐利腹痛的，则其病由阳陷阴，又属险象了。假使本来病在里而现"腹内卒痛"等症，后来痛止，患者泰然而坐，脉由沉细转为浮大，而无四肢厥冷、下利清谷等症的，多属正胜邪退，亦为病已向愈。如果脉由沉细转为浮大无力按之虚空，而同时又现四肢厥冷、下利清谷、面赤身有微热等症的，则属阴盛格阳所致，又主危殆了。

又辨脉法篇第14和30条所谓"问曰：伤寒三日，脉浮数而微，病人身凉和者，何也？答曰：此为欲解也"，"脉阴阳俱紧者，口中气出，唇口干燥，蜷卧足冷，鼻中涕出，舌上胎滑，勿妄治也。到七日以来，其人微发热，手足温者，此为欲解"的问题。一般来说，病在阳经的多现身热证，治以祛邪为主；病在阴经的多现身寒证，治以扶正为主。假使本来病在阳经，症现身热、脉浮数等；后来热退身转凉和，脉由浮数转微，患者神清气爽，安静舒适，而无四肢厥冷、下利清谷等症的，为邪退正安，所以说"为欲愈"。假使本来病在阴经，症现身寒肢厥、脉沉紧等；后来身转微热，手足转温和，脉由沉转浮而有力，并无面赤足冷等症的，为正胜邪退，病机由阴出阳，所以说"为欲解"。

关于平脉法篇第19条所谓"脉病人不病，名曰行尸，以无正气，卒眩仆不识人者，短命则死；人病脉不病，名曰内虚，以无谷神，虽困无苦"的问题。一般来说，人有病而脉正常的，预后多良；人似无病而脉不正常的，预后多不良，有随时暴死的危险。因心为君主之官，主宰人身的生命；心主血脉，切脉可以直接观察心的变化。人病而脉不病，则心脏正常，故预后多良；脉病而人不病，则心脏已不正常，危机内伏，生命堪虞，故预后多不良。

总的来说，这两篇81条，不仅贯穿了脉证相参的精神，而且显示了临床平脉辨证的横看表里和竖看三焦的两条途径，是值得我们重视和研究的。

三、可与不可方治

可与不可方治八篇 61 条列于卷末，仲景当时的用意即第 1 条所说的："夫以为疾病至急，仓卒寻按，要者难得，故重集诸可与不可方治，比之三阴三阳篇中此易见也。又时有不只是三阴三阳，出在诸可与不可中也。"因此，这里所集的以汗、吐、下法为主的诸可与不可方治，虽然多数包括在三阴三阳篇中，但也有些是可以弥补三阴三阳篇中之不足的。《伤寒论》中的治法很多，大约可以分为祛邪和扶正两大类，祛邪以汗、吐、下法为主，扶正以补法（又分温补以治阳虚、滋补以治阴虚和温滋并用以治阴阳两虚三种）为主。伤寒病因感受外邪而成，治法当以祛邪为急务，而祛邪主要不外汗、吐、下三法，因此，八篇分别就三法辨其可用和不可用的情况，是很有必要的。

（一）汗法

病邪在表的实证，可用汗法治疗，即《内经》所谓"其在皮者汗，而发之"的意思，但汗法只可用于实证，不可用于虚证，如果误用，必致发生亡阳或亡阴的变证。

病在表的实证可汗，但表证有夹杂，汗法有专兼。如太阳表证现有发热恶寒、无汗、脉浮紧等的，可用麻黄汤的发汗法；太阳兼阳明的表证现有发热恶寒、无汗、脉浮紧而烦躁口渴等的，就应用大青龙汤的汗兼清法；太阳兼少阳的表证现有头痛、身体骨节疼痛而寒热往来、寒多热少的，就应用柴胡桂枝汤的汗兼和法。又凡表里同病的，在治法上，可分如下三种：

先表后里法：凡病在三阳，表里俱实，而里证并不急重的，宜用先解其表、后攻其里的先表后里法。如《伤寒论》太阳篇所说的"伤寒大下后，复发汗，心下痞，恶寒者，表未解也，不可攻痞，当先解表，表解乃可攻痞"，"太阳中风，下利呕逆，表解者乃可攻之"等便是例证。这是因为伤寒病邪是由表入里的，病在三阳的表里俱实证，如果不用先解其表法，而用先攻其里法，必致表邪内陷而使里邪增剧的缘故。但如果表里两证俱急的，也可使用表里兼施法。如《伤寒论》中的大青龙汤证等便是例证。

（二）先里后表法

凡病由阳经兼涉阴经，表里俱虚，而里证急重的，宜用先救其里、后解其表的先里后表法。如《伤寒论》太阳篇及厥阴篇所说的"伤寒，医下之，续得下利清谷不止，身疼痛者，急当救里；后身疼痛，清便自调者，急当救表。救里宜四逆汤，救表宜桂枝汤"，"下利腹胀满，身体疼痛者，先温其里，乃攻其表，温里宜四逆汤，攻表宜桂枝汤"等，便是例证。这是因为阴阳表里俱虚，如果不用先救其里法，必致发生虚脱，而危及生命的缘故。但如果表里两证俱急的，也可以使用表里兼施法。如《伤寒论》中的桂枝人参汤证和麻黄细辛附子汤证等，便是例证。

（三）表里兼施法

凡表里同病而表实里虚或表虚里实或表里两虚俱急的，宜用表里兼施法。表实里虚的，如《伤寒论》少阴篇所说的"少阴病，始得之，反发热，脉沉者，麻黄细辛附子汤主之"等便是例证；表虚里实的，如《伤寒论》太阴篇所说的"本太阳病，医反下之，因尔腹……大实痛者，桂枝加大黄汤主之"等，便是例证。这是因为表里虚实相兼，但攻其实必碍其虚，但补其虚必助其实，必须表里兼施，才能有利无弊的缘故。

以上三法，先表后里为《伤寒论》中的定法，必须严格遵守。至于先里后表和表里兼施则是《伤寒论》中的活法，也应灵活掌握。

这里须加说明的是，第18条所谓"夫病脉浮大……汗出而解，何以故？脉浮当以汗解"和辨脉法篇中第23条所谓"脉浮而大，心下反硬，有热，属脏者，攻之，不令发汗"，似有矛盾。但两条脉虽相同而证必有异，前条列在可发汗证中，其脉浮大必然是与寒热头痛身疼等表证同时发生，而决无身热汗出、烦渴引饮或心下痞硬、腹满疼痛拒按、不大便等里证，故当汗解。这和《伤寒论》太阳篇所说的"服桂枝汤，大汗出，脉洪大者，与桂枝汤如前法"是一致的。后条的脉浮大，是与心下硬满等实热里证同时出现，而决无寒热头痛身疼等表证，故可攻下。这和《伤寒论》太阳篇所说的"心下痞，按之濡，其脉关上浮者，大黄黄连泻心汤主之"是一致的。

又第15、16、17等条所提出的有关使用汗剂的注意事项，是不可忽略的。

汗法只可用于病邪在表的实证，而不可用于病邪在里的虚证。凡属里虚，不论阳虚或阴虚，都不可用汗法。故第2条说到脉微阳气不足和脉涩阴血不足等都不可汗。而在《伤寒论》太阳篇中则说得更为具体明确，如在阳虚方面说到："身重心悸者，不可发汗……所以然者，尺中脉微"，"脉微弱者，此无阳也，不可发汗"，"尺中迟者，不可发汗"，"亡血家，不可发汗，发汗则寒慄而振"，"汗家重发汗，必恍惚心乱，小便已阴疼，与禹余粮丸"等；在阴虚方面说到"咽喉干燥者，不可发汗"，"淋家不可发汗，汗出必便血"，"疮家虽身疼痛，不可发汗，汗出则痓"，"衄家不可发汗，汗出必额上陷，脉急紧，直视不能眴，不得眠"等。假使不可汗而误汗，必致发生亡阳或亡阴的变证。如第9、11、12条所说的头晕目眩、手足厥冷、踡卧寒慄、筋惕肉瞤、吐不能食，甚至躁扰不得眠等汗后变证，就属亡阳所致。第3、8、10、13条所说的衄血、咽干、口渴、心烦、大小便难，甚至发痉身强难以屈伸等汗后变证，就属亡阴所致。在《伤寒论》太阳篇中的汗后变证，则有阳虚、阴虚和阴阳两虚的区别。属于阳虚的，如踡卧欲寐、下利清谷、小便色白、脉沉微细之用四逆汤等；属于阴虚的，如咽痛、心烦之用猪肤汤和脚挛急之用芍药甘草汤等；属于阴阳两虚的，如心动悸、脉结代之用炙甘草汤等，即其例证。

（四）吐法

病邪在上的实证，可用吐法治疗，即《内经》所谓"其高者，因而越之"的意思。但吐法只可用于实证，不可用于虚证，如果误用，必致发生伤阳或伤阴的变证，因此必须明辨。

病在上的实证可吐。吐法不仅能够驱逐上焦的实邪，如食积、痰饮等，而且吐中有散，能够调和阴阳。如第24、25、26条所说的胸中郁郁而疼、心下满而烦、不能食、下利、脉迟而滑，甚至手足厥冷而脉乍结等可吐之证，不外食停上脘或痰阻胸中所致。这和《伤寒论》太阳篇、少阴篇与厥阴篇所说的"寸脉微浮，胸中痞硬，气上冲咽喉不得息者，此为胸有寒也，当吐之，宜瓜蒂散"，"饮食入口则吐，心中温温欲吐，复不能吐，始得之，手足寒，脉弦迟者，此胸中实，不可下也，当吐之"，"病人手足厥冷，脉乍紧者，邪结在胸中，心下满而烦，饥不能食者，病在胸中，当须吐之，宜瓜蒂散"等，是一致的。吐后胸痞顿开，是上焦蓄积的食、痰等实邪已去；肢厥即回，是阴阳阻隔之气已和。

又第 23 条所指出的有关使用吐剂的注意事项，是不可忽略的。

吐法只可用于实证，不可用于虚证，如《伤寒论》太阳篇与少阴篇所说的"脉微而恶寒者，此阴阳俱虚，不可……更吐也"，"少阴病……若膈上有寒饮，干呕者，不可吐也。当温之，宜四逆汤"等，便是例证。假使不可吐而误吐，必致发生伤阳或伤阴的变证，如《伤寒论》太阳篇所说的"太阳病，当恶寒发热，今自汗出，反不恶寒发热，关上脉细数者，以医吐之过也。一二日吐之者，腹中饥，口不能食；三四日吐之者，不喜糜粥，欲食冷食，朝食暮吐，以医吐之所致也，此为小逆"，"太阳病吐之，但太阳病当恶寒，今反不恶寒，不欲近衣，此为吐之内烦也"等，便是例证。

（五）下法

病邪在下的实证，可用下法治疗，即《内经》所谓"其下者，引而竭之"的意思。但下法只可用于里证实证，不可用于表证虚证，如果误用，必致发生邪气内陷或正气内伤等变证。

病邪在下的实证可下，但下证有夹杂，下法有专兼，必须明辨。如《伤寒论》阳明篇中的三承气汤就是下法中的主方。但三方略有区别，调胃承气汤大黄与芒硝并用，主治阳明腑中燥结较甚而气滞不甚者；小承气汤大黄与枳、朴并用，主治阳明腑中气滞较甚而燥结不甚者；大承气汤硝、黄、枳、朴并用，主治阳明腑中燥热结甚和气机滞甚者。至于茵陈蒿汤与大黄黄连泻心汤则属下兼清法；大柴胡汤与柴胡加芒硝汤则属下兼和法。此外，还有兼阴虚的麻子仁丸的润下法，和兼阳虚的附子泻心汤的温下法等。这是就下法的种类而言,若就可下之证来说,第52、53、54、55、56、57、58、59、60条所记述的主要有心下硬、腹中满痛、便闭或下利、脉沉滑迟弦或浮大等症。一般来说，适用下法的病证多便闭而不下利，多脉沉而不浮。从《伤寒论》三阴三阳篇中有关承气汤34条条文来看，下利的只有4条，脉浮的竟无1条有之，只有大黄黄连泻心汤证。而在辨可下条中，多数载有下利，但都兼有心下硬满或脉迟而滑等脉证，并明言是内实所致。这不仅补充了《伤寒论》三阴三阳篇中的不足，而且更证实了《内经》中所创立的"通因通用"治疗原则是正确的。

又第5条所指出的有关使用下法的注意事项，是不可忽略的。

下法只可用于病邪在下的实证，而不可用于病邪在上或在表的实证，更不可用于虚证。如第41、42、43条所说的"脉浮大，应发汗，医反下之，此为大逆"，"呕多，虽有阳明证，不可攻之"，"太阳病，外证未解，不可下也，下之为逆"等，和《伤寒论》阳明篇所说的"阳明病，心下硬满者，不可攻之，攻之利遂不止者死，利止者愈"，"阳明病，面合色赤，不可攻之"等，都是病邪在上或在表者不可下的例证。又如第 27 条所说的脉微阳气不足和脉涩阴血不足等，和《伤寒论》太阳篇所说的"脉微而恶寒者，此阴阳俱虚，不可……更下……也"等，都属虚禁下的例证。假使不可下而误下，必致发生邪气内陷或正气内伤的变证，其第 27、31、37 条所说心下痞硬等症，即属邪气内陷所致；其第 29、31、32、33、36、38 条所说的头眩、战慄振寒、手足厥冷、汗出、蜷卧、下利清谷、不能食或除中等症，即属正气内伤而亡阳所致；其第 28、30、34、37、46、47、48 条所说的鼻燥衄血、咽干咽中生疮、心烦、大渴求水、小便难、尿血、下重便脓血等症，即属正气内伤而亡阴所致。在《伤寒论》太阳篇中的误下后变证，更有具体的记述，如邪气内陷的懊憹栀子豉汤证、结胸陷胸汤证和痞满泻心汤证等。正气内伤的，如《伤寒论》太阳篇所说的"伤寒，医下之，续得下利清谷不止……急当救里……宜四逆汤"，"太阳病，外证未除而数下之，遂协热而利。利下不止，心下痞硬，表里不解者，桂枝人参汤主之"等。

在此还须补充说明的是：脉浮大而心下硬满者，在诸可与不可方治篇中既说不可下，而为什么在辨脉法篇中又说可以下呢？在前面汗法中对脉浮大的宜汗和可下问题已经作了说明，但对心下硬满的可下和不可下问题还有待阐释。心下硬满，有虚寒实热之分，属于虚寒的心下硬满，必兼舌苔白滑和脉象沉迟无力等症。这就是《伤寒论》太阴篇所说的胸下结硬证，必须用温补法，如果误用下法，必致下利不止，而发生阳气滑脱的危险。属于实热的心下硬满，必多兼舌苔黄糙和脉象沉数有力等症。这就是《伤寒论》太阳篇所说的大结胸从心下至少腹硬满疼痛不可近手，必须用清泄法，如大陷胸汤等。由此可以看出《伤寒论》阳明篇所说的"阳明病心下硬满者，不可攻之，攻之利遂不止者死，利止者愈"，其中概括了上述两种情况在内，所谓"攻之利遂不止者死"是指属于虚寒的心下硬满而言；所谓"利止者愈"是指属于实热的心下硬满而言。因此，心下硬满是否可下，必须全面参合脉证，才能做出决定。

（本文原题为"续读半部伤寒论后"，载于《江西中医药》1958 年 7、8、9 期，江西中医学院《中医函授通讯》1964 年 3 月 15 日转载）

论风伤卫、寒伤营和风寒两伤营卫

凡是学习过张仲景《伤寒论》的，对"风伤卫，寒伤营，风寒两伤营卫"这个问题，大都不会感到陌生。但因这是一个为历来注家所聚讼纷纭的问题，又不禁令人有迷惑难解的感觉。因此，现在提出这个问题来加以讨论，还是有必要的。

追究这个问题产生的根源，我认为似应从《伤寒论》辨脉法第 20 条谈起："寸口脉浮而紧，浮则为风，紧则为寒，风则伤卫，寒则伤营，营卫俱病，骨节烦疼，当发其汗也。"王叔和在《脉经》中指出："风伤阳，寒伤阴；卫为阳，荣为阴；

风为阳，寒为阴，各从其类而伤也。"因此，成无己乃有"风并于卫为荣弱卫强，寒并于荣为荣强卫弱，风寒两伤荣卫为荣卫俱实"之注；并在孙思邈所谓"夫寻方之意，不过三种，一则桂枝，二则麻黄，三则青龙"的基础上，进一步明确指出了桂枝汤治风并于卫、麻黄汤治寒并于营、大青龙汤治风寒两伤荣卫。方有执则据此而确立三大纲，在其所著《伤寒论条辨》太阳篇中有："太阳一经，风寒所始，营卫两道，各自中伤，风则中卫，故以卫中风而病者为上篇。""寒则伤营，故以营伤于寒而病者为中篇。""中风者单只卫中于风而病也，伤寒者单只荣伤于寒而病也，若风寒俱有而中伤，则营卫皆受而俱病，故以营卫俱中伤风寒而病者为下篇。"从此，桂枝汤治风伤卫、麻黄汤治寒伤营、大青龙汤治风寒两伤荣卫之说，逐渐在多数注家心目中，形成了鼎足而三的局面。但到后来，有些注家提出了异议，如张隐庵说："成无己注解本论，谓风则伤卫，寒则伤营，凡遇风寒，俱执是解……须知风寒皆为外邪，先客皮毛，后入肌腠，留而不去则入于经，留而不去则入于腑，非必风伤卫而寒伤营也。成氏倡之，诸家和之，固执不解，是举一而废百也，不亦诬乎？"柯韵伯也说："按许叔微云，桂枝治中风，麻黄治伤寒，大青龙汤治中风见寒脉、伤寒见风脉，三者如鼎立，此方氏三大纲所由来，而大青龙之证治自此不明于世矣。不知仲景治表，只在麻桂二法，麻黄治表实，桂枝治表虚，方治在虚实上分，不在风寒上分也。盖风寒二证，俱有虚实，俱有浅深，俱有营卫，大法又在虚实上分浅深，并不在风寒上分营卫也……盖中风伤寒各有浅深，或因人之强弱而异，地之高下而异，

时之乖和而异……大青龙汤为风寒在表兼热中而设，不是为有
表无里而设……如既立麻黄汤治寒，桂枝汤治风，而中风见寒、
伤寒见风者，曷不用桂枝麻黄各半汤而更用大青龙汤为主治
耶……妄谓大青龙为风寒两伤营卫而设。不知其为两解表里而
设，请问石膏之设，为治风欤？治寒欤？营分药欤？卫分药欤？
只为热伤中气，用之治内热耳。"

以上就是这个问题发生和发展的大致情况。我认为《伤寒
论》辨脉法第 20 条所说的并没有错，后世某些注家所持的割裂
营卫、凿分风寒的见解则是错误的。今分述如下：

一、风伤卫

风为阳邪，卫属阳气，风邪侵犯统摄营卫而主表的太阳，
物从其类，故有风伤卫之说。但这并不等于说风只伤卫而绝不
伤营，事实上风邪在表，必卫强营弱而营卫俱病。成无己"风
并于卫，卫实而营虚"之注，实和《伤寒论》太阳中风桂枝汤
证条中所谓"营弱卫强"之义相吻合。

《伤寒论》说："太阳病，发热，汗出，恶风，脉缓者，
名为中风"，"太阳中风，阳浮而阴弱，阳浮者热自发，阴弱
者汗自出，啬啬恶寒，淅淅恶风，翕翕发热，鼻鸣干呕者，桂
枝汤主之"，"太阳病，发热汗出者，此为荣弱卫强，故使汗出，
欲救邪风者，宜桂枝汤"。据此可以看出，太阳中风的病因是
以风邪为主；病理是卫强荣弱；主症是发热汗出、恶风、脉浮缓；
主方是桂枝汤。这里所谓"卫强"，是因卫阳得风阳而强，是
一种异常的、病理的卫强，不仅不意味着卫外正气力量的增强，

而是卫阳不能外固（若属正常的、生理的卫强，则卫气卫外有力，风邪就不能伤人致病）；所谓荣弱，是因风邪在表，卫阳难以外固，荣阴不能内守而弱。因此，太阳中风，风邪鼓卫阳外浮则必发热；风邪逼荣阴外泄则必汗出；汗出毛孔开张不耐风袭则恶风；风性涣散则脉缓。从脉缓并可看出，太阳所中之风是阴风而非阳风，若属阳风则其脉应浮动数而不应浮缓。桂枝汤虽然具有调和荣卫以祛风邪的作用，但从全方的综合作用来看，基本上仍属辛温法，故能主治本证。

因此，太阳中风桂枝汤证既属荣卫俱病的卫强荣弱所致，则方有执认为"中风者，单只卫中于风而病"，自属片面的见解。

二、寒伤营

寒为阴邪，营属阴气，寒邪侵犯统摄荣卫而主表的太阳，物从其类，故有寒伤营之说。但这并不等于说寒只伤营而绝不伤卫，事实上寒邪在表必营强卫弱而营卫俱病。成无己从辨脉法所谓"寸口脉浮而紧……风则伤卫，寒则伤营，营卫俱病"，和太阳中风桂枝汤证所谓"营弱卫强"等体会出太阳伤寒是"寒并于荣，荣实而卫虚"。这和太阳中风相反，即太阳中风既是"荣弱卫强"，则太阳伤寒自属"荣强卫弱"，也是符合《伤寒论》的精神的。

《伤寒论》说："太阳病，或已发热，或未发热，必恶寒，体痛，呕逆，脉阴阳俱紧者，名曰伤寒。""太阳病，头痛发热，身疼腰痛，骨节疼痛，恶风无汗而喘者，麻黄汤主之。"成无己注："寒并于营者，为荣强卫弱。"由此可见，太阳伤寒的病因是以寒邪为主；病理是营强卫弱；主症是发热恶寒、无汗、脉浮紧；主方是麻黄汤。这里所谓"荣强"，是因荣阴得寒阴而强，是一种异常的、病理的荣强；所谓"卫弱"是因寒邪在表，卫阳为寒邪所凝敛而不能伸张宣发。因此，太阳伤寒，寒邪郁遏卫阳则恶寒；寒邪闭塞毛孔则无汗；寒邪收引则脉紧；寒邪在表而正气向外抗邪则发热脉浮。也正因为这样，才适应用麻黄汤主治，因为麻黄汤是一个发汗散寒的纯阳的方剂，其辛温发散作用甚为猛烈，非寒邪外束，阴盛于表者，不得妄投的缘故。

因此，太阳伤寒麻黄汤证，既属营卫俱病的营强卫弱所致，则方有执认为"伤寒者，单只荣伤于寒而病"，自然也属片面的见解。

三、风寒两伤营卫

风寒两伤营卫之说，倡自成无已，他在《伤寒论》大青龙汤证注解中说到："风并于卫者，为荣弱卫强；寒并于荣者，为荣强卫弱。今风寒两伤，则荣卫俱实，故不汗出而烦躁也。与大青龙汤发汗，以除荣卫风寒。"这或者可以说是方有执创立太阳病三大纲的由来。

《伤寒论》说："太阳中风，脉浮紧，发热恶寒，身疼痛，不汗出而烦躁者，大青龙汤主之。""伤寒脉浮缓，身不疼，但重，乍有轻时，无少阴证者，大青龙汤发之"。成无已从这两条所谓"中风脉浮紧"和"伤寒脉浮缓"体会出其所以中风见寒脉和伤寒见风脉，是因风寒两伤，荣卫俱实所致。这是不够正确的，也是自相矛盾的。因为大青龙汤证是属表寒里热，如王文禄说：

"大青龙治风寒外壅而闭热于经者，故加石膏于发汗药中。"柯韵伯则更为明确地说："大青龙汤为风寒在表而兼热中而设，不是为有表无里而设"。既然大青龙是属表里同病的表寒里热证，而其方又属表里双解的汗兼清法，则成无己把大青龙看作是风寒两伤荣卫的表证和汗法，自属错误。何况成无己在大青龙汤证前面，已经明确指出，太阳中风的桂枝汤证是因风并于卫而荣弱卫强；太阳伤寒的麻黄汤证是因寒并于荣而荣强卫弱所致，则太阳风寒表证，实属营卫俱病无疑。由此可见，成无己在麻黄汤证和桂枝汤证后，复提出大青龙汤证是属风寒两伤，荣卫俱病，以与麻黄汤证和桂枝汤证鼎立，显然是自相矛盾的。

有人认为成无己所注中风属卫实荣虚、伤寒属荣实卫虚、风寒两伤属荣卫俱实，前后并无矛盾。殊不知大青龙汤证，如果仅就其发热恶寒、无汗、脉浮紧等表寒证来说，即伤寒荣实卫虚的麻黄汤证，故大青龙汤即以麻黄汤为基础。成无己认为大青龙汤证的不汗出而烦躁是属荣卫俱实，似乎是以不汗出属荣实，烦躁属卫实。但如果纯属卫实于表的太阳证，必无内生烦躁之理。其实，大青龙汤的烦躁，只能认为是属里热，而不能认为是属卫实，这是非常明显的。

由此可见，柯韵伯对这个问题的见解基本上是正确的。但他所谓"风寒本是一气，汤剂可以互投"，中风重者全似伤寒，伤寒轻者全似中风，这种混淆风寒的思想是不够正确的。因为风与寒虽可相兼为病，但究属两种性质不同的外邪，决不能混淆称为一气。中风和伤寒更是两种不同的病证，麻黄汤与桂枝汤尤不可互相乱投。虽然柯氏所见是指大青龙证条"伤寒脉浮缓"

和"中风脉浮紧"的风寒变局而言，但这只能说明风寒外邪可以互相兼夹为病。其中伤人体有久暂差异的问题，中风为病，风夹寒邪外伤人体的初期，脉多浮紧而身疼。伤寒为病，寒夹风邪外伤人体的后期，脉多浮缓而身不疼但重。这正是《伤寒论》的灵活处，即中风脉必浮缓，但也有浮紧的；伤寒脉必浮紧，但也有浮缓的，不可拘执。如果把这种错综复杂情况，简单地得出"风寒本是一气，汤剂可以互投"等结论，显然是不够细致的。

我认为正确的见解，应该是一方面承认六淫各有其独立的特性，风和寒是不容混淆的；另一方面承认六淫是可以互相兼夹为病，风和寒并不是绝对孤立的。因此，大青龙汤所主治的属表寒里热证，从表寒方面来看，它和麻黄汤证基本相同；从里热方面来看，它和麻、桂二证殊难并列。故方有执把大青龙汤证和麻黄汤证、桂枝汤证鼎立起来，三分太阳篇的"天下"，显然是不够恰当的。

综合以上所述不难看出，错误的见解有两种：一种是割裂营卫，即把太阳所统摄的在表的相互依存、密切联系的营和卫割裂开来、孤立起来，认为桂枝汤证是单只卫中于风、麻黄汤证是单只荣伤于寒、大青龙汤证则是风寒两伤荣卫；另一种是混淆风寒，认为"风寒本是一气"，即把自然界两种性质不同的风寒二气看作是一气，其伤人也，中风也可以现寒证，伤寒也可以现风证，因之并认为"汤剂可以互投"。

正确的见解则与此相反，认为荣和卫不容割裂，而风和寒是不容混淆的。因为荣卫在表，一阴一阳，相互维系，密切协作，以防御外邪的入侵；如果不幸被外邪侵入，则阴邪侵入体表的必致荣强卫弱，阳邪侵入体表的必致卫强荣弱，而使荣卫俱病，必无外邪侵入体表，或只卫病而荣不病，或只荣病而卫不病者。至于风和寒，虽可互相兼夹为病，但风主疏泄而寒主凝敛的特性则绝不相同，决不能因为他们可以互相兼夹为病（中风也现寒证，伤寒也现风证）而把它们混淆起来。因为在一般情况下，中风必现风证，而伤寒必现寒证。因此，我的认识是：

（一）风伤卫

桂枝汤证是因风邪犯表，致使卫强荣弱而荣卫俱病。基于此，不难看出，方有执所谓"中风者，单只卫中于风而病"，和柯韵伯所谓"伤寒轻者全似中风"等见解，是不够正确的。而成无已所作"风并于卫，卫实而荣虚"之注，并没有错。且风为阳邪，从其物性来讲固然是与卫阳同气的，若从其毒害来讲，反而是易伤营阴的。所以"风伤卫"的提法，只能从前说来领会，若从后说来看，则适得其反。

（二）寒伤营

麻黄汤证是因寒邪犯表，致使营强卫弱，而营卫俱病。基于此，不难看出，方有执所谓"伤寒者，单只营伤于寒而病"，和柯韵伯所谓"中风重者则全似伤寒"等见解，是不够正确的。而成无己所作"寒并于营，营实而卫虚"之注，并没有错。且寒为阴邪，从其物性来讲固然是与营阴同气的，若从其毒害来讲，反而是易伤卫阳的。所以"寒伤营"的提法，只能从前说来领会，若从后说来看，则适得其反。

（三）风寒两伤营卫

大青龙汤证是因风寒在表，营卫俱病，而且闭热于里。基于此，不难看出，成无己和方有执等只强调风寒在表、营卫俱病方面，而忽视闭热于里方面，并且把大青龙汤证的风寒两伤营卫俱病和桂枝汤证的风伤卫、麻黄汤证的寒伤营并列起来，形成鼎足而三的局面，显然是不能成立的。而柯韵伯所提出的"大青龙汤为风寒在表而兼热中而设，不是为有表无里而设"等见解，力辟某些注家，认为大青龙汤只是为风寒两伤营卫而设之非，则是很正确的。

"风伤卫，寒伤营，风寒两伤营卫"之说，虽然首倡于成无己，确立于方有执，但根源则在于《伤寒论》辨脉法第 20 条。其实，本条丝毫没有割裂营卫的意思，因为本条所说的"风则伤卫，寒则伤营，营卫俱病"，是和上文的"寸口脉浮而紧"以及下文的"当发其汗"紧密联系着的，而且必须特别注意"营卫俱病"一语。如果把本条"风则伤卫，寒则伤营，营卫俱病"三句话割裂开来，甚至据此而创立"风伤卫，寒伤营，风寒两伤营卫"三大纲之说，则完全违背本条经文的精神。

（原载于《江西中医药》1959 年 11 期）

略论太阳病中风表虚和伤寒表实

《伤寒论》说："太阳病，发热汗出，恶风脉缓者，名为中风。""太阳中风，阳浮而阴弱，阳浮者，热自发，阴弱者，汗自出，啬啬恶寒，淅淅恶风，翕翕发热，鼻鸣干呕者，桂枝汤主之。"这就是太阳病中风表虚证治的主文。又说:"太阳病,或已发热,或未发热,必恶寒,体痛呕逆,脉阴阳俱紧者,名为伤寒。""太阳病,头痛发热,身疼腰痛,骨节疼痛,恶风无汗而喘者,麻黄汤主之。"这就是太阳病伤寒表实证治的主文。由于我们对太阳病风寒、荣卫、虚实的认识至今尚未完全一致,因而仍有讨论的必要。

外界邪气作用于人体正气而发生疾病,就是邪正相争以致阴阳失调的结果。一般来说,邪和正都各自有其阴阳,阳邪既从阳又伤阴,阴邪既从阴又伤阳。就太阳病"中风"与"伤寒"而言,邪气是风和寒,正气是荣和卫。风虽属阳邪,但常兼夹他邪而致病,如夹寒则为风寒,其性乃从寒属阴,通过人体内因正气起作用而发生表寒病证;如夹热则为风热,其性乃从热属阳,通过人体内因正气起作用而发生表热病证。太阳病"伤寒"固属寒邪的阴邪为病;"中风"亦属风夹寒邪的阴邪为病,都属阴邪犯表,故均见表寒证,而治宜桂枝汤或麻黄汤的辛温解表法。太阳所统摄的荣卫正气,本是维护体表,防御外邪的,故在外邪侵犯太阳时,首当其冲的就是荣卫正气,荣卫为外邪所干扰,外邪既损害荣卫,荣卫又抗拒外邪,于是邪正相争,以致阴阳失调而发病。因此,太阳病的阴阳失调,即荣卫失调。从太阳病篇"病常自汗出者,此为荣气和,荣气和者外不谐,以卫气不共荣气谐和故尔,以荣行脉中,卫行脉外,复发其汗,荣卫和则愈,宜桂枝汤"来看,可见其荣卫阴阳失调的主要方面在于卫阳。但决不能因此认为风只伤卫而不伤荣,因为上述"中风"是风夹寒邪为病的缘故。

　　"伤寒""中风"的区别不在风或寒的病名上,而在证候虚实上。即太阳病发热恶风寒、无汗、脉浮紧的,名为"伤寒",属表寒实证,治宜麻黄汤峻汗以专力攻邪;太阳病发热恶风寒、汗出、脉浮缓虚弱的,名为"中风",治宜桂枝汤缓汗于攻中带补。必须明确的是,疾病的性质是由邪正双方相互作用的具体情况来决定的。在一般情况下,起决定作用的是内因正气,并非外因邪气。决定太阳病表寒虚实的关键在于卫阳正气的强弱,即卫阳正气较强的,则见表寒实证;而卫阳正气较弱的,则见表寒虚证。也正因此,表寒实证,由于卫阳正气抗拒风寒邪气的力量较强,体表肌腠比较致密,故在临床上呈现无汗、脉浮紧张有力的特点;表寒虚证,由于卫阳正气抗拒风寒邪气的力量较弱,体表肌腠比较疏松,故在临床上呈现汗出、脉浮弛缓无力的特点。而这也就是表寒实证可以用麻黄汤专力攻邪,表寒虚证必须用桂枝汤攻中带补的理由所在。有人片面地着眼于风寒邪气,认为风性疏泄涣散,故太阳"中风"必恶风、汗出、脉缓;寒性凝敛收引,故太阳"伤寒"必恶寒、无汗、脉紧。这种偏重外因邪气的观点,是与在《内》《难》两经理论基础上发展起来的《伤寒论》注重内因正气的思想不符的。当然,这并不是说外因邪气不重要,而是说外因邪气对内因正气来说只处于从属地位。也就是说,内因正气的作用是主要的,而外因邪气的作用则是次要的。必须承认,外因邪气是疾病发生的必要条件,当疾病发生表里寒热虚实等症时,外因邪气的特性必然会反映在这些病证上,而通过辨证,即可求得其因(即所谓"辨证求因")。举例来说,由于风邪的特性是动摇的,故伤风头痛必有昏晕感；如其风夹寒邪的，必同时伴有紧束感；如其风夹热邪（热性膨胀）的，必同时伴有胀大感。由于寒邪的特性是凝敛的，故伤寒头痛必有紧束感；如其寒夹湿邪（湿性重浊）的、必同时伴有沉重感；如其寒邪并未夹有风邪的，则其头痛只有紧束感，而无昏晕感。这就是外因邪气作用于人体所造成的不同病证。但仅从辨证求得病因，还不能确定病性，必须全面综合邪正双方尤其是正气方面的具体情况，才能得出正确的辨证结论，如表寒实证、表寒虚证等。

在太阳病"中风""伤寒"的表虚、表实问题上，对表实问题的认识虽趋于一致；对表虚问题的看法则尚有分歧。如有人说："中风与伤寒的鉴别，在自汗或无汗、脉浮缓或浮紧，亦即表虚、表实之不同特征。不过这里的表虚、表实，是以中风、伤寒相对而言，表实虽确系实证，但表虚却不能认为就是虚证。"又说："太阳主表，统一身之荣卫，荣卫调和，则卫外功能固密，可以抵御外邪的侵袭。一旦外邪侵入人体，荣卫首当其冲，邪正交争，荣卫失其调和，这就是产生太阳病经证的主要病机。太阳中风之自汗出、脉浮缓和太阳伤寒之无汗、脉浮紧，都与荣卫功能失调有关。前者病机属于荣阴不足，卫失固外开阖之权；后者病机属于卫阳被遏，荣血因而郁滞不通。"从其前后所说的"表虚却不能认为就是虚证"和太阳中风"病机属于荣阴不足，卫失固外开阖之权"来看，显然是自相矛盾的。

虚实二字的含义，在《内经》中虽有种种不同，在《伤寒论》中也有不一致处，但从八纲辨证的角度来看，则毫无疑问是指疾病的性质而言。本来太阳病篇只有"中风""伤寒"之名，并无表虚、表实之称，后世引申其义，才提出表虚、表实作为太阳病辨证纲领。如柯韵伯说："仲景治表，只在麻桂二法，麻黄治表实，桂枝治表虚，方治在虚实上分，不在风寒上分也……盖中风、伤寒各有浅深，或因人之强弱而异，地之高下而异，时之乖和而异。"可见太阳病之所以有表虚、表实之分，是因人体正气有强弱不同。又从柯韵伯所谓桂枝汤能"滋阴和阳，调和荣卫，解肌发汗"来看，可见桂枝汤是汗法中的补剂，故能主治太阳病表虚证，和主治太阳病表实证的麻黄汤是大不相同的。由此不难看出，上述"表实虽确系实证，但表虚却不能认为就是虚证"的说明是欲明反晦的，即其所谓中风表虚的"病机属于荣阴不足，卫失固外开阖之权"的说明也是既明又晦的。既明，是因承认表虚是虚证；又晦，是因表虚主要是卫阳虚，而非荣阴虚。桂枝汤方主要是用桂枝协同炙甘草、生姜、大枣辛甘化阳、扶助卫阳以祛风寒；其所以少佐白芍协同炙甘草、大枣酸甘化阴，则是为了收敛荣阴，护之免受其害，并非直接滋补荣阴。虽然柯韵伯曾指出桂枝汤能"滋阴和阳"，但"滋阴"之说欠妥。因为外感风寒病证，即使是虚证，也禁用滋阴法，以免滞邪的缘故。又从《伤寒论》太阳病全篇来看，太阳中风并非都是表虚证，太阳伤寒也不一定都是表实证，决不可执一而论，否则就难以解释"太阳中风，脉浮紧，发热恶寒，身疼痛"和"伤寒脉浮缓，身不疼"等条文了。因此，执定太阳中风为表虚和伤寒为表实的看法，也是不够全面的。柯韵伯所提出的"风寒二证，俱有虚实，俱有浅深，俱有荣卫，大法又在虚实上分浅深，并不在风寒上分荣卫也"的见解，比较符合实际。

这里试从许叔微《伤寒九十论》桂枝汤证治验几例来分析太阳病表虚证：

例一："乡人吴德甫得伤寒，身热，自汗，恶风，鼻出涕，关以上浮，关以下弱。予曰：此桂枝证也……使公服之，一啜而微汗解。"

例二："一人患发热恶寒自汗，脉浮而微弱。予以三服桂枝汤投之，遂愈。"

例三："里间张太医家一妇，病伤寒，发热，恶风，自汗，脉浮而弱。予曰：当服桂枝（汤）。彼云家有自合者，予令三啜之，而病不除。予询其药中用肉桂耳。予曰：肉桂与桂枝不同，予自治以桂枝汤，一啜而解。"

以上三例治验，都具有典型的太阳病表虚的主要脉证，故都用桂枝汤获得良效。尤其从所述脉象来看，一则曰"关以上浮，关以下弱"；二则曰"脉浮而微弱"；三则曰"脉浮而弱"，都提到了脉浮弱。并结合到许氏所谓"伤寒治法先要明表里虚实……仲景麻黄汤类，为表实而设也；桂枝汤类，为表虚而设也；里实则承气之类，里虚则四逆、理中之类是也"来看，毫无疑问，上述桂枝汤所主治的太阳病发热恶风寒自汗而脉浮弱的表虚确系表证中的虚证。至于太阳病表虚证的缓脉，我认为只能从脉形弛缓无力去理解，并应与太阳病表实证的脉形紧张有力相对照。必须指出，太阳病表证发热的脉息比较快，所以太阳病篇明文提到："脉浮而数者，可发汗，宜麻黄汤。""伤寒发汗已解，半日许复烦，脉浮数者，可更发汗，宜桂枝汤。"因此，太阳篇"名为中风"的"发热汗出恶风"的"脉缓"，从其"脉缓"与"发热"同时并见来看，显然不能从脉息缓慢去理解。个人临床体会，太阳病表寒虚证发热恶风寒的脉象大都是浮数弛缓无力（弱）。如我弟妇程凤兰，产后感冒风寒，头痛、发热恶风寒、无汗、呕吐、嗳腐不思食、脉浮数弛缓无力（弱），予投以桂枝汤2剂而愈，即其例证之一。

我从事《伤寒论》教学工作较久，故在临床上喜用其方，在课堂上亦常赞其效。但不少学生通过教学基地的见习或实习后说，《伤寒论》方很少人用，尤其是麻黄汤，在临床上得不到验证，因而对仲景方的价值产生了怀疑。我曾为此而反复说明其价值是不容怀疑的。使我高兴的是，有些学生在实践中已受到了锻炼，提高了认识，坚定了信心。如我女兰清毕业于江西中医学院，分配在江西丰矿尚庄卫生所工作，1972年春夏之时，该矿区发生流行性感冒，其中就有不少是属于表寒实证而采用麻黄汤主治的。她说："患者多为青年矿工，平素身体壮实，多起病急骤，恶寒发热，有的但寒不热，或寒热俱甚，寒战高热达40℃以上，头痛身疼有紧束感，鼻塞喷嚏流涕，无汗（多数患者在就诊中医前，有口服或注射解热镇痛药而不发汗或汗出不透、寒热不退的治疗史），不渴或渴，舌苔白或薄黄，脉浮紧或数，并伴有咳嗽、呕恶等症状。开始，我们用治疗一般感冒的桑菊、银翘解毒片等中成药治疗，有的治愈，有的服后恶寒更甚，病情加重。细审其证，有效的属表热，无效的属表寒。改投荆防败毒散加减，疗效仍不满意。再思此类患者症状与《伤寒论》中表寒实证颇相类似，虽为"流感"，仍大胆采用麻黄汤（麻黄9g，桂枝9g，杏仁9g，甘草6g）。一般服上方二三

剂即可汗出热退而愈。其中一例，因服 1 剂后汗出，寒热减轻
大半，而怕发汗太过，将麻黄减为 4.5g，服后病复加重如前，
因再将麻黄加至 9g，服 2 剂，得透汗而愈，给我们留下了深刻
印象。从治疗实践中，我们体会到，流行性感冒虽多见表热证，
但也有表寒证，而且还有表寒实的麻黄汤证。"

（原载于《新中医》1979 年 5 期）

少阳在六经中的位置问题

有人认为少阳是介于太阳、阳明之间的，不同意把少阳摆
在阳明之后；也有人认为少阳是介于阳明、太阴之间的，不同
意把少阳摆在阳明之前。各是其是，各非其非，尚无定论，有
使后学者无所适从之感。因此，现在就这个问题来加以讨论，
还是很有必要的。

一

为什么说少阳是介于阳明、太阴之间的呢？在这方面的理
由是很多的，主要是根据《黄帝内经》对六经的次序安排，大
都是太阳→阳明→少阳→太阴→少阴→厥阴的。尤其是"热论"
所谓一日太阳，二日阳明，三日少阳，四日太阴，五日少阴，
六日厥阴之说，以日数标明六经的次序，更为明确。《伤寒论》
依据六经的次序安排，基本上和内经相同，不仅在辨六经病脉

证并治上是把少阳列在阳明、太阴之间，而且在传经的日数上也很明确。例如：在太阳篇中指出"伤寒一日，太阳受之"，"伤寒二三日，阳明少阳证不见者，为不传也"；在少阳篇中指出"伤寒三日，三阳为尽，三阴当受邪"等，足以说明。尤其是从少阳病的主证寒热往来的病理及其主方小柴胡汤的药理来看，少阳应该介于阳明、太阴之间，更可无疑。因为寒热往来为少阳病的主证，这是历来注家所公认的。寒热往来是因寒热虚实夹杂之邪侵犯少阳半表半里所致，如《伤寒论》说："血弱气尽，腠理开，邪气因入，与正气相搏，结于胁下，邪正分争，往来寒热。"这就是说，邪气入于少阳，正气起而抵抗，邪正相争于少阳的半表半里，时而正进邪退，病机由阴出阳而发热，即所谓"出与阳争则热"；时而邪进正退，病机由阳入阴而恶寒，即所谓"入与阴争则寒"；邪正时进时退，因而形成往来寒热。由此可以看出，少阳病机出阳则热之"阳"，必属表之阳分无疑，因为伤寒邪在阳分必发热的缘故；而其入阴则寒之"阴"，也必属里之阴分无疑，因为伤寒邪入阴分必无热恶寒（少阳病往来寒热是寒已而热，热已而寒，一般在恶寒时是不发热的）的缘故。这就说明了少阳是处在阳明太阴之间的。如果说少阳是处在太阳阳明之间，则所谓"入与阴争则寒"，就难以理解了。

小柴胡汤主治寒热往来，为少阳病的主方，这也是历来注家所公认的。正因为少阳病寒热往来是因寒热虚实夹杂之邪侵犯半表半里所致，所以小柴胡汤的药味组合除主药柴胡外，也是温、清、攻、补兼施的。具体地说，小柴胡汤除用柴胡为主以和解少阳半表半里之邪外；既用黄芩以清热，又用姜夏以祛寒；既用柴、芩、姜、夏以攻邪，又用人参、甘、枣以补正，综合成为一个具有调和寒热虚实作用的方剂。这也说明了少阳是处在阳明、太阴之间的。如果说少阳是处在太阳、阳明之间，那么，少阳病既属阳明病的前驱，而阳明病又属热极的结果，则少阳病邪应该是由太阳的寒邪逐渐转化为热邪，再由少阳逐渐热极而成为阳明病，而治疗少阳病的主要方法也就应该宜清忌温更忌补。这就势必要把口苦咽干目眩和黄芩汤作为少阳病的主证和主方，才能互相适应。但是少阳病的主证和主方，究竟应该是寒热往来与小柴胡汤，还是口苦咽干目眩与黄芩汤呢？若从少阳半表半里这一点来衡量，根据多数注家的看法，应以寒热往来与小柴胡汤为是。至于黄芩汤所主治的只能说是少阳半里证，而不能说是少阳半表半里证（柯韵伯把口、咽、目三者看作是半表半里，实属牵强难从）。如果承认小柴胡汤是少阳病的主方，则此方中的人参、姜、夏的温补药，就决非热极少阳病所宜用的了。何况事实上，由太阳病的发热恶寒，逐渐寒从热化，转变成为阳明病的但热不寒的是比较多的。例如太阳病篇中的大青龙汤证、麻杏甘石汤证、白虎汤证、葛根汤证等条文，就充分说明了这一点。这就更加表明了少阳的位置应该摆在阳明之后，而不应该摆在阳明之前。《内经》的排列次序既没有错，更不应把《内经》的六经和《伤寒论》的六经割裂开来。事实上，《内经》的六经理论和《伤寒论》的实践经验相结合起来以后，更加充实了内容，增强了生命力，不但不是截然相反，而是相得益彰的。

二

为什么说少阳是介于太阳、阳明之间的呢？在这方面的理由也是不少的，主要是：①根据《素问·阴阳离合论》所谓太阳为开、阳明为阖、少阳为枢、太阴为开、厥阴为阖、少阴为枢之说，认为开也就包含了表、阖也就包含了里、枢也就包含了半表半里的意思在内。既然三阴三阳都各自有其半表半里的枢，少阴既属三阴半表半里之枢，则少阳自属三阳半表半里之枢无疑。如果说少阳半表半里的枢是介于阳明太阴之间的，那么六经就只应该有一个枢，而不应该有两个枢了。②从《伤寒论》中少阳病条文大多数列在太阳病篇而少阳病篇条文寥寥无几来看，可见张仲景实际上已经有把少阳列在太阳、阳明之间的用意，只是未敢公然变更《内经》对六经次序的一般安排，而仍然在形式上保持它本来的面目而已。③三阳经脉的循行路线是：太阳行身之背，阳明行身之前，少阳行身之侧。从这点也可看出，少阳是介于太阳阳明之间的。何况事实上，病由阳明转属少阳的比较少，而由少阳转属阳明的比较多。例如《伤寒论》说"服柴胡汤已，渴者，属阳明也"，"可与小柴胡汤，设不了了者，得屎而解"，"先宜以小柴胡汤解其外，后以柴胡加芒硝汤主之"等，就是明证。

有人认为《伤寒论》阳明篇中也有少阳柴胡证，如所谓"阳明病，发潮热，大便溏，小便自可，胸胁满不去者，与小柴胡汤"，"阳明病，胁下硬满，不大便而呕，舌上白胎者，可与小柴胡汤"等，就是病由阳明转属少阳的例证。其实不然，因为这两条阳明病条文，是就其来路而言，而不是就其去路而言。也就是说，当少阳病传阳明的时候，若少阳病证仍在，虽有发潮热或不大便的阳明证，仍应当用小柴胡汤主治，或者先解少阳，后解阳明，如上文所谓"可与小柴胡汤，设不了了者，得屎而解"；或者先解少阳，然后双解少阳和阳明，如上文所谓"先宜以小柴胡汤解其外，后以柴胡加芒硝汤主之"等。因此，少阳应该是介于太阳、阳明之间的。如果说少阳是介于阳明、太阴之间的，那么，对《伤寒论》少阳病的主要条文大多数列在太阳病篇中这一点，就不易理解了。同时和《内经》中的阳枢、阴枢之说，以及三阳经脉的行走次序，也都不大融洽。

此外，还应指出的是：主张少阳介于太阳、阳明之间的，不仅把少阳看作是三阳经中的半表半里，而且还把厥阴看作是三阴经中的半表半里。他们认为太阳与少阴相表里，太阳为阳中之表，少阴为阴中之表；阳明与太阴相表里，阳明为阳中之里，太阴为阴中之里；少阳与厥阴相表里，少阳为阳中之半表半里，厥阴为阴中之半表半里。这就不但变更了少阳在三阳经中的位置，而且还变更了厥阴在三阴经中的位置。如果这种主张不错的话，那么，六经的次序安排就应该是：太阳→少阳→阳明→少阴→厥阴→太阴。这更是一个值得注意和慎重考虑的问题。

三

我们究竟应该怎样来正确认识这个问题？是前一说对，还是后一说对呢？在这里，我想提出一些不够成熟的个人见解，热望在抛出这块"砖"以后，能够引出很多的"玉"来。

我认为少阳在六经中的位置，应该依从《内经》的一般安排，保持其本来面目，以免失真。尤其在还没有充分理由足以否定《内经》对六经的次序安排以前，更应慎重对待，不宜轻易变更。因此，我在这个问题上，是同意前一说，而不同意后一说的。

我之所以不同意后一说的具体理由是：①置《内经》对六经次序的一般安排于不顾，而仅仅抓住阴阳离合论中的三阴三阳的开阖枢这一点，来变更少阳在六经中的位置，是不够客观的。何况所谓开阖枢三者，是否就等于表、里、半表半里，还有待于进一步的研究。②把《内经》的六经和《伤寒论》的六经割裂开来，认为《伤寒论》对六经的次序安排，虽然在形式上和《内经》并无二致，但在实际上已把少阳列在太阳、阳明之间。这种看法，不仅是割断了《内经》和《伤寒论》的历史联系，而且歪曲了《伤寒论》的本意。

我认为：①《伤寒论》少阳病篇虽然条文很少，但理法完备，组织精密，决不能把它看成是走过场的做作。如果说少阳病篇条文很少是虚应故事，那么太阴病篇条文更少又当作何解释呢？这显然是不对的。②《伤寒论》太阳病篇条文特别多，内容遍涉各经，不仅是少阳。如果因太阳病篇中有不少少阳病条文，而竟把少阳位置移入太阳、阳明之间，那么对太阳病篇中的阳明、太阴、少阴、厥阴病等条文又该怎样处理呢？这显然也是不对的。③从传经问题来看，正传是有一定次序的，如所谓一日太阳，二日阳明，三日少阳，四日太阴，五日少阴，六日厥阴，就是指正传而言。邪传则不拘日数，无分次第，有循经传的，也有越经传的，还有始终只在一经的。太阳病篇中的阳明、少阳、太阴、少阴、厥阴病等条文，都是指邪传而言，少阳也不例外。既属邪传问题，自与次序无关。至于阳明病篇中的少阳病条文，究竟是从来路讲，还是就去路说，尚须深入研究。如果肯定地说阳明病必然是从少阳来，而少阳病绝对没有从阳明来的，这就显然是一种主观的论断。因为《伤寒论》少阳病篇中明文提到"三阳为尽，三阴当受邪"和"阳去入阴"的去路问题，而阳明病篇中也有少阳病证的缘故。因此，我们是不同意把少阳位置摆在太阳、阳明之间的。至于把少阳位置移在太阳、阳明之间的同时，更把厥阴位置移在少阴、太阴之间，完全变动了三阴的原定次序，即把原定的由太阴而少阴而厥阴的次序，变更为由少阴而厥阴而太阴，与已变更了的由太阳而少阳而阳明的三阳次序对号入座，这样想当然的做法，我是更不同意的。因为这不但完全破坏了《内经》和《伤寒论》的三阴经的原有秩序，而且和《素问·阴阳离合论》中所说的"太阴为开""厥阴为阖""少阴为枢"的意旨也毫无共同之处。因此，我认为这样做的结果，只会给中医学术体系造成混乱，不会有什么好处。

我虽然同意少阳是介于阳明、太阴之间的，但并不否认疾病可由太阳传少阳，也可由少阳传阳明这一事实。因为这是两回事，不能混为一谈。从六经次序安排来说，少阳是介于阳明、太阴之间的。并应该承认《内经》和《伤寒论》在这个问题上是一致的。有人把少阳位置移入太阳、阳明之间，是缺乏有力根据和充分理由的。从六经疾病传经来说，太阳病可以传少阳，少阳病也可以传阳明这一事实，在临床上的确是有的，是不容否认的。但是我们决不能说这是一定不移的次序，因为传经有正传和邪传的区别，正传虽有一定的次序，而邪传则是不拘日数、无分次第的。疾病传经是属邪传问题，既有由太阳传少阳，由少阳传阳明的，也有由太阳传阳明，由阳明传少阳的，不应偏执。

（原载于江西中医学院《中医函授通讯》1960年3月25日）

略论伤寒厥阴病

《伤寒论》厥阴病篇共有55条，只有4条简略地明文提到厥阴病，其余51条大都是泛论厥、热、呕、利（其中论厥的占30条），而这显然又非厥阴病独有之症。正由于仲景对厥阴病的论述不够具体明确，因而引起后人颇多争议，甚至悬为疑案（如近贤陆渊雷在《伤寒论今释》中指出："伤寒厥阴篇，竟是千古疑案"）。我嗜仲景书40多年了，对此似解非解者久矣。晚年虽然稍有体会，但仍未敢自以为是。值此百花齐放，百家争鸣之际，愿献一得之愚，以期抛砖引玉。

首先必须明确的是厥阴的实质问题，虽然前人对《伤寒论》六经的实质问题颇多争论，但近时已渐趋一致，即六经的实质是指脏腑、经络及其气化而言。如全国中医学院试用教材重订本《伤寒论讲义》（上海科技出版社）指出："六经联系着整个五脏六腑，它们之间有着不可分割的相互关系。气化又是脏腑经络生理机能活动的表现，气化的正常与异常，在一定程度上可以说明生理的现象。也就是说，气化离开了脏腑经络，就失去了物质基础；脏腑经络离开了气化，就反映不出其功能活动。因此，脏腑、经络、气化三者之间是息息相关的，不能孤立或片面地强调一面来解释六经的实质，而是必须联系起来认识的。"可见厥阴的实质必须联系到厥阴的脏腑、经络及其气化来认识，即厥阴是指手厥阴心包络和足厥阴肝及其生理病理而言。但应指出的是，《伤寒论》六经病辨证论治虽然是以脏腑经络为基础，并在各篇条文中具体反映出脏腑经络的病变。如太阳病，恶寒发热、头项背腰强痛和少腹满、小便不利等太阳经腑气不通的麻黄汤证、桂枝汤证、五苓散证；阳明病，但热不寒、大渴、腹胀满痛、不大便等阳明胃家实热的白虎汤证、承气汤证；少阳病，往来寒热、胁痛痞硬、口苦、目眩、耳聋等少阳经腑气不舒的小柴胡汤证；太阴病，但寒不热、吐利、不渴、食不下、腹满时痛等太阴脾家虚寒的理中汤证；少阴病，但寒不热、脉沉微细、踡卧欲寐、小便清白等少阴心肾虚寒的四逆汤证等。唯独在厥阴病篇中，对厥阴脏腑经络的病变，则反映得不像其他五篇那样具体明确，这就毋怪引起后人疑惑了。但后世温病学家有鉴及此，对厥阴热病辨证论治不断地有所发展，在理、法、方、药上大大地弥补了《伤寒论》厥阴病篇的缺陷。这本来是相得益彰的，可是，由于伤寒和温病两大学派的长期对立，未能很好地结合起来研究，致使《伤寒论》厥阴病篇至今仍不明于世，殊令人深感遗憾。

这里主要就《伤寒论》厥阴病篇有关厥和热的条文分为既

厥且热、但热不厥和但厥不热三类讨论如下：

一、既厥且热

既有手足厥冷与通身发热同时并见的，也有手足厥冷与通身发热交替而作的。

（一）先就其厥热同时并见者来说

例如 335 条："伤寒一二日，至四五日厥者，必发热，前热者后必厥。厥深者热亦深，厥微者热亦微。厥应下之，而反发汗者，必口伤烂赤。" 350 条："伤寒脉滑而厥者，里有热，白虎汤主之。"这两条热厥证，从其或宜下以承气或宜清以白虎来看，似应属之于阳明病的热厥，而不应属之于厥阴病的热厥。虽曾有人认为，阳明病外证为"身热汗自出，不恶寒，反恶热"，若身热而手足厥冷的，就不得以阳明病论，而应属之于厥阴病。但这样尚难令人无疑，因为阳明病热极而阳郁于内即可出现热厥的缘故（如阳明病篇 224 条白虎汤所主治的"手足逆冷"是其例。）我认为属于厥阴病的热厥，必须具有热闭心包的昏厥和热动肝风的痉厥等临床特征（《素问·厥论》篇中的厥，本来就包含手足逆冷和神识昏迷二者在内）。否则，但见身热肢厥，而不见昏厥或痉厥的，那就没有厥阴病的依据了。这在《伤寒论》厥阴病篇中虽然略而不详，但在后世温病学说中则是非常明确的。如吴鞠通《温病条辨》上焦篇 17 条指出："邪入心包，舌謇肢厥，牛黄丸主之，紫雪丹亦主之。"并自注说："厥者，尽也。阴阳极造其偏，皆能致厥。伤寒之厥，足厥阴病也。温热之厥，手厥阴病也。舌卷囊缩，虽同系厥阴现证，要之舌属手，囊属足也。盖舌为心窍，包络代心用事。肾囊前后，皆肝经所过，断不可以阴阳二厥混而为一，若陶节庵听云冷过肘膝，便为阴寒恣用大热。再热厥之中，亦有三等：有邪在络居多，而阳明证少者，则从芳香，本条所云是也。有邪搏阳明，阳明太实，上冲心包，神迷肢厥，甚至通体皆厥，当从下法，本论载入中焦篇（按即6条所谓：'阳明温病，面目俱赤，肢厥，甚则通体皆厥，不瘛疭，但神昏，不大便七八日以外，小便赤，脉沉伏，或并脉亦厥，胸腹满坚，甚则拒按，喜凉饮者，大承气汤主之。'）；有日久邪杀阴亏而厥者，则从育阴潜阳法，本论载入下焦篇（按即14条所谓：'下焦温病，热深厥甚，脉细促，心中憺憺大动，甚则心中痛者，三甲复脉汤主之。'）。"又其上焦篇33条和34条指出："小儿暑温，身热，卒然痉厥，名曰暑痫，清营汤主之，亦可少与紫雪丹。""大人暑痫，亦同上法。热初入营，肝风内动，手足瘛疭，可于清营汤中加钩藤、丹皮、羚羊角。"又下焦篇18条指出："痉厥神昏，舌短，烦躁，手少阴证未罢者，先与牛黄、紫雪辈，开窍搜邪；再与复脉存阴，三甲潜阳。"并自注说："痉厥神昏，舌謇烦躁，统而言之曰厥阴证。然有手经、足经之分：在上焦以清邪为主，清邪之后，必继以存阴；在下焦以存阴为主，存阴之先，若邪尚有余，必先以搜邪。"显而易见，吴氏对厥阴病热厥的辨证论治是以昏痉瘛疭等厥阴病象为特征，并以开窍清邪的牛黄丸或紫雪丹、凉肝息风的清营汤加羚羊角、丹皮、钩藤，以及育阴潜阳的三甲复脉汤等方为主的。至于阳明病热厥，则是因为胃家阳热郁遏于内所致。如其邪但郁遏于阳明，并未涉及厥阴，但见阳明证的，自当治其阳明，清以白虎或下以承气；如其邪由阳明涉及厥阴，既有阳明证，又有厥阴证的，则其治法当视病情矛盾的主要方面而定。即其主要方面在阳明的，治法仍应以清下胃家实热为主；如其主要方面在厥阴的，则其治法当以开窍清邪、凉肝息风为主。

由此可知，上述 350 条"伤寒脉滑而厥"之用白虎汤和 335 条热深厥深之"厥应下之"的厥阴病热厥，必因阳明病并厥阴而具有昏痉瘛疭等特征，只是由于病情矛盾的主要方面在阳明，故治法应以清下阳明实热为主。这和上引《温病条辨》所谓"邪搏阳明，阳明太实，上冲心包，神迷肢厥，甚至通体皆厥，当从下法"及其中焦篇 6 条阳明温病热厥之用大承气汤，应该是相得益彰的。如果能把它们结合起来看，就能认清厥阴病的热厥，并与阳明病的热厥相区别。

（二）再就其厥热交替而作来说

《伤寒论》厥阴病篇 332、336、341、342 条所说的先厥几日而后热几日，或先热几日而后厥几日，一般称之为"厥热胜复"（或称"厥热往来"，并与少阳病"寒热往来"相对）。本证除与西医所谓"回归热"相似外（《伤寒论今释》在厥阴篇中指出："太炎先生谓即今之回归热，虽不无疑义，舍此亦无他病可以当之。"），还与"回归热型结节性非化脓性脂膜炎"相近，并有时在胆道感染疾患中碰到。但从它们的临床表现来仔细对照，仍与厥热往来的厥阴病证同（主要是热）中有异（主要是厥），并与寒热往来的少阳病证异（寒热间歇期长）中有同（发作时先冷后热）。我认为讨论厥阴病的厥热胜复，不应只在具有个性的病证上对照，而更重要的应在具有共性的病机中探求。即上述厥热先后多少的日数条文，主要是借以说明伤寒热病极期的邪正阴阳进退之机，并从而作出预后判断。一般来说，三阳病处于邪气盛而正阳亢进的阶段，三阴病处于邪气盛而正阳衰退的阶段。就后者而言，太阴为三阴之始，其病主要是后天之本的脾阳衰退，病虽重而不危，预后尚良，故无死证条文；少阴是三阴病的"生死关"，其病已由后天之本的脾阳衰退发展到先天之本的肾阳（包括心阳）衰退，伤寒至此，病极危殆，预后不良，故其死证条文较多（如295、296、297、298、300条等）；厥阴为三阴之尽，乃阴极阳生之处，伤寒至此，阳生者则生，阳不生者则死，故其生死预后条文最多（如327、328、329、332、333、336、339、341、343、344、345、346、347、348、356、359、360、361、364、365、366、367、368、375、376条等），几乎占了厥阴病篇全部条文的半数，而在这些条文辨证中，大多是以厥和热为主的。这就是说，伤寒病至厥阴，如其阳气渐复，阳能胜阴，阳进阴退，厥少热多的，则生机渐旺而渐生；如其阳气不复，阳不胜阴，阴进阳退，厥多热少的，则生机渐息而渐死。但应指出的是，这种厥热胜复的病机，实属少阴病并厥阴所致，故其厥热也应具有昏痉等特征，否则就不得以厥阴病论，而仍应从少阴病去领会。厥阴病篇生死预后条文和少阴病篇生死预后条文的同中有异处，也许就在于此。还应指出的是，少阴病并厥阴的寒厥虚证由阴转阳的"热"有真假之辨。所谓真，即少阴病并厥阴的寒厥，由于正阳渐复，肢体厥冷逐渐回温而神识逐渐清明的，则其热为微阳复生之象（但如阳回太过

"热气有余"的，又可由一个极端走向另一个极端，出现里热实证）；所谓假，即少阴病并厥阴的寒厥，由于阴盛格（戴）阳，手足厥冷而身热面赤、脉浮大而空虚的，则其热乃浮阳欲脱之象。

以上是就先厥后热者而言。若就先热后厥者来说，又当从阳明病并厥阴来领会，即阳明病并厥阴的热厥，本属里热实证，如其病逐渐由阳转阴，则必热日减而厥日增，终至但厥不热，而由热厥实证变为寒厥虚证。这些厥热胜复的阴阳虚实变化，就是厥阴病有时出生，有时入死；既有清下阳明实热的白虎汤证和承气汤证，又有温化少阴虚寒的四逆汤证和通脉四逆汤证的理由所在。

二、但热不厥

但见通身发热而不见手足厥冷的厥阴病，虽然在《伤寒论》厥阴病篇中也不够明确，但可从《伤寒论》其他篇，尤其是从后世温病学说中寻求解答。如《伤寒论》太阳病篇 6 条所谓"身灼热""多眠睡""直视""时瘛疭"等太阳温病由表入里之证，就是因为热入手厥阴心包并引动足厥阴肝风所致，实属厥阴热病。只是张仲景为当时临床经验所限制，尚未能提出方治，徒见其"一逆尚引日，再逆促命期"而已。但继之而起的温病学家则弥补了这个缺陷。如叶天士《温热论》："温邪上受，首先犯肺，逆传心包。""其热传营，舌色必绛……纯绛鲜泽者，包络受邪也，宜犀角、鲜生地、连翘、郁金、石菖蒲等清泄之。延之数日，或平素心虚有痰，外热一陷，里络即闭，非菖蒲、

郁金等所能开，须用牛黄丸、至宝丹之类以开其闭，恐其昏厥
为痉也。"又如《温病条辨》上焦篇 16 条："太阴温病……神
昏谵语者，清宫汤主之，牛黄丸、紫雪丹、局方至宝丹亦主之。"31
条："手厥阴暑温，身热，不恶寒，精神不了了，时时谵语者，
安宫牛黄丸主之，紫雪丹亦主之。"这是就厥阴热病实证而言。
若就其虚证来说，如《温病条辨》下焦篇 8 条："热邪深入，
或在少阴，或在厥阴，均宜复脉。"16 条："热邪久羁，吸烁
真阴……神倦瘛疭，脉气虚弱，舌绛苔少，时时欲脱者，大定
风珠主之。"由此可见，如能把伤寒和温病两大学说中的厥阴
热病证治结合起来，则理法方药具备，就可一目了然了。至于
阳明病波及厥阴的里热实证，在《伤寒论》中却是屡见不鲜的，
这可从阳明病篇 215、216、217、218、219、220、221、222、
223、224、225 等条文中很清楚地看出来。其中主要是以阳明
病胃家实的潮热、不大便谵语为主症，并以承气汤和白虎汤为
主方。由于病情矛盾的主要方面在阳明，故但清以白虎或下以
承气，阳明得治，厥阴自安。但吴鞠通对本证治法则有所发展，
如《温病条辨》中焦篇 5 条："阳明温病，无汗，小便不利，
谵语者，先与牛黄丸，不大便，再与调胃承气汤。"9 条："阳
明温病，下利，谵语，阳明脉实，或滑疾者，小承气汤主之（按
此应与《伤寒论》厥阴病篇 373 条'下利谵语者，有燥屎也，
宜小承气汤'合参）；脉不实者，牛黄丸主之，紫雪丹亦主之。"17
条："阳明温病，下之不通……邪闭心包，神昏舌短，内窍不
通，饮不解渴者，牛黄承气汤主之。"这就在《伤寒论》阳明
病波及厥阴的白虎、承气之清、下法外，补充了先与凉开后与

攻下和凉开与攻下兼施两法，使其治法臻于完善。我之所以要
从阳明病波及厥阴来解释《伤寒论》阳明病谵语，其主要理由
首先是因 217 条阳明病"不大便五六日，上至十余日，日晡所
发潮热，不恶寒，独语如见鬼状。若剧者，发则不识人，循衣
摸床，惕而不安，微喘直视，脉弦"，充分反映了阳明实热内
闭厥阴心包和引动厥阴肝风的病象。其次是 221 条"阳明病，
下血谵语者，此为热入血室；但头汗出者，刺期门，随其实而
泻之"，更显然与足厥阴肝有关。又从 215、216、217 条阳明
病谵语直视的预后来看，所谓"脉弦者生"和"脉自和者不
死"，是说阳明病波及厥阴而阴阳正气尚有生长之机，故预后
尚良；所谓"喘满者死，下利者亦死""脉短者死""脉涩者
死"，则是说阳明病波及厥阴而阴阳正气已呈竭绝之象，故预
后不良。

从上述既厥且热和但热不厥的厥阴热病可见，无论其厥与
不厥，都必具有热而昏痉瘛疭等临床特征，并可分上、中、下
三焦辨证论治。

上焦证治：病属太阴温邪逆传厥阴。如《温病条辨》上焦
篇 16 条；属于厥阴温邪自发于内的，如《温病条辨》上焦篇
17、31、33、34 条。这应与《伤寒论》太阳病篇 6 条合参。

中焦证治：病属阳明热并厥阴。如《温病条辨》中焦篇 4、5、
6、9、17 条。这应与《伤寒论》阳明病篇 215 ~ 225 条和厥阴
病篇 335 与 350 条合参。

下焦证治：病属少阴热并厥阴。如《温病条辨》下焦篇 2、
13、14、15、16、17、18 条。

三、但厥不热

但见手足厥冷而不见通身发热的厥阴病,一般着眼于当归四逆汤所主治的厥阴经表寒厥和乌梅丸所主治的厥阴脏里蛔厥。认为351条"手足厥寒,脉细欲绝",是因寒凝厥阴经表,血脉不通所致,故宜当归四逆汤温通厥阴血脉以解散其经表之寒。至其当归四逆汤证而"其人内有久寒者",即指足厥阴肝脏阳虚内寒而言,故宜在当归四逆汤的基础上加吴茱萸和生姜以温肝祛寒。338条"蛔厥"的"此为脏寒",也是指肝脏虚寒而言。由于肝脏虚寒,木寒土湿,湿遏生热,风化生蛔,而见蛔厥之证,故宜用乌梅丸以温脏安蛔为主。这里应指出的是,326和338条吐蛔而厥的上热下寒证,其寒热错杂于上下的病情矛盾主要方面在于下寒,故乌梅丸方调和寒热是以温脏祛寒为主,这可从其方中温药多而凉药少看得出来。又从主治"手足厥寒,脉细欲绝",而"内有久寒"的当归四逆加吴茱萸生姜汤来看,可见377条吴茱萸汤所主治的"干呕吐涎沫,头痛",也属于但厥不热的厥阴经脏俱寒(脏寒为主)之证(临床上厥阴头痛常与手足厥冷同时并见)。后世注家大都认为吴茱萸汤是厥阴病里寒虚证的主方,堪与太阴病里寒虚证的理中汤方和少阴病里寒虚证的四逆汤方鼎立。由于足厥阴肝经上达头顶,中布两胁,下络阴器而抵少腹,故肝经虚寒,可因寒邪收引其经脉,而见巅顶头痛、两胁痞痛、"少腹痛引入阴筋"等症。如上述377条的头痛、干呕、吐涎沫,就是因为肝寒收引于上,木邪侮土,浊阴冲逆所致,故宜用吴茱萸汤以温肝降逆。

又如 172 条"病胁下素有痞，连在脐傍，痛引少腹，入阴筋者，此名脏结。死"，则是由于肝寒收引于下而成。但"痛引少腹入阴筋"，即后世所谓"缩阳"（或称"缩阴"）危证，其病机实属肝肾俱寒。仲景对此虽未出方治，并称之为死证，但如能及时急投四逆汤合吴茱萸汤，同时热敷脐下或灸关元等穴，当可挽救。

在厥阴病寒厥辨证中，必须把它同太、少二阴的寒厥区别开来。厥阴病的寒厥，必须具有厥阴病的临床特征，已如上述。太阴病的寒厥，必须具有脾脏虚寒的特征，如吐利不渴、食不下、腹满时痛等，宜用理中汤温补脾脏阳气以祛寒；少阴病的寒厥，必须具有少阴心肾虚寒的特征，如脉沉微细、踡卧欲寐、小便清白等，宜用四逆汤温补心肾阳气以祛寒。当然也应承认，三阴寒厥虽各有其特征而不容混淆，但又常相联系，只是有所侧重而已。尤其是伤寒病至厥阴的寒厥，多从少阴而来，往往是厥少同病，而且病机关键仍多在于少阴，这就是厥阴病篇寒厥条文多主四逆汤（如 352、353、369 条等）的理由所在。这里还须指出的是，阴盛格（戴）阳的手足厥冷而身热面赤，实属少阴阴盛阳衰已极，微阳不能内守，而向上向外发越所致，不得以厥阴病论。因此，厥阴病篇 369 条的"里寒外热"而厥和365 条的"其面戴阳"而厥，应与少阴病篇 317 条的阴盛格（戴）阳主文合并讨论。

（《新中医》1980 年 3 月）

欲识厥阴病，寒温合看明

一

中医学界大都认为，东汉张仲景所著的《伤寒杂病论》，虽然是把外感伤寒和内伤杂病合而论之，但晋代王叔和搜采仲景旧论而编成的《伤寒论》，则显然是以论述外感伤寒为主。如果认为这种认识是对的，那么我们就应该着重从外感病方面来研究《伤寒论》三阳三阴证治，也就应该运用寒温统一的观点去继承和发展它。因为伤寒学说是温病学说的基础，而温病学说则是伤寒学说的继续和发展，它们都属于外感病的范畴，是一脉相承而相得益彰的。

一般认为，《伤寒论》是详于寒而略于温的。即对外感病表里寒证治法，如表寒证的麻黄、桂枝，里寒证的理中、四逆等法论述甚详；而对外感病表里热证治法的辛凉、甘寒、苦寒、咸寒，尤其是清营、凉血、开窍、息风和滋阴潜阳等法的论述则缺略殊甚。后世温病学家有鉴及此，在《伤寒论》基础上，通过长期的实践、认识、再实践、再认识，对上述外感病表里热证治法不断地加以充实和发展，使之渐臻完善。因此，我们对待《伤寒论》中的缺略部分，不应抱有门户之见而因循守旧，而应大胆跨越雷池从后世温病学说中寻求弥补。尤其对久久悬为疑案的《伤寒论》厥阴病，更应该在寒温合看中求得解决。

必须肯定，张仲景《伤寒论》所创立的以三阳三阴为纲领的外感病辨证论治体系，是符合外感病发生和发展规律的。例如恶寒发热的太阳病和但热不寒的阳明病以及往来寒热的少阳病，都属于外感病的邪盛正实期，治法以祛邪为主；而无热恶寒的三阴病，则属于外感病的邪盛正虚期，治法以扶正为主。其理、法、方、药直至今天，仍然有力地指导着临床实践。从三阴病来看，太阴病吐利不渴、食不下、腹满时痛、脉缓弱，属于脾脏虚寒，治宜理中汤温补脾脏阳气以祛寒；少阴病踡卧欲寐、四肢逆冷、小便色白、脉沉微细，属于心肾虚寒，治宜四逆汤温补心肾阳气以祛寒。其面目虽然都很清楚（今天看来，显然太阴病机重点在消化系统，而少阴病机重点则在循环系统），但厥阴病的面目则是模糊不清的。这是因为厥阴病篇55条中只有4条明文提到厥阴，且未出方，所述脉证又很简略，令人无可研索。其余51条大都是泛论厥、热、呕、利等文，很难从中找出厥阴病的特点。这就毋怪乎引起了《伤寒论今释》作者所谓"伤寒厥阴篇竟是千古疑案"的慨叹。但是，《伤寒论》中的厥阴病是不容否认的，就外感伤寒热病举例而言，如太阳篇说："太阳病，发热而渴，不恶寒者，为温病。若发汗已，身灼热者，名风温。风温为病，脉阴阳俱浮，自汗出，身重，多眠睡，鼻息必鼾，语言难出。若被下者，小便不利，直视，失溲；若被火者，微发黄色，剧则如惊痫时瘛疭；若火熏之，一逆尚引日，再逆促命期。"这是《伤寒论》提到温病的唯一明文，它基本上提示了温病发生和发展的卫气营血过程。这可从其由太阳病发热而渴、不恶寒，发展到身灼热、自汗出，以至神昏鼾睡、语言难出、直视、瘛疭等症候演变中大致地看得出来。从三阳三阴辨证来看，本条太阳温病由表入里，主要是传入厥阴，由于热闭手厥阴心包，故神昏、鼾睡、语言难出；由于热动足厥阴肝风，故直视瘛疭，显属外感伤寒厥阴热病的主证（今天看来，其病机重点显然在神经系统）。只是由于张仲景当时对此缺乏经验，尚未能提出方治，徒见其"一逆尚引日，再逆促命期"而已。但后世温病学家对此创立了开窍和息风等方治，弥补了这个缺陷。

叶天士在《温热论》指出："温邪上受，首先犯肺，逆传心包"。并说到"其热传营，舌色必绛……纯绛鲜泽者，包络受病也，宜犀角、鲜生地、连翘、郁金、石菖蒲等清泄之。延之数日，或平素心虚有痰，外热一陷，里络就闭，非菖蒲、郁金所能开，须用牛黄丸、至宝丹之类以开其闭，恐其昏厥为痉也。"又在《三时伏气外感篇》指出："风温者……治在上焦，肺位最高，邪必先伤，此手太阴气分先病，失治则入手厥阴心包络，血分亦伤。盖足经顺传，如太阳传阳明，人皆知之；肺病失治，逆传心包络，人多不知者"。"夏令受热，昏迷若惊，此为暑厥，即热气闭塞孔窍所致，其邪入络，与中络同法，牛黄丸、至宝丹芳香利窍可效。神苏以后，用清凉血分，如连翘心、竹叶心、玄参、细生地、鲜生地、二冬之属。"

陈平伯在《外感温病篇》指出："风温证，身热痰咳，口渴神迷，手足瘛疭，状若惊痫，脉弦数者，此热劫津液，金囚木旺，当用羚羊角、川贝、青蒿、连翘、知母、麦冬、钩藤之属，以息风清热。""风温证，热渴烦闷，昏愦不知人，不语如尸厥，脉数者，此邪热内蕴，走窜心包络，当用犀角、连翘、焦远志、鲜石菖蒲、麦冬、川贝、牛黄、至宝之属，泄热通络。"

薛生白在《湿热病篇》指出："湿热证，壮热口渴，舌黄或焦红，发痉，神昏谵语或笑，邪灼心包，营血已耗，宜犀角、羚羊角、连翘、生地、玄参、钩藤、银花露、鲜菖蒲、至宝丹等味。""湿热证，数日后，汗出热不除，或痉，忽头痛不止者，营液大亏，厥阴风火上升，宜羚羊角、蔓荆子、钩藤、玄参、生地、女贞子等味。"

吴鞠通在《温病条辨》上焦篇指出："太阴温病……神昏谵语者，清宫汤主之，牛黄丸、紫雪丹、局方至宝丹亦主之。""邪入心包，舌謇肢厥，牛黄丸主之，紫雪丹亦主之。"（本条吴氏自注："厥者，尽也。阴阳极造其偏，皆能致厥。伤寒之厥，足厥阴病也。温热之厥，手厥阴病也。舌卷囊缩，虽同系厥阴现证，要之舌属手，囊属足也。盖舌为心窍，包络代心用事，肾囊前后皆肝经所过，断不可以阴阳二厥混而为一，若陶节庵所云：冷过肘膝，便为阴寒，恣用大热。再热厥之中，亦有三等：有邪在络居多，而阳明证少者，则从芳香，本条所云是也；有邪搏阳明，阳明太实，上冲心包，神迷肢厥，甚至通体皆厥，当从下法，本论载入中焦篇；有日久邪杀阴亏而厥者，则从育阴潜阳法，本论载入下焦篇。"）"脉虚夜寐不安，烦渴舌赤，时有谵语，目常开不闭，或喜闭不开，暑入手厥阴也。手厥阴暑温，清营汤主之。""手厥阴暑温，身热不恶寒，精神不了了，时时谵语者，安宫牛黄丸主之，紫雪丹亦主之。""小儿暑温，身热，卒然痉厥，名曰暑痫，清营汤主之，亦可少与紫

雪丹。""大人暑痫，亦同上法。热初入营，肝风内动，手足
瘛疭，可于清营汤中加钩藤、丹皮、羚羊角。""湿温邪入心包，
神昏肢逆，清宫汤去莲心、麦冬，加银花、赤小豆皮，煎送至
宝丹，或紫雪丹亦可。"（若湿温邪入心包而湿偏重者，当用
苏合香丸以温开之，不得用上述凉开法）又在中焦篇指出："阳
明温病，面目俱赤，肢厥，甚则通体皆厥，不瘛疭，但神昏，
不大便七八日以外，小便赤，脉沉伏，或并脉亦厥，胸腹满坚，
甚则拒按，喜凉饮者，大承气汤主之。""阳明温病，下利，
谵语，阳明脉实或滑疾者，小承气汤主之；脉不实者，牛黄丸
主之，紫雪丹亦主之。""阳明温病，下之不通……邪闭心包，
神昏舌短，内窍不通，饮不解渴者，牛黄承气汤主之。"又在
下焦篇指出："下焦温病，热深厥甚，脉细促，心中憺憺大动，
甚则心中痛者，三甲复脉汤主之。""既厥且哕，脉细而劲，
小定风珠主之。""热邪久羁，吸烁真阴，神倦瘛疭，脉气虚弱，
舌绛苔少，时时欲脱者，大定风珠主之。""痉厥神昏，舌短
烦躁，手少阴证未罢者，先与牛黄、紫雪辈，开窍搜邪；再与
复脉汤存阴，三甲潜阳，临证细参，勿致倒乱。"

综观上述厥阴病证治，约可分为：

手厥阴病证治

病机：邪入营血，闭塞包络，扰乱心神。

证候：神昏谵语或笑，或不语，或舌謇语涩（温热证则壮热、
舌绛苔黄而干燥；湿温证则身热不扬、舌绛苔黄而润滑或白腻）。

治法：凉开（温热证）或温开（湿温证而湿偏重者）。

方药：牛黄丸、紫雪丹、至宝丹（凉开）或苏合香丸（温开）。

足厥阴病证治

病机：邪入营血，热盛动风或阴虚风动。

证候：痉厥，瘛疭（实风证则瘛疭有力、脉弦数；虚风证，则瘛疭无力、脉虚弱）。

治法：凉肝息风（实风证）或柔肝息风（虚风证）。

方药：清营汤加羚羊角、钩藤、牡丹皮（凉肝息风）或大定风珠（柔肝息风）。

由此可见，只有把伤寒和温病中的厥阴病结合起来看，才能认清外感病中厥阴病的真面目。

二

在寒温合看中认清了厥阴病的真面目后，必须进一步提出讨论的是：

（一）厥阴病与上焦温病问题

由于太阳主皮肤，统卫气，而上焦手太阴肺合皮毛，主气属卫，彼此密切相关。所以《伤寒论》太阳病篇中包含着上焦手太阴肺的病变在内，如麻黄汤证、麻杏甘石汤证、小青龙汤证等；《温病条辨》上焦篇针对"太阳病，发热而渴，不恶寒者，为温病"有证无方的条文，提出"太阴风温，但热不恶寒而渴者，辛凉平剂银翘散主之"以补充之，可见它们是相得益彰的。由此不难看出，《温病条辨》上焦篇所提出的"太阴温病……神昏谵语者，清宫汤主之，牛黄丸、紫雪丹、局方至宝丹亦主之""邪入心包，舌謇肢厥，牛黄丸主之，紫雪丹亦主之""大人暑痫……热初入营，肝风内动，手足瘛疭，可于清营汤中加钩藤、丹皮、羚羊角"也是针对《伤寒论》太阳温病逆传厥阴有证（热闭心包而神昏、鼾睡、语言难出，热动肝风而瘛疭直视）无方的条文，以弥补其缺陷。至于叶天士所谓"温邪上受，首先犯肺，逆传心包"和"足经顺传，如太阳传阳明，人皆知之，肺病失治，逆传心包络，人多不知者"，也可以说是对《伤寒论》太阳温病逆传厥阴的进一步阐发。

这里还须进一步提出的是伤寒太阳与少阴和温病肺与心包的关系问题。从伤寒学说来看，太阳病逆传少阴，多见心肾里寒虚脱证，急宜四逆汤等以回阳救脱。今天看来，其病机重点在心血管循环系统（可与心主血脉合看），主要是循环衰竭反应，当以强心为急务，这和上述少阴证治是相符的。从温病学说来看，上焦肺卫气分温病逆传心包营血分，多见心包里热实闭证，急宜牛黄丸、紫雪丹、至宝丹等以清宫开窍。今天看来，其病机重点在脑中枢神经系统（可与心主神明合看），主要是中枢神经中毒反应，当以醒脑为急务，这和上述心包证治也是相符的。由此可见，上述二者的关系是同中有异的。所谓同，是指太阳和上焦肺发病的部位是相通的；所谓异，是指逆传少阴和心包的途径是分歧的。而这种异同，也显然是相得益彰的。因此，伤寒学家必须知道，太阳病既有逆传少阴的回阳救脱证治（如四逆汤证），也有逆传厥阴的开窍息风证治（但《伤寒论》对此缺乏治法）；温病学家必须知道，上焦手太阴肺温病既有逆传厥阴心包与肝的开窍（如牛黄丸、紫雪丹、至宝丹）、息风（如羚角钩藤汤）证治，也有逆传少阴的回阳救脱证治（外感急性热病中的脱证主要有三：一为气虚脱证，宜独参汤；二为气液两虚脱证,宜生脉散;三为阳虚脱证,宜用四逆汤)。只有这样,才能够在临床上全面掌握,应付自如。

（二）厥阴病与中焦温病问题

从《灵枢·经别》所谓"足阳明之正,上至髀,入于腹里,属胃,散之脾,上通于心"来看,可见足阳明胃络是通心的,也是与心包络密切相关的。《伤寒论》阳明病之所以多谵语的理由,也就是因为阳明胃家实热内炽,循胃络通心而上冲心包,扰乱神明的缘故。如《温病条辨》中焦篇所谓"阳明温病,面目俱赤,肢厥,甚则通体皆厥,不瘛疭,但神昏,不大便七八日以外,小便赤,脉沉伏,或并脉亦厥,胸腹满坚,甚则拒按,喜凉饮者,大承气汤主之"是其例。且因心包与肝同属厥阴,热扰手厥阴心包,势必引动足厥阴肝风。如《伤寒论》阳明病篇所谓剧者发则不识人,独语如见鬼状,循衣摸床,惕而不安,直视,脉弦的大承气汤证是其例。这都显然是因阳明病并厥阴所致。只是由于病情矛盾的主要方面在阳明,故但用大承气汤泄其胃家之实热,阳明得治,厥阴自安。但如其病情矛盾的主要方面在厥阴,那就非但治阳明所能收效,而必须以治厥阴为主才能奏功。如《温病条辨》中焦篇所谓"阳明温病,下之不通……邪闭心包,神昏舌短,内窍不通,饮不解渴者,牛黄承气汤主之"即其例证。又从其所谓"阳明温病,下利,谵语,阳明脉实或滑疾者,小承气汤主之（这应与《伤寒论》厥阴病篇"下利谵语者,有燥屎也,宜小承气汤"合看）;脉不实者,牛黄丸主之,紫雪丹亦主之"来看,可见阳明与厥阴同病,不仅有先用承气攻下之法,还有先用牛黄、紫雪凉开之法,以及牛黄凉开与承气攻下并用之法。

这里还有必要提出的是，疫痢热毒炽盛于阳明（气分），常因病并厥阴（营血分）而见昏谵、痉厥等症，即厥（昏厥、肢厥）、热（身灼热）、利（下痢）三者同时并见，病情极其危重。后世根据《伤寒论》用大、小承气汤治下利（痢）的经验，提出"治痢还须利"的主张，尤其对疫痢采用大承气汤，急攻其邪以护其正，常使疫毒猖獗的险证转危为安（当然也可根据病情需要，适当配合牛黄丸、至宝丹、紫雪丹等以清宫开窍息风）。又《伤寒论》厥阴病篇所谓"热利下重"的白头翁汤证，应结合黄芩汤证（"自下利"）和四逆散证（"泄利下重"）来讨论。下利（痢）本属湿热邪踞肠间之候，治宜清解肠中湿热之邪，但湿热邪踞肠间，常因土困而导致木郁（下痢里急后重即木郁之象），而木愈郁则土愈困，形成恶性循环。因此治痢必须注重调肝，才能提高疗效。白头翁汤和黄芩汤方中虽以黄连、黄芩、黄柏、秦皮清解肠中湿热为基础；但其中白头翁能疏肝清肝；白芍、甘草能柔肝缓肝；尤其是四逆散方中既用柴胡、枳实一升一降以疏木和土，又用白芍、甘草柔肝缓肝，所以成为后世治痢的祖方，至今仍然在临床上发挥着良好的效用。但应指出的是，上述厥阴病篇的白头翁汤证，其病机重点实在阳明（大肠），只是与厥阴有关而已。

（三）厥阴病与下焦温病问题

由于少阴心肾和厥阴心包络肝的关系极为密切，故其为病常常互相影响而紧密相连。因此，它们在外感急性热病传变过程中的先后次序上至今争论未定。有的说少阴应在三阳三阴之末，认为病至少阴就到了最后的生死关头（因有"少阴病是生死关"之说）；有的说《伤寒论》三阳三阴而以厥阴殿其后并没有错，认为厥阴病确实是外感急性热病发展过程的最后阶段。

我是同意后一说的，先从《温病条辨》下焦篇少阴和厥阴的热化证治来看，如他在"热邪深入，或在少阴，或在厥阴，均宜复脉"条下自注："此言复脉为热邪劫阴之总司也。盖少阴藏精，厥阴必待少阴精足而后能生，二经均可主以复脉者，乙癸同源也。"这就明确提示了下焦温病是少阴在前而厥阴在后的。所以在下焦篇首先条示，下焦少阴温病的加减复脉汤证是由"邪在阳明久羁"发展而成，显示了阳明胃土燥伤少阴肾水，由中焦传至下焦的病机；然后详述由于少阴阴虚阳亢，水不涵木，引动厥阴肝风，由少阴病的加减复脉汤证发展成为厥阴病的大定风珠证，显示了少阴水亏导致厥阴木旺，由肾及肝的病机。再从《伤寒论》少阴和厥阴的寒化证治来看，少阴伤寒，心肾阳衰已甚，先天之本动摇，确实是生死关头，故其篇中死证条文较多，粗看似属伤寒病程之末，但细玩厥阴病篇死证条文更多于少阴病篇，又可见厥阴病更危于少阴病，宜居少阴病之后。这也是因为少阴肾能生厥阴肝，母病及子，势所必然。应该看到，少阴病寒化危证发展到最后阶段，是常见有寒并厥阴的昏痉等症出现的。这在《伤寒论》中虽然不太明确，但可从厥阴病篇的"脏厥"危证中深入地体会出来。因为它显然是由少阴病肢厥（"伤寒脉微而厥"）发展到体厥（"至七八日肤冷"），以至厥阴病昏厥（"其人躁无暂安时者，此名脏厥"）的。

由此可见，厥阴病确实是外感伤寒热病发展过程的最后阶段，故应居于少阴病之后。有人认为，上述看法只适宜于下焦厥阴温病，而不适宜于上焦厥阴温病。因为温病的上、中、下三焦，相当于病程的初、中、末三期。但这并非绝对概念，就上焦温病而言，虽然温病多起于上焦太阴肺卫分，并常顺传至中焦阳明胃气分，但如由太阴肺逆传至厥阴心包营血分甚至引动肝风，则又属于卫气营血病程的最后阶段，而不能简单地把温病的上焦完全等同于病程的初期。还应承认的是，外感伤寒热病的厥阴危证，大都包含着少阴阴虚阳亢或阳虚阴盛的病理基础在内。这就是说，厥阴病热化危证（如热闭心包而肝之阳风内动的昏痉等症）是在少阴阴虚阳亢的病理基础上发展而成的；厥阴病寒化危证（寒闭心包而肝之阴风内动的昏痉等症）是在少阴阳虚阴盛的病理基础上发展而成的。因此，厥阴病的方治也就应该以滋补或温补少阴阴液或阳气为主而适当加味。如主治下焦厥阴温病的大定风珠就是在少阴温病主方加减复脉汤的基础上，加三甲、鸡子黄和五味子而成。至于厥阴病寒化危证如"脏厥"，仲景并未出方，注家多云不治，我认为不妨在少阴病寒化危证主方四逆汤的基础上合用吴茱萸汤以免万一。

（四）厥阴病的厥证问题

《素问·厥论》中的厥，本来包含着神志昏迷和手足逆冷在内。而从《伤寒论》厥阴病篇所谓"凡厥者，阴阳气不相顺接，便为厥。厥者，手足逆冷是也"来看，却显然是专指手足逆冷，并不包含神志昏迷。但仲景"撰用《素问》"，岂能置其厥论于不顾，必有脱简。我认为研究厥阴病的厥证，应当包括肢厥（手足逆冷）、体厥（通身肤冷）和昏厥（神志昏迷），始称全面。

本证一般分为寒厥和热厥辨治，如上引《温病条辨》所谓"厥者，尽也。阴阳极造其偏，皆能致厥。伤寒之厥，足厥阴病也。温热之厥，手厥阴病也。舌卷囊缩虽同系厥阴现证，要之舌属手，囊属足也。盖舌为心窍，包络代心用事，肾囊前后皆肝经所过，断不可以阴阳二厥混而为一。若陶节庵所云：冷过肘膝，便为阴寒，恣用大热。"这种把舌卷囊缩的厥证统属之于厥阴病的见解是正确的。今分述之：

1. 厥阴病寒厥

上引《温病条辨》所谓"伤寒之厥，足厥阴病也"，并以囊缩为主症，治宜大热之法。《伤寒论》中虽无囊缩明文（显然也有脱简），但可从"病胁下素有痞，连在脐旁，痛引少腹，入阴筋者，此名脏结，死"条中深入领会。所谓"入阴筋"，即囊缩，俗称"缩阴"或"缩阳"，可在"夹阴伤寒"病中见到，势颇危急，处理不当，易致死亡。本症常与四肢厥冷、脉沉微细等同时出现，乃因肾阳素亏，纵欲过度，性交后不慎受寒，直中少阴，并迅速延及厥阴肝筋所致，故其治法多宜四逆汤合吴茱萸汤以急温回阳。但我认为厥阴病寒厥，当以厥阴病篇"脏厥"条为主文，已如上述，不再重复。

2. 厥阴病热厥

上引《温病条辨》所谓热厥之中亦有三等：有邪在络居多，而阳明证少者，则从芳香；有邪搏阳明，阳明太实，上冲心包者，当以下法；有日久邪杀阴亏而厥者，则从育阴潜阳法。

（1）上焦："邪入心包，舌謇肢厥，牛黄丸主之，紫雪丹亦主之。"本证舌謇语涩、四肢厥冷，常与壮热、神昏、舌绛苔黄等同时出现，因热入营血，闭塞包络，扰乱神明所致，故宜用安宫牛黄丸或紫雪丹以清宫开窍醒神。

（2）中焦："阳明温病，面目俱赤，肢厥，甚则通体皆厥，不瘛疭，但神昏，不大便七八日以外，小便赤，脉沉伏，或并脉亦厥，胸腹满坚，甚则拒按，喜凉饮者，大承气汤主之。"本条应与《伤寒论》阳明病篇所谓腹满身重、难以转侧、口不仁而面垢、谵语、遗尿、手足逆冷的白虎汤证和"厥应下之"的热深厥深证合并讨论。阳明病热厥而见神昏谵语等厥阴证的，是因阳明病并厥阴所致。由于病情矛盾的主要方面在阳明，故但主以白虎、承气清下胃家热邪，阳明得治，厥阴自安。

（3）下焦："痉厥神昏，舌短，烦躁，手少阴证未罢者，先与牛黄、紫雪辈，开窍搜邪；再与复脉汤存阴，三甲潜阳。"本条吴氏自注："痉厥神昏，舌謇烦躁，统而言之曰厥阴证。然有手经足经之分：在上焦以清邪为主，清邪之后，必继以存阴；在下焦以存阴为主，存阴之先，若邪尚有余，必先以搜邪。"（从吴氏自注可以看出，本条所谓"手少阴证"应改为"手厥阴证"，始相符合。）下焦厥阴温病痉厥，是因少阴阴亏，水不涵木，足厥阴肝风内动所致，本应主以三甲复脉汤育阴潜阳以止其厥，但如手厥阴心包邪火尚盛，仍现有壮热、苔黄、寸脉大等症的，则应先用安宫牛黄丸或紫雪丹等清宫开窍以搜剔其邪，必俟其邪火渐衰，虚多邪少，才可以使用三甲复脉汤。

三

最后，还须就《伤寒论》厥阴病篇的厥热胜复证、寒热错杂证、寒证和热证等问题略加讨论。

（一）厥热胜复证问题

厥阴为三阴之尽，乃阴尽阳生之处。伤寒病至厥阴，由于少阴阳虚已极，以致寒并厥阴，厥阴阴盛于内，或闭心包而神昏，或动肝风而痉厥，生阳行将竭绝。此时生死关键在于正气能否胜邪，阳气能否回复。如其正能胜邪，阳能回复，则生；如其正不胜邪，阳不回复，则死。这可从其生死预后的"厥不还者死""脉不还者死"和"醉时脉还，手足温者生"等条文中清楚地看出来。一般认为，厥阴病厥热胜复的病机是阴胜则厥，阳复则热。这种认识尚有待于深化，因为寒厥虽属阴盛阳虚，热厥却是阳盛格阴（篇中有"热深者厥亦深"之说）。而寒厥阴极阳复，多表现为脉还而肢体回温，并不发热。如果说是阳复太过则发热，也非指正阳回复太过，而是指正阳虽复，邪热未除，正气有力与邪抗争所致（如肺炎患者，初因邪与正俱实，而常呈壮热、面赤、烦渴、喘息、鼻煽、脉洪数的太阴肺里热实证（在此里热实证中还可出现身热肢厥的热厥）；继因邪实正虚，出现中毒性休克，转变为身寒肢厥（寒厥）面色苍白、脉沉微细的少阴心肾里寒虚证；而经用回阳救逆方药纠正了休克（即少阴正阳回复后），由于原有的肺热未除，在正阳复起与邪热抗争的情况下，又可重现原有的里热实证。这就是急性热病在临床上由热而厥，又由厥而热的生动例证）。又如阴盛格阳的发热，更显然不是阳复，而是虚阳浮越欲脱。至于把厥热胜复的病机落实到厥热往来的证候上，由于厥热往来之证极少见于临床，有人认为本证古或有之，而今则无，因而无从验证。又有人认为本证即今所谓"回归热"，其热型回归虽近似，但不厥冷则有异，因而也不无疑义。从《伤寒论》厥阴病篇共16条厥热条文（即在每一条中都具有既厥且热者）来看，其中既有由阳盛阴虚而致阳盛格阴的真热假寒（热厥）证，也有由阴盛阳虚而致阴盛格阳的真寒假热（寒厥）证。前者治宜白虎汤或承气汤清下里热，似应属之于阳明病；后者治宜四逆汤或通脉四逆汤急温回阳，似应属之于少阴病。其所以列入厥阴病篇，应作具体分析。如其是与昏痉等症同现，就应属之于厥阴病；如其没有昏痉等症伴随，就应属之于阳明病或少阴病。也就是说，判定其厥热是否属厥阴病，必须以有无昏痉等临床特征为断，不可但见厥热，甚至一见有厥便断定其为厥阴病。

（二）寒热错杂证问题

一般认为，厥阴病篇首条"厥阴之为病，消渴，气上撞心，心中疼热，饥而不欲食，食则吐蛔，下之利不止"。其消渴、气上撞心、心中疼热而饥，是厥阴包络夹心火之热发动于上；其不欲食、食则吐蛔、下之利不止，又是厥阴肝气夹肾水之寒相应而起，是即上热下寒的厥阴病主证，也就是厥阴病提纲。其实，本条无论从外感伤寒或内伤杂病来看，都不能认为是厥阴病的主证，尤其从上述具有昏痉、瘛疭等临床特征的外感伤寒厥阴病来看，更是对不上号。显而易见，本条上热下寒证是属于内伤杂病范畴，并应从胃热肠寒、水土不和去理解才较合实际；若从手厥阴心包有热与足厥阴肝有寒来理解，就未免牵强附会了。虽然厥阴病篇所谓心中疼热和吐蛔而厥的乌梅丸证，与现今所谓胆道蛔虫病近似，并常用乌梅丸获效，也只能认为是与厥阴病有关的内伤杂病之一。至于干姜黄芩黄连人参汤所主治的"本自寒下"而"食入口即吐"的上热下寒证，尤应从胃热肠寒去理解，更非厥阴病的主文。又麻黄升麻汤所主治的上热（咽喉不利，唾脓血）下寒（泄利不止，手足厥逆，寸脉沉而迟，下部脉不至）证，也显然不是厥阴病的主文。

（三）寒证问题

一般认为，当归四逆汤所主治的"手足厥寒，脉细欲绝"，是厥阴病经表寒证；当归四逆加吴茱萸生姜汤所主治的"手足厥寒，脉细欲绝"，而"其人内有久寒者"，是厥阴病经脏表里俱寒证；吴茱萸汤所主治的"干呕吐涎沫，头痛者"，是厥阴病脏寒证。

近人经验：当归四逆汤治末梢神经炎、脉管炎以及关节炎、骨髓炎的虚寒证有效；治冻疮尤验，并盛赞其肌表活血之功。当归四逆加吴茱萸生姜汤用于营卫表寒引发肝胃里寒的气痛痼疾和妇女宫寒痛经等有效。

吴茱萸汤所主治的厥阴头痛（三阴经脉只有厥阴经脉上头，与督脉会于巅顶，故三阴病中惟独厥阴病有头痛），其痛在巅顶，痛而喜按，喜热畏冷，并多伴有干呕、吐涎沫、脉弦迟。本证是因厥阴阴盛阳虚，阴风内动，肝寒犯胃，浊阴向上冲逆所致。吴茱萸虽能温及肝、胃和肾，但以温肝为主，且属温而能降之品；配人参、姜、枣和中益气，故能主治本证。我曾用此方温降高血压，获得良效，已载入全国中医学院试用教材《伤寒论选读》，可供参考。

由此可见，上述方证都属于内伤杂病范畴，且其中只有吴茱萸汤主治巅顶头痛,可以称得上是厥阴病里虚寒的主证之一。至于厥阴病篇中的茯苓甘草汤所主治的"厥而心下悸",仲景明言"治水";瓜蒂散主治的"手足厥冷,脉乍紧者",仲景明言"邪结在胸中",显然与厥阴病无关。

(四)热证问题

外感伤寒厥阴病热证,应以太阳温病逆传厥阴的昏痉瘛疭等为主,并应从后世温病学说中寻求治法,已如上述,不再重复。这里仅就厥阴病篇小柴胡汤所主治的"呕而发热"来说,本证一般认为是由厥阴病转出少阳所致。我曾用小柴胡汤治愈过1例热型回归的胆道感染病证,已载入近著《伤寒知要》中,这里摘录一段以供参考。

"本例症见寒热往来,胸胁满痛,心烦欲呕,不思饮食,舌苔白黄而腻,脉弦细数,显属邪入少阳半表半里,结于胁下所致,故投以大剂小柴胡汤获得显著疗效。惟本证回归发热,颇似厥阴病的厥热往来,只是但热不厥有异耳。"

至于厥阴病篇中的栀子豉汤所主治的"虚烦",也显然与厥阴病无涉。

根据上述,仅从《伤寒论》厥阴病篇原文来看,是无法认清外感伤寒厥阴病的真面目的,而且其中有些条文根本与厥阴病无关,至多能认为是借宾定主而已。虽然有些条文确实与厥阴病有关,甚至可以说是厥阴病的主要证治,但多属于内伤杂病范畴,并非外感伤寒厥阴的主文。因此,如果要认清外感伤寒厥阴病的真面目,就必须把眼光从《伤寒论》厥阴病篇扩大到其他各篇,尤其是后世温病学说中去,才有可能真正解决这一"千古疑案",并使伤寒六经辨证论治体系和温病三焦、卫气营血辨证论治体系密切地结合起来、统一起来,更好地指导急性热病的临床实践。

(《福建中医药》1982 年 5 期和新加坡中医学院第 17
届毕业特刊刊出,1982 年全国首届仲景学说研讨会上
交流,日本东洋学术出版社《伤寒论医学继承与发展》
1983 年 5 月 15 日版以日文译载)

略论厥阴寒化危证

厥阴病是外感病三阳三阴发展过程的最后阶段。厥阴病是以少阴阳盛阴虚或阴盛阳虚为其病理基础(即厥阴热化危证是在少阴阳盛阴虚基础上发展而成;厥阴寒化危证是在少阴阴盛阳虚基础上发展而成)的。前人虽对外感病厥阴热化危证(如热闭心包,以致神昏谵语,治宜清宫开窍法的牛黄丸、紫雪丹、至宝丹;引动肝风,以致痉厥瘛疭,治宜凉肝息风法的羚角钩藤汤或滋阴息风法的大定风珠等)论述甚详,但对其厥阴寒化危证谈的较少,不够明确,很有进一步讨论的必要。

厥阴寒化危证也同厥阴热化危证一样,以昏痉为主症。厥阴病以昏痉为主症,早在《内》《难》两经中,就有了比较明确的记载,如《素问·热论》所谓"其两感于寒者……三日则少阳与厥阴俱病,则耳聋囊缩而厥,水浆不入,不知人"和《难

经·二十四难》所谓"厥阴者，肝脉也。肝者，筋之合也。筋者，聚于阴器而络于舌本。故脉不营则筋缩急，筋缩急即引卵与舌，故舌卷卵缩"等便是。东汉张仲景勤求古训，博采众方，撰用《内》《难》而为《伤寒杂病论》，创立三阳三阴辨证论治体系，对此必当有所继承发展。惜乎晋代王叔和搜采仲景旧论时，对此颇多遗佚，竟使伤寒厥阴篇成为"千古疑案"（《伤寒论》厥阴篇共计 55 条，其中只有 4 条明文提到厥阴病，且未出方，所述脉证又很简略，令人难以研索，其余 51 条大都是泛论厥、热、呕、利等文；《金匮玉函经》且以另立篇名，不属之于厥阴篇）。但细玩全书，仍然有迹可循，如其所谓"太阳病，发热而渴，不恶寒者，为温病。若发汗已，身灼热者，名风温。风温为病，脉阴阳俱浮，自汗出，身重，多眠睡，鼻息必鼾，语言难出。若被下者，小便不利，直视失溲；若被火者，微发黄色，剧则如惊痫时瘈疭；若火熏之，一逆尚引日，再逆促命期"，即厥阴热化危证的例证。又其所谓"伤寒脉微而厥，至七八日，肤冷，其人躁无暂安时者，此名脏厥"和"病胁下素有痞，连在脐旁，痛引少腹，入阴筋者，此名脏结，死"即厥阴寒化危证的例证。尤其是前条，可以说是厥阴寒化证的主文。因为伤寒脉微而厥，本属少阴阴盛阳衰，当用四逆汤以急温之，由于延误失治，至七八日而现通身肤冷、手足躁无暂安时之症，乃少阴病陷厥阴的寒化恶候。从《素问·刺热》所谓"肝热病者，小便先黄，腹痛多卧，身热，热争则狂言及惊，胁满痛，手足躁，不得安卧"来体会，既然肝热的手足躁不得安卧，必身热而小便色黄，那么肝寒的手足躁无暂安时，就必身寒而小便色白。至其"热争则狂言及惊",则显然包含昏痉在内,并可推知厥阴"脏厥"的手足躁无暂安时,亦必包含着昏痉在内。因为不仅热闭心包,肝之阳风内动,可以出现昏痉;寒闭心包,肝之阴风内动,亦可出现昏痉之故。本条还可与"少阴病,吐利,躁烦四逆者,死"合参,从其"躁烦四逆"轻于本条"肤冷""躁无暂安时"来看,可见仲景对厥阴"脏厥"不出方治,实不言而喻,故后世注家多云不治。但从"少阴病,吐利,手足逆冷,烦躁欲死者,吴茱萸汤主之"条来看,又未尝不可勉用通脉四逆汤合吴茱萸汤,并适当加入温热的开窍息风药以抢救之。

这里试就厥阴寒化危证辨治得失一案,略加分析如下:

万某,50岁,农民,上高县人。住院号:1094。1968年11月30日下午4时20分入院。患流行性出血热,初起寒热阵作,寒重热轻,头身腰痛,恶心呕吐,纳少,水泻见食物不化,神疲乏力,仍坚持家务劳动2天,因病情加重入院。入院时,恶寒特甚,自觉阵发面部烘热,时自汗出,呼吸急促,四肢厥冷,下利清谷,渴喜极热饮,口淡口黏,不欲食,昏晕疲倦,神识如蒙,自云"头脑不清楚",面色灰滞,嘴唇、爪甲发青,舌淡嫩苔白腻,脉虚数甚(140次/分),体温38.5℃,血压90/70mmHg,无"三红"症,皮肤无出血点。我们热病课题组认为病属寒毒两盛于太阳和少阴,且由少阴病陷厥阴而阳气虚脱。病情危重,当时中西医通力合作进行抢救。西医按发热期与休克期重叠给予抗休克治疗;中医按表里同治而以救里固脱为主,给予口服四逆加人参汤合麻黄细辛附子汤(熟附子15g,干姜10g,炙甘草10g,党参30g,麻黄6g,细辛

3g），并静注参麦针。入院 2 小时，输液后出现寒战，随即高热达 39.5℃，西医按输液反应处理后，体温骤降，大汗淋漓，寒栗时作，躁扰不安，血压不稳。12 月 1 日上午仍战栗时作，得温则减，体温时升时降，自觉"升火"时则面部烘热发红而体温 37.5℃，不"升火"时则体温 37℃，神志恍惚，手足躁扰无暂安时，输液针头被扯出 2 次而不自知，肢体浮肿，脉微欲绝，舌淡青而苔白润。中医即投大剂四逆加人参汤（熟附子 60g，干姜 30g，炙甘草 30g，党参 30g）1 剂，同时继续用西药抗休克。至下午 2 时，恶寒略减，精神稍振，脉出，血压升至 118/88mmHg，四肢回温，语言清楚，但仍自云"头脑不清楚"，服中药未呕吐，但感腹痛，知饥欲食而食不下，仍渴喜极热饮。守上方加吴茱萸 15g、红枣 30 枚，再进 1 剂。晚上 9 时，服药呕吐，面红肢温，渴欲冷饮，饮后便觉不舒，舌紫暗而苔白腻，脉弱。晚上 11 时，血压下降至 60/40mmHg，恶寒又甚，四肢厥冷。晚上 12 时，血压为 0，呼吸急促，面色苍白，嘴唇、爪甲发青，脉绝，经抢救无效。12 月 2 日 6 时，出现昏迷、谵语。自动出院，数小时后死亡。

本案病属少阴病陷厥阴的"脏厥"危证无疑。从其恶寒特甚、四肢厥冷、肢体浮肿、下利清谷、脉微欲绝等来看，可见少阴虚寒已造其极；又从其神识昏蒙不清甚至昏迷谵语、手足躁无暂安时、唇舌爪甲青紫来看，可见厥阴"脏厥"危证已毕露无遗；更从其时自"升火"而面部烘热潮红、汗出、渴欲冷饮而饮后更感不舒、脉虚数甚等来看，又呈少阴阴盛格（戴）阳之象。因此，经中医对证投以大剂四逆加人参汤后，曾一度获得寒减、神清、脉出、肢温、血压回升等显效。惜因病情太重，药力不足（方中仅用党参而未用红参，附子又非生用），虽然继续合用吴茱萸汤，但终未能稳住疗效，以致得而复失。如果当时能够立即投以大剂通脉四逆汤（生附子、干姜、炙甘草、红参、葱白）合吴茱萸汤，并加菖蒲、远志等，其疗效必更佳，或可挽救危亡，亦未可知。还须指出的是，本案初诊用药不甚恰切：一是所用四逆加人参汤量少力微，难当重任；二是不应用麻黄细辛附子汤。因为本证初期虽属太阳少阴两感的表里同病证，但其里证急重于表证，当先急用四逆汤以救其里，而不应用麻黄细辛附子汤以双解表里，且初诊时已自汗出，也断无再用麻黄发汗之理。须知宜用麻黄细辛附子汤主治的少阴兼太阳的两感证，必脉沉紧而无汗。本案的太少两感证，脉虚数甚而时自汗出，且呈戴阳之象，可见麻黄细辛附子汤不但不宜用，而且当禁用。

本证还可与小儿急、慢惊风证治合参。小儿惊风是因肝风内动所致，急惊风为肝之阳风内动，证属实热，治法宜清；慢惊风为肝之阴风内动，证属虚寒，治法宜温。叶天士医案有云："小儿仓卒骤然惊搐，古曰阳痫，从热证治，古人用凉膈散为主方……后世龙荟芩连，必加冰麝硝黄，取其苦寒直降，咸寒走下，辛香通里窍之闭也，如牛黄丸、至宝丹、紫雪丹皆可选用……慢惊古称阴痫，其治法急培脾胃，理中汤为主方。有痰呕吐，用南星白附六君子汤；声音不出，开窍如竹沥、姜汁、菖蒲根、郁金之属。是病皆他病致变，其因非一，有过饥禁食气伤，有峻药强灌伤胃，有暴吐暴泻脾胃两败，其症面青㿠白，身无热，虽热不甚，短气，骨软，昏倦如寐，皆温药治之。惟呕逆不受乳食，温补反佐姜连，（如）连理汤。"例如"唐，十四，面青，脉濡，神呆，舌缩不伸，语寂寂然，痫证四肢皆震，口吐涎沫，此阴风已入脾络矣。人参、生术、蜈蚣、全蝎、姜汁炒南星、姜汁炒白附"。叶氏在本案中明确提出的"阴风"是大有临床指导价值的。因为肝风内动之证，大都注重阳风，而忽略阴风之故。本案显属阳虚寒闭心包，肝之阴风内动所致，法当温补阳气，开窍息风，而上方就具有此作用，故能主治本证。但因叶氏所论阴风病证，是由太阴逆传厥阴（俗称为"慢脾风"）所致，故主张用理中汤以培土制木，并加菖蒲、郁金、姜汁、竹沥以开窍，合蜈蚣、全蝎、南星、白附子以息风。

（原载于《华佗医药杂志》1990 年夏季篇）

从《内经》厥阴病看后世的继承和发展

太阳、阳明、少阳、太阴、少阴、厥阴六经辨证论治学说，肇始于岐黄，形成于仲景，经历代医学家的继承和发展而臻于完善。惟对其中厥阴病的认识，大都局限于《伤寒论》厥阴病篇，尚难令人满意，且至今论争未已。笔者虽曾为此发表过一些论文，但言犹未尽，情难自禁，现又以"从《内经》厥阴病看后世的继承和发展"为题，从源到流一倾吐之，以快我心，并就正于海内外贤达。

一

《内经》论及厥阴病的有多篇，其中应以《素问·热论》为主。其言曰："今夫热病者，皆伤寒之类也……伤寒一日，巨阳受之……六日厥阴受之，厥阴脉循阴器而络于肝，故烦满而囊缩……两感于寒者，病一日则巨阳与少阴俱病……三日则少阳与厥阴俱病，则耳聋囊缩而厥，水浆不入，不知人，六日死。"结合《素问·诊要经终论》所谓"厥阴终者……甚则舌卷卵上缩而终矣"来看，显然《素问》伤寒厥阴病的主证有二：一为昏厥，即上述"不知人"；二为痉厥，即上述"舌卷""囊缩"（但后世温病学家则认为囊缩固属足厥阴肝经病证，舌卷则属手厥阴心包络病证，详见下文，这里暂略）。

由于继《内经》之后的《伤寒论》厥阴病篇（显然有脱简，详见下文，这里暂略），既无只字言及上述《素问》厥阴病主证，且以"消渴，气上撞心，心中疼热，饥而不欲食，食则吐蛔，下之利不止"为主证。后世伤寒学家大多出于尊崇仲景，而置上述《素问》厥阴病主证于不顾，令人不无遗憾。但亦有少数伤寒学家注意及此，尤其是宋代朱肱《伤寒活人书》首论经络（脏腑）所提出的六条六经病主证，除太阳、阳明、少阳、太阴、少阴五条均综合《内经》和《伤寒论》五经病主证并列外，惟独对厥阴病主证一条，却撇开了上述《伤寒论》厥阴病篇所谓主证，只是紧紧抓住《素问》的厥阴病主证，在问答中突出了上述昏痉等症，这是极有见地的。因为，这是符合伤寒热病按六经规律发展到最后阶段厥阴病危证的临床实际的缘故。

二

东汉张仲景"撰用素问"等而著成《伤寒杂病论》（后世一般分之为《伤寒论》与《金匮要略》两书，前者主论外感伤寒，后者主论内伤杂病），以六经为纲领辨证论治伤寒，理、法、方、药具备，大大弥补了《素问》六经有论无方的缺陷，继承发展了六经学说，成为千古典范，垂训于后世，至今犹尊之为医圣，奉之为圭臬，莫敢越雷池一步。但从其六经病篇来看，太阳、阳明、少阳、太阴、少阴五篇都是在继承《素问·热论》等的基础上加以发展，惟独厥阴病篇竟无只字言及上述《素问》厥阴病主证，这不能不令人怀疑其有脱简。现在一般通行的《伤寒论》厥阴病篇共有 55 条，其中只有 4 条明文提到厥阴病，所述脉证又很简略，并未出方；其余 51 条大都是泛论厥、热、呕、利等文。《金匮玉函经》且把它另列为"辨厥利呕哕病形证治"篇，置之于厥阴病篇 4 条之外。这就毋怪乎引起近贤陆渊雷在其所著《伤寒论今释》中发出了"伤寒厥阴篇竟是千古疑案"的慨叹。但是，《伤寒论》厥阴病篇虽无上述昏痉明文，如能从全部 397 条中广泛深入地探索，仍然是有迹可寻的。如太阳温病逆传厥阴，由于热闭心包，肝之阳风内动，而见热盛神昏、鼾睡、语言难出、直视、瘛疭；阳明病并厥阴，由于胃热上冲心包，引动肝之阳风，而见潮热、不大便、神昏谵语、循衣摸床、惕而不安、直视、脉弦；少阳病并厥阴，由于神魂不宁，而见惊悸谵语；少阴病并厥阴，由于寒闭心包，肝之阴风内动，而见昏厥肤冷、躁无暂安时；以及脏结的痛引少腹入阴筋等，即其例证。由此可见《伤寒论》厥阴病，虽无上述昏痉之名，却有上述昏痉之实。从可知其厥阴病篇无只字言及上述《素问》"舌卷""囊缩""不知人"等厥阴病主证，竟然自食其在"自序"中"撰用素问"之言，显然是有脱简的。

但因后世伤寒学家出于尊崇仲景，不敢稍越雷池，大都恪守一般通行的《伤寒论》厥阴病篇 55 条，随文衍义，虽亦言之成理，却难令人无疑。尤其是以上热下寒的"消渴，气上撞心，心中疼热，饥而不欲食，食则吐蛔，下之利不止"为厥阴病主证，显然不符合伤寒热病按六经传变规律发展到最后阶段的厥阴病危证的临床实际，更难令人信服。至于以厥为厥阴病主证，虽似可从，但仅限于肢厥（四肢厥冷）和体厥（通身厥冷），而未涉及昏厥和痉厥，也难令人满意。

三

清代温病学家有鉴及此，对厥阴病的理、法、方、药做了极其丰富的阐述和充实，更好地继承和发展了《内经》和《伤寒论》六经病，尤其是厥阴病的辨证论治学说。例如：叶天士《温热论》开宗明义指出"温邪上受，首先犯肺，逆传心包"，其《三时伏气外感篇》所谓"风温者……治在上焦，肺位最高，邪必先伤，此手太阴气分先病，失治则入手厥阴心包络，血分亦伤。盖足经顺传，如太阳传阳明，人皆知之；肺病失治，逆传心包络，人多不知者"，就是对《内经》和《伤寒论》以及历代伤寒学家于六经病重足轻手的进一步发展。吴鞠通《温病条辨》上焦篇"太阴温病逆传心包，神昏谵语，舌謇肢厥"条所注："厥者，尽也。阴阳极造其偏，皆能致厥。伤寒之厥，足厥阴病也。温热之厥，手厥阴病也。舌卷，囊缩，虽同系厥阴现证，要之舌属手，囊属足也。盖舌为心窍，包络代心用事，肾囊前后皆肝经所过，断不可以阴阳二厥混而为一，若陶节庵所云：冷过肘膝，便为阴寒，恣用大热。再热厥之中亦有三等：有邪在络居多，而阳明证少者，则从芳香，本条所云是也；有邪搏阳明，阳明太实，上冲心包，神迷肢厥，甚至通体皆厥，当从下法，本论载入中焦篇；有日久邪杀阴亏而厥者，则从育阴潜阳法，本论载入下焦篇。"更是对《内经》《伤寒论》和《温热论》厥阴病证治的进一步发展。具体地说：

1. 上焦篇

由于太阳主皮肤，统卫气，而上焦太阴肺合皮毛，主气属卫，彼此密切相关。所以《伤寒论》太阳病传变，顺传则入阳明，固为人所熟知；逆传可入厥阴，则人多不识。而叶天士独识之，故能提出上述"温邪上受，首先犯肺，逆传心包"的精辟论断。这也许是从《伤寒论》"太阳病，发热而渴，不恶寒者为温病。若发汗已，身灼热者，名风温。风温为病，脉阴阳俱浮，自汗出，身重，多眠睡，鼻息必鼾，语言难出。若被下者，小便不利，直视，失溲；若被火者，微发黄色，剧则如惊痫，时瘛疭；若火熏之，一逆尚引日，再逆促命期"中获得启发。吴鞠通在本篇所提出的"太阴温病……神昏谵语者，清宫汤主之，牛黄丸、紫雪丹、局方至宝丹亦主之""邪入心包，舌謇肢厥，牛黄丸主之，紫雪丹亦主之""大人暑痫……肝风内动，手足瘛疭，可于清营汤中加钩藤、丹皮、羚羊角"的清宫开窍法和凉肝息风法，更显然是针对上述《伤寒论》太阳温病逆传厥阴有证无方的缺陷以弥补之。

2. 中焦篇

由于阳明胃络通心,与心包络(以至于肝)关系密切,所以阳明病胃热太盛,可循胃络上冲心包,扰乱神明,甚至引动肝风,而见神昏谵语、痉厥等厥阴证。这在《伤寒论》阳明篇和《温病条辨》中焦篇都是一致的。但伤寒学家治疗此证,只知攻下,不晓凉开,尚嫌不足。温病学家治疗此证则较为全面,不仅重视攻下,也不忽略凉开。如"阳明温病,面目俱赤,肢厥,甚至通体皆厥,但神昏,不大便,七八日以外,小便赤,脉沉伏,或并脉亦厥,胸腹满坚,甚至拒按,喜凉饮者,大承气汤主之""阳明温病,汗多,谵语,舌苔老黄而干者,先与小承气汤""阳明温病,无汗,小便不利,谵语者,先与牛黄丸;不大便,再与调胃承气汤""阳明温病,下利谵语,阳明脉实或滑疾者,小承气汤主之;脉不实者,牛黄丸主之,紫雪丹亦主之""阳明温病……神昏谵语者,安宫牛黄丸主之""阳明温病,下之不通……邪闭心包,神昏,舌短,内窍不通,饮不解渴者,牛黄承气汤主之"等,即其例证。

由此可见,阳明温病并入厥阴的治法,不仅有专主大小承气攻下的;也有专主牛黄、紫雪凉开的;还有先与牛黄凉开而后与调胃承气攻下和以牛黄凉开为主而兼与大黄攻下的。必须根据其病情矛盾的主次不同,而灵活地掌握。这也显然是对《伤寒论》阳明病并厥阴的深入发展。

3. 下焦篇

由于少阴心肾和厥阴心包络、肝关系极为密切,故其为病常互相影响，或由彼及此，或由此及彼。但从伤寒热病六经传变规律来看，则是少阴在前而厥阴在后的。所以本篇首先提出少阴温病，治宜育阴潜阳法，方主加减复脉汤的阴虚阳亢证，是由"邪在阳明久羁"发展而成，显示了阳明胃土燥伤少阴肾水，由中焦传至下焦的病机；然后提出由少阴阴虚阳亢，水不涵木，以致肝风内动，而发展成为厥阴温病，治宜滋阴息风法，方主大定风珠（即由加减复脉汤方加三甲、五味子、鸡子黄组成）的阴虚风动证。

由此可见，厥阴病确是伤寒热病六经传变的最后阶段。有人认为，上述看法适宜于下焦温病，而不适宜于上焦温病，因为温病的上、中、下焦相当于病程的初、中、末期的缘故。其实这并非绝对概念，就上焦温病而言，虽然温病多起于上焦太阴肺卫分，并常顺传至中焦阳明胃气分，但如由太阴肺逆传至厥阴心包营血分甚至引动肝风的，则又属于卫、气、营、血病程的最后阶段，不能简单地把温病的上焦完全等同于病程的初期。下焦厥阴温病也是以昏痉为主症的，这可从其"痉厥神昏，舌短烦躁，手少（厥）阴证未罢者，先与牛黄、紫雪辈，开窍搜邪；再与复脉存阴，三甲潜阳。临证细参，勿致倒乱"条及其注解"痉厥神昏，舌謇烦躁，统而言之为厥阴证。然有手经足经之分；在上焦以清邪为主，清邪之后，必继以存阴；在下焦以存阴为先，若邪尚有余，必先以搜邪"中很清楚地看出来。当然，以上只是就厥阴热化危证而言，至于厥阴寒化危证，同样是以昏痉为主症的。详见拙著《略论厥阴寒化危证》和《肝风当辨阴阳论治》两文，这里从略。但有必要指出的是，外感病的厥阴危证，大都包含着少阴阳盛或阴虚及阴盛或阳虚的病理基础在内。即厥阴热化危证（如热闭心包或水不涵木而肝之阳风内动的昏痉等症）是在少阴阳盛或阴虚的病理基础上发展而成；厥阴寒化危证（如寒闭心包或水助木邪而肝之阴风内动的昏痉等症）是在少阴阴盛或阳虚的病理基础上发展而成的。

四

笔者自 1957 年 1 月发表《寒温纵横论》后，一直极力倡导寒温统一（即伤寒学说与温病学说的统一）以至内外统一（即外感热病与内伤热病的统一），先后著成《伤寒知要》《寒温统一论》和《热病学》。尤其是经过（1986～1990）5 年的中、西医治疗组的对照研究，在流行性出血热方面取得了优于西医的临床疗效，比较圆满地完成了国家科委交给我们的"七五"国家重点科技攻关项目"中医治疗血证急症的研究"课题之一"应用寒温统一热病理论治疗急症（高热、厥脱）的临床研究"任务。于 1990 年 9 月通过了由国家中医药管理局委托江西省卫生厅主持的国内专家鉴定，并获得了较高的评价。5 年来，在流行性出血热的临床研究中，发现本病既有温病的温热证和湿热证（江西疫区以湿热证为多见，并以湿阻三焦为主要病机，治宜宣畅三焦法，采用宣畅三焦系列方），宜按温病法治；也有伤寒的寒湿证，宜按伤寒法治，因而必须具有寒温统一的观点，才能应付自如，提高疗效。并在本病临床观察中，发现厥阴病程确实是处于热病六经传变的最后阶段。例如，本病休克期常先见少阴的气阴两虚、气虚或阳虚的脱证，宜用生脉针、独参针或参附针（甚至合用通脉四逆汤）等固脱。若能及时投药救治，常可获得成功。但如病情进一步发展而出现神昏谵语、手足躁扰无暂安时等厥阴危证，则抢救成功率极低。我们体会到，本病少阴阶段所呈现的神情淡漠、目闭蜷卧、脉沉微细，完全符合《伤寒论》"脉微细，但欲寐"的少阴病主证，此时虽血压为零、休克严重，可救。一旦由少阴阶段发展到最后的厥阴阶段，出现上述厥阴危证时，则多归于死亡。这和《伤寒论》厥阴病多死证也是符合的。由此可见，在现代中医临床科研中，也证明热病六经传变规律是少阴在前而厥阴在后的。

由此，我们更进一步认识到，贯彻寒温统一和内外统一的主张，不仅在临床上能够更好地提高疗效，而且在理论上能够解决一些难以解决的问题。如本文所述伤寒厥阴病这一所谓"千古疑案"的问题，若能上溯《内经》之源，下穷历代寒温各家之流，并从全部《伤寒论》广泛深入地探索，尤其是密切联系现代中医临床科研实际，是完全能够得到圆满解决的。

（原载于《江西中医药》1991年2期）

伤寒杂谈

一、伤寒是否与寒邪无关

有人认为伤寒之所以名为伤寒，不是为它感受着寒邪，而是为它的症状从恶寒开始。疾病从恶寒开始的很多，古人只是根据它的恶寒外象而统称之为伤寒，我认为这种认识是不够正确的。因为"伤寒"二字的原意，就是感伤了寒邪，这是不容否认的。例如《伤寒例》说："阴阳大论云：春气温和，夏气暑热，秋气清凉，冬气冷冽，此则四时正气之序也。冬时严寒，万类深藏，君子固密，则不伤于寒，触冒之者，乃名伤寒耳。其伤于四时之气皆能为病，以伤寒为毒者，以其最成杀厉之气也。"这不仅说明了伤寒是因伤于寒邪而成，并指出了伤于寒邪为病较之伤于他邪为病更甚，而仲景以寒立论的本意也就不言而喻了。近人阎德润著《伤寒论评释》，说到日常生活上所见之伤于寒而发病者，百病之中，此为最多，且不论任何民族亦在所难免；并列举西医诸说证明伤于寒为百病之源的论调，古今中外，同出一辙；还认为伤寒能生病之由，尚有待于日后之研究。阎氏身为西医，在新中国成立前就对伤寒有如此深刻的认识，真可以说是难能可贵的了。我们身为中医，如果竟然认为伤寒不是因为感受寒邪而成，否定寒为病源之说，不但在中医学说中站不住脚，难为中医所接受，即使在西医学说中，也未必把寒邪完全排除在病因之外（尽管西医认为它是诱因），因而也必难为西医（尤其是今日的西医）所接受。《难经》"伤寒有五"是因伏寒所化之故。例如《内经》说："冬伤于寒，春必病温。""今夫热病者，皆伤寒之类也。"《伤寒例》引阴阳大论说"中而即病者，名曰伤寒。不即病者，寒毒藏于肌腠，至春变为温病，至夏变为暑病"，就是明证。尽管古人这样认识，今天看来不无问题，但我们决不能以此作为伤寒与寒邪无关的根据。何况，一般所谓广义伤寒之中的狭义伤寒，更难否定与寒邪无关。即使是广义伤寒之中的温热等病，今天看来，也多有因感寒而引发者，仍难完全否定与寒邪无关。因此，伤寒是与寒邪有关的，至于把伤寒立名的基础放在恶寒上面的说法，也是站不住脚的。

在中医学说中，恶寒有外感伤寒和内伤杂病之分。内伤杂病的恶寒，就不能称之为伤寒，因为中医所谓伤寒和杂病是有区别的，虽然它们之间常相联系，但是不能混同。何况恶寒，不仅见于内科病中，而且见于外科病中。例如疮疡初起的乍寒乍热，难道也可以把称之为伤寒吗？在西医学说中，恶寒也有属于传染性的和非传染性的疾病之分，更不能但凭一症，便定其病。从现阶段看，中医是重在辨证，而西医是重在辨病的。西医借助现代科学仪器，辨病比较精确，这是值得中医学习的。不过中医通过长期反复实践所得出来的辨证的理法，历来就极其有效地指导着临床处方用药，也是非常精确，而值得西医学习的。如果我们用西医辨病的眼光来对待中医辨证的理法，牛头不对马嘴地说中医临床认识不精确，这是非常错误的。中医是辨证求因以立法、选方、择药的，假使不辨恶寒之因，而统称之为伤寒，试问将何所依据而立法、选方、择药呢？很显然，这种认识是不正确的。

二、《伤寒论》的理论核心是不是经络脏腑

有人认为《伤寒论》只是根据症状用方药，并不是先摆好什么经络脏腑等理论框框来生搬硬套。我认为这种说法是对继承和发扬中医学不利的，尤其是经络脏腑，既是人身的物质基

础，也是中医的理论核心。这是中医学说的命脉，是决不能丢的。何况从《伤寒论》原序所谓"夫天布五行，以运万类，人禀五常，以有五脏。经络府俞，阴阳会通，玄冥幽微，变化难极。自非才高识妙，岂能探其理致哉"来看，可以很清楚地看出《伤寒论》是以经络脏腑为其理论核心，并以阴阳五行为其思想方法和说理工具的。由于经络脏腑是人生命的物质基础，故研究人的生理和病理就必须以它为核心。正因为如此，《金匮要略》开宗明义即以脏腑经络先后病名篇，这点是在研习仲景学说时必须首先明确的。因受时代限制，经络脏腑的理论只可能运用通行于世的古代阴阳五行理论作为工具来说明，还未能与近代自然科学相结合，因而阴阳五行之说就自然而然地渗透了经络脏腑的理论内容。我们必须承认，古代的阴阳五行哲学运用到中医学中来，在破除巫蛊迷信，阐明经络脏腑的生理、病理以及整体观念等方面，是起了积极作用的。今天看来，仍然值得重视。当然，我们不应因此而模糊了中医的理论核心是经络脏腑。正由于《伤寒论》是以经络脏腑为理论核心，因而就必须用经络脏腑来领会六经，并用此说明它的证治理论。也正因为这样，《伤寒论》才不愧为一部理法方药具备的中医经典。如果说《伤寒论》不用经络脏腑来论述其理法方药，那么《伤寒论》的内容就成为经验主义的证治堆积了。这和张仲景的本意是毫无共同之处的。当然，持此说者，是因《伤寒论》中有些证治，好像难以用经络脏腑来解释。其实经络脏腑相互关联，并非各自孤立。在临床实际中，一经一腑一脏病者较少，多经多腑多脏同病者较多，而且伤寒之中有杂病，其传变是极其复杂的，决不能用简单的眼光去看待它。例如，太阳病篇中表有风寒的头项强痛、项背强几几腰痛和里有水血的少腹满、小便利与不利等，固然可用太阳经腑来解释（即太阳病传变的懊恼、结胸、痞满等），又何尝不可用经络脏腑来解释呢？这些变证不是由太阳之表陷入太阳之里，而涉及阳明与太阴的吗？吴茱萸汤治厥阴病干呕、吐涎沫、头痛，固然可用足厥阴肝经来解释（即其治阳明的食谷欲呕和少阴的吐利、肢厥、烦躁），又何尝不可用经络脏腑解释呢？何况吴茱萸一药，不仅能温肝，而且能温胃温肾，并非专入足厥阴肝经，又何必主观判定它专入肝经，而不允许它兼入他经呢？

总而言之，《伤寒论》以经络脏腑为理论核心，是推翻不了的。新中国成立前曾经有过不少人企图推翻它，可是并未能损其毫末。因此，如果今天有人想推翻它，显然更是徒劳的。当然，我们也不应忽略，《伤寒论》中有些整体性反应证候，必须在经络脏腑的基础上结合整体的气机升降出入理论去领会，而不能但凭局部的经络脏腑去理解，以免陷入牵强附会的境地。我认为《伤寒论》中的六经，是以经络脏腑作为物质基础的。如果硬要说它是个框框也可以，但这个框框是客观存在而非主观派生的。这个客观存在是不以人们的主观意志为转移的。有人认为，如果用经络脏腑等理论框框去要求仲景，必致愈讲愈晦，使《伤寒论》成为一部懵懂之书。我看问题恰恰相反。如果有人离开了经络脏腑等理论去讲《伤寒论》，是把它看成为经验主义的证治堆积，必将使《伤寒论》支离破碎而茫无头绪。似此，则懵懂的不是别人，而正是他自己。至于有人认为五行生克的理论更不可用于《伤寒论》。我认为也不尽然。例如，《伤寒论》所谓"此肝乘脾也，名曰纵""此肝乘肺也，名曰横"等，就必须用五行生克的理论去解释。当然，我们也必须承认，《伤寒论》中像这样的例子是不多的，因而运用五行生克理论的机会也就比较少。

我总觉得，在现阶段必须十分慎重地对待中医理论，研究的途径和重点尽可有所不同，但不可随便地肯定或否认。至于有的人一味地否定，如在对待《伤寒论》的理论时，既说经络脏腑不一定可用，又说五行生克和六气标本更不可用。但究竟应该用什么理论呢？自己又提不出来。是否中医就没有理论了呢？他又不敢说。这样的治学态度，是严肃的吗？

三、头痛要不要辨部位

有人认为《伤寒论》所说的头痛，大都不分部位，后世强分部位，实属画蛇添足。我认为这种认识是不正确的。因为人们的认识，总是随着反复的实践而不断深化的。东汉时期的张仲景谈头痛，大都不分部位，其认识尚较粗疏；后世在继承仲景学说的基础上，进一步分辨部位以治头痛，从而提高了临床疗效，其认识则较精细。我们必须承认这是客观事物发展的必然结果。《伤寒论》中三阳病和厥阴病之所以都有头痛证，是因三阳和厥阴经脉都上头之故，这是大家公认的。既然头痛和三阳及厥阴经脉上头有关，而三阳及厥阴经脉的循环线路又各自不同，那么，头痛由不分部位逐步发展到分部位论治，就成为一件很自然的事了。而且通过多数人的实践，认识，再实践，再认识，证明头痛辨部位论治，能够提高临床疗效，是有其重要的指导意义的。举例来说：

1. 太阳病头痛多在头项连背

这在仲景《伤寒论》中就已经足够明确了。我们在临床上，更是屡见不鲜。正因如此，即使是反对头痛分部位论治的人，也不得不承认它是临床常见的事实；也不得不承认它是和太阳经脉循行路线有关的。由于太阳病头痛连项背的病例极多，不胜枚举，且既无争论，自无赘说的必要。

2. 阳明病头痛多在额前眉心连目眶

这在仲景《伤寒论》中虽然不明确，但在临床实际中是存在的，是不容否认的。例如《经方实验录》所载曹颖甫经治的白虎、承气汤证案中所一再指出"阙上痛"，即其明证。这是因为阳明经脉起于鼻之交频；至其痛多连目眶，则是因为阳明经络目（《内经·热论》有阳明经络于目故目痛之说）之故。张石顽说："葛根乃阳明经药，治头额痛、眉棱痛……靡不应手神效。"我在"西医学习中医班"讲《伤寒论》时，有一西医学员偶患感冒，自觉十分明显地头痛，在额前眉心连目眶，沉闷紧束，异常难受，恶寒发热无汗。我即投以葛根剂，收效甚速。当时这一治验，在说服西医相信中医的经络学说方面，曾起过一定的作用。由此可见，阳明病头痛多在额前眉心连目眶（或燥热在里上冲其经而现，宜用白虎、承气清下；或风寒在表外束其经而现，宜用葛根剂解散），不仅有其理论根据，而且有其临床基础。

3. 少阳病头痛多在头角连耳

这在仲景《伤寒论》中虽然不明确，但在临床实际中是存在的，是不容否认的。例如，齐秉慧治张太来妻，寒热往来，两侧头痛，经投以小柴胡汤数剂即愈，就是证明。我曾治愈一例少阳与厥阴同病的头痛重证：患者熊某，头顶及两侧疼痛，尤以两侧为甚，痛而抽掣，头筋凸起，耳鸣，脉弦而迟细。经投以柴胡合吴萸剂，二服其痛即止，耳鸣即除，亦足证明。

4.厥阴病头痛多在头顶

这在张仲景《伤寒论》中虽然不明确，但在临床实际中是存在、不容否认的。例如林鹤和治刘氏女，头巅顶痛，喜热，得温则减，干呕吐涎沫，手足常厥，舌苔白，脉沉弦细，经投以吴茱萸汤数剂即愈；我所治的万至铭，头巅顶痛而沉，重喜热恶冷，泛酸，脉弦迟，亦经投以吴茱萸汤而愈，都足以证明。最近我接到实习学生徐应璋的来信，她向我报告初用吴茱萸汤治愈了1例巅顶头痛的重证：患者董某，头顶痛甚，干呕吐涎沫，手足时厥，脉沉细而迟，经投以吴茱萸汤数剂即愈。一个尚处在实习阶段的学生，能够准确无误的投方立愈重证，这是令人十分欣慰的事情。但如果不是在接受了头痛分部论治的教育（或者反而强调头痛不要分部位，仅仅给学生以笼统的概念），要想获得这样的效果，显然是不可能的。

综观上例，可见头痛分辨部位论治（当然还必须全面参合脉证），是十分必要的。有人竟说它是画蛇添足，仅仅满足于笼统的概念，强调张仲景并非疏漏，而无视于后世精细的辨证和卓著的疗效。请问我们今天研究《伤寒论》，到底是为张仲景服务呢，还是为临床服务呢？我想应该是要为临床服务，既然要为临床服务，那就必须十分珍视后世在辨证施治方面的发展。我认为头痛分辨部位论治，不仅不是画蛇添足，而且恰恰是画龙点睛。也只有这样，才能算是正确对待客观事物发展应有的态度。何况仲景《伤寒论》辨头痛，也并非完全不分部位。例如太阳病头痛就多指出头项强痛，亦可见其一斑。我们应该举一反三地去学习《伤寒论》，才能算是仲景的好学生。

当然，我们也不应忽略，各经络彼此密切关联，会合交通之处不少，一经有病，常常影响他经，或者一病兼涉数经，因而全头都感到疼痛。病者只是自诉头痛，并无明显的部位可分，这倒是间有的临床事实。但我们决不应因此而认为头痛分辨部位是画蛇添足，因为临床上的头痛很多是有明显的部位可分的，只是有的人习焉不察而已。何况即使是患者难分部位的全头疼痛，在医生的细问下，有时也有重点存在。即在全头疼痛之中，有时某一部位疼痛更甚，这仍然是值得进一步细辨的。

最后还应指出，必须用发展的眼光去对待经络学说。因为经络的秘密，并不能说古人已经揭露无遗，仍然有待于今人和后人的不断地进行更广泛更深入的探索。因此，头痛分辨部位论治，能提高临床疗效，具有重要的指导意义。姑且不谈在古人已有的经络理论上能够找到根据，即使古人未言其理，而今人已有其事，也是值得珍视和研究的。

四、"人病脉不病"站不住脚吗

"人病脉不病"这句话到底站得住脚还是站不住脚？必须从其理论依据和临床基础来讨论。

先从理论依据来说，"人病脉不病"这句话出自《伤寒论》

平脉法篇。该篇第 19 条说："脉病人不病……短命则死;人病脉不病……虽困无苦。"一般来说,人有病而脉正常的,预后多良;人似无病而脉不正常的,预后多不良,有随时暴死的危险。因心为君主之官,主宰人的生命,心主血脉,切脉可以直接观察心脏的变化。人病而脉不病,则心脏正常,故预后多良;脉病而人不病,则心脏已不正常,危机内伏,生命堪虞,故预后多不良。由此可见,《医宗金鉴》注解《伤寒论》第 4 条说"伤寒一日,太阳受之,当脉浮紧……若脉静如常,为人病脉不病,为不传也",是有其充分的理论依据的。因为太阳与少阴互为表里,关系极为密切,当寒邪初伤太阳之表,如果与太阳相表里的少阴(心肾)正气充足,能够有力支持太阳抗御表邪,则其太阳病必轻而易愈,自不致传经入里的缘故。

再从临床基础来说,"人病脉不病"这句话也是事实所常有的。例如,偶患感冒轻证,虽然现有头项强痛等太阳表证(或兼鼻塞流涕、微有咳嗽等症),但不发热,脉亦不变,患者尚能正常地进行工作和学习,可见其病表邪轻浅,里气充足。这样的太阳病,自然容易治愈或自愈,而极少有传经入里的可能。我想这类临床事实,只要稍有临床经验的人就能明白,绝不是什么深奥难懂的问题。我和我妻以及女儿,只要偶受风寒,就会感到头项强痛甚至项背强几几,但其他一切无变化,工作学习如常。次女初读《伤寒论》后,初遇此证,也曾按图索骥地去寻找或紧或缓的浮脉,结果脉无变化而迷惑不解。当时她也认为患者是必有病脉的,后来她才知道也有人病脉不病的理论和事实。现在偶提前事,只是引起笑乐而已。

综上以观，"人病脉不病"这句话，不仅有充分的理论根据，而且有确实的临床基础，是完全站得住脚的。

五、关于禹余粮丸证问题

关于《伤寒论》"汗家重发汗，必恍惚心乱，小便已阴疼，与禹余粮丸"的问题，近接某同志来函，认为我不应该依据历来注家一致的意见作解释，而应独推崇近人曹颖甫氏的见解；并举有验案1例为证。我详细阅读了他的来函以后，觉得彼此看法存在着原则上的分歧。下面的话，就是我对他所提出的问题的答复。

首先，把问题的内容简单地提一下。我在《中医杂志》1957年3月续载的"关于伤寒论的初步研究"文中对"汗家重发汗，必恍惚心乱，小便已阴疼，与禹余粮丸"的解释是：汗家阳气素虚，虽在有表证时，不可发汗，如果误用麻黄汤等发汗，有使阳气飞越而脱的危险。本条证现恍惚心乱，是心阳已有虚脱之势；小便已阴疼，是肾阳衰微，内寒收引阴筋所致。因此，本条治法，必须大补固脱。喻嘉言说："此病在气分，宜于涩以固脱之外，大补阳气则当矣。"禹余粮丸方虽失传，但从禹余粮一药来看，已符合本条治宜涩以固脱的原则，并可推知此方里面可能配合有大补阳气的药在内。他根据曹氏一家之言，认为这种百家一致的解释"很不恰当"。所引曹氏的解释是："汗家非中风有汗之证，中风之证当云风家，汗家云者，以阳明多汗言之也。阳明有余之证，复发汗以劫胃中之液，则胃中燥气上薄于脑，而心神为之不宁……于是恍惚心乱，遂发谵语，则论中恍惚心乱四字，直以谵语当之，所谓胃中水竭，必发谵语也。后文又云小便已阴疼，盖汗后重发汗，必大肠燥实，燥气熏灼于前阴，故小便短赤而阴疼，此为大承气的证，予亲验者屡矣。"我认为曹氏此解是有问题的，理由如下：

曹氏硬把"汗家"作"阳明多汗"解，是不够恰当的。首先，从本条上下文来看，如淋家、疮家、衄家、亡血家等，都是指素有其病的体虚患者而言，可知本条的"汗家"，也是指平素多汗的体虚患者而言，所以历来注家一致认为本条是属虚证，这似乎是无可非议的。其次，即使"汗家"不是指既往证，而是指现在证，且无论有没有这样糊涂的仍用汗法治汗证的临床医生，这个汗证，又焉知不是少阴虚证，而硬说是阳明实证呢？一般来说，汗证有虚实，实证汗出，在外必发热恶热不恶寒、烦渴、脉浮洪，在里必潮热恶热不恶寒、腹满硬痛拒按、不大便、脉沉实；虚证汗出，在表必发热、头痛、恶风、脉浮缓或浮弱，在里必无热恶寒、脉沉微。要知本条"汗家"是属虚还是属实，必须客观全面地参合脉证，才能得出正确的结论。我认为本条既然列在太阳篇，其上下条文又都是体虚禁汗的例子，应以属虚为是。

曹氏认为汗家重发汗后所出现的"恍惚心乱""小便已阴疼"，是属阳明燥热实证。硬说"恍惚心乱"即是谵语，"小便已阴疼"即是小便短赤而阴疼，并强调此为大承气汤证，也是牵强的。首先，依照曹氏的见解，既然本条"汗家"属阳明燥热实证，而阳明腑证本来就有谵语，何必等待误汗之后？况且阳明燥热实证，津液本已大伤，如果误用辛温如麻黄汤等发汗，更伤津液而助燥热，必致由原有的谵语发展成为斑狂瘈疭等险证，绝不只是仍现谵语而已，这是不难想见的。其次，所谓"恍惚心乱"并非神识完全昏乱，而是有时昏乱，有时清楚，此属虚证，近于郑声而远于谵语。因为谵语是属神识完全错乱的实证，决不能和恍惚心乱的虚证混为一谈。所谓"小便已阴疼"是说小便过后阴中疼痛。这里决不能忽视甚至抛弃"已"字，既然是小便过后阴中疼痛，而且是出现在汗家重发汗之后，并与"恍惚心乱"同时发生，可见也属虚证。曹氏将其理解为"小便短赤而阴疼"，试问置"已"字于何地？即使退一步讲，属于实热的小便短赤涩痛，也是尿时涩痛而尿后痛止，极少有尿时不痛而尿后始痛的实热证。再次，曹氏强调小便短赤而阴疼为大承气汤证，并说到这是因为大肠燥气熏灼前阴所致，这种说法也是有毛病的。因为既然说是大肠燥气熏灼前阴，则其病所主要在大肠，次要在前阴。由此说来，大承气汤证仍然应该是大肠的腹满硬痛拒按、便秘等，而不是前阴的小便短赤、涩痛等。即使在临床上两证悉具，也应该以大肠证为主证，以前阴证为客证。此时用大承气汤得效，是因大肠燥气的病因消除，主证得解而客证随去。如果只现小便短赤、涩痛，而无腹满硬痛拒按、便秘等症，那就只能是猪苓汤证，而决不能说是大承气汤证了。又《伤寒论》告诉我们，凡用大承气汤必须审知肠中已有燥屎与否，才可使用，否则不宜用。其审知的方法有多种，其中一种就是从小便的多少来审知。即小便利而多的大便已硬；小便不利而少的大便未硬。曹氏说小便短赤而阴疼为大承气汤证，不知何所根据而云然。至于他所举的验案1例，来函记述不详，如果属实的话，恐怕在认识是反客为主了。何况本条所谓"恍惚心乱""小便已阴疼"，和曹氏所谓"谵语""小便短赤刺痛"，虚实悬殊，判若天渊，是不容混淆的。

禹余粮丸方已失传，无法使用，而他竟想征求该方的验案，岂非故作难题。由于他思想上深信不疑地承认了曹氏的见解，对本条所谓"小便已阴疼"很早就肯定地认为即"小便短赤涩痛"，并未想到本条所谓"小便已阴疼"究竟能不能作小便短赤涩痛解？如果客观全面地分析一下，肯定是不能的。我认为本条所谓"小便已阴疼"是属少阴阳虚证，其小便必是清白而长，尿后阴中引痛，尿时必不作痛，而决非小便短赤涩痛；即其所谓"恍惚心乱"也应属之于声低息短的郑声，而决不应置之于声高气粗的谵语；并可推知其脉必是微弱之类，而决非滑实之类。如果是这样的话，那就完全通用温补固涩的治法了。至于曹氏所谓"亲验者屡"和他所说的"亲身体验"，既然是指小便短赤涩痛证而言，实与本条无关，等同于"张冠李戴"了。

最后还得加以说明的是，曹氏治学崇实黜虚，他的著作，确多创见。但我们在学习曹氏的著作时，必须眼明心细，才能去粗取精，从而发扬曹氏之长，并弥补其缺陷。我认为只有这样，才是曹氏的好学生。

桂枝汤及其加减法的临床体会

桂枝汤为"仲景群方之魁"，加减法最多，适应范围最广，在《伤寒论》113 方中占有重要地位。

桂枝汤的适应证是发热、恶风寒、汗出、头身痛、鼻鸣、干呕、脉是浮、缓、弱、虚，其中并以汗出而脉浮缓虚弱为特征。如其表寒证不具有此特征，反而汗不出、脉浮紧的，桂枝汤就不可用了。桂枝汤主治太阳表寒虚证，表寒是指风寒邪实于表；表虚是指卫阳正虚于表。本方攻中有补是十分明确的，而这个补主要是补脾胃中气。由于"胃为卫之本"，故亦能扶助卫外阳气。至于其中的白芍，性味微酸微寒，具有收敛止汗的作用。乍看似与辛温解表相抵触，细玩则颇有妙趣。因为正是由于桂枝汤在大队辛温而甘的桂、姜、草、枣中稍佐微酸微寒的白芍，才形成了其发中有收的特点，能使邪（风寒）去而不伤正，正（卫阳）固而不留邪。此外，本方还具有表中有里的特点，既能从表以解风寒，又能从里以健脾胃、助心阳、疏木平肝。健脾胃已如上述，助心阳和疏木平肝则应从本方所包含的桂枝甘草汤和芍药甘草汤的作用去理解。从"发汗过多，其人叉手自冒心，心下悸，欲得按者，桂枝甘草汤主之"来看，显然具有扶助心阳的作用（桂枝甘草汤对心动过缓之属于心阳气虚者，辅以参、芪，颇有良效）。从芍药甘草汤主治"脚挛急"联系到桂枝加芍药汤主治"腹满时痛"和小建中汤主治"腹中急痛"而脉弦来看，显然具有疏木平肝的作用（肝藏血而主筋，肝血不足则木枯筋急，常见头身手足筋脉挛急疼痛，或木横土中而见"腹中急痛"等症。白芍配甘草，酸甘化阴，功能养血柔肝以缓其急，故能止其痛。我在临床上常用芍药甘草汤适当加味，治疗此类痛证，对头顶痛、脚挛急痛以及"腹中急痛"均有良效）。近贤曹颖甫在《经方实验录》中指出："桂枝汤功能疏肝补脾者也。""妇女……私衷抑郁，影响气血。始则气逆脘痛，纳谷不畅，自称曰肝胃气，书则谓木侮土……驯至头晕、心悸，经事不调，成俗所谓贫血症，按其脉常缓而无力……不待风寒之侵袭，而常萧瑟恶寒，尤其冬日为甚。余逢此等症状，常投桂枝汤原方，病者服后，陡觉周身温暖，经脉舒畅，如曝冬日之下，如就沐浴之后。此无他，桂芍活血之功也。"并说："桂枝汤真是一首补方……若夫体素虚寒之老人及妇女服此，诚有意想不到之效力，故仲景以本汤为温补主方。加桂即治逆气冲心；加附子即治漏汗不止；加龙骨、牡蛎即治盗汗失精；加白芍、饴糖即治腹中痛；加人参、生姜、芍药即治发汗后身疼痛；更加黄芪、当归即泛治虚劳；去芍药加生地黄、麦冬、阿胶、人参、麻仁，即治脉结代、心动悸。无一非大补之方。综计《伤寒论》中共一百一十三方，由桂枝汤加减者，乃占二十余方，然则仲景固好用补者也。谁谓伤寒方徒以攻劫为能事乎？"

由上述可见，桂枝汤方攻中有补，发中有收，既能治表证，又能治里证，其适应范围是相当广泛的。尤应明确的是，其之所以能治太阳病表寒虚证就在于它是一个汗法中的补法。因此，有人认为太阳病表寒虚证并非虚证，显然是与桂枝汤证的理法方药不相符合的。从前人临床运用此方治疗太阳病表寒虚证的经验来看，也大都是注重这个"虚"字。如许叔微在《伤寒九十论》中所述治验：①一人伤寒，身热自汗恶风，鼻出涕，脉关以上浮，关以下弱，投以桂枝汤一剂而微汗解。②一人发热恶寒自汗，脉浮而微弱，三投桂枝汤而愈。③一妇伤寒，发热恶风自汗，脉浮而弱，投以桂枝汤，先由病家配方，桂枝误为肉桂，三服不效，后乃亲为配方，煎服一剂而解。从其一则曰"关以上浮，关以下弱"、二则曰"脉浮而微弱"、三则曰"脉浮而弱"来看，显而易见，许氏很重视太阳病表寒虚证这个"虚"字。

持太阳病表寒虚证非虚论者，只是从病象上看虚实。即太阳伤寒，由于寒主凝敛，毛孔闭塞而无汗，故谓之"实"；太阳中风，由于风主疏泄，毛孔开张而汗出，故谓之"虚"。这样就把辨别疾病性质的虚实变成了形容疾病现象的虚实，只有病象上的意义，而无病性上的意义。试问本证脉浮缓虚弱，究竟是正虚之脉，还是邪实之脉？主方桂枝汤究竟是攻中有补之方，还是专攻不补之方？这是不辨自明的。至其自为辩护说，如其表虚确是虚证，那就只有采用玉屏风散等方才合适，而决非桂枝汤所能胜任的了。这种把桂枝汤和玉屏风散对立起来的认识也是不够全面的。因为表虚证有邪多虚少和虚多邪少之别，邪多虚少的表虚证，治法当以祛邪为主兼扶正，这就应该采用攻中兼补的桂枝汤；虚多邪少的表虚证，治法当以扶正为主兼祛邪，这就应该采用补中兼攻的玉屏风散。两方虽有攻多补少或补多攻少之分，但能治疗表虚证则是基本一致的。

我在临床上诊治风寒感冒的太阳表寒虚证，在辨证上主要抓住体质素虚易感和脉象浮缓虚弱这两点（并以后者为主），至于汗的有无，只能供作参考，不足凭以为断。这就是说，只要具备上述两点，即使无汗，也可以用桂枝汤取效。例如，一妇人产后，感冒风寒，头痛发热，恶风寒无汗，嗳腐呕吐，不思食，脉浮数而松缓无力（虚弱）。我投以桂枝汤 2 剂即愈。本例虽然头痛、发热恶风寒、无汗有似表实，但从其病起于产后而且脉象浮数松缓无力（虚弱）来看，实属表虚，故用桂枝汤 2 剂而解。又从嗳腐、呕吐、不思食来看，可见不仅表有风寒，而且里（胃）有寒滞。由于桂枝汤既能助卫散寒，又能和中助运，故不需加入消食药即能达到表解里和的目的。

这里还须指出的是，风寒侵犯太阳表虚的脉缓，是指脉形松缓无力而言（它和风寒侵犯太阳表实的脉形紧张有力的紧脉是相对的），并非脉息缓慢之意。所以《伤寒论》在太阳病表虚证中，既提到脉缓，又提到脉数，更提到脉虚弱。事实上，太阳表证发热的脉息都是数的，而不可能是缓慢的（太阳病"或未发热"时例外）。因此，临床上所碰到的太阳病表寒虚证的脉象，大都如上述病例所见，是"浮数而松缓无力"的。但临床运用桂枝汤治疗表寒虚证，如其虚象比较显著，应加人参（即桂枝新加汤法），甚至合用玉屏风散，才能提高疗效。

顺便谈谈玉屏风散的使用问题。有人认为玉屏风散必须按古法用散剂长服才能收效，如作汤剂则欲速反不达。这虽值得注意，但并不尽然。我曾治一顽固易感病例，几乎长年累月，感冒难以脱体，患者常戴口罩，亦难避免。我为其处以大剂玉屏风散作汤剂，连服 20 剂，患者感到头脑发胀而止。从此感冒未再发生，随访多年，亲眼见其疗效巩固。对一些慢性复杂性疾患而容易感冒的，常在对证汤方中合用玉屏风散，往往收到防止感冒的满意疗效。我认为用玉屏风散防治风寒感冒，其疗效之能否巩固，主要不在于剂型或散或汤，而在于服用时间的长短。如能长期坚持服用，即可获得巩固的疗效，否则就难以达到预期的目的。至于或散或汤，要视病情轻重而定，即病情轻的，自当用散剂以徐图之；病情重的，则宜先用汤剂以急图之，然后再用散剂以巩固之。

从桂枝汤加减法来看，其治疗范围之广，实际上已遍及六经表里病证。这里仅就其中几个来谈谈个人的临床体会：

1. 桂枝附子汤（去桂加术汤和甘草附子汤）法

太阳病风湿痹证 3 方，我常在临床上合用之（即桂枝汤加附子和白术），屡获良效。例如：

王某，女，25 岁。

久患风寒湿腰腿痛，先是右侧痛，经治逐渐好转，继之左侧痛，并感拘急麻痹而冷，天寒尤甚，入暮则剧，以致夜难成寐。近 3 月来，日益加重，左腿跛蹩呈侧弯状，步履维艰，需人扶持，不能久坐，几乎终日卧床，舌淡苔白，脉象细弱。初诊投以桂枝汤加附子、白术（桂枝 10g，白芍 15g，炙甘草 10g，生姜 10g，红枣 5 枚，熟附子 10g，炒白术 15g），连服 2 剂，每剂药下须臾，即感通身温暖而微自汗出，腰腿痛稍减轻；再进 5 剂，每剂药下须臾，仍感通身温暖而汗出较前为多，腰腿疼痛显著减退。

二诊：守上方加重白芍为 30g、大枣为 10 枚，更加当归 15g、五加皮 10g、威灵仙 10g。续进 10 剂，腰腿疼痛更见减轻，左腿麻痹解除，脚力日增，能够独自行走约 0.5 千米，并可骑自行车来复诊。

三诊：守上方再加桑寄生 30g，独活、防风各 10g。又服

20 剂，腰腿疼痛基本解除（不仅白天疼痛极轻微，入暮也不加重，天气变冷亦不感痛甚），左腿跛躄侧弯状已基本恢复正常，腰腿不冷，屈伸自如，可以久坐久行，乃上班工作。最后仍守上方再加黄芪、杜仲、续断、山药、狗脊各15g，更进20剂而痊愈。

秦某，男，26岁。

久患风湿腰腿（膝）酸痛，与天气变化有关，怯寒，手足冷，口淡乏味，食少不香，不渴，容易感冒，舌苔白润，脉沉细弱。初诊投以桂枝汤加附子、白术（桂枝10g，炒白芍15g，炙甘草10g，生姜10g，红枣5枚，熟附子10g，白术24g，骨碎补15g，桑寄生30g，杜仲15g，续断15g），连服5剂，时自微汗出，腰腿疼痛明显减轻，但大便软烂不成条，夜难入寐。

二诊：守上方加生黄芪30g，党参、茯苓、夜交藤、合欢皮各15g。再进7剂，腰腿疼痛减去大半，食欲好转，天亮睡醒时仍自微汗出。

三诊：守上方更加木瓜、生薏苡仁、制乳香、制没药各15g，生龙骨、生牡蛎各30g。又服5剂，腰腿疼痛全除，知饥食香，脉力转旺。最后仍守上方加减以巩固疗效。

刘某，男，51岁。

患风湿性关节炎20余年，近时剧作，右膝关节疼痛尤甚，行走需人扶持，腰亦疼痛，形寒特甚，口不渴，大便易溏，纳少不香，容易感冒，舌苔白润，脉沉细弱。投以桂枝汤加附子、白术（桂枝10g，白芍30g，炙甘草10g，生姜3片，大枣5枚，熟附子10g，白术24g，生黄芪24g，防风10g，当归15g，桑寄生30g，杜仲15g，续断15g，制乳没各15g）。初服3剂，腰膝疼痛即大减；服至 5 剂，可以独自行走上街；服至 10 剂，腰膝疼痛基本解除，上班工作。

我的体会是，由于太阳和少阴相表里，故风寒湿邪侵犯太阳，往往容易损伤少阴阳气，又因太阴脾恶湿，故湿盛则易伤脾阳。所以治疗太阳风寒湿痹，必须在解散太阳风寒湿邪的同时，扶助少阴和太阴的阳气。桂枝汤本来就能外解太阳之表和内温心脾之里，加入附子和白术协同桂枝，就更加强了它解表温里的作用，故对太阳风寒湿痹有良效。桂枝附子汤本无白芍，而我则认为不可缺少。因为白芍为止痛要药，虽属酸寒之品，但在大队辛甘温药中，决无伤阳滞邪之弊，尤其是风湿痹痛日久，易致血虚不能柔筋，而使疼痛加剧，芍药甘草汤功能养血柔筋，大有止痛之功，更不可少。我对顽固性风湿腰腿疼痛，以致血虚不能柔筋的，喜用芍药甘草汤加当归、鸡血藤，常获满意疗效；有时加入活血化瘀的乳香、没药等，则是因为痹痛日久，往往由气滞导致血瘀之故。

这里应该指出的是，中医认为太阳风寒湿痹易伤少阴阳气，往往传入少阴而成难治之证。这和西医所谓风湿性关节炎容易导致风湿性心脏病是一致的。因此，在治疗太阳风寒湿痹时，如能注意到太阳与少阴的表里关系，在外解太阳风寒湿邪的方治中及时扶助少阴阳气，不仅可以提高疗效，而且可以防止传变。也正因此，上述太阳风寒湿痹三方合用是比较理想的。但此方只适宜于风寒湿痹证，而不适宜于风湿热痹证，尚有一定的局限性。

2. 炙甘草汤法

"伤寒，脉结代，心动悸，炙甘草汤主之"有人认为本证是因心脏痼疾外加伤寒猝病，故其方用桂枝汤去芍药，加人参、生地黄、阿胶、麦冬、麻仁，既能从表解散风寒以治其猝病，又能从里补养心脏气血以治其痼疾。其实本条并非伤寒猝病引发心脏痼疾，而是外感导致内伤的结果，亦即太阳伤寒（应紧密联系上文太阳风湿三方证治来看）导致内伤少阴心脏气血，并使其脉络瘀滞所致。如西医所谓风湿性关节炎发展成为风湿性心脏病等。也正因此，才适宜用此补通并用而以补为主的炙甘草汤。如属伤寒猝病引发心脏痼疾，则必现太阳表证，即使少阴里证急重，也只能以温里为主，而不应妄用阴凝如阿胶、麦冬等以滞表留邪。我在临床上常用炙甘草汤治疗内伤心脏病的心动悸、脉结代，屡获良效。例如：

蒋某，男，34 岁。

患频发性室性早搏半年多，脉弦而时结时促时代（偶有二、三联律），舌质暗红边有瘀斑，苔微黄，左胸闷痛，痛处固定，心悸时作，气短不能多言，神疲乏力，烦躁寐差，有时口干口苦尿黄，久治无效。初诊投以炙甘草汤（炙甘草 30g，生地黄 60g，麦冬 30g，阿胶 6g，麻仁 10g，党参 10g，桂枝 5g，生姜 3 片，红枣 10 枚，白酒 2 匙）。连服 5 剂，早搏大为减少，夜寐亦安，但仍气短乏力，不能稍事体力劳动。

复诊：守上方加重党参为 30g，更加红枣 5 枚。再进 10 剂，早搏基本控制，气力增加，可以多说些话，也可稍事体力劳动。最后仍守上方加减以巩固疗效。

吴某，男，11 岁。

患频发性室性早搏，两脉时结时促时代（二联律较多，有时出现三联律），心前区常有压迫逼闷感并有时微痛，咽喉口舌干燥，鼻腔灼热，舌红，大便偏结，胃纳尚可，夜寐尚安。在某医院住院，经用西药治疗，未能控制早搏。请我会诊，投以炙甘草汤（炙甘草30g，生地黄60g，麦冬30g，阿胶6g，麻仁10g，党参15g，桂枝5g，生姜3片，大枣5枚，白酒2匙）。连服5剂，早搏即基本控制（每次药下，可控制早搏7~8小时），自觉轻松舒适。

复诊：守上方再进15剂，心前区压迫逼闷感完全消失，脉未再出现二三联律，获得近期显效。

徐某，女，37岁。

患室性早搏三四年，每晚静卧（尤其向左侧卧）即作，有时有二、三联律，每当精神激动时则剧作，脉搏每分钟80次，而早搏20~30次，并感心悸心慌，胸闷微痛，夜寐多梦，咽喉口舌干燥，大便偏结，舌少苔，无胃痛，无浮肿，血压正常。我投以炙甘草汤（炙甘草30g，党参15g，桂枝5g，生姜3片，红枣5枚，生地黄60g，麦冬30g，阿胶6g，麻仁10g，白酒2匙）。连服10余剂而痊愈。

炙甘草汤所主治的"脉结代，心动悸"，是因心脏气血虚弱，导致气血瘀滞而成。由于气血虚弱，心神失养，故心动悸；由于气血瘀滞，心脉阻涩，故脉结代。本方以炙甘草补虚安神为主；并用人参、桂枝、生姜、大枣以温养阳气；阿胶、生地黄、麦冬、麻仁以滋养阴血。其中桂枝协同清酒能通利经脉以流畅气血，故对心脏气血虚弱导致气血瘀滞之证有良效。但应指出，本证病机属虚（气血虚弱）实（气血瘀滞）相兼而以虚为主，本方治法为补（补养气血）通（通利经脉）并用而以补为主。因此，本方应用于本证，必须是虚多实少的才适宜，而且还要根据心脏气血病机的寒热多少而灵活加减其温清药量，才能提高疗效。这就是说，本证如阳气偏虚而虚寒象较多的，则其中人参、桂枝、生姜、大枣的用量宜加重；若阴血偏虚而虚热象较多的，则其中阿胶、生地黄、麦冬、麻仁的用量宜加重。由此可知，上述 3 例治验中重用生地黄、麦冬等药的理由所在。这里还须注意的是，《伤寒论》炙甘草汤中为何生地黄的用量最重（500g）？个人的体会是，生地黄不仅能生新血，而且能破瘀血，亦即既能"生血之源"，又能"导血之流"。因此，它在本方中的作用，主要是取其化瘀生新，并不只是养血清热而已。本方主药炙甘草的作用，前人认为能"通经脉，利血气"。根据个人临床运用体会，似与实际不符。因为大量临床事实表明，炙甘草的作用是只能"补"而不能"通"的。至于炙甘草汤之所以"补"中有"通"，则是因为方中有桂枝和清酒之故。因此，我认为，说炙甘草汤方能通经脉、利血气则可，说炙甘草一药能通经脉、利血气则不可。炙甘草在本方中的主要作用，应理解为补虚安神，较合实际。又本方药味配伍颇有妙用，一般不要随便加减药味（但可加减其药量），否则疗效不显。个人体验如是，幸勿以胶柱鼓瑟讥之。

3. 桂枝去芍加蜀牡龙汤和桂甘龙牡汤法

仲景以此法主治惊狂卧起不安或烦躁之症，并明言是因误治亡阳所致。可知其证属心肝阳虚而神魂不宁之候，而其方则属温补心肝阳气以安定神魂之剂。此法对心肝神魂不宁的虚寒证颇有效验。例如：

梁某，男，36 岁。

病因大惊而起，日夜恐惧不安，晚上不敢独宿；即使有人陪伴，也难安寐而时自惊醒；白天不敢独行，即使有人陪伴，也触目多惊而畏缩不前；每逢可怕之事（即使并不足怕的事也常引以为怕），即自发呆而身寒肢厥拘急并引入阴筋；手足心出汗，发作后，则矢气尿多，饮食减少，舌淡苔白，脉弦。初诊投以桂枝汤去芍药加龙骨牡蛎等（桂枝 12g，炙甘草 24g，生姜 10g，大枣 6 枚，生龙骨 30g，生牡蛎 30g，远志 10g，龙眼肉 60g，小麦 60g）。连服 3 剂，夜寐渐安，恐惧感明显减退，发呆次数大减，可以独自出外行走，不再需人陪伴，但时当夏令，犹穿夹衣，自汗恶风。

复诊：守上方加入生黄芪 15g、白芍 10g，再进数剂而病获痊愈。

本例由于心肝阳虚内寒而神魂不宁，故日夜恐惧不安。其身寒肢厥而拘急，为少阴心阳不足，不能温养血脉所致。其引入阴筋而脉弦，为厥阴肝阳不足，不能温养筋脉所致（肝主筋；足厥阴经脉抵少腹，络阴器）。因此，采用桂枝汤去芍药加龙骨、牡蛎为主。桂枝汤本来是阳中有阴之方，减去芍药，就成为一个纯阳之剂，不仅能温心阳以通血脉，而且桂枝还能温肝阳以疏达木气（前人有"桂枝疏木而安动摇"之说）。加龙牡者，取其重镇固涩以安定神魂。加龙眼肉和远志者，增强其养心安神之力。加小麦者，寓甘麦大枣汤于其中，取其既能养心安神，又能缓肝之急。在获得显效后，由于时当夏令，犹穿夹衣，自汗恶风，更加黄芪和白芍，则是取其益卫固表敛汗。

4. 当归四逆汤法

仲景用当归四逆汤主治"手足厥寒，脉细欲绝"而内无寒证者，可见其是因寒凝体表而血脉不通所致，故前人用治冻疮大得效验，并盛赞其肌表活血之功。近今临床医生常用以治疗神经、血管、关节等慢性疾患的虚寒证，疗效颇佳。这里略举个人治验为证。

姚某，男，37 岁。

患周围神经炎 1 年多，初因铁锤击伤右手中指，发生疼痛麻痹，经久不愈。至今年 3 月，渐觉两脚板如有物挤压，脚心冰冷，并逐渐由下而上发展为上下肢奇痒，须用力搔抓方快。渐致手足麻木冰冷，尤以两足为甚，五月天气已热，穿三双线袜和棉鞋，尚有冷感，麻木从手指和足趾起，上行过腕、肘和踝、膝而达于前臂和大腿，尤其是踝关节以下毫无冷热痛痒知觉。曾经中西医药治疗获效，上肢症状基本消失，惟下肢症状依然。近时病情又加剧，经全市中西医会诊治疗无效。现上下肢麻木冰冷，尤以下肢脚心为甚，不知痛痒，饮食日益减少，体重明显下降，脉细弦而缓。初诊投以当归四逆汤加味（当归 15g，桂枝 10g，白芍 30g，炙甘草 10g，细辛 3g，木通 10g，生姜 10g，红枣 30g，生黄芪 30g，鹿茸末 15g 冲服）。连服 11 剂（前 6 剂以鹿胶代鹿茸），手足麻木明显减退（已由肘、膝关节松解到手指和足趾尖，并稍有知觉），脚心由冷转热，但胃纳仍差。

二诊：守上方加党参、白术、茯苓各 15g。又进 5 剂，病情更见好转,尤以右脚趾尖知觉恢复较为明显,但两脚时有筋掣、针刺或触电感。

三诊:守上方加重白芍为60g、炙甘草为30g。再进3剂,手足知觉基本恢复,冷感全除,仅踝关节以下仍有轻微麻痹感,胃纳已开,饮食增进。最后仍用上方10剂,蜜丸服以巩固疗效。前年我因讲学到该地,会见患者爱人,询知其病早已痊愈,已经4年未曾复发。

史某,女,21岁。

1973年曾患右胫腓骨骨髓炎,经治愈后,1976年又患左胫腓骨中段硬化性骨炎,至今1年多,久治少效。诊见患处隆起,皮色不变,内感疼痛酸胀,日轻夜重,以致难以入寐,有时痛引左膝关节,形体消瘦,手足厥寒,舌苔灰白,脉细弦缓。初诊投以当归四逆汤加味(当归15g,桂枝10g,赤白芍各30g,细辛3g,木通10g,炙甘草10g,大枣5枚,鹿茸15g冲服)。连服40余剂,大得效验,左脚酸痛渐除,夜间已不觉痛,能够安睡通宵,食增神旺,肌肉渐丰,特别是左胫腓骨中段隆起已平复如常。

复诊:嘱守上方每隔1~2日服1剂,以巩固疗效。

以上治验,都是以手足寒而脉细为主,故都采用当归四逆汤温通血脉,获得良效。其所以加入黄芪和鹿茸者,是因黄芪能补卫气、活血脉,以通肤表荣卫之间的阻滞;鹿茸能壮肾阳、补精活血,以强筋骨。

(原载于《江西中医药》1981年2期)

我对仲景麻黄方剂的几点体会

我想谈谈张仲景的一些麻黄方剂，在治疗感冒、咳喘、水肿等方面的体会，供大家参考。

一、感冒

麻黄汤方

目前临床治疗感冒，使用中成药每有脱离中医辨证论治理论之处。如所用成药板蓝根冲剂，板蓝根乃大寒之药，虽能清热解毒，但无解表之功，并非所有感冒均可使用。银翘丸、桑菊片虽可透表，也不是治感冒的万能药，只不过适用于某些风温表证而已。岂能凡见感冒，不辨寒热而一律用之。对于风寒表证，临床用荆防败毒散、香苏散者较多，而用麻黄汤与桂枝汤者较少。如果说用桂枝汤者还可以见到的话，那么用麻黄汤者就更为少见了。中医院校许多门课程都讲麻黄汤，学生在临床上却看不到使用，不能不感到迷惑。由于医畏麻黄如虎，多不敢用，致使这一良方不能发挥其应有的作用。

江西中医学院有两名在矿区工作的毕业生，碰上一次感冒大流行，其中有不少患者皆以恶寒、无汗、身痛、脉紧为著。初用银翘丸、桑菊片等辛凉解表药，服后病情益重。后易荆防败毒散等辛温解表药，病情虽不加重，疗效仍然不显。终于被迫改用麻黄汤，不料仅用一二剂，竟收全功。这一经验总结在《新医药资料》上发表后，对中青年教师很有启发。

实践证明，麻黄汤对流行性感冒之表寒实证，确有速效显效。麻黄汤并不可怕，其作用可从两个方面分析。

1. 攻邪护正

本方虽是猛烈攻邪之方，但攻邪之中寓有保护正气之意。方中麻黄配桂枝虽为开表发汗逐邪之峻剂，但桂枝与炙甘草配合，即桂枝甘草汤，辛甘化阳，则能保护正气，特别是保护少阴正气，这和十枣汤以十枣名方的意义相近。十枣汤攻逐水邪虽猛，但有十枣护正，可使邪去而正安。攻邪而护正，是中医复方治疗的特点之一，也就是人们常认为中药治病较安全的道理所在。

2. 调和营卫

说桂枝汤可调和营卫，易被人们所接受；说麻黄汤可调和营卫，则不易被人们所理解。实际上，两者都有调和营卫的功效。营卫之气，特别是卫气，有维护体表、防御外邪的作用。风寒之邪侵犯太阳之表，营卫首当其冲，尤其是卫先受邪。因此，无论是风寒表虚或风寒表实，营卫都受其邪而失调和。表寒虚证，是风寒在表，卫阳不固，营阴失守，用桂枝汤扶助卫阳，收敛营阴，在辛温解表之中，扶卫敛营以调和营卫；表寒实证，是风寒在表，卫阳被遏，营阴受阻，用麻黄汤开泄卫阳，畅利营阴，在辛温解表之中，泄卫畅营以调和营卫。这虽与桂枝汤扶卫敛营有所不同，但都是调和营卫。桂枝汤以桂枝为主药，辛甘而温，又配炙甘草和大枣，甘味更占主导地位，又加白芍收敛营阴，而成辛温解表剂中之补剂。麻黄汤以麻黄为主药，辛苦而温，开表峻汗，以攻邪为主，但能在攻邪中护正，故为表寒实证的良方，用之得当，实履险如夷。

麻黄汤去桂枝名三拗汤，常用于风寒闭表，肺气失宣，而见咳嗽不爽，甚至胸满气喘者。我在临床使用时，每于方中加适量冰糖，药既好吃，疗效亦佳。

二、咳喘

麻杏甘石汤方

1. 麻杏甘石汤方与表热证

柯韵伯说麻杏甘石汤是"大青龙汤之变局，白虎汤之先着"（《伤寒附翼》卷上），这是很有见地的。大青龙汤主药是麻黄与石膏相配，因其主治表寒里热证中的表寒重而里热轻者，所以麻黄用至六两，石膏仅用如鸡子大。麻杏甘石汤主药也是麻黄与石膏相配，主治同为表寒里热证，但麻黄仅用四两，而石膏却增至半斤，由此可知其所主治的是表寒轻而里热重的表寒里热证。这是两方同中有异之处。至于白虎汤证，则纯属阳明里热之证，已无表证可言。从麻黄汤证，到大青龙汤证，到麻杏甘石汤证，再到白虎汤证，是病邪由表入里，病性由寒化热，即从表寒到里热的一个逐渐发展变化的过程，其先后次序是十分清楚的。柯氏的看法突出地说明了麻杏甘石汤证在这一变化过程中正处在表寒重而里热轻的大青龙汤证之后，和邪已完全化热入里的白虎汤证之先。这样看待麻杏甘石汤，便于临床辨证使用。

2. 麻杏甘石汤与银翘散、白虎汤的异同

《伤寒论》太阳病篇第6条说："太阳病，发热而渴，不

恶寒者,为温病。"但有证而无方。柯韵伯主张用麻杏甘石汤,
这是值得商榷的。吴鞠通的《温病条辨·上焦篇》说:"太阴风温、
温热、温疫、冬温……但热不恶寒而渴者,辛凉平剂银翘散主
之。"其证与《伤寒论》第 6 条相对照,显然是一致的,并且
补充了方治,即表热证应以银翘散辛凉清解。银翘散中的主药
金银花、连翘,既能清热解毒,又能向外散透;并配薄荷、荆
芥穗、香豉之类,以增强其辛散解表之力,故为辛凉解表的良方。
此方配伍周密,临床使用时不要随便改动,对卫分表热证是有
卓著疗效的。近时一般常把板蓝根冲剂通用于感冒,认为感冒
是病毒感染所致,治法必须清热解毒,这就完全脱离了中医理
论的轨道。板蓝根乃寒药,不仅不能向外透散,且其清热之力
是向内的,故表热证不宜使用,而表寒证就更不可用了。又如
达原饮,因其方中有草果、厚朴、槟榔等苦温药,故燥湿力大;
又有黄芩、白芍、知母等苦寒药,可清热泻火,用于湿温病之
湿重热轻者疗效颇佳。但近时有人说,达原饮好就好在是一个
具有广谱抗菌作用的方子。若依照这一理论,推而广之用于临
床,则对热重湿轻者必难取效,而对有热无湿者岂不等于火上
浇油。我并不反对单味中药和复方的现代药理研究,但不能离
开中医理论去运用中药方剂。从温病卫气营血辨证的角度来看,
银翘散证是卫分证;麻杏甘石汤证则是卫、气分证,即表寒未净,
而里热已炽,表里卫气俱病,但重点在里、在气;白虎汤证则
全属气分里热证。从银翘散证,到麻杏甘石汤证,再到白虎汤证,
也即从卫分证,到卫、气分证,再到气分证。概念明确,阶段
清楚,不容混淆。

3. 麻杏甘石汤证的"汗出"与"无大热"问题

《伤寒论》第63条说："发汗后，不可更行桂枝汤。汗出而喘，无大热者，可与麻黄杏仁甘草石膏汤。"第162条说："下后，不可更行桂枝汤。若汗出而喘，无大热者，可与麻黄杏子甘草石膏汤。"两条汗、下治法虽异，但其变证汗出而喘、无大热则同。柯韵伯认为有汗不得用麻黄，"汗出"应改为"无汗"；无大热不得用石膏，"无大热"应改为"大热"。即"无汗而喘，大热者，可与麻黄杏子甘草石膏汤"（《伤寒论注》卷二）。此说貌似有理，实则谬误。有汗不得用麻黄，当指麻黄汤；无大热不得用石膏，只能说是指白虎汤。麻黄汤方后注有"覆取微似汗"，麻杏甘石汤方后则无此要求，可见麻杏甘石汤之意不在用麻黄发汗解表，而在重用石膏清里，只是因为表有余寒未净，稍用麻黄宣透肺气而已。由于邪热壅肺，肺气失宣，即使有汗，也多汗出不透，时有时无。用少量麻黄配大量石膏，在清里热为主的基础上，解表宣肺透邪，极合病情。现用于治疗急性肺炎，属风寒外束、肺热炽盛，证见微恶寒、发热甚、口渴、咳喘、表寒轻而里热重者，疗效很高。但临床有一种倾向，凡经确诊为大叶性肺炎，即不加辨证，统统用之，其弊端不少，有时有效，有时则反使病情恶化。肺炎初起多为肺卫分证，进而为肺气分证。当卫分未尽，而气分已甚时，则为本方所适应的肺卫、气分证。若邪已全入肺气分，当用专清气分肺热之方，就不应再用麻黄了。若由肺气分深入营血分，热伤血络而见咳血、咳吐铁锈色痰，甚至逆传心包，神昏谵语，或肝风内动，痉厥瘛疭的，则当清宫开窍、凉肝息风，本方就更不可用了。

总之，麻杏甘石汤适用于上焦肺卫、气分证，即卫分证轻、气分证重者。临床使用，应以喘为主证，汗之有与无，身热之甚与微，只供在处方时具体决定药物剂量作参考。无汗者麻黄量可稍增多；大热者石膏量宜更重；微热者石膏量宜减轻。

射干麻黄汤方

射干麻黄汤为《金匮要略》之方，主治哮喘，与小青龙汤主治基本相同。本方以射干为主药，性平味苦，前人用开、通、泄、降4字概括其功能，擅治肺家顽痰，功偏于上。方中款冬花、紫菀皆温润之品，虽有麻黄、细辛、半夏，但全方温而不燥。而小青龙汤麻黄、桂枝、细辛、干姜、半夏并用，则温而偏燥。哮喘虽有寒证、热证、寒热错杂证之分，但射干一药，只要配伍适宜，均可使用。射干麻黄汤即以其配伍麻黄等药用于治疗冷哮，是冷哮发作时治标之方。我常先用其治标，待哮喘发作平息后，再从本图治以巩固疗效。对病情较轻者，可继用本方加白果与参茸黑锡丸标本同治，有一定的远期疗效。但对病重者，用上法则无效。哮喘发作多与感冒有关，所以在巩固疗效时，首先应把住感冒关。我常用两个办法：

1. 玉屏风散与三拗汤合方

可先用此6味药作汤剂以急图之，后用其为散剂以巩固之。作汤剂时，黄芪当用大量，至少用30~60g，甚至可用至90~120g。至于散剂，则只可用以巩固既得疗效。一旦不再感冒，哮喘也就大大减轻，甚至不再发作。

2. 参蛤散加鹿茸粉

本方作散剂口服，可以温补肺肾阳气，增强人体抵抗力，对预防感冒也有很好效果。曾治一李姓女医生的冷哮重证，每日夜半胸闷憋醒，喘而不可再寐，必须坐以待旦，长年如此，习以为常。其人面目浮肿，脸色晦暗，脉象沉细，特别怕冷，终日戴大口罩，但仍感冒频发。经用上法，日渐好转，终至痊愈。

至于热哮，治标可用麻杏甘石汤加射干、白果等；治本可用都气丸以滋阴收纳肾气。寒热错杂哮证，治标可用白果定喘汤。病久气液两伤，治本最难，我常用二参（白参或党参、西洋参或沙参）、二百（百合、百部）、二海（海蛤粉、海浮石）、二子（五味子、枸杞子）等取效。但和上述热哮治本方都气丸一样，疗效不甚满意，尚待今后探索。

三、水肿

水肿一般可分寒湿与湿热两类。个人认为，治疗水肿应按六经辨证，主要抓住太阳与少阴。太阳为水腑，少阴为水脏，抓住水腑与水脏，则抓住了治水之重点。实证主要从太阳考虑；虚证主要从少阴考虑；虚实夹杂者，则从两经考虑。

麻黄连轺赤小豆汤方

麻黄连轺赤小豆汤方在《伤寒论》中本治阳明湿热发黄，但临床发现其对湿热困肾水肿有良效，既能退黄，也能消肿。我常用此方（麻黄、连翘、赤小豆、杏仁、甘草、生姜、大枣、生梓白皮）去大枣，生姜改为生姜皮，生梓白皮改为桑白皮，另加白茅根、生薏苡仁等治急性肾炎，辨证属于湿热困肾而热胜于湿者，很有疗效。至于慢性肾炎的湿热伤阴水肿，治疗十分棘手。湿热治当清利，而清利药易伤阴；阴伤治当滋阴，而

滋阴药易助湿遏热。猪苓汤育阴利水，对湿热伤阴的慢性肾盂
肾炎发作期，见尿频、尿急、尿痛、血尿而无水肿者，疗效尚好，
若用于慢性肾炎的湿热伤阴水肿则无效。这是因为方中阿胶的
阴凝能助湿遏热；猪、泽、滑、苓的渗利能重伤其阴的缘故。
我摸索得一方，命名为白茅根汤，方用白茅根（30～60g）、
生薏苡仁（15～30g）、赤小豆（15～30g）。此三药，每味
皆是著名的消肿单方、验方。白茅根甘寒，既能清热利湿，又
能生津养阴；赤小豆、生薏苡仁，均为营养食品，亦属清热利
湿而不伤阴之药。三药同用，清利不伤阴，养阴不凝滞，用治
慢性肾炎水肿，证属湿热伤阴者，适当加味，疗效尚佳。

麻黄附子汤方和甘草麻黄汤方

麻黄附子汤与甘草麻黄汤方载《金匮要略·水气病脉证并
治》篇。麻黄附子汤即《伤寒论》中用于太少两感的麻黄附子
甘草汤。我的经验是：治疗寒湿水肿，病变重点在太阳之实证，
用甘草麻黄汤，麻黄可大量使用；寒湿水肿属太少两感者，用
麻黄附子汤或麻黄细辛附子汤；寒湿伤阳，完全陷入少阴者，
用真武汤。上述方剂，药味不多，但利尿退肿效果显著。其中
麻黄利尿治水肿的功效尤著，对于水肿无寒热表证者，使用麻黄，
即使用量再大，也只见其利尿，而极少见其发汗。故于寒湿水肿，
尽可放胆应用。

顺便谈谈甘草与水肿的有关问题。据现代药理研究，甘草
中的甘草次酸有肾上腺皮质激素样作用，可引起水肿。因此，
有人认为，对水肿患者当绝对忌用甘草。我认为不然，《金匮
要略》中治水肿的甘草麻黄汤、麻黄附子汤都有甘草，临床用

于治疗水肿，每可获效。如有些寒湿水肿患者，同时伴有怔忡、心悸，辨证属寒湿两伤于太少，而少阴心气不足的，我常用麻黄 10g、附片 10g、炙甘草 15 ～ 30g 予以治疗。其中甘草用量虽超过麻黄，但药后往往水肿消退而怔忡、心悸亦平；炙甘草可补心虚、安心神。此证乃寒湿之邪损伤少阴心气，故必重用炙甘草以配麻黄、附子。如弃甘草不用，实难取效。单味药的某种成分，只是单味药的部分成分，不能代表单味药本身的全部功效，更不能代表复方的功效。临床若被现代药理研究的单味药成分所束缚，缩手缩脚，不敢放胆运用中医理论去辨证论治，必然降低疗效。疗效好是中医赖以生存的主要原因，离开疗效，则中医就很难生存了。而保证疗效，就必须坚持中医辨证论治的诊疗原则，不能脱离中医理论的轨道。

（原载于《北京中医学院学报》1982 年 2 期，郝万山整理）

论温病

尚论寒温，昌明绝学

喻嘉言先生为我国明末清初三大名医之一，他在所著《尚论篇》中，冶伤寒温暑湿热证治于一炉（前四卷论述伤寒六经证治，后四卷论述温暑湿热证治），尤其是尚论温病（温疫）、昌明绝学（《会讲温证自晋至今千年绝学》），以补《伤寒论》的不足；《医门法律》中，创立《秋燥论》，以补《内经》的缺陷，贡献颇大，厥功甚伟。现就管见所及，略陈三点体会，以就正于高明。

一

创立"冬伤于寒，春必病温"和"冬不藏精，春必病温"以及"既冬伤于寒，又冬不藏精，至春同时病发"三大例。喻氏认为："举此三例以论温证而详其治，然后与三阳三阴之例先后同符。盖冬伤于寒，邪藏肌肤，即邪中三阳之谓也。冬不藏精，邪入阴脏，即邪中三阴之谓也。阳分之邪浅而易疗，阴分之邪深而难愈。"并以太阳伤寒、少阴伤寒和太阳少阴两感伤寒，比例太阳温病、少阴温病和太阳少阴两感温病，分为上、中、下三篇，以《伤寒论》有关条文比例温病而详其证治。虽不无以治伤寒方治温之嫌，但扩充了治温之方，如升麻葛根汤、葛根葱白汤、葛根柴胡汤、葛根芩连汤、桂枝加生地汤、桂枝加大黄汤、桔梗汤、甘草汤、苦酒汤、瓜蒂散、小柴胡汤、小柴胡去半夏人参加瓜蒌汤、小柴胡去人参加五味子汤、小柴胡加芒硝汤、大柴胡汤、四逆散、白虎汤、白虎加人参汤、白虎加苍术汤、白虎加桂枝汤、知母石膏汤、竹叶石膏汤、竹叶汤、大承气汤、小承气汤、调胃承气汤、栀豉汤、栀子厚朴汤、栀子干姜汤、葶苈栀子汤、葶苈苦酒汤、五苓散、猪苓汤、牡蛎泽泻散、升麻栀子汤、玄参升麻汤、麻黄升麻汤、黄连解毒汤、黄连汤、黄连泻心汤、黄连橘皮汤、黄连龙骨汤、黄连犀角汤、犀角地黄汤、黄连阿胶汤、黑膏、阿胶散、五味子汤、芍药甘草汤、酸枣仁汤等。从其治温诸方可以看出，六经、三焦和卫气营血的治法大体具备，不仅大大弥补了《伤寒论》详寒略温的缺陷，而且为后世温病学说的发展奠定了初基。

由此不难体会喻氏所谓"冬伤于寒，春必病温"的太阳温病，也未尝不可以说是后世温病学家所说的起病但见表证（太阳、上焦、卫分）而无里证的新感温病。新感温病较伏气温病易治，所以喻氏说"阳分之邪浅而易疗"。又喻氏所谓"冬不藏精，春必病温"的少阴温病，也未尝不可以说是后世温病学家所说的起病但见里证而无表证的伏气温病（尽管伏气温病的里证，遍及于阳明、少阳和三阴的上、中、下焦气、营、血分，并不局限于少阴）。伏气温病较新感温病难治，所以喻氏说"阴分之邪深而难愈"。这里还可从其所谓"冬不藏精,邪入阴脏,即邪中三阴之谓也"体会到,既然寒邪可以直中三阴而称之为直中伤寒,那么温邪自亦可以直中三阴而称之为直中温病。但既然温邪可以直中入里而起病即现里证,则伏气温病之说似无存在的必要。其实,外邪可以直中入里和外邪可以潜伏于里,并非互相排斥,而是相得益彰的。因为这正能说明外邪既可直中入里而立即发病(不必经过伏而后发),也可在直中入里后经过一定的潜伏期而发病的缘故。又喻氏所谓"既冬伤于寒,又冬不藏精,至春同时发病"的太阳少阴两感温病。也未尝不可以说是后世温病学家所说的起病既有表证又有里证的新感引动伏气温病。以上三例的治疗原则是:太阳温病当治表;少阴温病当治里;太少两感温病当表里同治。喻氏认为:"温热病表证间见,而里病为多,故多有不渴者,法当以治里为主,而解肌兼之,亦有治里而表自解者。"这是深有临床指导意义的。尤应指出的是,《伤寒论》详寒略温,对温热毒邪深入营血的病证是缺乏方药的。因此,喻氏所提出的黄连解毒汤、黄连犀角汤、犀角地黄汤等清热解毒、清营凉血之方,不仅填补了《伤寒论》的缺陷,而且开拓了后世温病学家的思路,促进了温病学说的发展。这些治温病的方药,至今仍在临床上具有强大的生命力,有效地保障着人民的身体健康。还应指出是,《伤寒论》详寒略温,详于救阳,略于救阴。喻氏有鉴及此,为之大声疾呼说:"至于热证,尤为十中八九,缘真阴为热久耗,无以制亢阳,而燎原不熄也。以顾病温之人,邪退阴气犹存一线者,方可得生。然多骨瘦皮干,津枯肉烁,经年善调,始复未病之体……昌之目击心伤者久之，兹特出手眼以印证先人之法，则祈以永登斯人于寿域。"这对后世温病学家念念不忘救阴是深有影响的。如吴鞠通在《温病条辨》中，不仅对阴已虚的上、中、下三焦的虚热证，立生脉散、益胃汤、复脉汤等以救其阴；对阴尚未虚的上、中、下三焦的卫、气、营、血分的实热证，也在桑菊饮、银翘散、白虎汤、护胃承气汤、清营汤、犀角地黄汤等于祛邪中兼护其阴，就是明证。

二

创立"未病前，预饮芳香正气药，则邪不能入，此为上也。邪既入，则以逐秽为第一义。上焦如雾，升而逐之，兼以解毒。中焦如沤，疏而逐之，兼以解毒。下焦如渎，决而逐之，兼以解毒"的温疫防治法。并在"详订诸方"于温病方后，寓温疫与温病同治意。喻氏在《详论温疫以破大惑》中指出："古人元旦汲清泉以饮芳香之药，上巳采兰草以袭芳香之气，重涤秽也。后汉张仲景著《伤寒论》，欲明冬寒、春温、夏秋暑热之正，自不能并入疫病，以混常法。然至理已毕具于脉法中……昌幸微窥仲景一斑，其平脉篇中云……凡二百六十九字……乃论疫邪从入之门，变病之总……篇中大意，谓人之鼻气通于天，故阳中雾露之邪者为清邪，从鼻息而上入于阳……人之口气通于地，故阴中水土之邪者，为饮食浊味，从口舌而下入于阴……然从鼻从口所入之邪，必先注中焦，以次分布上下……上焦为清阳，故清邪从之上入；下焦为浊阴，故浊邪从之下入；中焦为阴阳交界，凡清浊之邪，必从此区分。"这就是喻氏提出上述温疫防治法的理论依据，而这种三焦分治方法，对后世温病学家是有深刻影响的。例如，吴鞠通在以上、中、下三焦为体裁的《温病条辨》上焦篇银翘散方论中，就明确地指出是"宗喻嘉言芳香逐秽之说"，并说银翘散是"从普济消毒饮时时清扬法"。这就显然是对喻氏所谓"上焦如雾，升而逐之，兼以解毒"的继承和发扬（其实，由升麻、柴胡、桔梗、薄荷、连翘、牛蒡子、僵蚕、马勃、玄参、板蓝根、黄连、黄芩、陈皮、生甘草组成的普济消毒饮本身，更是一个升而逐之以解毒的典型方剂）。

　　这里值得特别提出讨论的是解毒的问题。喻氏对温病、温疫，不仅明确提出了解毒的治法，而且明确提出了解毒的方药。这是既有历史意义，又有现实意义的。就其历史意义来说，喻氏对《素问》所蕴藏的外五淫毒（如其"生气通天论"和"五常政大论"所谓"大风苛毒""热毒""湿毒""燥毒""寒毒"等）和外五疫毒（如其"刺法论"所谓五疫毒气的风木疫毒、火热疫毒、湿土疫毒、燥金疫毒、寒水疫毒等）的病毒是深有体会的。如他指出："湿温包疫证在内，湿温至盛，长幼相似则疫矣。"这就是说，外五淫毒致病和外五疫毒致病是密切相关的。因为它们都属外感病，在临床上按五气特性辨证论治，是彼此相通而有其共同性的。故喻氏在《详论温疫以破大惑》中不出一方，而明确地指出："详订诸方，载春温方后"。可见喻氏虽然认为"《伤寒论》欲明冬寒、春温、夏秋暑热之正，自不能并入疫病，以混常法"，但在方治上则是一致的。即是说，无论温病或温疫，只要是热毒炽盛的，就都可用黄连解毒汤等方以清热解毒。但从喻氏所谓上焦升而逐之以解毒，中焦疏而逐之以解毒，下焦决而逐之以解毒来看，可见他心目中的解毒是辨证的，而不是机械的。因此，必须针对其风、热、湿、燥、寒等不同的病毒，采取不同的解毒方法，才能提高疗效。如风寒病毒之用荆防败毒散；风温病毒之用普济消毒饮；湿热病毒之用甘露消毒丹；燥热病毒之用清瘟败毒饮等。喻氏对此虽话焉未详，但不难举一反三。就其现实意义来说，喻氏所提出的黄连解毒汤等方的清热解毒疗法，至今仍然极其有力地指导着急性热病（急性传染病和感染性疾病）的临床实践。大量事实证明，这种疗法对急性热病具有很好的疗效（尤其是在辨证运用时），甚至非同类西药可及（如对病毒性的急性热病），这是值得高兴的。但是，这种疗法如果离开了中医理论指导，不辨证地滥用，那就不徒无益，反而有害，甚至恶化病情，陷入险境，这又是值得警惕的。

三

创立《秋燥论》，以补《内经》的缺陷，而决千古之大疑。喻氏在《秋燥论》中指出："《内经》病机十九条，独遗燥气，他凡秋伤于燥，皆谓秋伤于湿，历代诸贤，随文作解，弗察其讹，昌特正之。大意谓春伤于风，夏伤于暑，长夏伤于湿，秋伤于燥，冬伤于寒。觉六气配四时之旨，与五运不相背戾，而千古之大疑始一决也。然则秋燥可无论乎……经曰：燥胜则干。夫干之为害……有干于外而皮肤皴揭者，有干于内而精血枯涸者，有干于津液而荣卫气衰，肉烁而皮着于骨者，随其大经小络，所属上下中外前后，各为病所，燥之所伤，亦云熯矣……

详此则病机之诸气膹郁，皆属于肺，诸痿喘呕，皆属于上，二条明指燥病言矣。'生气通天论'谓秋伤于燥，上逆而咳，发为痿厥。燥病之要，一言而终，与病机二条适相吻合，只以误传伤燥为伤湿，解者意指燥病为湿病，遂致经旨不明……夫诸气膹郁之属于肺者，属于肺之燥，非属于肺之湿也。苟肺气不燥，则诸气禀清肃之令，而周身四达，亦胡致膹郁耶？诸痿喘呕之属于上者，上亦指肺，非指心也。若统上焦心肺并言，则心病不主痿喘及呕也。惟肺燥甚，则肺叶痿而不用，肺气逆而喘鸣，食难过膈而呕出。三者皆燥证之极者也。经文原有逆秋气，则太阴不收，肺气焦满之文，其可称为湿病乎……燥金虽为秋令，虽属阴经，然异于寒湿，同于火热。火热胜则金衰，火热胜则风炽，风能胜湿，热能耗液，转令阳实阴虚，故风火热之气，胜于水土而为燥也……治燥病者，补肾水阴寒之虚，而泻心火阳热之实；除肠中燥热之甚，济胃中津液之衰；使道路散而不结，津液生而不枯，气血利而不涩，而病日已矣。"并自制清燥救肺汤方"以救肺燥变生诸证"。后世温病学家不断对此继承和发展，使之渐臻完善。如吴鞠通《温病条辨》指出："秋感燥气，右脉数大，伤手太阴卫分者，桑杏汤主之。""感燥而咳者，桑菊饮主之。""燥伤肺胃阴分，或热或咳者，沙参麦冬汤主之"。"诸气膹郁，诸痿喘呕之因干燥者，喻氏清燥救肺汤主之。"以上都属于秋燥病中的温燥证。由于病情有轻重浅深和伤阴耗气之别，故方治同中有异。桑菊饮和桑杏汤都属辛凉法，但桑菊饮主治燥伤肺卫分证而阴尚未虚者；桑杏汤主治燥伤肺卫分证而阴虚未甚者；沙参麦冬汤属甘寒法，主治燥伤肺气分证而阴虚已甚者；清燥救肺汤属辛凉合甘寒法，主治燥伤肺卫气分证而气阴两虚（阴虚为主）者。这就弥补了喻氏的不足。尤应指出的是，喻氏《秋燥论》，详于温燥而略于凉燥，尚欠完善。吴氏有鉴及此，也作了较多的补充。如其所谓"燥伤本脏，头微痛，恶寒，咳嗽稀痰，鼻塞，嗌塞，脉弦，无汗，杏苏散主之"，就是指秋燥病中的凉燥证而言。这样就全面继承了《内经》燥化于天，热反胜之，治以辛凉，佐以苦甘的温燥治法；和燥淫所胜，治以苦温，佐以甘辛的凉燥治法了。尽管如此，由于临床上温燥多而凉燥少，因而喻氏之功，是瑕不掩瑜的。所以沈目南在《燥病论》中郑重地提出："《内经》失去长夏伤于湿，秋伤于燥，所以燥证湮没，至今不明……惟近代喻嘉言昂然表出，可为后世苍生之幸。"

（原载于《江西中医学院学报》1988 年 1 期）

《温热论》初探

叶天士《温热论》的内容，主要有四辨，即：辨卫气荣血；辨舌苔；辨斑疹白瘔；辨齿。这里仅就辨卫气营血初步探讨如下：

一、第一条

1. 温邪上受，首先犯肺

历来医家都认为伤寒邪从皮毛而入，温病邪从口鼻而入，故有寒温纵横之论。我认为此说是值得商榷的。因为人体阴阳失调，不能适应天地之气的变化，而给外邪以可乘之隙时，其邪是无孔不入的。人身孔隙虽多，但其中最主要的是皮毛之孔和口鼻之孔。这些孔隙，无论寒邪或温邪都可入侵。例如：寒邪既可从毛孔侵入体表，而现恶寒发热、无汗、脉浮紧的麻黄汤证；也可从口和鼻侵入而现吐利、腹满时痛的理中汤证和咳嗽气喘、不渴的小青龙汤证等。温邪既可从鼻侵肺或从口侵胃，而现咳嗽气喘、口渴的桑菊饮证或麻杏甘石汤证，和大渴引饮、腹胀满痛、不大便的白虎汤或承气汤证；也可从皮毛侵入，而现发热恶寒、汗出、脉浮数的银翘散等。因此，说寒邪只能从皮毛而入，温邪只能从口鼻而入，显然是不全面的。试问人身毛窍口鼻的开合呼吸，既然是和天地之气息息相关的通路，那么当寒温邪气有隙可乘时，能够容许我们主观判定它们或从毛孔或从口鼻而侵入吗？这显然是不可能的。一般来说，外因必须通过内因才能起作用，故《内经》有"邪之所凑，其气必虚"之训。据此，则寒温外邪之所以能够侵入人体而致病，必因人体正气内虚而阴阳失调。例如：荣卫的阴阳失调，不能维护体表，则其邪由皮毛而入。这一点，无论伤寒或温病，应该说是一致的。但应指出，外感六淫的寒热之邪多从皮毛和鼻而入；内伤饮食的寒热之邪（饮食之邪也有寒热之分，不能一概而论）多从口而入。还应指出，由于肺合皮毛，故外感寒温之邪侵入人体，多见肺卫同病之证。而温病中的上焦肺卫病的桑菊饮证和银翘散证，与伤寒中的太阳病的麻黄汤证和桂枝汤证相比较，其性质虽相反，部位则相同。

由此可见，我们对叶氏"温邪上受，首先犯肺"之说，必须全面领会，不可片面拘执。温邪固然可以上受而首先犯肺，但并不等于排斥温邪可以外受而首先犯卫，也不等于上受只是犯肺。因为从鼻入者固然犯肺，若从口入者则必犯胃的缘故。同时还必须明确，寒邪侵入人体的途径，同样是由皮毛和口鼻而入，决不能机械地划分寒邪只是从皮毛而入，温邪只是从口鼻而入。

2. 逆传心包

章虚谷认为："心属火，肺属金，火本克金，而肺邪反传于心，故曰逆传也。"这是从五行生克之说来领会"逆传心包"的含义。但王孟英则认为："温邪始从上受，病在卫分，得从汗解，则不传矣。第四章（按指第10条）云，不从外解，必致里结，是由上焦气分以及中下二焦者为顺传。惟包络上居膻中，邪不外解，又不下行，易于袭人，是以内陷荣分者为逆传也。然则温病之顺传，天士虽未点出，而细绎其议论，则以邪从气分下行为顺，邪入荣分内陷为逆也。苟无其顺，何以为逆。"他并根据《难经》"从所胜来者为微邪"的经旨，力辟章氏以五行生克为解之非。我认为要明确这个问题，必须首先明确所谓顺传和逆传的含义。一般来说，疾病传变不出吉凶两途，传向有利途径者吉，为顺；传向不利途径者凶，为逆。温病由上焦肺卫分传入中焦胃气分者吉，是为顺传，因其邪只在阳分，未入阴分，邪入未深，故其病易愈；若温病由上焦肺卫分传入上焦心荣分者凶，是为逆传，因其邪已离阳分，陷入阴分，邪入已深，故其病甚危。这种温病传变的顺逆机转，和伤寒传变的顺逆机转，是有其相似之处的。如伤寒由太阳（相当于温病的肺卫分）传入阳明（相当于温病的胃气分）者吉，也可以说是顺传，故有"阳明无死证"之说；伤寒由太阳传入少阴（相当于温病的心荣分）者凶，也可以说是逆传，故有"少阴病是生死关"之说。叶氏所谓"逆传心包"，即指温病由肺卫传入心荣的不利途径，病情险恶，生命堪虞，故称逆传。

3. 辨荣卫气血虽与伤寒同，若论治法则与伤寒大异

伤寒和温病的异同，从邪方面说，寒为阴邪，温为阳邪，它们在性质上是大异的；从正方面说，无论寒邪或温邪侵入人体，其抗拒邪气的正，大都不外荣卫气血。而荣卫气血在人身的作用，一般来说，卫气属阳主外，荣血属阴主内。故病邪浅而在表、在阳分的，多关卫气；病邪深而在里、在阴分的，多关荣血。这种依据荣卫气血之正和寒温之邪相争，而辨别其病部位的表里浅深的精神，则是基本相同的。叶氏或者因此而有"辨荣卫气血虽与伤寒同，若论治法则与伤寒大异"之说。但细按叶氏"卫之后方言气，荣之后方言血"的辨证施治的具体内容，又和伤寒大不相同。例如《伤寒论》中所说的："风则伤卫，寒则伤荣，荣卫俱病，骨节烦疼，当发其汗也""病常自汗出者，此为荣气和，荣气和者，外不谐，以卫气不共荣气谐和故尔。以荣行脉中，卫行脉外，复发其汗，荣卫和则愈""病人脏无他病，时发热自汗出而不愈者，此卫气不和也，先其时发汗则愈""太阳病，发热汗出者，此为荣弱卫强，故使汗出"等。这显然是说，风寒邪气犯表，使人体正气的卫和荣都受到影响而不能和谐，必须发汗以驱散风寒，才能使荣卫调和而病愈。可见《伤寒论》中所说的荣卫是密切相关而不容分割的（它所说的荣卫不和，

虽然是以卫气不和为主，但仍属荣卫俱病。至于后世某些注家
所创立的风伤卫和寒伤荣等凿分风寒与割裂荣卫之说，既不符
伤寒经旨，也不合临床实际，因而今人多予弃置）。据此，则
叶氏辨荣卫气血与伤寒同之语，尚有可商之处。至其所谓论治
法与伤寒异之语，则是毫无疑问的。由于伤寒是因人体阴阳失
调（阴盛阳衰）而感受寒邪所致，故治法以温为主，以救阳为要；
温病是以救阴为要。它们是适相对峙的。这也就表明了《伤寒论》
是以寒证和温法为主，而《温热论》是以热证和清法为主。它们
是互有详略而相得益彰的。有的医家硬说《伤寒论》中的温病证
治很详尽（如陆九芝著《阳明病释》等），不需要后世温病学家
画蛇添足。这种厚古薄今的想法和做法，显然是十分错误的。

二、第二、三条

1. 伤寒之邪留恋在表，然后化热入里

由此可见，叶氏是深明伤寒郁阳化热之理的。章虚谷对此
注解得很好，他说："伤寒邪在太阳，必恶寒甚，其身热者，
阳郁不仲之故，而邪未化热也。传至阳明，其邪化热，则不恶寒，
始可用凉解之法。若有一分恶寒，仍当温散。盖以寒邪阴凝，
故须麻桂猛剂。若温邪为阳，则宜轻散。倘重剂大汗，而伤津液，
反化燥火，则难治矣。"由于温邪在表时是严禁辛温发汗的，
因而吴鞠通在《温病条辨》中首出桂枝汤的辛温发汗法是很不
妥当的，也就无怪乎要遭到多数医家的责难。虽然吴鞠通后来
在《杂说》中申明本论起于银翘散的辛凉法，但仍曲护己短，
未敢大胆承认错误。我认为即使温病初起有恶风寒的（多因兼

夹风寒外邪所致），在原则上仍然宜用辛凉解表法，只是在具体运用方药时，适当地注意加些辛散药而已。如在银翘散中，适当增重荆芥、薄荷、香豉的用量，并加适量的防风等。此时如果误用麻桂辛温发汗，没有不寒去而温盛成热，甚至化燥化火的，不可不慎。

2. 温邪则热变（或作"化热"）最速

温为热之渐，热为温之甚，温甚即成热，且温为阳邪，其性急迫，所以说，"温邪则热变最速"。伤寒化热之所以不如温病化热迅速，是因伤寒化热必须经过郁阳的间接过程，而温病化热的过程则是直接的缘故。伤寒在表，治宜辛温法；温病在表，治宜辛凉法，二者固然大不相同，但当它们化热入里时，则治法无二，这是因为寒温虽殊而化热则一的缘故。例如，伤寒由太阳化热入阳明，和温病由上焦化热入中焦，都宜用白虎汤或承气汤主治。再从温邪热变最速来看，不仅要看到邪方面的由温化热的直接过程，而且要看到正方面的体素阳盛阴虚，温病多发生于素不藏精之人的缘故。当温邪侵入体素阴虚内热之人的时候，温邪在表，素热内应，故热变最速。也正因为这样，治疗温病必须以救阴为第一要着。即在治疗温病的表里证时，必须时时刻刻注意救阴。因为只有人体阴足，才能有力抗拒温之阳邪，也就有可能使之不热变；即使热变也较轻微，而容易治愈。一般认为，救阴有直接和间接之分，直接救阴是用甘寒、甘酸寒等药滋养其阴；间接救阴是用辛凉、苦寒等药祛邪存阴。但在用辛凉、苦寒等药间接救阴之中，临床医家是各有巧妙的。个人经验是在辛凉、苦寒等药中，加用一些甘味药。我最喜欢用生甘草，因为生甘草具有甘守津还、清热解毒的作用，实为邪正两利之品。此外，我还喜欢用葛根和芦根，因为这两味药，既能清透热邪，又能滋生津液，实为温病祛邪存阴的良药。

3. 温邪在表（卫分），法主辛凉，应辨兼夹，佐以透渗

邪在表，法主辛凉，这固然是人所共知的。但温邪伤人，往往兼夹他邪为患，如果只知治温，而不知治兼夹之邪，必难收效，这就不一定是人所共知的了。因此，叶氏提出夹风和夹湿的治法，以垂训后世。他说："或透风热外，或渗湿于热下，不与热相搏，势必孤矣。"章虚谷注："始初解表用辛凉，须避寒凝之品，恐遏其邪，反不易解也。或遇阴雨连绵，湿气感于皮毛，须解其表湿，使热外透易解，否则湿闭其热而内侵，病必重矣。其夹内湿者，清热必兼渗化之法。不使湿热相搏，则易解也。"此注发扬并补充了叶氏之说。如在夹湿问题上，认为表湿宜兼透、里湿宜兼渗与化等。因此，叶氏之说，得章氏之注而益彰。但在夹风问题上，我认为当分阴阳论治。即夹阴风的，宜在辛凉法中多用温散，如防风、荆芥类药；夹阳风的，宜在辛凉法中多用凉散，如薄荷、牛蒡类药。这里叶氏是就后者而言。"不尔，风夹温热而燥生，清窍必干，谓水主之气不能上荣，两阳相劫也。湿与温合，蒸郁而蒙蔽于上，清窍为之壅塞，浊邪害清也。"说明不透风渗湿而致温病发展的不良后果。风为阳邪，与温相合，所以说"两阳相劫"；两阳相劫必致阴伤愈甚，所以说"水主之气不能上荣"而燥生；风温化燥于上，所以说"清窍必干"，如眼、鼻、咽喉干燥等。湿为阴邪，与温相合，则温之阳邪为湿之阴邪所郁遏，而湿之阴邪为温之阳

邪所熏蒸，阴阳两邪郁蒸，湿浊蒙蔽于上，清阳失其宣通，则
清窍必为之壅塞，如首如裹、头目沉闷、耳聋、鼻塞等。由此
可见，章氏在叶氏渗湿于热下的基础上，补出透湿于热外与化
湿于热中两法，弥补了叶氏之不足。"在表初用辛凉轻剂，夹
风加入薄荷、牛蒡之属；夹湿加入芦根、滑石之流。"由此可见，
吴鞠通根据叶氏之说所创制的银翘散，方中既以辛凉的金银花、
连翘等药为主，又兼用了薄荷、牛蒡子、荆芥、香豉之透和芦
根之渗，是深得叶氏心法的。正由于吴氏此方，透中有清，渗
中有透，轻灵活泼，计策万全，故为上焦肺卫温病的良方，而
最为临床医家所喜爱。

4. 伤寒多有变证，温热在一经不移

伤寒病失治或误治，既有由表寒证变成里寒证的，也有变
成里热证的，还有变成寒热错杂里证的，所以说"伤寒多有变
证"。但叶氏所谓"温热虽久，总在一经不移"，似乎只能从
温病由上焦太阴化热传入中焦阳明来理解。一般来说，温病化
热传入中焦阳明后，往往是在一经不移的。如《伤寒论》说："阳
明居中，主土也，万物所归，无所复传"。因此，伤寒化热传
入阳明后，一般是不再传经的，故有阳明为热病之渊薮的说法。
而伤寒化热变成的阳明里热证和温病化热变成的中焦阳明病，
完全相同，实可以彼例此。这也许就是叶氏的心意所在吧？如
果不是这样，则叶氏此语就有些欠妥了。因为温病的传变并不
一定少于伤寒，温病三焦与卫气营血的传变情况，并不比伤寒
六经的传变情况简单。何况温病中同样有六经传变而且这种说
法，也是和上文所谓"温邪则热变最速"的精神不太相符。至

于有人认为这里所谓"温热虽久，总在一经不移"，是紧承上文"湿与温合"的湿热证而言，似亦难以令人信服。因为不仅湿温主要病在太阴阳明两经而非病在一经，而且湿温在临床上也并非没有传变而久在一经不移的。

三、第四、五条

1. 温邪化热入营

温邪在卫气分，用辛凉法不解而化热陷入营分，多现心神不安、夜甚无寐、斑点隐隐等症。此时宜撤去卫气分药而采用凉血清热法，如从风热陷入的，则用犀角、竹叶之类；从湿热陷入的，则用犀角、花露之类。这是叶氏就温邪化热入营所提出的主证、主法、主药。章虚谷在辨证上作了一些补充，他说："热入于营，舌色必绛，风热无湿者，舌无苔，或有苔亦薄也。热兼湿者，必有浊苔，而多痰也。然湿在表者亦无苔（但王孟英认为亦有薄苔），其脉浮都必细涩也。"这里所说的营热兼湿的浊苔，未详何色，当是色兼黄白。若营热无湿的薄苔，则多微黄不白，且多清而不浊，与兼湿者有别。叶氏对营热无论兼湿与否，都用犀角，因犀角入营血分，清而能透。营热无湿者用之，能清营透热；营热兼湿者用之，清热又不碍湿之故。至其分别兼湿与否所配的竹叶与花露，亦属良好的示范。因为竹叶亦属清而能透之品，甚合入营透热转气之法；花露不仅清而能透，且有芳香化浊之功的缘故。

深玩叶氏"前言辛凉散风，甘淡祛湿，若病仍不解，是渐欲入营也"之语，不难看出，温病由卫气渐入营血，有时是不可避免的。因为如果可以避免，那么当温病在表（卫气分）的时候，经过合法采用辛凉、甘淡剂后，自可药到病除。其所以经过合法治疗而病仍不解者，显然是因其里（营血分）早有伏热，由于新感在表引动了在里的伏邪，故虽合法治其表，而里热仍然继之而起。这或许就是上述叶氏所谓病仍不解而渐欲入营的深意所在。因此，在治疗温病表证时，必须细察其里是否已有伏热；如果里无伏热，则表证易愈；如果里有伏热，则表证纵渐减，里证必渐起。此时里证的发生虽然难以避免，但未尝不可设法使之减轻。我认为，此时必须很好地掌握透中兼清的治疗原则。具体地说，所谓透，即透其表邪，这是主要的一面；所谓清，即清其里邪，这是次要的一面（因为此时病机主要在表，只是因新感在表引动了在里的伏热，故以透为主要而以清为次要）。但此时病机主要在表，忌用清里，因为一般清里药是妨阻表邪外透的。这就给透中兼清带来了一定的困难。个人经验，一般辛凉剂中的金银花、连翘、桑叶、菊花等药，固以透表为主，但也兼有清里（营血分）的作用，而且性味和平，可以重用而少流弊（如果与适量善透的豆豉同用更妥）。故当温病在表时，如能善用银、翘、桑、菊等药，则能够透表兼清里，对里无伏热的表证固可药到病除，对里有伏热的表证亦可使续发的里（营血分）证减轻而易于平定。

2. 若兼阳明实热，可加金汁或人中黄

金汁和人中黄性颇寒凉，金汁尤甚。二药都能清泄阳明实热以解毒，故为阳明热毒猖獗的良药。阳明实热发狂，痘疮紫黑干枯，非此莫能疗。又有奔走发狂，热病似癫，如见鬼神，久不得汗，不知人事，亦属阳明实热所致，非人中黄不能除。

3. 透斑救津安肾

凡温邪化热入营血，证现斑点隐隐的，急宜透斑，并应以犀角为主。因为犀角不仅能够清营凉血，而且能够透斑外出。此外，大青叶亦属清而能透的营血分药，故亦为透斑要药。升麻能透斑解毒，凡斑欲出不出，热毒内闭的，升麻与犀角、大青叶等同用，功效尤著。有的温病学家不敢用升麻透斑，恐其升阳助火。其实不然，升麻为透斑要药，自古已然，观《金匮要略》用升麻鳖甲汤治阴阳毒发斑可知。后世升麻葛根汤治阳斑欲出不出甚效，更为大多数医家所认可。

凡温热发斑，斑既透出，则热随斑泄，其热应解。若仍不解的，是因热伤津液所致，而阳明胃主津液，所以说"胃津亡"，而宜用甘寒法以滋生津液，轻则梨皮、蔗浆之类，重则生地黄、麦冬之流。王孟英主张用白虎加地黄汤以两清气血，足供参考。

凡肾水素亏之人患温病，即使其病尚未及下焦，亦宜在甘寒剂中酌加咸寒之品，以先安未受邪之地。否则，是很容易陷入下焦肾的。因为温热最易伤阴，而人身之阴以肾为本。何况其人肾水素亏，内热早萌，外感温邪，触动内热，其病机向下焦肾发展已成自然趋势，这就更加显示了先安其肾的重要性。因此，叶氏这种治疗中的预防思想，是弥足珍贵的。更从《内经》"藏于精者，春不病温"之旨来深入玩味叶氏之言，尤有至理。

四、第六条

本条论战汗。叶氏对战汗汗出肤冷的吉凶辨证极为精确。

如脉虚软和缓而蜷卧不语（必安静舒适而呼吸调匀）的，为欲愈的吉兆；脉急疾而躁扰不宁的，为虚脱的凶征。但对战汗的机理尚语焉不详，有待进一步阐明。《伤寒明理论》说："战栗者，皆阴阳之争也。伤寒欲解，将汗之时，正气内实，邪不能与之争，则便汗出而不发战也。邪气欲出，其人本虚，邪与正争，微者为振，甚者则战，战退正胜而解矣。经曰：病有战而汗出，因得解者，何也？其人本虚，是以发战者是也（按指《伤寒论》辨脉法篇第 11 条而言。此外，还有第 12 条：'问曰：病有不战而汗出解者，何也？答曰：脉大而浮数，故知不战汗出而解也。'和第 13 条：'问曰：病有不战不汗出而解者，何也？答曰：其脉自微，此为曾发汗，若吐，若下，若亡血，以内无津液，此阴阳自和，必自愈，故不战不汗出而解也。'在研究战汗问题时，这两条也值得参考）。邪气外与正气争则为战，战其愈者也。邪气内与正气争则为栗，栗为甚者也……战者正气胜，栗者邪气胜也。伤寒六七日，欲解之时，当战而汗出，其有但心栗而鼓颔，身不战者，已而遂成寒逆，似此证多不得解，何也？以阴气内盛，正气太虚，不能胜邪，反为邪所胜也，非大热剂，与其灼艾，又焉得而御之。"由此可见，战为邪正阴阳相争之象，凡邪盛而正不虚的，正气有力驱邪外出，自可不战而汗解；邪盛而正虚已甚的，正气无力驱邪外出，自不能战汗而解（这也就是上文所说的"非大热剂，与其灼艾，又焉得而御之"）；邪衰而正疲（如经用汗、吐、下法后，邪已衰退，正气虽安而疲乏）的，邪去而正已安，自不需战汗而解。以上三者，都无战而汗解之理。其所以必战而汗解者，是因邪盛而正虚未甚，正虽能够抗邪而力不足，邪亦难以破关深入，此时可望正气竭其全力与邪气作战，战而胜之，则汗出邪退而病解。故叶氏指出："若其邪始终在气分流连者，可冀其战汗透邪……更有邪盛正虚，不能一战而解，停一二日再战汗而愈者，不可不知。"这的确是经验之谈。至于战汗前后的处理方法，叶氏认为战前法宜益胃，战后只应静养。章虚谷引仲景用桂枝汤要令啜热粥以助汗为例，来阐明叶氏法宜益胃之旨；同时认为战后不可骤进补剂，恐余邪未尽而因补复燃。王孟英认为将战之时，始令多饮米汤或白汤，以助其作汗之资；对叶氏所谓益胃之旨，不同意章氏作补益胃气解，而认为是"疏瀹其枢机，灌溉汤水，俾邪气松达，与汗偕行，则一战而成功"；且不同意章氏但以初在表者为释，而认为疫证战汗在六七日朝或旬余者居多。但他们所谓益胃，都未明言方药。如果益胃就是指米汤、稀粥等，那么他们的意见还是一致的。我认为战汗是正气与邪力争的一种好现象，似乎没有用药的必要。至于益胃之理，或是因胃为后天之本，胃气强弱是疾病机转的主要关键之一，故柯韵伯有"胃为三阴外蔽"之说。当邪盛正虚，流连气分时，冀其战汗透邪，而采用益胃之法，是合理的。但如用药益胃，必须防补壅邪，才不致弄巧反拙。

五、第七条

本条论气病不传血分而邪留三焦者。叶氏谓"犹之伤寒中之少阳病"。我认为上述肺卫气分病，亦如伤寒中的太阳病（包含肺卫分在内），只是病位虽然基本相同，但病性则形同冰炭，

彼属寒邪为病，故宜辛温发汗；此属温邪为病，故宜辛凉解表
而已。这是不难理解的。但叶氏对气病邪留少阳三焦所谓"彼
则和解表里之半，此则分消上下之势"，就比较费解。因为无
论伤寒或温病，病入少阳（包括胆和三焦在内），都有可能出
现寒热往来、胸胁苦满、口苦、咽干、目眩等症。如果说这些
症现于伤寒就用和解，现于温病就用分消，似乎是说不通的。
一般来说，伤寒化热传入少阳，温病邪热传入少阳，如果现证
相同，则其治法应该是一致的，其所以不同者，必其病因和证
候有异。这点叶氏虽未明言，但王孟英作了补充，他说："其
所以分消上下之势者，以杏仁开上，厚朴宣中，茯苓导下，似
指湿温或其人素有痰饮者而言，故温胆汤亦可用也……若风温
流连气分，下文已云到气才可清气。所谓清气者，但宜展气化
以轻清，如栀芩与蒌苇等味是也。虽不可遽用寒滞之药，而厚
朴茯苓亦为禁剂，彼一闻温病即乱投寒凉，固属可慨，而不辨
其有无湿滞，概用枳朴，亦岂无遗憾乎？"若此，则本条所谓
邪留三焦之邪，当是温夹湿者。湿温壅遏于少阳三焦气分，多
现有胸闷、胁满腹胀、小便不利、舌苔白黄而腻等症（章虚谷
谓"凡表里之气，莫不由三焦升降出入，而水道由三焦而行。
故邪初入三焦，或胸胁满闷，或小便不利"），故宜用杏朴苓
等分消上下。吴鞠通创制的三仁汤，虽然重心在开上焦肺气以
化湿，其实也是分消上下之法。因为方中用了杏仁开上，朴夏
宣中、通滑导下的缘故。所谓"分消上下"，也包含有"走泄"
的意思在内。因为湿滞热郁，必须分消走泄，才能开其郁滞。
但"走泄"和"分消"比较，似乎"走泄"法只有宣中导下以

除湿热的作用，而无开上的功能，不及"分消"法开上、宣中、导下的全面，略有差异。

由此可见，温病湿热郁滞于少阳三焦，和伤寒寒热虚实夹杂之邪壅滞于少阳比较，病位虽同，但病因、证候、治法则异。因此，伤寒少阳病的和解表里法，与温病少阳病的分消上下法，是不能混用的。尤其是小柴胡汤中的人参、甘草、大枣，绝非湿热壅滞证所宜，如果误用，祸害立见。但其方中的主药柴胡，具有疏达少阳木气的作用，能疏松三焦网膜以通利水道，因而对湿热郁滞三焦之证，也很适用，不应排斥。如有些温病学家，终身畏柴胡如虎，置良药于无用之地，殊为憾事。王孟英所谓浪用柴、葛、羌、防的弊害，其实并不尽然，尤其是对夹湿的温病来说。例如，防风乃风药中的润剂；柴胡为解郁的平剂（性味苦平）。它们大不同于辛温助热的麻、桂之流，对湿滞气郁的温病，不但非禁忌药，而且是有效药。至于葛根辛凉清透，更为温病表热的良药，岂容一笔抹煞？

又从叶氏所谓"犹有战汗之门户，转疟之机括"来看，可见只要温病仍在气分，而未陷入血分，虽流连日久，仍有可能战汗而愈。又温病邪留少阳三焦，是有可能转疟的。由此可以推知，少阳病虽不等于疟疾，但疟疾多不离乎少阳。因此，温病转疟，虽然仍按照温病大法，分温热和湿热两类辨证论治，但必加用少阳药，如柴胡、青蒿等，才能收到更好的疗效。

六、第八条

本条所论卫气营血，为温病辨证论治创立了独特的体系，直到今天，仍然有力地指导着温病的临床实践。今以叶氏之言为纲，适当参考诸温病学家之说，分述如下：

1. 卫分

温邪在卫分，病尚轻浅，多现发热恶风寒或不恶风寒、头痛、无汗或汗出不透、微渴或不渴、咳嗽、舌苔薄白或微黄、脉象浮数等症，治法宜用辛凉，如桑菊饮、银翘散等以汗之。本证是因温邪由皮肤与鼻侵入人体，正气向上向外抗拒邪气所致。从其发热恶风寒、无汗或汗出不透、头痛、脉浮数来看，可见温邪从皮肤入而卫气向外抗拒。从其咳嗽来看，可见温邪从鼻入而肺气向上抗拒。从其口渴与否，可见其人阴津素亏的轻重程度。至其所以恶风寒者，或因温邪在表而卫阳郁遏不伸所致（由于温邪怫郁在表，故可郁遏卫阳。它和温邪化热入里以后的蒸发透泄者有别），必微恶风寒而口微渴、舌苔微黄不白；或由兼夹风寒而卫阳不伸所致，必恶风寒较甚而口不渴、舌苔薄白。叶氏所谓"在卫，汗之可也"，当然是指辛凉透汗而言（与伤寒在表宜用辛温发汗者大不相同）。但在上辛凉透汗之中，还需根据兼夹风寒与否的情况而灵活掌握，如上述银翘散的具体运用等。

2. 气分

温邪在卫分不解，而化热进入气分，多现壮热不恶寒反恶热、自汗出、面赤、大烦大渴、舌苔黄燥、脉象洪大、喘息鼻煽等症，治法宜甘寒合辛凉，如白虎汤等以清气。本证是因温邪化热，由卫分进入气分所致，即上述卫分温病的进一步发展。此时温邪既已化热，由于热主发泄，故现上述诸症。从其壮热、自汗、面赤、烦渴、舌苔黄燥、脉象洪大来看，可见热炽于胃

（与伤寒化热传入阳明的白虎汤证相同）；从其喘息鼻煽来看，可见热盛于肺。故吴鞠通《温病条辨》在上焦太阴温病和中焦阳明温病中都列有白虎汤证。这是因为温病由卫分进入气分，虽有上焦太阴肺和中焦阳明胃的部位不同，但其属温邪化热化燥，而白虎汤能清热润燥则一的缘故。至于气分热证之所以仍宜用辛凉法，是因气分对卫分来讲虽然属里，但对营血分来讲则仍属表，故宜用辛凉法清中兼透。叶氏所谓"到气才可清气"，从其下文"入营犹可透热转气"来看，其清气是清中有透的，因为既然由气入营犹可透热转气，那么当其在气时就更应透热外出了。当然，白虎汤的清中有透，是以清为主而透为兼的；它和上述银翘散的透中有清，以透为主而清为兼者，是大不相同的。

3. 营分

温邪在卫气分之所以不解而进入营血分，多因营血分早有伏热。当温邪在卫气分时，营血分伏热即起而内应，并逐渐加甚，于是温邪化热由卫气分而逐渐进入营血分就成为一种很自然的趋势了。所以有的卫气分温病，即使施治不误，也无法阻止其向营血分发展（当然，如果营血分无伏热的卫气分温病，是有可能在卫气分依法治愈的，就不致向营血分发展了），这在临床上是常常可以碰到的。当温邪化热初传营分时，多现身热夜甚、心烦不寐、斑点隐隐、口反不渴、舌绛（若营热夹湿的，则舌绛必浊腻甚至润滑或有黄白苔）、脉细数（若营热夹湿，则其脉多兼濡象）等症，治法宜用咸寒合辛凉，如清营汤等以清营透热转气。本证是因温邪化热由气分进入营分所致。营属心而应夜，故营分受热，则身热夜甚、心烦不寐、斑点隐隐、舌绛干、脉细数。其所以口反不渴者，是因热入阴分之故。一般来说，热在阳分，阳津受伤，则口干而渴喜饮水。热在阴分，阴液受损，则但口干而不欲饮水。这可从阴液素亏之人，往往夜寐醒时，口舌干燥而但欲漱水不欲咽，获得证明（彼属水亏火旺的杂病，当其情况不很严重时，口舌虽干而尚能回润；此属热炽阴伤的时病，其口舌干燥，就必须在清除营热后，才能回润）。热入营分，宜用咸寒法为主者，是因咸寒能入营血以清热之故。但因温邪化热由气入营之初，去气未远，故叶氏指出"入营犹可透热转气"。而吴鞠通创制的清营汤，除以咸寒法为主外，兼用了辛凉法，此法虽出于叶氏，而用药则更精妙。

4. 血分

本证是因营热不解深入血分所致。但深入血分主要有心肾之分，其深入上焦血分的，病机主要在心（包络），故多呈现身热夜甚、神昏谵语、舌謇肢厥、吐衄便血、舌深绛干、脉细数等症，而宜用犀角地黄汤、清宫汤或安宫牛黄丸、紫雪丹、至宝丹，以凉血散血或清宫宁神、开窍醒神。其深入下焦血分的，病机主要在肾，故多现手足心热甚、口干舌燥、齿黑唇裂等症，而宜用加减复脉汤或一、二、三甲复脉汤以滋水济火、育阴潜阳，甚至引动肝风而现痉厥瘛疭等症，则宜用大小定风珠以滋水涵木、平肝息风。

这里值得提出的是，一般所谓新感温病由卫而气而营而血，伏气温病由血而荣而气而卫的问题。前者已如上述，不必多说；后者则是值得怀疑的。我认为这显然是为了对照新感温病由卫而气而荣而血机械地提出来的，因而是不切实际的。因为危重的血分温热病证，逐步由血而营而气而卫的机转是极其少见的，甚至可以说是没有的。古时有些温病学家也只提到伏气温病由血分而达于气分，并无由血而荣而气而卫之说。如王孟英说："若伏气温病，自里出表，乃先从血分而后达于气分，故起病之初，往往舌润而无苔垢，但察其脉软而或弦或微数，口未渴而心烦恶热，即宜投以清解营阴之药，迨邪从气分而化，苔始渐生，然后再清其气分可也。伏邪重者，初起即舌绛咽干，甚至有肢冷脉伏之假象，即宜大清阴分伏邪，继必厚腻黄浊之苔渐生，此伏邪与新邪先后不同处。更有伏邪深沉，不能一齐外出者，虽治之得法，而苔退舌淡之后，逾一二日，舌复绛干，苔复黄燥，正如抽蕉剥茧，层出不穷，不比外感温邪，由卫及气，由荣而血也。"但王孟英所谓"先从血分而后达于气分"的机理，仍然是不够明确而不能令人无疑的。因为血分温病极为深重，气分温病比较轻浅，如果伏邪只在血分，而气分原无伏邪，则经大清营阴后，血分伏热解除，其病即应痊愈，为什么反会出走气分呢？且气分既无伏邪，正自内安，邪又怎能侵入无隙之地呢？血分伏邪深重的温病（气分原无伏邪的），即使治疗得法，仍然可以一而再，再而三，层出不穷的反复发作，这究竟是治之完全得法，还是不尽得法呢？这些问题是必须讲清楚的。我认为上述王孟英所谓伏邪温病，实系湿热两处气血，即一方面血分有热，而另一方面气分有湿所致。这可从其所谓起病之初舌润脉软（即是濡脉）看得出来，只是血分热邪较重而已。正由于血分热邪较重，故病发即先见血分热证，如舌绛烦热等。但因气分伏湿被血分伏热熏蒸而上腾，故虽舌绛而润（如果有热无湿，必舌绛而干）。此时如果忽略了伏湿之机，而只知用咸寒凉血清热，虽能挫退血分热邪（必不能彻底清除，因为热中有湿之故），但能助长气分伏湿，所以血分证渐退，而气分证渐起，舌由绛而渐生黄浊厚腻之苔；此时气分湿热之象已显，因改用清化气分湿热之药，由于血分伏热仍在，如果仅从气分清化，虽能减退湿热浊象，但又会伤阴助长血热，所以气分证渐退，而血分证又渐起，舌淡苔退之后又复舌绛烦热。这样的此起彼伏，才形成了上述王孟英对伏邪温病的概念。

由此可见，如果伏气发病，只有血分热邪，而无气分湿邪，则经用凉血清热药后，其病必解，自无由血出气之理。如果伏气发病，既有血分之热，又有气分之湿，而气血同病（尽管血病重于气病），那就决非单用凉血清热或清气化湿之法所能收其全效，而必须采用气血湿热同治之法，才能获得稳定的效果。我认为似可采用余氏清瘟败毒饮。因为此方既用凉血清热的犀角、生地黄、玄参、赤芍、丹皮等；又用清气燥湿的石膏、知母、黄连、黄芩、栀子、连翘、竹叶等。其中咸寒、甘寒、苦寒、辛凉四法具备，实为气血湿热同治的妙方，对伏热深重而兼夹湿邪的严重温证，当有良效。如果能在方中加入一些渗湿的芦根、滑石类药，那就更为周密了。

七、第九条

1. 治温必须因地因人制宜

吴地卑湿，所以说"湿邪害人最广"，然必体气弱者，始易受其害。因此，吴地温病夹湿者多而治之必须注意祛湿。面色白者（多体肥）多阳虚，清热救阴不能忘记顾阳；面色苍者

（多体瘦）多阴虚，化湿救阳不能忘记顾阴。又酒客阳旺之体多胃湿；阴盛之体多脾湿；阳明胃中湿热（热胜于湿）易伤阴。清热化湿不能忘记顾阴，太阴脾中湿热（湿胜于热）易伤阳，化湿清热不能忘记顾阳。故章虚谷说："六气之邪有阴阳不同，其伤人也，又随人身之阴阳强弱变化而为病。如面白阳虚之人，其体丰者，本多痰湿，若受寒湿之邪，非姜附参苓不能去；若湿热亦必黏滞难解，须通阳气以化湿，若过凉则湿闭而阳更困矣。面苍阴虚之人，其形瘦者，内火易动，湿从热化，反伤津液，与阳虚治法正相反也。"这种重视体质的治温观点，是深合内因起决定作用之旨的。王孟英非之，实不当之甚。

2. 救阴与通阳

"热病救阴犹易，通阳最难"。热易清而湿难化，阴受热灼固易受伤，但因热易清，故阴亦易救。阳被湿困，抑郁难伸，由于湿难化，故阳亦难通。阳难通则必由受困而致受伤，且阳气为人身生命的主宰，有阳则生，无阳则死，所以古人有"阳贵阴贱"之论。贱阴固然不对，贵阳则是很对的。从"通阳最难"一语可以看出，叶氏是很重视阳的。近时有些治温病者，只知重阴，不知重阳，盍三复斯言乎？

"救阴不在血，而在津与汗"。人身之阴，所包者广，举凡津液血精均属之。如生津用芦根、天花粉；增液用玄参、麦冬；养血用地黄、白芍（养血阴）；滋阴用龟胶、阿胶等，在临床上都有严明的界限，不可混淆。叶氏之所以说"救阴不在血，而在津与汗"，是因温病在发展过程中首先伤津，其次伤液，最后才伤精血之阴。故救阴的先着在津，而汗为津所化，温病不仅热灼津伤，而且汗出津耗，故又须着眼于汗。因此，治温虽应以救阴为主，但救阴又应以救津为先，这显然是叶氏治温救阴图之于早的高明手法，是值得我们深思熟玩的。所谓救阴在汗，亦属图之于早之法，也可以说，温病初起邪在卫分而治宜汗解时，必须采用辛凉的汗法，才能汗不伤津；如果误用辛温的汗法，那就必然会发汗伤津，促使温邪化热、化燥、化火，形成燎原之势，而造成焦骨伤筋、精血难复的恶果了。又温病初期本来只宜救津，如果误用滋补阴血之法，也就必然会使温邪遏伏，形成关门养盗，助纣为虐，而令变证丛生。必须明确，温病只有到了热邪深入下焦，日久阴血亏耗，病已邪少虚多的时候，才能放手使用滋养阴血之法。然而温病至此，已达最后阶段，其病已由外感导致内伤了。

　　"通阳不在温，而在利小便"。阳在人身是极其珍贵的，已如上述。因此，治病切不可忽略救阳，否则噬脐莫及。但救阳有直接和间接之分，直接救阳法适用于阳气本虚弱者，如用姜附参芪以温补阳气等；间接救阳法适用于内阳为外邪所困而有由实转虚之趋势者，需要采用通阳法。叶氏所谓"通阳不在温，而在利小便"，是就温病阳为湿困者而言。凡湿邪郁遏，阳气被困之证，颇似阳虚之候，其实并非阳气本身虚弱所致，此时绝不可误认为阳虚，而用温补之法，只需利小便以渗湿邪，湿邪既去，阳气自通。但阳为湿困而宜通阳之证，除淡渗利湿法外，还有芳香化浊法，不可忽略。

　　温病救阴救阳，较之杂病则有不同。因为温病以外感邪实为主；杂病以内伤正虚为主。内伤杂病起病既属正虚（阴虚或阳虚），自宜直接滋阴或助阳；这和外感温病起病必属邪实，而宜存津液以保阴和利小便以通阳者，自是不同。

八、第十条

本条论温邪在少阳三焦气分不解，必致传入阳明胃肠而成里结证，和伤寒化热传入阳明胃腑一样，可用下法。至其所谓"不可以气血之分，谓其不可下"，似乎是指伤寒阳明里结病在气，而温病阳明里结病在血而言。其实阳明里结证，无论伤寒、温病，都是病在气分而兼涉血分，所以都可用承气法。吴鞠通《温病条辨》对三承气汤证病机的分析，着重在气血两字上，即气血俱结甚者为大承气汤证；偏结气分者为小承气汤证；偏结血分者为调胃承气汤证，值得注意。

本条所谓"伤寒下之宜猛，大便溏为邪已尽；温病下之宜轻，大便溏为邪未尽"，可商。详见"从大便硬与溏论伤寒和温病的下法"一文。

（原载于江西中医学院《中医函授通讯》1964 年 7 月 15 日）

湿温病的辨证与治疗

一、湿温病的辨证

1. 湿偏重证

初起恶寒，继而温温发热，头痛，四肢重痛，疲倦，神识略现昏蒙，胸闷，呕恶，不思饮食，微渴不欲饮，小便不利，或微咳不畅，面色黄滞，舌苔白而根紧，脉濡；甚则热盛，按其皮肤有时不甚显著，且多脚冷，但按其腹部或以手背验其掌心则热显然，汗出不能下达，身重多眠睡，耳聋，午后热更高，呢喃妄语，渴喜热饮，口腻或甜，心下痞硬，大便溏而不爽，小便浑浊不利，面色黄而垢滞，舌苔白厚或兼灰黄，边缘色红，脉濡而缓。但因湿重易伤阳气，伤阳气则多现身寒肢厥、踡卧欲寐、脉沉微细等险象。

2. 热偏重证

发热较盛，不恶寒或微恶寒，头眩而痛或掣痛，肢倦，胸闷，干呕，嘈杂似饥而不欲食，微烦，欲寐不得寐，渴不多饮，小便色黄不利，或干咳，鼻衄，面色微红，舌苔黄多白少而略干，脉濡而数；甚则壮热，汗出油腻，胸背颈项常现红疹，烦渴喜冷饮，谵语狂乱，腹胀肠鸣，大便秘结或下利垢腻，小便短赤浑浊，二便灼热，面垢面赤，舌苔黄厚或呈褐色，脉象洪大滑数。但因热偏重易伤阴血，伤阴血则多现心烦失眠、肌肉瘦削、脉象细数、舌苔焦黑起刺、舌绛而干；甚至直视、撮空理线、瘛疭、下血等险象。还有出现白痦的，光润如水晶状者吉；白如枯骨者凶。

湿温病的临床症状是相当纷繁的。因此，必须重点掌握其特征。①发热来势甚渐，逐日加重，缠绵不易退清，一日之间，午后较盛，日晡最高。②汗出不透，且多不能下达。③嗜卧，神识不甚清明。④口腻，纳呆，胸闷，呕恶，腹部膨胀，大便溏而不爽，口渴不欲饮或不多饮，或喜热饮，必至湿已化尽才

喜冷饮。⑤舌苔初起多白，继而由白转黄，由黄转黑。⑥脉象
多濡。

二、湿温病的立法

1. 苦寒法

湿温病湿遏热伏，胶结难解，清之易助湿，燥之易助热。
惟有苦寒法，既能清热，又能燥湿，独擅优长，特别是对热偏
重的湿温病，其效尤为显著。且其伏热易伤血络，以致吐衄便血，
苦寒法能清解湿中的伏热，能有效地避免血证的发生。假使不
用苦寒法，而过早使用只适宜于化燥伤津证生津润燥的甘寒法
于湿未化燥、津未受伤之时，必致助长湿遏，增加郁闷；或过
早使用只适宜于邪入营血之证清营凉血的咸寒法于邪在卫气之
时，适足引邪深入，恶化病情。至于辛寒法和酸寒法则更非所宜，
因为辛能助长伏热，酸能助长湿遏之故。

2. 芳香法

湿温病（尤其是湿偏重证），湿热熏蒸，秽浊弥漫，阻滞
气机，蒙蔽神明，必须采用既能化浊辟秽，又能开窍醒神的芳
香法才能解除。湿温病湿偏重证虽宜采用芳香法，但辛热燥烈
药又非所宜。因为它们都能助热劫阴。间有采用燥烈药的，必
因湿邪太盛，病困太阴；或采用辛热药的，必因湿盛伤阳，病
陷少阴。

3. 淡渗法

湿温病，湿热胶结，阻碍三焦的决渎行水，患者多小便不
利，故适用淡渗利湿之法。淡渗法不仅能利湿，而且可以泄热，

很适宜于本病。又淡渗法还有通阳的作用，如叶天士说："通阳不在温，而在利小便。"在一般情况下，阳气为湿邪所郁遏，失其畅运健行之职，不可使用辛热的扶阳药，只需使用淡渗利湿的药就可以收到通阳的效果。但如果阳气失其畅运健行之职，不只是因为受了湿遏的影响，而主要是由于阳气本身的虚弱，那就非利湿可以通阳了，而必须采用适当的扶阳药才能奏功，否则是会误事的。

湿温病使用上述三法时，热偏重证应以苦寒法为主，芳香、淡渗法为辅；湿偏重证应以芳香、淡渗法为主，苦寒法为辅。但如湿伤阳气，阴寒内盛，法当扶阳，则苦寒法不宜用；如热伤阴血，湿已化燥，法当益阴，则芳香、淡渗法不宜用。

三、湿温病的选方择药

1. 选方

苦寒法：一般多以黄连解毒汤为主。

芳香法和淡渗法：一般多以三仁汤为主。

此外,甘露消毒丹有一方兼备上述三法之妙,也常用于本病。

2. 择药

苦寒法：一般多用黄连、黄芩、黄柏、栀子等药，其中尤以黄连的效力最为强大。本病热伏湿中，非此难以清除。

芳香法：一般多用藿香、佩兰、菖蒲、郁金、白豆蔻等药。本病湿邪郁遏，非此不能宣化。

淡渗法：一般多用芦根、白茅根、滑石、大豆黄卷、生薏苡仁、淡竹叶、伏苓、猪苓、泽泻、车前子、通草等药。这类渗湿泄热药,性力缓和,稳而多效,普遍适用于本病。

以上就湿温病的辨证、立法、选方、择药而言其概要。还应指出的是,在辨清本病湿热孰重的邪实情况以施治时,必须特别注意到正虚的情况。如叶天士在《温热论》中所说的"面色白者,须要顾其阳气""面色苍者,须要顾其津液"等,否则,必致变生顷刻,措手莫及。我对此是有极其沉痛的教训的。抗战时,我母年高体弱,患湿温病(当时曾经西医诊断为肠伤寒),久热不退,而舌苔总是停留在初期的薄白嫩黄现象上,不随病势的深入而深化。当时我行医未久,经验贫乏,只是由当地一位湿温名手主治。该名手善用大黄治湿温病,经验比较丰富,确实治愈过不少的湿温病,但在这个病例上,却忽视了正虚不能化苔这一点(对年高体弱也重视不够),未能见微知著,未雨绸缪,只是一味地以攻邪为主,使用大黄等苦寒药过多,以致邪热虽退,而正虚内陷,出现身寒肢厥、脉沉微细等少阴危象,虽曾投以人参四逆汤,终未挽回。在病将陷少阴时,我曾发现脉象虚数甚(120次/分以上),提出是否需用人参(根据脉愈虚愈数之理和西医所谓肠伤寒多死于心力衰竭),但该名手囿于"湿温无补法"的成见,未予采纳。我母死后,在沉痛中深入总结,得出两条教训:一条是湿温病久,而年高体弱,舌不化苔(薄白)的,属正虚宜补(也有因湿盛所致的白苔,久留不化,必白厚而腻,则不可补);另一条是湿温病久,而年高体弱脉虚数甚的,属正虚宜补。补正之法,主要是益气以扶元固本,轻则党参,重则红参或白参,如能用之得当,实有利而无弊。过去所谓"湿温无补法"之说，是就邪实而正未虚者而言；若邪实而正已虚的，则当用补，且有时非大补不能挽救危亡。

（原载于《中医杂志》1955 年 6 月）

痢疾的辨证与治疗

一、痢疾的辨证

1. 疫毒痢

主症：发热神昏谵语，下痢赤多或纯赤，日夜行百余次，里急后重，腹痛如绞，肛门似烙。

兼症：头痛身痛，目眩，口燥渴引饮，咽干喉痛声哑，鼻如烟煤，烦躁，甚且手足厥冷，或发斑疹。

2. 湿热痢

主症：下痢赤白，腹部阵痛，里急后重，频欲登厕，及去而所下无多，既起而腹内复急，轻者日夜行十余次，重者数十行。热胜于湿的，赤多白少，多有发热，病势较剧烈。湿胜于热的，白多赤少，多无发热，有时怯寒微热，病势较缠绵。

兼症：或口渴，小便黄赤短涩，舌苔黄腻，脉象滑数；或呕恶不思饮食，口不渴，舌苔厚腻，色兼白黄或灰白，脉象濡数。

3. 休息痢

主症：下痢乍红乍白，或轻或重，时作时止，肛门滞涩，便则或硬或溏，总无一定，积年累月，恼人不已，以致形容憔悴。

二、痢疾的治疗

1. 疫毒痢

约有急下排毒、清热解毒、生津解毒三法。

（1）急下排毒法：治疫毒痢初期，症现下痢滞涩甚，腹痛如绞，口臭气粗，肛门似烙，鼻如烟煤，发热头痛身痛，脉有力者。

选方：大承气汤。

大黄五钱，芒硝一两，厚朴二钱五分，枳实二钱五分（成人量，小儿酌减，下同）。

这里所表现的发热头痛身痛，切不可误以为外感风寒，而妄用发表的药。因为治痢法门中有一种叫做"逆流挽舟"的方法，是前贤喻嘉言创立的。这种方法是以含有羌活、独活等辛温发表药的活人败毒散为主方的，只适用于湿偏胜的湿热痢。兼现恶寒微热、头痛身痛等症者，是绝对不可轻试的。因为疫毒痢的发热头身痛不是，外感风寒湿邪所致，而是内毒熏蒸，自内达外而成。前贤倪涵初曾经明确指示并提出了"若发汗，则正气已耗，邪气益肆，且风剂燥烈，愈助热邪，表虚于外，邪炽于内，鲜不毙矣"的严重警告。喻嘉言也曾在"逆流挽舟"法外说到"又有骤受暑湿之毒，水谷倾囊而出，一昼夜七八十行，大渴引水自救，百杯不止。此则肠胃为热毒所攻，顷刻腐烂……更用逆挽之法迁矣，远矣。每从《内经》'通因通用'之法，大黄、黄连、甘草一昼夜连进三五十杯，俟其下痢上渴之势少缓，乃始平调于内，更不必挽之于外。"这是临床医家要特别注意的。

（2）清热解毒法：治疫毒痢中期，症现下痢纯赤、日夜百余行、壮热、神昏谵语、舌绛脉数者。

选方：黄连解毒汤加味。

黄连、黄芩、黄柏、栀子各三钱，马齿苋一两，苦参五钱，金银花五钱。

若见热入心包的神昏谵语等症，须加安宫牛黄丸、紫雪丹或至宝丹等以清宫开窍。

（3）生津解毒法：治疫毒痢末期，症现下痢如屋漏水，或如烟尘水，频频不已，不甚滞涩，口舌干燥，渴饮无度，咽喉干痛，目陷声哑，发热神昏谵语，如见鬼状，舌绛干，脉细数，或发斑疹，或四肢厥冷者。

选方：清营汤加味。

犀角五分，玄参一两，生地黄二两，麦冬五钱，金银花五钱，黄连一钱，丹参三钱，竹叶心三钱，西洋参三钱，紫雪丹五分。

此时，因为下痢过多，体内津液大伤，元气陷于衰疲，加之疫毒仍很炽盛，所以必须用生津解毒法滋生津液、清热解毒，以冀挽回危局。

2. 湿热痢

有热偏胜和湿偏胜的区别，更要注意患者正气的强弱。

（1）倪涵初治痢三方

第一方：治痢疾初起，身热腹痛，里急后重，下痢赤白。用之三五日神效，用之旬日亦效。

黄连、黄芩、白芍、山楂各一钱五分，枳壳、厚朴、槟榔、青皮各八分，当归、甘草、地榆各五分，红花三分，桃仁一钱，南木香三分（若单白者，去地榆、桃仁，加橘红四分、木香三分；若滞甚者，加大黄二钱，用酒拌匀炒用，一服滞涩已去，不必再服）。

第二方：治痢疾在十日半月外者。

黄连、黄芩、白芍（酒炒）各六分，山楂一钱，橘红、青皮、槟榔、地榆各四分，当归五分，甘草三分，桃仁六分，红花三分，木香二分。

第三方：治痢疾延至月余觉脾胃弱而虚滑者。

人参（高丽参、党参均可）、白术（土炒）、甘草各五分，橘红六分，全当归五分，黄连、黄芩（酒炒）各六分，白芍（酒炒）四分。

（2）陈士铎治痢方：白芍、当归各三两，莱菔子一两，枳壳、槟榔、甘草、车前子各三钱。陈氏说："凡患痢一日间至百十次不止者，至危急也。苟用凉药以止血，利药以攻邪，俱非善法，我有神方（即指上方），可以救急援危，而又不损伤气血，痢止而身亦健也。"又说："前方不分红白，痛与不痛皆神效。"又说："其余些小痢疾，不必用如此之多（指药的分量），减半治之，亦无不奏功。"

以上所选倪氏和陈氏治痢方，只适用于热偏胜而病势比较剧烈的湿热痢，而不适用于湿偏胜而病势比较缠绵的湿热痢。治疗湿偏胜的湿热痢，宜选用下方。

香连平胃散合木香槟榔丸：治下痢白多赤少，腹痛，里急后重，口不渴，舌苔厚腻，色白多黄少或灰白者。

木香一钱（研冲），黄连八分，苍术三钱，厚朴一钱五分，陈皮二钱，甘草一钱，木香槟榔丸三钱（随药吞服）。若兼见憎寒发热、头身痛等症的，可加用人参败毒散三钱随药吞服。

这里有必要指出，凡气虚之人患了痢疾，应酌情加入适量的人参、黄芪等以益气扶元，以防免发生虚脱的危险。若孕妇患痢疾，则破血如桃仁、红花之类；降下如大黄、槟榔类，都能碍胎，以不用为妥。

3. 休息痢

当分虚实论治，但可以集成至圣丹为主，随证加味。

集成至圣丹：鸦胆子轻打去壳，取完仁，用龙眼肉包之。每包小儿3粒，大人7粒，紧包，空腹吞下，以饮食压之。每日3次。

实证脉必有力，宜先用巴豆一味碾炒丸如龙眼大，成人空腹时每服1丸，以扫除肠间积毒，再用集成至圣丹。症现下痢赤多的，用金银花、地榆煎汤送吞；症现下痢白多的，用木香、陈皮煎汤送吞。

虚证脉必无力。阴虚血热，症现下痢赤多的，用生地黄、乌梅煎汤送吞；阳虚气陷，症现下痢白多的，用人参、黄芪煎汤送吞。

久痢不愈，有伤阴血，症现虚坐努责、心神烦热、脉象细数的，宜用地榆丸（地榆三钱，阿胶三钱，黄连一钱，乌梅肉三钱，当归二钱，木香三分，诃子肉三钱）养血泄热，佐以酸收；有伤阳气，症见下痢不甚滞涩、时自滑出、甚或脱肛、脉象虚弱而缓、精神萎靡的，宜用真人养脏汤（人参二钱，甘草二钱，白术三钱，罂粟壳五钱，诃子五钱，肉桂一钱，肉豆蔻二钱，当归一钱五分，白芍一钱五分，木香五分）扶元固脱。

（原载于《江西中医药》1954 年 8 期，原题为"中医是怎样认识和治疗痢疾的"）

逆流挽舟法治痢的商榷

喻言之所以创立逆流挽舟法治痢，是因痢疾属外感病之一，而治疗外感病的原则是先表后里。故喻氏认为"下痢必从汗先解其外，后调其内，首用辛凉以解其表，次用苦寒以清其里，一二剂愈矣。失于表者，外邪但从里出，不死不休，故虽不日之远，仍用逆流挽舟之法，引其邪而出之于外，则死证可活，危证可安。"由此可见，喻氏首用辛凉以解表，驱邪外出，本来是因势利导，顺其自然，而他却标新立异，美其名曰逆流挽舟，其实是有语病的。但这还没有深究的必要，应该深究的是，痢疾初起有表证的当然要解表，但外感病的表证，辨证有表寒和表热之别，论治有辛温和辛凉之分。即表寒证宜用辛温解表法，表热证宜用辛凉解表法，不可混淆。而喻氏所创立的逆流挽舟法，只推崇辛温解表的活人败毒散，显然不够完备。先师姚国美在其所编《诊断治疗学讲义》中说到："更或身热脉浮头痛，病属挟表，风寒则无汗恶寒，风热则有汗口渴，均宜逆流挽舟，或与仓廪汤（即活人败毒散加陈仓米），或与薄荷、黄芩、槟榔、枳壳、山楂、神曲、木香之类。"则比较完备，可补喻氏之不足。

还须指出，有的痢疾虽有表证，但属内毒外蒸所致，不可发汗。如倪涵初说："痢有头痛目眩，身发寒热者，此非外感，乃内毒熏蒸，自内达外所致……若发汗则正气已耗，邪气益肆，且风剂燥烈，愈助热邪，表虚于外，邪炽于内，鲜不毙矣。"这和喻氏之说似乎是背道而驰的。求其故，前贤论外感病，向分伤寒和温病两派，伤寒派认为外邪从皮毛而入，其传变是先表后里；温病派认为外邪从口鼻而入，其传变是自里出表。喻氏根据伤寒派，所以主张痢疾初起有表证者要先解其表；倪氏根据温病派，所以主张痢疾虽有表证，但由内毒熏蒸，自内达外所致，不可发汗。伤寒和温病两大学派之争，今天看来，大都属于急性传染病范围，我们应该从实践中求其理论的统一。因为实践决定理论，而理论是服从实践的，惟有在这个原则下，伤寒和温病的论争才会得到解决。

现从实践方面来看喻氏和倪氏的治痢方法：喻氏治痢主张先解其外，后调其内。首用辛凉以解其表，次用苦寒以清其里。解表推崇活人败毒散，并在其方下注明有恶寒见症，而且另外提到："又有骤受暑湿之毒，水谷倾囊而出，一昼夜七八十行，大渴引水自救，百杯不止，此则肠胃为热毒所攻，顷刻腐烂，比之误食巴豆、铅粉，其烈十倍，更用逆挽之法，迂矣，远矣。每从《内经》'通因通用'之法，大黄、黄连、甘草昼夜连进三五十杯，俟其下痢口渴之势少缓，乃始平调于内，更不必挽之于外。"即明确表示了不可发汗的例子。

倪氏治痢主张不可发汗，其治痢三方都是以黄连、黄芩等苦寒清里为主，但在方下举症，却绝对没有提到恶寒。

由此可见，喻、倪二氏的治痢方法基本上是相同的（苦寒清里）。

（原载于《江西中医药》1951 年 5 月）

学习石家庄市中医治疗乙型脑炎的经验

一

首先，温习一下与本题密切相关的温病学说中温热证治的基本内容。

温病学说的宗师叶天士，曾在《温热论》中指出："温邪上受，首先犯肺，逆传心包。肺主气属卫，心主血属营。辨营卫气血。虽与伤寒同，若论治法。则与伤寒大异。"又指出："在卫汗之可也，到气才宜清气，入营犹可透热转气……入血……直须凉血散血。"后世温病学家莫不以此为准绳，并逐步完善了温病卫、气、营、血的辨证论治体系。扼要来说：

（一）辨证

卫：多现发热不恶寒或微恶寒，头痛，咳嗽，口渴，舌苔薄白微黄，脉浮数等症。

气：多现壮热恶热不恶寒，烦渴，自汗，舌苔黄，脉象浮洪而数等症。

营：多现身热夜甚，口干反不渴，时有谵语，斑疹隐隐，舌绛，脉细数等症。

血：除现有营分证外，还多现有神昏谵语，痉厥瘛疭，斑疹吐衄便血等症。

（二）论治

卫：多用银翘散以泄卫。

气：多用白虎汤以清气。

营：多用清营汤以清营透热转气。

血：多用犀角地黄汤以凉血散血，或安宫牛黄丸、紫雪丹、至宝丹以清宫开窍，或羚角钩藤汤以凉肝息风。

若卫气营血诸症同时出现的，则宜用综合上述诸法于一方的清瘟败毒饮。

以上是就温热证治而言。如果温邪夹湿为患的，则应适当地佐以芳香化浊和淡渗利湿之法，使湿去热孤而易解；并应避免或少用甘寒滋腻药，否则必使湿愈遏而热愈伏，以致胶结难解。

二

　　流行性乙型脑炎是一种烈性传染病。本病是因感染了一种由蚊子传染的神经性滤过性病毒所致。本病发病季节以每年7、8、9月最多；侵犯对象不分性别、年龄；症状表现多为突发高热、头痛、项强、呕吐、抽搐、嗜睡、烦躁，谵妄等。其病死亡率很高，幸而不死，往往遗留不语、精神失常、痴呆、偏瘫、记忆力和智力减退等后遗症。对于这种传染病，目前西医还没有特效的治疗方法，主要是积极加以预防，如发动群众灭蚊、给儿童接种脑炎疫苗和对症施用一般治疗和护理。近年来，虽然血浆疗法和免疫血清疗法，挽救了不少患者，但治疗效果仍然不理想。新中国成立后，在党的中医政策指引下，在防治流行性乙型脑炎工作当中，大胆运用了中医的经验，获得了显著疗效。例如，石家庄市在1954年的治疗工作中，治愈率达到了100%；在1955年的治疗工作中，治愈率达到了90%。保定市在1954年治疗工作中，治愈率达到了约90%。北京市儿童医院、传染病医院在1955年的治疗工作中，治愈率达到了80%～90%。这就充分证明了，中医对于传染病的防治是有很高的实用价值和研究价值的。现就石家庄市的治疗经验简介如下：

（一）病例介绍

姓名	病型	治愈天数	主要证候		方药	
刘孟颜	轻	6	发热，头痛，眩晕，呕吐，神昏谵语，嗜睡，或目赤，直视，手足抽搐，项背强直，角弓反张，牙关紧闭，半身不遂，肢厥，身发斑疹，腹胀肠鸣，便秘或泄泻，口渴或不渴，有汗或无汗，尿多或尿少，咳嗽或喘息，舌苔厚腻，或白，或白如豆腐渣，或黄，或灰，或黑，舌质多绛赤，脉象数，或浮或沉，有力或无力，或脉微等。	方	清瘟败毒饮	药
王田禄	轻	4			安宫牛黄散	
李黎明	轻	6			紫雪丹	
					至宝丹	
郭金生	重	13			止痉散	
马小友	重	11			银翘散	
梁永平	重	17			白虎汤	
贾小玲	重	13			犀角地黄汤	
杜春梅	重	9			化斑汤	
梁柱梅	重	13			生石膏、知母、犀角、羚羊角、牛黄、金银花、连翘、黄连、黄芩、大青叶、玄参、升麻、蜈蚣、全蝎、木通、滑石、茵陈、菖蒲、厚朴、桑枝、秦艽、党参等。	
赵志田	重	12				
杜永昌	极重	11				
房大秋	极重	9				
魏小平	极重	17				
荣学铭	极重	17				
张新姐	极重	139				

（二）证治分析

1. 辨证

（1）症状

主症：发热，眩晕，头痛，项强，呕吐，神昏谵语，嗜睡，面赤目赤，直视，牙关紧闭，手足抽搐或震颤，角弓反张，四肢厥冷，斑疹等。

兼症：腹部腹痛，肠鸣，泄泻或便秘小便或利或不利，或失禁，口渴或不渴，有汗或无汗咳嗽等。

（2）舌苔：初期或病轻，舌苔多呈薄白；病重者，舌苔多呈厚腻，继而由白而黄而黑，由润泽而枯燥，也有白苔久留不化者，舌质多呈绛赤色。

（3）脉象：脉数，邪在表则浮，邪入里则沉；邪实而正未虚者脉数有力，邪实而正已虚者脉数无力。或虚，或微，或弱，或细。

2. 论治

（1）立法：主要为辛凉、咸寒、甘寒、苦寒、芳香、淡渗等法。但甘寒法多用于温热亢盛，灼伤津液，或病至后期，阴已受伤。如果病在初期，或温邪夹湿为患，又当忌用。

（2）选方：主要是银翘散、白虎汤、清营汤、犀角地黄汤、安宫牛黄丸、紫雪丹、至宝丹等。他们所推崇的清瘟败毒饮，实为上数方的综合剂。

（3）择药

辛凉：如生石膏、金银花、连翘、桑叶、菊花、薄荷等。

咸寒：如犀角、羚羊角等。

甘寒：如生地黄、麦冬、天冬、石斛、天花粉等。

苦寒：如黄连、黄芩、黄柏、栀子、龙胆草、大黄等。

芳香：如藿香、佩兰、菖蒲、郁金、鲜荷叶等。

淡渗：如芦根、白茅根、薏苡仁、车前子、滑石、淡竹叶等。

润下：如麻仁、郁李仁、柏子仁、蜂蜜等。

此外，如息风之用蜈蚣、全蝎、地龙、僵蚕等；镇呕之用代赭石、竹茹等，均有卓效。

（三）几点教训

①使用发汗解热剂后，体温即增高，病情恶化。

②高热时用冰袋，病势加重，可使神识清醒者转入昏迷厥冷。

③高热时输液，体温更高，病势加剧，有的随即昏迷不醒、阴囊上缩。

④腰椎穿刺后，病势加重，有的可使热退神清的患者转入昏迷高热。

⑤抽血后，病势加重，有的虽高热但清醒，抽血后即昏迷，体温更高。有的患者昏迷苏醒后，因抽血复昏迷。

⑥死亡病历的检查中，或多或少的患者都用过安眠或镇静剂。

⑦青霉素等抗生素对本病的作用不大，盲目使用，似有浪费。

以上几点教训，均经事实证明，临床必须慎重。

三

从石家庄市中医治疗乙型脑炎的经验中，我们可以很清楚地看出，他们很好地继承和发扬了上述温热病辨证论治的优长，紧紧抓住了乙型脑炎的主证，认定本病是因温热邪气猖獗，病发即由表（卫）及里（气、营、血），逆传心包，引动肝风。故运用了具有辛凉、咸寒、苦寒合法的以清里为主兼清表的清瘟败毒饮，并倚重了具有清宫、开窍、息风作用的安宫牛黄丸、紫雪丹、至宝丹等方，因而获得了显著的疗效。但是，这种温热病辨证论治的原则和方法，可以通用于西医所谓急性传染病（属于中医所谓温热病），并不局限于乙型脑炎。有人认为，这种原则和方法只适用于乙型脑炎，甚至认为白虎汤中的生石膏就是乙型脑炎的特效药，这是不够全面的。我认为，如果不能灵活地掌握和运用上述原则和方法，而机械地用白虎汤去治疗乙型脑炎，是不可能取得满意疗效的。

（原载于《江西中医药》1955 年 12 期）

寒温合论

寒温纵横论

在中医学园地上，开放着两朵灿烂的鲜花，它们经过了漫长的历史途程，从古到今，一直保持着原有的艳色清香。这就是"伤寒"和"温病"两大学说。自从清代吴鞠通著《温病条辨》提出了"伤寒论六经，由表入里，须横看；温病论三焦，由上及下，须竖看，有一纵一横之妙"的见解以后，便产生了寒温纵横的看法，而且逐渐地深入人心。但是这种看法是不够全面的，有必要作进一步的讨论。

一

"伤寒"成为一门系统的学说起源于汉代张仲景所著的《伤寒论》。《伤寒论》是以六经（太阳、阳明、少阳、太阴、少阴、厥阴）为纲领的。六经的经脉外则散布周身，内则连贯脏腑。外邪伤人，首先侵犯在表的经脉，其次则由经而入腑，再次则由腑而入脏。所以《内经》说："善治者治皮毛，其次治肌肤，其次治筋脉，其次治六腑，其次治五脏。"《金匮》也说："若人能养慎，不令邪风干忤经络，适中经络，未流传腑脏，即医治之。"因此，伤寒六经以三阳主表，三阴主里。伤寒病邪在三阳之经的属表，如麻黄汤证、白虎汤证和小柴胡汤证等；进一步而入三阳之腑的属表中之里，如五苓散证、承气汤证和黄芩汤证等；更进一步而入三阴之脏的则属里中之里，如理中丸证、四逆汤证和乌梅丸证等。这便是伤寒的横看方面。

"温病"成为一门系统的学说起源于清代吴鞠通所著的《温病条辨》。《温病条辨》是以三焦（上焦、中焦、下焦）为纲领的。这里所说的三焦，不是指人体脏腑之一的如《内经》所谓"三焦者，决渎之官，水道出焉"的三焦而言，而是概指如《难经》所谓"上焦者，在心下下膈，在胃上口……中焦者，在胃中脘，不上不下……下焦者，当膀胱上口"的三焦而言。三焦把人体胸腹腔划分为三段，在温病学说中，上焦以肺与心为主，中焦以胃与脾为主，下焦以肾与肝为主。如叶天士《温热论》开篇所说："温邪上受，首先犯肺，逆传心包。"吴鞠通宗叶天士在《温病条辨》上焦篇中也首先谈到"凡病温者，始于上焦，在手太阴"。这是就上焦而言，若病至中焦，则在胃或脾，如《温病条辨》中焦篇前半部分多属胃实的承气汤证；后半部分多属脾虚的理中汤证等。若病入下焦，则在肾或肝，如用复脉存阴、三甲潜阳以及大小定风珠等。这便是温病的竖看方面。

二

伤寒宜横看，固如上述，但这并不等于说伤寒只有横看而无竖看。因为在伤寒学说中，不仅有如上所述的横看方面，也有竖看方面，而且竖看得还很严格。从下列太阳里证来看：

1. 瓜蒂散证

是因邪实胸中，即水结于太阳之里所致。故现胸中痞硬、气上冲咽喉不得息等症，甚至胸中阳气被邪所阻，而不能充达四肢，则更现手足厥冷等症，其脉象多现浮紧、弦、迟等。其病所全在上焦，如邪实正未虚而欲吐的病者，可用瓜蒂散以涌吐胸中实邪。

2. 栀子豉汤证

是因误下而邪热由太阳之表陷入太阳之里，郁热内扰心胸所致，故现懊憹等症。其病所虽然全在上焦，但和瓜蒂散证不同。瓜蒂散证是有形的水结于胸中，患者有欲吐始快的病情，故宜用瓜蒂散的涌吐以祛胸中的实邪；栀子豉汤证是无形的郁热内扰于胸中，患者只觉烦闷异常，故宜用栀子豉汤的宣清以解胸中的郁热。

3. 陷胸汤证

是因太阳表邪入里，并及阳明所致。其主症是心下满痛，但有大小之分。小结胸则正在心下，按之痛而不甚硬，不按则不痛，脉浮滑等，其病所在中焦的上部，痰热结而未实，不宜吐、下，只宜用小陷胸汤清化热痰的消法；大陷胸则从心下至少腹硬满疼痛，不可近手，脉沉紧，不大便，潮热等，其病所弥漫于中焦的上下部，热饮结而已实，非小陷胸汤所能消，必用大陷胸汤清泄热饮的下法。

4. 泻心汤证

是因太阳表邪入里，不但并及阳明，而且涉及太阴所致，故现心下痞满而不痛，并多兼呕利肠鸣等症，其病所全在中焦，而证属寒热虚实夹杂，治法当温清攻补兼施，故宜用半夏泻心汤等。

5. 五苓散证

是因太阳气化不行，水蓄膀胱所致。太阳蓄水主症是小便不利，渴欲饮水，或水入反吐。其水蓄在上焦者，多兼喘咳有痰等；蓄在中焦者，多兼心下悸或心下痞满等；蓄在下焦者，多兼脐下悸或小腹满等。五苓散以治疗下焦蓄水为主，其病在太阳之腑膀胱。《内经》说："膀胱者，州都之官，津液藏焉，气化则能出矣。"太阳膀胱气化不行，因而水停为患，故宜用五苓散以温散利水。一般以五苓散证为太阳里证中的主证者，即因太阳之里的腑是膀胱，而五苓散是下焦膀胱蓄水证主方的缘故。至于上、中焦的蓄水证，则宜分别用小青龙汤或苓桂术甘汤等主治。

6. 抵当汤证

是因下焦蓄血所致。太阳之里的腑是膀胱和小肠，小肠与阳明的胃及大肠相连，这也是太阳里证易涉及阳明的原因之一。太阳蓄血和蓄水大不相同，蓄水病在膀胱，故现小腹满而小便不利等症；蓄血病在肠间，故现小腹硬满而小便自利等症。治疗蓄血证当分新瘀或久瘀，新瘀未久、少腹急结而不硬的，宜用桃核承气汤；久瘀固结、少腹硬满的，宜用抵当汤；其少腹满而不甚硬的，宜用抵当丸。

这就可以清楚地看出，《伤寒论》对上、中、下三焦的竖看是很严格的。正如张仲景在赤石脂禹余粮汤证中所指出的"医以理中与之，利益甚，理中者，理中焦，此利在下焦"。其不容少混有如此者。因此，有些温病学者认为伤寒学说只有横看而无竖看，显然不够全面的。

温病宜竖看，固如上述，但这并不等于温病只有竖看而无横看。因为在温病学说中，不仅有上述的竖看方面，也有横看方面，而且横看得还很严格。如温病学说中的卫、气、营、血的看法，就是很严格的横看。叶天士在《温热论》中说："大凡看法，卫之后，方言气，营之后，方言血，在卫汗之可也，到气才可清气，入营犹可透热转气……入血……直须凉血散血。"吴鞠通《温病条辨》中更在这个基础上作了进一步的发展，对卫、气、营、血的辨证治疗，尤为明确而具体。如温邪初在卫分，症现头痛、身热有汗、口渴、舌苔薄白、脉浮数、但热不恶寒或微热、微渴、咳嗽的，宜用辛凉轻剂桑菊饮；热渴较甚的宜用辛凉平剂银翘散。温邪进入气分，症现壮热不恶寒而恶热、大汗、大烦、渴甚、面赤、舌苔黄、脉浮洪的，宜用辛凉重剂白虎汤；若脉浮大而芤、微喘、鼻煽者，宜用白虎加人参汤；脉若散大者，更宜急用而倍加人参。温邪进入营分，症现身热夜甚、入暮谵语、舌绛而干、反不口渴、脉细数者，宜用清营汤。温邪进入血分，除现有营分证外，还多见神昏谵语、痉厥瘛疭、斑疹、吐衄便血等症，宜用犀角地黄汤、安宫牛黄丸、紫雪丹、至宝丹等。

这就可以清楚地看出，温病学说对卫、气、营、血的横看尤其是严格的。因此，有些伤寒学者认为温病学说只有竖看而无横看，更显然是不全面的。

三

伤寒与温病两说是可以统一的。如《内经》说"今夫热病者，皆伤寒之类也""人之伤于寒也，则为病热""凡病伤寒而成温者，先夏至日者为病温，后夏至日者为病暑"。《难经》说："伤寒有五：有中风，有伤寒，有湿温，有热病，有温病。"因此，从广义来说，温病是伤寒的一部分，都属外感热病之类；但就狭义来说，伤寒与温病又是外感热病中两种性质不同的病，即《伤寒论》中所谓"太阳病，或已发热，或未发热，必恶寒，体痛，呕逆，脉阴阳俱紧者，名曰伤寒"和"太阳病，发热而渴，不恶寒者，为温病"。伤寒学说详寒略温，而温病学说则把伤寒学说中的温病部分进一步发展和具体化。如吴鞠通在《温病条辨》上焦篇中所创立的桑菊饮与银翘散方，就和《伤寒论》中的麻杏甘石汤同属辛凉法，但桑菊、银翘的适应性则更为广泛。他在中焦篇中发展了《伤寒论》中的承气汤，增加了护胃、宣白、导赤、牛黄承气汤等；又在《伤寒论》中的麻子仁丸与蜜煎的基础上，创立了增液汤及增液承气汤等，因而使下法更臻完善。他在下焦篇中化裁《伤寒论》中的炙甘草汤为加减复脉汤，并创立三甲潜阳和大小定风珠等方，给伤阴温病大开了法门。这些都大大地补充了《伤寒论》中温病部分的不足。因此，我认为伤寒与温病都各有其横看和竖看的两方面，不可偏执，而且温病学说是对伤寒学说中温病部分的继续和发展，二者不但不是对立的，而且是相得益彰的。

（原载于《江西中医药》1957 年 1 期）

从大便硬与溏论伤寒和温病的下法

温病学家叶天士在他所著《温热论》中指出:"伤寒邪热在里,劫烁津液,下之宜猛;此多湿热内抟,下之宜轻。伤寒大便溏为邪已尽,不可再下;湿温病大便溏为邪未尽,必大便硬,乃为无湿,始不可再改也。"先师汪绍宜推崇叶氏大便溏、硬二层,不但可为温病法,而且可为伤寒法,邪尽未尽之分,只在此便溏、便硬之辨。但我对此颇有疑问,特提出加以讨论,并就正于高明。

一、大便为什么会硬或溏

一般来说,大便结的叫大便硬,大便不结而下利的叫大便溏。大便硬是因于燥,大便溏是因于湿,系在阳明与太阴。因为阳明之上,燥气主之;太阴之上,湿气主之。阳明太阴相为表里,同处中州,互为中气,即阳明之上,燥气主之,中见太阴之湿;太阴之上,湿气主之,中见阳明之燥。健康人由于脏腑阴阳调和,既无阳从阴化的寒湿等象,亦无阴从阳化的燥热等象,即所谓六经之气不病则不现。如果阳明、太阴无病,阴阳调和,胃肠消化、吸收、排泄自然正常。否则,阳盛则阴从阳化而现阳明之燥象,如大便结硬等;阴盛则阳从阴化而现太阴之湿象,如大便溏泄等。故从大便硬或溏可以测知阳明、太阴的阴阳进退从化之机,大便硬的属阳明燥证,大便溏的属太阴湿证。但在临床上,除了起病即现大便硬等的阳明证或大便溏等的太阴证以外，还有在其病的发展过程中，或由大便硬转化成大便溏，或由大便溏转化成大便硬的，这是因为阳明病和太阴病能够互相转化的缘故。即是说，本来是阳明病，如果因为条件变化，可使阴从阳化的燥的病理现象转变成为阳从阴化的湿的病理现象；本来是太阴病，如果因为条件变化，可使阳从阴化的湿的病理现象转变成为阴从阳化的燥的病理现象。又在阴阳转化的过程当中，有现大便溏、硬相兼的，这是一个过渡现象。如其原属阳明病则为向太阴方面过渡，就有陷入太阴的可能；如其原属太阴病则为向阳明方面过渡，就有转出阳明的可能。这些是必须首先明确的。

二、大便硬，因于燥，治宜清泄

如上所述，一般大便硬是因于燥，属阳明病。这点无论在伤寒或温病学说中都是一致的。

先从伤寒学说来看，在张仲景《伤寒论》中，治疗阳明病大便硬约有三法，即攻下、润下和外导。分述如下：

攻下法：本法适用于阳明腑的实证，如三承气汤证。阳明腑证是因燥热结实于肠，肠间气机不利所致。人身以气为主宰，其气畅行无阻则健康，其气滞涩不利则疾病。阳明腑证虽属燥屎内结，实关气滞不行，但因气滞有微甚，所以方分大小。所谓"承"，就是"顺"的意思。由于肠间气机不利所以要顺气，用"承气"二字作汤名，是深合阳明腑证病理的。至于承气汤的药理，三方都属下剂，其中以大黄荡涤肠间实热为主，并以芒硝润燥软坚和枳实、厚朴行气导滞为佐。调胃承气汤、硝、黄并用以润燥泄热，而不用枳、朴以行气，主治肠间燥热结甚而气滞不甚，呈现蒸蒸发热、心烦、谵语、腹胀满、不大便、脉滑等阳明腑证；小承气汤，大黄与枳、朴并用以泄热行气，而不用芒硝以润燥软坚，主治肠间气滞较甚而燥结不甚，呈现潮热、汗出、谵语或烦躁、腹满、不大便、脉滑而疾等阳明腑证；大承气汤、硝、黄、枳、朴全用以泄热润燥行气导滞，主治肠间燥热结甚和气机滞甚，呈现潮热或微热、汗出、不大便、腹胀满或绕脐痛、谵语、烦躁、甚至不识人、循衣摸床、惕而不安、脉沉实或沉迟有力等阳明腑证。

润下法：本法适用于阳明腑的虚实相兼证，如麻子仁丸证。凡阳明腑中有热，而太阴阴液不足，因脾土枯燥而约束大便不行的，叫做"脾约证"。其证大便硬而小便数，趺阳脉浮而涩。麻子仁丸一方面用小承气（黄、朴、实）以泻下阳明实热；另一方面用麻、杏、芍、蜜以滋养太阴阴液，润而下之，攻中有补，故能主治本证。但脾约证的大便硬而小便利和承气汤证的大便硬而小便利究竟应该怎样鉴别呢？我认为脾约证是实中兼虚之候，其大便硬而小便利必趺阳脉浮涩；承气汤证是纯实不虚之候，其大便硬而小便利多寸口脉沉滑，以此为别。

外导法：本法适用于阳明腑的虚证，如蜜煎证。其证大便硬而小便利，必不兼潮热、谵语等，故《伤寒论》明文指出："此为津液内竭，虽硬不可攻之，当须自欲大便，宜蜜煎导而通之。"虚至不可用药内攻，而只宜用蜜（蜂蜜）煎从肛门外导，可见本证较之麻子仁丸证实中兼虚者又进了一步。王宇泰说："凡多汗伤津，或屡汗不解，或尺中脉迟弱，元气素虚，大便欲下而不能出者，宜用导法。"

再从温病学说来看，在吴鞠通《温病条辨》中，治疗中焦阳明腑证有实证和虚实相兼证之分。实证为三承气汤证；虚实相兼证中又有邪多虚少和虚多邪少之别。邪多虚少的如增液承气汤证和护胃承气汤证；虚多邪少的如增液汤证和新加黄龙汤证等。分述如下：

实证：如三承气汤证。吴瑭对三承气汤证的鉴别，基本与伤寒学说相同，但着重在气血两字上。即阳明实热偏结于气分的为小承气汤证，偏结于血分的为调胃承气汤证，气血俱结甚的为大承气汤证；并强调指出"承气是承胃腑本来下降之气，学者若能透彻此义，则施用承气自无弊矣"。我认为吴瑭从气血两字上着眼是有独到之处的。因为阳明腑证的病邪实已由气及血，故不仅现有腹满胀痛、大便不通等气分证候，而且现有神昏谵语甚至循衣摸床、惕而不安等血分证候。至于承气汤方中的枳实、厚朴，虽属走气分以通滞涩之品，其大黄、芒硝则属走血分以泄燥热之味，只因其病有偏结于气分、偏结于血分气血俱结甚之别，故方治有大、小、调胃之分。

虚实相兼证：增液承气汤证即阳明温病下之不通，下证仍在，而脉沉无力者，为无水舟停，服增液汤不下的，宜用增液承气汤主治。因为本证属邪实津虚所致，必须用本方攻（大黄、芒硝）补（生地黄、玄参、麦冬）兼施，才能收效。护胃承气汤证即阳明温病下后数日，热不退或退不清，口燥咽干，舌苔干黑或金黄色，脉沉而有力者，属邪多虚少，宜用护胃承气汤于滋阴（生地黄、玄参、麦冬、知母）之中略佐涤邪（大黄、丹皮）。如其脉沉而无力者，则属邪少虚多，但与滋液便可涤邪，宜增液汤。

虚证：增液汤证即阳明腑证而其人体素阴虚者，其证不大便而脉必沉弱无力，故只宜用增液汤（生地黄、玄参、麦冬）增水行舟，而禁用承气汤竭泽求鱼。吴瑭认为增液汤"妙在寓泻于补，以补药之体，作泻药之用，既可攻实，又可防虚，余治体虚之温病，与前医误伤津液，不大便，半虚半实之证，专以此法救之，无不应手而效"。又谓："温病之不大便，不出热结液干两者之外，其偏于阳邪炽甚热结之实证，则从承气法；其偏于阴亏液涸之半虚半实证，则不可混施承气，故以此法代之，独取玄参为君者，玄参味苦咸微寒，壮水制火通二便，启肾水上潮于天，其能治液涸固不待言。本经称其主治腹中寒热积聚，其并能解热结可知。麦冬主治心腹结气，伤中伤饱，胃络脉绝，羸瘦短气，亦系能补能润能通之品。故以之为佐。生地亦主寒热积聚，逐血痹，用细者，取其补而不腻，并能走络也，三者合用，作增水行舟之计，故汤名增液，但非重用不为功。"我认为吴瑭此法能补仲景之不足，值得珍视。大凡素体阴虚者，舌多瘦薄而不荣，脉多细数而少神。假使其人患有中焦阳明温病，呈现了承气汤证，而其脉象沉数无力，舌质瘦薄不荣而苔黄燥的，必不可单纯使用承气汤攻下，当用增液合承气法，甚至"止可与增液，不可与承气"。新加黄龙汤证即阳明病下之不通，邪气虽实而正气大虚，正虚不能运药，其为危险可知。本证吴瑭原文欠详，很可能既现有身热腹满、疼痛拒按、舌苔黄燥或焦黑等症，而又现有脉象沉弱甚至沉涩者。本方以增液汤合调胃承气汤增水行舟为主，并加用人参补元气、海参大补血液、姜汁宣通气分之结、当归宣通血分之结，或能转危为安。

此外，还有兼夹他证的，如宣白承气汤证即阳明温病下之不通，下证仍在，而现喘促不宁、痰涎壅滞、右寸实大者。这是因为肺气宣降不利所致，宜用具有宣清肺气、降痰涤热作用的宣白承气汤（生石膏、生大黄、杏仁、瓜蒌皮）主治。导赤承气汤证即阳明温病下之不通，下证仍在，而兼现时烦渴甚、小便赤痛、左尺牢坚者。这是因为心火内炽，移热于小肠而下注于膀胱所致，宜用具有清心通肠作用的导赤承气汤（赤芍、生地黄、大黄、芒硝、黄连、黄柏）主治。牛黄承气汤证即阳明温病下之不通，下证仍在，而兼现有神昏舌短、饮不解渴者。这是因为邪闭心包所致，宜用具有开窍清心通肠作用的牛黄承气汤（即安宫牛黄丸加大黄）主治。

总的来看，在伤寒和温病两说中，治疗阳明病大便硬的原则是基本一致的。即对实证都采用承气汤的攻下法；对虚实相兼证都采用攻补兼施法（如伤寒学说中的麻子仁丸；温病学说中的增液承气汤和护胃承气汤等）；如其虚多邪少的则都采用寓泻于补法（如伤寒学说中的蜜煎；温病学说中的增液汤等）。只是温病学说在下法的具体内容上较之伤寒学说更为丰富。

三、大便溏，因于湿，治宜温化

如上所述，一般大便溏是因于湿，属太阴病。这点无论在伤寒或温病学说中也都是一致的。

先从伤寒学说来看，在张仲景《伤寒论》中，治疗太阴病的大便溏以理中汤为主。《伤寒论》所说的"太阴之为病，腹满而吐，食不下，自利益甚，时腹自痛，若下之，必胸下结硬"，即太阴病的主证，而理中汤即其主方。由于太阴之上，湿气主之，故太阴病多现湿证。如湿邪上泛，则吐而不食不下；湿邪壅中，则腹满时痛甚至胸下结硬；湿邪下趋则下利等。然必太阴阳虚，湿邪始能为患，而太阴之阳所以虚，或因素体中寒而外邪直中，或因失治误治伤及中气而外邪内陷，其邪乃从阴化湿。理中汤（干姜、白术、人参、甘草）具有温中扶阳、祛寒化湿的作用，故能主治本证。

再从温病学说来看，在吴瑭《温病条辨》中，治疗太阴病的大便溏也是以理中汤为主。如其所谓"湿伤脾胃两阳，既吐且利，寒热身痛，或不寒热，但腹中痛，名曰霍乱，寒多不欲饮水者，理中汤主之"，便是例证。此外，在湿温门中所记述的加减正气散所主治的脘闷腹胀、大便溏泄等症，亦属太阴湿邪偏盛所致，但较之理中汤证为轻。因为理中汤属辛热法，主治中焦寒湿证；加减正气散属芳香法，主治中焦湿温证。

总的来看，在伤寒和温病两说中，治疗太阴病大便溏的原则是一致的，因为它们都是以理中汤为主。

四、大便硬也有阴证，大便溏也有阳证

大便硬属阳明燥胜治宜攻下，大便溏属太阴湿胜治宜温化，已如上述。但大便硬又有阴结和阳结的区别，如《伤寒论·辨脉法》篇说："问曰：脉有阳结、阴结者，何以别之？答曰：其脉浮而数，能食，不大便者，此为实，名曰阳结也，期十七日当剧；其脉沉而迟，不能食，身体重，大便反硬，名曰阴结

也，期十四日当剧。"成无己注："结者，气偏结固，阴阳之气不得而杂之，阴中有阳，阳中有阴，阴阳相杂以为和，不相杂以为结。浮数阳脉也，能食而不大便里实也，为阳气结固，阴不得而杂之，是名阳结；沉迟阴脉也，不能食身体重阴病也，阴病见阴脉，则当下利，今大便硬者，为阴气结固，阳不得而杂之，是名阴结。"由此可见，阳结病在阳明，法当清泄，如承气汤等；阴结病在太阴，法当温通，如温脾汤（大黄、附子、桂心、干姜、厚朴、甘草）等。大便溏也有阴证和阳证的不同，阴证大便溏泄是因太阴寒湿下趋大肠所致，其溏泄必澄澈清冷，并多兼有舌苔白滑、脉象沉迟无力等症，宜用姜、术等温中燥湿；阳证大便溏泄是因阳明湿热下迫大肠所致，其溏泄必秽浊稠黏，并多兼有舌苔黄腻、脉象沉数有力等症，宜用芩、连等清热燥湿。若大便溏泄而现有阳明实证的是属热结旁流，宜采用通因通用法，治以承气汤等。如《伤寒论》说："下利谵语者，有燥屎也，宜小承气汤"和"自利清水，色纯青，心下必痛，口干燥者，急下之，宜大承气汤"等，即其例证。至于《温病条辨》在下焦篇指出大便溏甚者，一甲煎主之，则属阴亏不能潜阳所致。下焦温热伤阴，阴虚肠燥，多不大便或大便难，法当养阴润肠，若误用承气法攻下，下后大便溏而频数，脉沉数无力者，可知其大便溏泄是因误下更伤其阴，阴虚不能潜阳所致，故用一甲煎（牡蛎）以养阴潜阳、涩肠止泻。

五、伤寒和温病的下法是否不同

根据以上所述，伤寒和温病的下法是基本一致的。因为伤寒不得从外解而化热入里，结于胃肠而现阳明腑证，宜用承气汤等攻下；温病不得从外解而化热入里，结于胃肠而现阳明腑证，宜用承气汤等攻下。因此，叶天士所谓"伤寒邪热在里，劫烁津液，下之宜猛"，同样适用于不夹湿邪的中焦阳明温病。至于所谓"此多湿热内抟，下之宜轻"，语有未妥。这是因为一般夹湿邪的温病并不宜用下法。先师汪绍宜在这一点上解释为"只取散其结而已，若青皮、厚朴、枳实、豆卷之类"，似较妥当。假使误用了承气下法，必致洞泄不已，由阳明陷入太阴，故吴瑭在《温病条辨》湿温门中谆谆告诫："下之则洞泄，润之则病深不解。"又其所谓"伤寒，大便溏为邪已尽，不可再下"，也有语病，因为伤寒大便溏如属伤寒直中太阴的湿证（无论是初起的太阴湿证或由阳明转变的太阴湿证），就不能说"邪已尽"；如属伤寒化热转入阳明之腑的热结旁流证，就不能说"不可再下"。即使叶氏语意并不在此，而是说"伤寒阳明燥结腑证，本宜用承气汤攻下，但如果有用承气汤攻下之后，大便由硬转溏，则为燥邪已尽，就不可再投攻下之剂"，也有可商之处。因为阳明腑证下之得当，自可药到病除，如果下后大便由硬结变成溏泄，不是下之太早，便是下之太过，以致病由阳明陷入太阴，法当温中化湿，固然"不可再下"；但大便由硬转溏，燥去湿生，则不可谓"邪已尽"。又其所谓"湿温病大便溏，为邪未尽，必大便硬，慎不可再攻也，以粪燥为无湿矣"，亦有可疑之点。因为湿温大便溏，属湿邪下趋所致，忌用下法，已如上述；但从所谓"必大便硬，慎不可再攻"来看，又似乎是说湿温大便溏者可用攻下法，显有矛盾。一般来说，湿温属太阴与阳明同病，其中有湿胜于热，甚至湿从寒化而现大便溏泄等症的，治宜温化。因此，如果说"湿温病大便溏，为邪未尽"是可以的，若说湿温大便溏可用攻下法就值得考虑；如果说"粪燥为无湿"是可以的，若说"大便硬慎不可再攻"也值得考虑。总之，应该全面的参合脉证来确定治疗原则，如其病偏于热，湿从燥化，其大便硬是与阳明燥热证同时出现的，自可采用清下法；如其病偏于湿，湿从寒化，其大便溏是与太阴寒湿证同时出现的，必须采用温化法。当然，如果其大便硬属阴结证，又应采用温通法；其大便溏属热结证，又应采用清下法了。

因此，我们认为叶天士所说的"伤寒邪热在里，劫烁津液，下之宜猛，此多湿热内抟，下之宜轻。伤寒大便溏，为邪已尽，不可再下；湿温病大便溏，为邪未尽，必大便硬，乃为无湿，始不可再攻也"这一段话，是有商榷必要的。从以上讨论中，似可得出如下几点结论：

伤寒化热入里的阳明腑证和温病邪传中焦的阳明腑证并无两样，故其所用的攻下法也是一致的。即都有急下、缓下和润下的内容，不能机械的说："伤寒下之宜猛，温病下之宜轻。"

大便硬有阳结、阴结的区别，阳结大便硬病在阳明，法当清泄，如承气汤等；阴结大便硬病在太阴，法当温通，如温脾汤等。

便溏也有阴证、阳证的不同，阴证大便溏属太阴湿邪下趋，法宜温化，如理中汤等；阳证大便溏属阳明热结旁流，法宜攻下，如承气汤等。

湿温大便溏，如属湿胜于热所致，不宜攻下，如果误下，必致洞泄不已，而使病机由阳明陷入太阴；如属热胜于湿所致，也只宜用黄芩、黄连等清热燥湿，仍不宜用大黄等荡涤胃肠。当然，如其大便溏属阳明热结旁流证，自非芩、连等所能胜任，而应采用大黄等以通因通用才能收效。

（原载于《江西中医药》1959 年 3 期）

寒温病机论

一

自从《温病条辨》提出伤寒论六经乃由表入里，须横看；温病论三焦是由上及下，须竖看，有一纵一横之妙以后，此说逐渐深入人心，几成定论。其实，《伤寒论》所论由表入里之六经虽属横看，但它明文指出的"上焦得通，津液得下，胃气因和"和"理中者，理中焦，此利在下焦"等则属竖看。《温病条辨》所论由上及下之三焦虽属竖看，但《温热论》所论"卫之后，方言气，营之后，方言血……直须凉血散血"等则属横看。可见伤寒和温病是各自有其纵横看法而不容分割的。

寒温外邪入侵人体的途径主要是皮肤、毛窍和口鼻。前人虽有伤寒邪从皮肤毛窍而入于太阳、温病邪入口鼻而入于肺之说，但因太阳主皮肤，统卫气，而肺合皮毛，主气属卫，它们之间是密切相关的，故都主表，邪入其处，都可发生表证，如麻黄汤证、银翘散证等。

伤寒太阳表证不解而向前发展，既可由表入里而传变为阳明的白虎、承气汤证，少阳的柴胡汤证，太阴、少阴、厥阴的理中、四逆、吴茱萸汤证；也可由上及下而传变为上焦懊侬的栀子豉汤证，中焦痞满的半夏泻心汤证，下焦蓄水的五苓散证和蓄血的抵当汤证等。

温病上焦卫分表证不解而向前发展，既可由上及下而传变为中焦气分的白虎、承气汤证，下焦血分的复脉汤、定风珠证；也可由表入里而传变为气分的白虎汤证，营分的清营汤证，血分的犀角地黄汤证等。

因此，伤寒和温病的病机是有其密切的内在联系而必须统一的。

二

伤寒、温病的发生多先见表证；但也有先见里证的；还有先见表里相兼证或半表半里证的。

（一）表证

伤寒温病的发生多先见表证。如《伤寒论》所谓"伤寒一日，太阳受之""太阳之为病，脉浮，头项强痛而恶寒""太阳病，或已发热，或未发热，必恶寒，体痛呕逆，脉阴阳俱紧者，名为伤寒"和《温热论》所谓"温邪上受，首先犯肺"，以及《温病条辨》所谓"凡病温者，始于上焦，在手太阴""太阴之为病，脉不缓不紧而动数，或两寸独大，尺肤热，头痛，微恶风寒，身热自汗，口渴，或不渴而咳，午后热甚者，名曰温病"。

就是因为太阳主皮肤，统卫气，太阴肺合皮毛，开窍于鼻，主气属卫，故都主表，而寒温外邪入侵人体，首当其冲的就是它们。但寒温表证之所以发生，并非完全决定于寒温外邪的入侵，而是由外因寒温邪气和内因营卫正气相互作用形成的。必须指出，营卫正气充足，抵抗外邪力强，邪就无隙可乘，即使入侵也难以发病（当然，若侵入的外邪超过了人体抵抗力的限度时，也能发病），故《内经》有"正气存内，邪不可干"之说。若营卫正气不足，抵抗外邪力弱，外邪就容易入侵而发病，故《内经》云"邪之所凑，其气必虚"。但因营卫正气有新虚和久虚之别，新虚是指暂时性的虚，即偶然给了外邪以可乘之隙，邪虽乘虚而入，正气仍有力抗邪，故多现表实证；久虚是指一贯性的虚，即经常容易感受外邪发病，由于正气无力抗邪，故多现表虚证。

（二）里证

伤寒温病的发生也有不先见表证，而先见里证的。如吴鞠通所谓"手厥阴暑温，身热不恶寒，精神不了了，时时谵语者，安宫牛黄丸主之，紫雪丹亦主之""小儿暑温，身热，卒然痉厥，名曰暑痫，清营汤主之，亦可少与紫雪丹""大人暑痫，亦同上法。热初入营，肝风内动，手足瘛疭，可于清营汤中加钩藤、丹皮、羚羊角"。王孟英所谓"伏气温病自里出表，乃先从血分而后达于气分。故热病之初，往往舌润而无苔垢，察其脉软而或弦或微数，口未渴而心烦恶热，即宜投以清解营阴之药"。《伤寒论》所谓太阴病，吐利腹满时痛，脉沉迟弱的理中汤证；少阴病，身寒肢厥，蜷卧欲寐，脉沉微细的四逆汤证；厥阴病，手足厥寒，头痛干呕吐涎沫，脉沉弦细的当归四逆汤证或吴茱萸汤证等，就是因为温邪直中入里，或伏温自发于里，或寒邪直中三阴所致。这里必须指出的是，外邪直中入里和外邪潜伏于里，并非互相排斥，而是相得益彰的。因为外邪既可直中入里而立即发病（如中寒、中暑等），也可在直中入里后经过暂时的伏藏（如伏寒、伏温等）而发病的缘故。

（三）表里相兼证

伤寒温病的发生还有因新邪在表引动在里之伏邪，或新邪两感于表里之经络脏腑而先见表里相兼证的。如薛生白《湿热条辨》所谓"太阴内伤，湿饮停聚，客邪再至，内外相引，故病湿热。此皆先有内伤，再感客邪，非由腑及脏之谓"。临床常见有的湿温病起，既有发热恶寒、头身重痛等卫分表证，又伴有胸痞、腹胀、便溏不爽、呕恶口腻、舌苔白黄厚腻等气分里证。又如《伤寒论》所谓"太阳中风，脉浮紧，发热恶寒，身疼痛，不汗出而烦躁者，大青龙汤主之""伤寒，心下有水气，咳而微喘，发热不渴……小青龙汤主之"，就是因为新寒在表，引动里之伏热或伏湿（痰饮）所致。又谓"少阴病，始得之，反发热，脉沉者，麻黄细辛附子汤主之"，就是因为寒邪两感于太阳和少阴所致。至其所谓"太阳阳明合病""太阳少阳合病""三阳合病"等，则是因为新邪在表，引动里或半表半里之伏邪，或新邪两感于表里或半表半里之经络脏腑所致。

（四）半表半里证

伤寒温病的发生还有先见半表半里证的。如《伤寒论》所谓"血弱气尽，腠理开，邪气因入，与正气相搏，结于胁下，正邪分争，往来寒热"，就是因为外邪直接侵入少阳半表半里所致。

三

伤寒温病的发展不外由表入里或由里出表；由寒变热或由热变寒；由实转虚或由虚转实。前者为一般规律，后者为特殊规律。

由表入里，由寒变热，由实转虚，是外感病的一般发展规律。如《伤寒论》先出太阳表寒虚实的桂枝、麻黄汤证，而后出少阳半表半里、寒热虚实的柴胡汤证，或阳明里热实的白虎、承气汤证，以至太阴、少阴、厥阴里寒虚的理中、四逆、吴茱萸汤证。又如《温病条辨》上焦篇先出卫分表热实的银翘散证，而后出气、营、血分里热实的白虎汤证、清营汤证、犀角地黄汤证；中焦篇先出里热实的白虎、承气汤证，而后出里热虚的益胃、增液汤证；下焦篇先出少阴里热虚的复脉汤证，而后出厥阴里热虚的定风珠证等是其例。而这也就包括一般所谓传经的循经传以及并病在内。

由里出表，由热变寒，由虚转实，是外感病的特殊发展规律。如外感病由表入里是言其常，叶天士所谓"卫之后，方言气，营之后，方言血"的前后缓急之法是其例；若由里出表则是言其变，正如王孟英所言"伏气温病自里出表，乃先从血分而后达于气分……不比外感温邪，由卫而气，由营而血也"。外感病由寒变热是言其常，如《素问》所谓"人之伤于寒也，则为病热"和《伤寒论》所谓由太阳病表寒证传变为阳明病里热证；若由热变寒则是言其变，如《伤寒论》所谓由太阳病表热证传变为少阴病里寒证。外感病由实转虚是言其常，如《伤寒论》所谓由三阳病的实证传变为三阴病的虚证是其例；若由虚转实则是言其变，如《伤寒论》所谓由三阴病的虚证传变为三阳病的实证是其例。

至其所以出入传变的主要条件是：

1. 邪正力量的对比

一般来说，邪胜正负则病进，正胜邪负则病退。所谓病进，即由浅入深，由轻加重之意。所谓病退，即由深出浅，由重减轻之意。如《伤寒论》所谓"伤寒厥四日，热反三日，复厥五日，其病为进，寒多热少，阳气退，故为进也"和"伤寒发热四日，厥反三日，复热四日，厥少热多者，其病当愈"。但应指出的是，邪胜正负则病进，虽然多见邪盛正虚的虚证，如上述厥阴病阴进阳退的厥多热少证等，但也有出现实证的。这是因为邪气太盛，正气初不胜邪，惟正尚未虚，当其邪深入里时，正气全力奋起抗邪，于是正邪俱盛而成实证的缘故。如太阳伤寒化热，由表寒实证发展成为阳明里热实证；卫分温盛成热，由表热实证发展成为气、营、血分里热实证。正胜邪负则病退，虽然多见邪衰正复的向愈证，如上述厥阴病阳进阴退的热多厥少证等。但也有因阴证回阳而传变为实热证的，如《伤寒论》所谓"太阴病，至七八日大便硬者，为阳明病也""少阴病八九日，一身手足尽热者，以热在膀胱必便血也"以及厥阴病"其热不罢者，此为热气有余，必发痈脓也"等便是。

2. 经络脏腑表里相通

由于太阳与少阴相表里，阳明与太阴相表里，少阳与厥阴相表里，因而它们之间的关系是极为密切的故病可互传。如太阳病发汗后而见悸眩瞤振的少阴证，少阴病八九日而见尿血的太阳证；阳明病攻之过早而见胀满不能食的太阴证，太阴病至八九日而见大便硬的阳明证；少阳病吐下后而见惊悸的厥阴证，厥阴病见呕而发热的少阳证等。这就是一般所谓传经中的表里传。

3. 伏邪和体质的影响

内外伏邪和体质因素对外感病的发生和发展是有很大影响的。如《伤寒论》所谓"伤寒一日，太阳受之……颇欲吐，若躁烦，脉数急者，为传也"，就与外因伏邪有关。又其在太阳病篇所提示的"喘家""酒客""咽喉干燥者""衄家""淋家""疮家""汗家""亡血家"的宜忌，就与内因伏邪有关。又如《温热论》所谓"面色白者，须要顾其阳气……面色苍者，须要顾其津液"，就与体质有关。因此，在外感病发生发展过程中，必须充分考虑到体质和伏邪的影响问题，从而更好地认识它、处理它。这里必须进一步指出的是，先天禀赋阴阳气血的多少决定着体质的强弱，而体质的强弱决定着抗邪的正气盛衰。如阴阳和平之人，气血充足和调，体质强壮，则"正气存内，邪不可干"。阳脏（或合风、热、燥内因伏邪）之人，正阳偏盛，抵抗阴邪之力强，故阴邪难以侵入，即使偶尔入侵也难为患，但对阳邪反有亲和力，故易感受阳邪致病。阴脏（或合寒、湿内因伏邪）之人，正阴偏盛，抵抗阳邪之力强，故阳邪难以侵入，即使偶尔入侵也难为患，但对阴邪反有亲和力，故易感受阴邪致病。至于素禀正阳不足之人，抵抗阴邪之力弱，则易感受阴邪致病；素禀正阴不足之人，抵抗阳邪之力弱，则易感受阳邪而致病；素禀阴阳俱虚之人，则无论阴邪或阳邪俱易感受而致病。这就是体质（包含内因伏邪）在外感病中的易感性，而其易感性中又包含着倾向性在内。如正阳偏盛之人容易感受阳邪致病，或出现卫分的表热实证，或出现气、营、血分的里热实证；正阴偏盛之人容易感受阴邪而致病，或出现太阳的表寒实证，或出现上、中、下焦的里寒实证；正阳不足之人，容易感受阴邪致病，或出现太阳的表寒虚证，或出现太阴、少阴、厥阴的里寒虚证；正阴不足之人，容易感受阳邪致病，或出现卫分的表热虚证，或出现气、营、血分的里热虚证等。

4. 治疗的及时得当与否

治疗的及时得当与否和疾病的进退有着密切关系。一般来说，治疗及时而且得当，则重病减轻，轻病易愈；若治疗不及时而且不得当，则轻病加重，重病转危甚至死亡。如《伤寒论》大青龙汤证条所指出的"若脉微弱，汗出恶风者，不可服之，服之则厥逆，筋惕肉瞤，此为逆也"和太阳温病条所指出的"一逆尚引日，再逆促命期"等。但又应指出的是，不仅有些轻病可以不药而自愈，有些重病虽经治疗，并非药误，而是按照其自身规律向前发展。如《伤寒论》所谓"伤寒一日，太阳受之，脉若静者，为不传"，即"人病脉不病"的轻证，这就多可不药而自愈。又如《伤寒论》所谓"太阳病，若发汗，若下，若利小便，此亡津液，胃中干燥，因转属阳明"和"阳明病，外证云何……身热汗自出，不恶寒反恶热也"，以及"病有得之一日，不发热而恶寒者，何也……阳明居中主土也，万物所归，无所复传，始虽恶寒，二日自止，此为阳明病也"。从临床上常见一日太阳病恶寒无汗，而二日即转变为阳明病汗出恶热的病例，可见上述太阳病传阳明，乃是按照自身规律向前发展的必然结果。其汗、下、利小便等治疗，并不一定是药误，至多是起到一些促进作用而已。

（原载于《云南中医杂志》1985 年 5 期）

关于伤寒六经和温病三焦卫气营血辨证论治体系的统一问题

伤寒六经辨证论治和温病三焦、卫气营血辨证论治，都是落实在脏腑经络基础上而有其不可分割的内在联系的。如伤寒六经中的太阳经脉内属于膀胱，故太阳病既有头项背腰强痛等太阳经气不舒之症，又有小腹胀满、小便不利等膀胱气化不行之症；阳明经脉内属于胃与大肠，故阳明病既有头、额、眉心连目眶胀热赤痛等阳明经热炽盛之症，又有大渴引饮不止、腹胀满痛拒按、不大便等胃肠腑热结实之症；少阳经脉内属于胆，故少阳病有头角掣痛、耳聋、目眩、胁胀满痛等少阳经腑之气不舒之症；太阴经脉内属于脾，故太阴病有吐利、不渴、食不下、腹满时痛等脾脏虚寒之症；少阴经脉内属于肾，故少阴病有脉沉微细、踡卧欲寐、小便清白等肾脏虚寒之症；厥阴经脉内属于肝，故厥阴病有巅顶头痛或少腹痛引入阴筋等肝寒收引之症等。温病三焦中的上焦内主肺与心（心包络），故多见肺气不利的咳喘与心神不清的昏谵等症；中焦、内主胃与脾，故多见脘腹胀满疼痛、呕吐下利或大便秘结等症；下焦内主肾与肝，故多见耳聋手足心热、咽干、齿黑与痉厥瘛疭等症。卫气营血中的肺主气属卫，故多见肺卫分的发热恶寒、咳嗽喉痛或肺气分的但热不寒、咳喘鼻煽等症；心主血属营，故多见神昏谵语、舌謇语涩、斑疹、吐衄、便血等症。不可否认的是，伤寒六经和温病三焦、卫气营血辨证论治又各自有其特点。尤其是温病卫气营血在表里热证的理、法、方、药上大大弥补了《伤寒论》的缺陷，是具有其独创性的。必须指出，叶天士所谓："温邪上受，首先犯肺，逆传心包，肺主气属卫，心主血属营，辨营卫气血虽与伤寒同，若论治法则与伤寒大异也。"其所谓"大异"固是，其所谓"同"在实际上仍是"大异"。因为他所说的"卫之后，方言气，营之后，方言血，在卫汗之可也，到气才可清气，入营犹可透热转气……入血……直须凉血散血"，是对温病发生发展的一般规律的理论概括。这和《伤寒论》所说的营卫气血是同少而异多的。首先，从其条文字面上看，既没有"卫之后方言气"的气分明文，更谈不到"营之后方言血"的营、血分分界。其次，从其条文实质上看，虽然桂枝汤所主治的太阳病表寒证和白虎汤所主治的阳明病里热证，相当于叶氏所谓"在卫汗之可也，到气才可清气"，但尚未能提出"入营犹可透热

转气……入血……直须凉血散血"的方治。因此，必须在异中
求同，同中求异。

但在讨论伤寒六经和温病三焦、卫气营血的证治异同时，
必须首先明确两个前提：

1. 寒温外因邪气和内因正气的关系问题

在一般情况下，寒温外因邪气必须通过内因正气起作用才
能致病，而内因正气在疾病发生和发展过程中，始终占主导地位，
起决定作用。就其外因来说，主要是外六淫和疫疠。所谓外六淫，
即天地间的风、暑（火）、湿、燥、寒；所谓疫疠，即天地间的"毒气"
（或称"异气""戾气""杂气"）。从《素问》"天元纪大论"
所谓"天有五行御五位，以生寒暑燥湿风"和"刺法论"所谓"五
疫之至，皆相染易，无问大小，病状相似"的木、火、土、金、
水五疫（疠）"毒气"来看，可见外六淫的风、暑（火）、湿、
燥、寒和木、火、土、金、水五疫（疠）"毒气"，是既有区别，
又有联系的。也正因此，前人在论述外六淫和疫疠为病时，
常常是互文见义的。如从吴又可《温疫论》的理、法、方、药主
要属于湿热的辨证论治和余师愚《疫病论》的理、法、方、药
主要属于暑燥的辨证论治来看，可见他们所说的疫疠病是包括
六淫在内的。又吴鞠通《温病条辨》提出的9种温病中就包括
了温疫在内。张仲景在《伤寒论》"自序"中指出"余宗族素多，
向余二百。建安纪年以来，犹未十稔，其死亡者三分有二，伤
寒十居其七"。如果不是疫疠为病，其死亡率是不可能这样高的，
故王叔和在"伤寒例"中说到"一岁之中，长幼之病多相似者，
此则时行之气也""天气暴寒者，皆为时行寒疫也"，可见他

们所说的外六淫病都是包括疫疬在内而言的。今天看来，外六
淫是指气候变化的致病条件；疫疬是指病原微生物的致病原因，
虽然不容混淆，但又密切相关。就其内因来说，主要是内六淫
和体质。所谓内六淫，即人体内脏阴阳失调所产生的风、热(火)、
湿、燥、寒。如《素问》"阴阳应象大论"和"天元纪大论"
所谓"人有五脏化五气"，应该是指肝木化生内风、心火化生
内热、脾土化生内湿、肺金化生内燥、肾水化生内寒的内五气
（淫）而言（如"至真要大论"所谓"诸风掉眩，皆属于肝""诸
寒收引，皆属于肾""诸湿肿满，皆属于脾"等）。所谓体质，
即人体素禀。如《灵枢》所谓阴阳态和木火土金水形等。在这
些阴阳五行的形态中，除"阴阳和平"之人无任何异常反应外，
其阴态、阳态、木形、火形、土形、金形、水形之人都有一定
的异常反应。如阳盛或阴虚的风、热（火）、燥象（即一般所
谓阳脏、热体之人）和阴盛阳虚的寒、湿象（即一般所谓阴脏、
寒体之人）等。因此，异常体质的内在因素，也未尝不可纳入
内六淫的范畴。虽然内六淫多形成于后天，体质多形成于先天
（可在后天条件下改变），但由于二者常常互相影响而密切相关，
因而两者是既可分而又难分的。一般来说，人体内因正气阴阳
和平的则健康，即使有不超过人体正气抗力限度的外因邪气入
侵，也不一定发病。如其内因正气阴阳失调的则易发病，即使
尚未发病，也常处于疾病准备状态中。这种疾病准备状态，即
体内阴阳失调但尚未达到发病程度的一种疾病隐伏状态（显然
包含伏邪在内），其中就包含着内六淫体质因素。即体内阳盛
或阴虚的则生热；体内阴盛或阳虚的则生寒；若此一脏腑阳盛

或阴虚生热，而彼一脏腑阴盛或阳虚生寒，则形成阴阳寒热错杂。具有上述内六淫体质的人，对外界阴阳属性不同的刺激反应异常是屡见不鲜的。这些内因正气阴阳失调的内六淫体质因素，往往或多或少地存在于貌似平静的正常人体中，而成为疾病发生发展的重要条件或原因。这就是人体感受外因邪气相同，而有些人不发病（体内阴阳和平）；有些人虽然发病，但其临床表现并不都一样；有的病情单纯，或从寒化（体内阴盛或阳虚）而现或实或虚的寒证，或从热化（体内阳盛或阴虚）而现或实或虚的热证；有的则病情复杂，一方面从寒化而另一方面从热化，以致出现或实或虚的寒热错杂证的主要理由所在。可见上述内六淫体质因素在疾病发生和发展过程中是占有重要地位的。

2. 伏邪问题

伏邪有内外因之分，内因伏邪，即指内六淫体质因素而言，已如上述。外因伏邪，则是指外邪潜伏人体内者而言。如刘吉人《伏邪新书》说："感六淫而即发病者，轻者谓之伤，重者谓之中。感六淫而不即发病，过后方发者，总谓之曰伏邪。已发而治不得法，病情隐伏，亦谓之曰伏邪；有初感治不得法，正气内伤，邪气内陷，暂时假愈，后仍复发者，亦谓之曰伏邪；有已发治愈，而未能尽除病根，遗邪内伏，后又复发，亦谓之伏邪。夫伏邪有伏燥，有伏寒，有伏风，有伏湿，有伏暑，有伏热。"今天看来，由脏腑阴阳失调所产生的内六淫体质因素，虽可潜伏体内而成为伏邪，但属于自然界气候变化的外六淫则不可能侵入体内而成为伏邪。就寒温伏邪来说，只有属于病原微生物的疫疠之邪才有可能潜伏体内而成为伏邪。但是这种属于病原微生物的疫疠之邪之所以能够发病，一般必须具备内因正气阴阳失调和外因六淫气候影响的内外条件。至其发病之所以在辨证上有六经、三焦、卫气营血的不同，则是由于伏邪性质的差异、程度的轻重和部位的浅深有别，并因外因六淫气候影响与内因正气阴阳失调情况不一所致。

综上所述，伤寒和温病都属外感六淫和疫疠所致的疾病；都是外因邪气作用于内因正气，引起邪正相争，导致阴阳失调的结果。但伤寒则着重于寒（疫）邪为病，多见阴盛或阳虚的寒证而治法宜温。温病则着重于温（疫）邪为病，多见阳盛或阴虚的热证而治法宜清。其寒温外因邪气和阴阳内因正气的关系应从两方面看：从邪方面看，寒（疫）为阴邪，易伤人体阳气；温（疫）为阳邪，易伤人体阴液，由于外邪的特性不同，损伤人体正气的结果也就不同。从正方面看，体质阳盛或阴虚的，感受外邪发病，易从热化而现或实或虚的热证；体质阴盛或阳虚的，感受外邪发病，易从寒化而现或实或虚的寒证。

只有明确了上述两个前提，才能更好地分析伤寒六经和温病三焦、卫气营血辨证论治的异同，使之冶于一炉，融为一体。下面试就寒温统一问题提出一些初步的设想。

一、寒温表证并治

由于太阳主皮肤，统卫气，主表；太阴肺开窍于鼻，外合皮

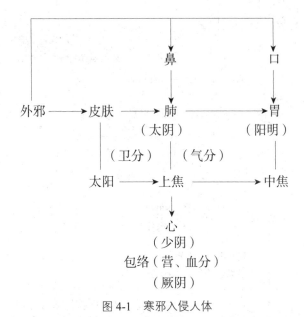

图 4-1　寒邪入侵人体

毛，主气属卫，亦主表。它们之间的关系非常密切，所以伤寒邪从毛窍入侵太阳、卫分，也必及上焦手太阴肺；温病邪从口鼻入侵上焦手太阴肺，也必及于卫分、太阳。可见寒温纵横看法是完全应该统一起来而不容分割的。因为无论寒温外邪从毛窍或从口鼻而入，都趋向于密切相关的太阳、卫分和上焦手太阴肺，出现发热恶寒、脉浮而咳嗽或喘等症，宜治以汗法。只是由于外邪的性质相反，一属寒邪犯表，治宜辛温解表；一属温邪犯表，治宜辛凉解表而已。而且它们向前发展，大都趋向于中焦阳明胃，即由太阳伤寒化热或上焦太阴温病热变传入中焦而成为阳明病；或趋向于上焦少阴心和厥阴心包络，即太阳伤寒因"表里传"而成为少阴的寒化证或太阴温病因"逆传"而成为"邪入心包"（心）的热化证。当然，具体地说，它们是同中有异，异中有同的。

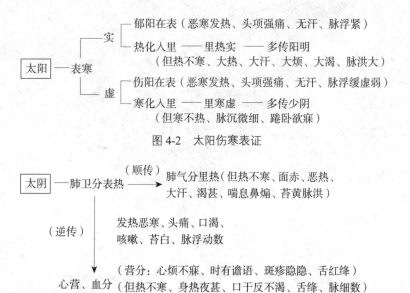

图 4-2　太阳伤寒表证

图 4-3　太阴温病表证

由此可见，外邪侵入人体，无论是太阳伤寒或太阴温病，初起都见表证，治以汗法。但寒温外邪作用于人体的病理反应不一，病位虽相同，病性却相反。太阳伤寒起初，即见表寒的恶寒发热、头项背腰强痛、无汗或汗出、咳嗽、口不渴、舌苔白润、脉浮紧或浮缓虚弱等症，宜用麻黄汤或桂枝汤的辛温解表法；太阴温病初起，即见表热的发热恶寒、头痛、自汗、口渴、咳喘、舌苔薄白微黄、脉浮动数等症，宜用桑菊饮或银翘散的辛凉解表法。虽然太阳伤寒和太阴温病都有卫失开阖的发热恶寒脉浮和肺失宣降的咳嗽气喘等症，但因太阳经脉从头下项夹脊抵腰而行身之背，故太阳伤寒往往头项背腰强痛显著，而这在太阴温病中则往往是不明显的。又因寒邪凝敛，收引太阳经脉及其所统摄的卫气，故必恶寒甚而头身疼痛亦甚，而这在太阴温病中则往往是很轻微的。又因温为阳邪，即使是初期怫郁于肺卫分之表，其咳喘也常伴有明显的咽喉灼热、干燥、疼痛等感觉，而这在太阳伤寒咳喘中是不可能有的。又因温为阳邪，易伤津液，故太阴温病初起即见口渴。这同寒为阴邪，不伤津液，故太阳伤寒初起必不口渴者相比也是大不相同的。至于太阳伤寒和太阴温病的脉浮而或紧或缓或动数，《温病条辨》辨之甚明，指出 "太阴之为病，脉不缓不紧而动数"，并自为之注解说："不缓，则非太阳中风矣。不紧，则非太阳伤寒矣。动数者，风火相扇之象，经谓之躁。" 可见太阴温病的脉浮数具有躁动的特点。这同太阳伤寒浮紧或浮缓虚弱（即使也可出现浮数之脉，但必不躁动）者相比也是同中有异的。

以上是就伤寒和温病表证的发生在辨证论治上的异同而言。这里还应指出的是，《伤寒论》在太阳篇中虽然明文提到 "太阳病，发热而渴，不恶寒者，为温病"，但并未出方治。即在其他条文中也未见有适合卫分表热证的辛凉解表方（麻杏甘石汤只适宜于肺卫气分证，而不大适宜于肺卫分证），固然是一个缺陷，但它根据人的体质有强弱不同，而在太阳病表寒证中分辨虚实进行论治，则是非常必要的。《温病条辨》在上焦篇中，虽然对太阴肺卫分表热证创立了银翘散等辛凉解表方，足以弥补《伤寒论》太阳温病有证无方的缺陷；但它对卫分表热证不分虚实，只有表热实证，而无表热虚证，也是美中不足的。因为外感病的表证，由于人的体质强弱不同而有虚实之辨，并不局限于太阳伤寒，太阴温病也不例外。也正因此，后世医家对温病表热虚证治法不断加以补充，如《通俗伤寒论》滋阴发汗法的加减葳蕤汤和养血发汗法的七味葱白汤等，即弥补了《温病条辨》的不足。再就其寒温表证的发展来说，虽然大不相同，但也异中有同。所谓大不相同：太阳伤寒表证向前发展，实则热化入里而多见阳明病里热实证，治宜白虎汤清热救津或承气汤急下存阴；虚则寒化入里而多见少阴病里寒虚证，治宜四逆汤以急温之。太阴温病表证向前发展而由表入里，则较少见有寒化里证，而大都呈现热化里证，既有热变到气的白虎汤证，又有热灼营阴的清营汤证，还有热甚动血的犀角地黄汤证和热闭心包的牛黄丸、紫雪丹、至宝丹证以及热动肝风的羚角钩藤汤证。这又大大弥补了《伤寒论》在里热证治方面的缺陷。所谓异中有同：无论太阳伤寒热化入里或太阴温病热化入里，都可出现白虎汤和承气汤所主治的中焦阳明气分的里热实证。

二、寒温半表半里证并治

《伤寒论》在谈到少阳病时指出："伤寒五六日中风，往来寒热，胸胁苦满，嘿嘿不欲饮食，心烦喜呕，或胸中烦而不呕，或渴，或腹中痛，或胁下痞硬，或心下悸，小便不利，或不渴，身有微热，或咳者，小柴胡汤主之。""血弱气尽，腠理开，邪气因入，与正气相搏，结于胁下，正邪分争，往来寒热，休作有时，嘿嘿不欲饮食，脏腑相连，其痛必下，邪高痛下，故使呕也，小柴胡汤主之。服柴胡汤已，渴者属阳明，以法治之。"
其中以往来寒热、胁下痞满硬痛为主症。胁下痞满硬痛为邪结
少阳经腑所致；往来寒热为邪正分争于半表半里而成。由于病
在少阳半表半里，而且寒热虚实错杂，故论治只有和解一法。
从小柴胡汤方来看，其中以柴胡为和解少阳半表半里之邪的主
药；并辅以半夏、生姜、黄芩调其寒热；人参、甘草、大枣补
中益气，故能主治少阳病在半表半里的寒热虚实错杂之证。本
方如减去柴胡、半夏、生姜、人参，加入白芍，即为黄芩汤，
能清和少阳里热，适宜于少阳里热炽盛之证。少阳病在半表半
里，只宜和解，本禁汗下，但如少阳病兼太阳表寒或阳明里
热的，又可用柴胡桂枝汤的和解兼汗法或大柴胡汤的和解兼
下法。

　　《温热论》在谈到少阳病时指出："再论气病有不传血
分，而邪留三焦，犹之伤寒中少阳病也。彼则和解表里之半，
此则分消上下之势。随证变法，如近时杏、朴、苓等类，或如
温胆汤之走泄。"一般认为，温病湿热邪滞气分，既不外解，
也不内传，往往留于三焦。三焦属少阳，主气机升降出入，并
司通行水道。邪留三焦，气机阻滞，水道不利，以致温邪夹痰
湿内停，故多见寒热起伏、胸满腹胀、溲短苔腻等症。本证与
《伤寒论》的少阳病虽有相似之处，但其病机实不相同。彼为
邪在半表半里，枢机不利，故治宜和解；此虽亦属少阳病，但
病机属邪阻上、中、下三焦气机，所以治宜分消走泄之法。这
里有必要结合吴又可所谓邪伏膜原的证治来理解。吴氏《温疫
论》所论温疫属湿热之疫，以邪伏膜原为其主要病机，多见往

来寒热或寒战热炽、头身重痛、胸胁痞闷、腹胀、呕恶、口腻
不渴、舌苔白厚粗如积粉、脉象濡数等症，治宜达原饮（草果、
槟榔、厚朴、黄芩、知母、白芍、甘草）以疏利之。其疫邪伏
于膜原之证，即湿遏热伏之象，故宜开达膜原之法以宣化湿浊
为主，兼清其伏热。吴氏在《温疫论》中指出："邪气伏于膜
原，膜原者，半表半里也。"可见所谓膜原属于少阳三焦，亦
属半表半里，这和《伤寒论》所谓少阳半表半里是一致的。虽
然《温疫论》的达原饮和《伤寒论》的小柴胡汤不大一致，但
《通俗伤寒论》化裁《温疫论》达原饮方为柴胡达原饮，则比
较接近，而且此方也较符合叶氏所谓"分消上下之势"的要求。
如何秀山按此方"以柴芩为主，柴胡能疏达膜原之气机，黄芩
能苦泄膜原之郁火，配以桔梗开上，朴果疏中，青槟达下，以
开达三焦气机，使膜原伏邪，从三焦而外达肌腠，并以荷梗透
之，甘草和之，虽云达原，实为和解三焦之良方，较之吴氏原
方，奏功尤捷。然必湿重于热，阻滞膜原，始为适宜。"据此，
则热重于湿，阻滞三焦者，就当以蒿芩清胆汤加杏、朴、苓等
为适宜。

　　由此可见，伤寒和温病都有半表半里的少阳病，但其辨证
论治则是互有异同的。

三、寒温里证并治

　　伤寒和温病的里证，既有由表传里而继发的，也有不经过
表而自发于里的。这是因为，伤寒有传经和直中之分；温病有
新感和伏邪之别。

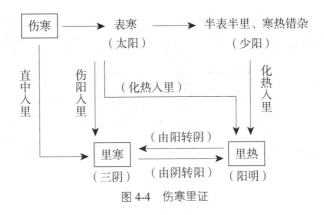

图 4-4 伤寒里证

伤寒里证有寒热之分。里寒以三阴虚寒证为主，如吐利不渴、食不下、腹满时痛的太阴里寒虚证，脉沉微细、踡卧欲寐、小便清白的少阴里寒虚证，巅顶头痛或少腹痛引入阴筋的厥阴里寒虚证等。这些里寒虚证，既有由表传里而继发的，如太阳病而"数下之"，以致"利下不止，心下痞硬"的桂枝人参汤（即理中汤加桂枝）证和"伤寒医下之，续得下利清谷不止"的四逆汤证以及"太阳病发汗，汗出不解，其人仍发热，心下悸，头眩身瞤动，振振欲擗地"的真武汤证等。也有不经过表而自发于里的，如太阴病"自利不渴"的四逆辈证；"少阴病，脉沉者，急温之"的四逆汤证和"下利清谷……手足厥逆，脉微欲绝"的通脉四逆汤证以及"背恶寒……手足寒……脉沉"的附子汤证；厥阴病"手足厥寒，脉细欲绝"而"内有久寒"的当归四逆加吴茱萸生姜汤证和头痛、干呕、吐涎沫的吴茱萸汤证以及"蛔厥"的乌梅丸证等。此外，还有由阳转阴而成的，如阳明病"攻之必溏""攻之必胀满不能食""攻之利遂不止"等。

里热以阳明实热证为主，如阳明病大热、大汗、大烦、大渴、脉洪大的白虎汤证和潮热、腹胀满痛、不大便、脉滑实的承气汤证等。这些里热实证，既有由表传里而继发的，如太阳病，"大汗出后，大烦渴不解，脉洪大"的白虎加人参汤证和"发汗后……不恶寒但热者，实也，当和胃气"的调胃承气汤证以及少阳病"服柴胡汤已，渴者属阳明"等。也有不经过表而自发于里的，如"正阳阳明"的"胃家实"所致的三急下证等。此外，还有由阴转阳而成的，如太阴病"至七八日，大便硬者，为阳明病"和"少阴病，六七日，腹胀不大便"的大承气汤证等。

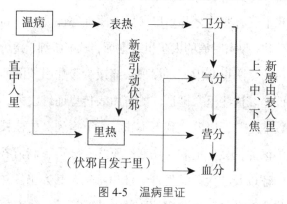

图 4-5　温病里证

温病里热证有上、中、下焦的气、营、血分之别，并因其夹湿与否而有温热和湿热之辨。这里仅就温热里证举例说明：气分温热以大热大汗、舌苔黄燥、脉象洪大为主症，如其热壅于肺的，必有喘息鼻煽；如其热炽于胃的，必有面赤渴甚，都宜用白虎汤大清其肺或胃的气热以救津；如其热结于肠的，必有腹胀满痛不大便，并多见脉体反小而实，宜用大承气汤急下其肠中气热以存阴。营、血分温热一般以身热夜甚、口干反不渴、舌绛、脉细数为主症，热在营分而见心烦不寐、时有谵语、斑疹隐隐、舌红绛的，宜用清营汤以清营透热转气；热入血分而见吐衄便血、斑疹透露、舌绛紫的，宜用犀角地黄汤以凉血散血；或热闭心包而见神昏谵语，甚至舌謇语涩的，宜用牛黄丸、紫雪丹、至宝丹以清宫开窍；或热动肝风而见痉厥瘛疭的，宜用羚角钩藤汤以凉肝息风。这些气、营、血分温热证，或因新感由表入里而继发于卫分表热证之后，或因新感引动伏邪而与卫分表热证同时出现，或因伏邪自发于里而起病即见。

由此可见，伤寒和温病在里证治法方面相同处：伤寒主要以六经中的阳明、太阴、少阴、厥阴属里。温病亦以上、中、下焦的气、营、血分的阳明、太阴、少阴、厥阴属里，尤其在伤寒热化入里和温病热变入里都可出现白虎、承气证，这方面是完全一致的。其不同处是：伤寒在里寒证治法方面虽比较详备，但在里热证治法方面则缺陷颇多，尤其是在清营、凉血、开窍、息风等方面。温病在里热证治法方面，不仅在清营、凉血、开窍、息风等方面大大弥补了伤寒的缺陷，即使就其与伤寒相同的白虎、承气证来说，也比伤寒更为详明。如对白虎汤和白虎加人参汤证的鉴别，在《伤寒论》中是不太清楚的，但在《温病条辨》中则很明确。即脉浮洪（浮大而充实有力）的，宜用白虎汤；脉浮芤（浮大而空虚无力）的，宜用白虎加人参汤。因为前者邪热虽盛，但元气未伤，故其脉洪大有力，而只需用白虎汤以清热生津，不必加人参以益气；后者邪热既盛，元气又虚，故其脉芤大无力，必须在用白虎汤清热生津的同时加入人参以益气（甚至脉呈散大的，则其元气有虚脱之势，必须倍人参以大补元气，或用生脉散敛补津气以固脱）。又如《温病条辨》在《伤寒论》阳明病承气汤法的基础上，补充了增液汤、增液承气汤、宣白承气汤、牛黄承气汤、导赤承气汤、护胃承气汤、新加黄龙汤等法，从而使下法更臻完善。又因伤寒容易伤阳，治法重在救阳。故《伤寒论》中直接救阳之法甚多，如在里寒证中，用理中汤温补太阴之阳以祛寒和四逆汤温补少阴之阳以祛寒以及吴茱萸汤温补厥阴之阳以祛寒等。但伤寒化热入里，也能伤阴，而《伤寒论》中只有间接救阴之治，很少直接救阴之法，显然有其不足之处。温病容易伤阴，治法重在救阴。故《温病条辨》中直接救阴之法甚多，如用生脉散、沙参麦冬汤等以救上焦之阴；益胃汤、增液汤等以救中焦之阴；加减复脉汤、大小定风珠等以救下焦之阴等。但温热发泄太过，不仅能耗气，也能亡阳，而《温病条辨》虽有益气之治，较少扶阳之法，也显然有其不足之处。

综观上述，伤寒六经和温病三焦、卫气营血辨证论治体系，分开则各有缺陷，合起来便成完璧。因此，二者是可以而且必须统一起来的。

（原载于《江西中医药》1980 年 4 期）

八纲统一寒温证治建立热病学科体系

伤寒学派与温病学派的论争，由来甚久，至今未息。其实，从寒温两说的历史发展过程来看，它们本来就是由合而分，又由分而合的。

从春秋战国到东汉时期的《内经》《难经》和《伤寒论》都是寒温合论的。如《内经》指出，热病皆伤寒之类，凡病伤寒而成温者，夏至日前为温病，夏至日后为暑病；《难经》所谓五种伤寒中，就包括有温病、热病、湿温；《伤寒论》不仅论及伤寒，而且论及温病、风温和痉湿暍病等，都足以证明。但应指出的是，这一时期的寒温合论，在《内》《难》两经中是有论无方的。继之而起的《伤寒论》才把它充实起来，形成理、法、方、药俱备的六经辨证论治体系。只是由于《伤寒论》详寒略温，尚未能满足外感病辨证论治的需要。还应看到的是，这一寒温合论的局面，由东汉延伸到晋、隋、唐、宋时期，大都是谨守仲景成规，未敢越雷池一步的。

金元四大家出，诸子争鸣于医坛，活跃了学术气氛，尤其是刘河间倡言火热，主用寒凉，突破了仲景成规，开拓了医家心境。后人因有"伤寒宗仲景，热病主河间"之说。但他对于热病，只是在病机理论上有所突破，还未能在治法方药上臻于完善。到了明代，温病学说逐渐兴起，并从伤寒学说中分离出来，独立发展。吴又可首先著成《温疫论》，出现了寒温分论的局面，但这只能说是一个良好的开端，内容还不够完备。迨发展到清代，叶天士、薛生白、王孟英、吴鞠通等人著成《温热论》《湿热论》《温热经纬》《温病条辨》等书，才形成了理、法、方、药具备的三焦和卫气营血辨证论治体系。由于这一体系是在继承张仲景《伤寒论》六经辨证论治体系的基础上发展而来的，因而它们是一脉相承、相得益彰的。

　　寒温两说发展到清代后期，又在寒温分论的局面中逐渐显露出寒温合论的苗头，如杨玉衡的《寒温条辨》等。民国以后，主张寒温合论者渐多。新中国建立以来，寒温统一已日益成为多数中医学者的共同愿望。他们认为，伤寒六经体系和温病三焦、卫气营血体系虽然各自有其特点，但都属于外感病的范畴，应该冶于一炉，融为一体。何况今天中医诊治外感疾病时，大都灵活运用了伤寒六经和温病三焦、卫气营血的理法方药，并无成见。因此，寒温重新合论，使之归于统一，也是符合当前临床迫切需要的。必须指出的是，今天的寒温合论和过去的寒温合论相比较，不仅有着量的不同，而且有着质的区别，是在新的基础上达到的新的统一。

　　我从事伤寒和温病学说的整理研究近 30 年，一贯坚持寒温统一的主张。我认为，伤寒和温病都各有其横看和竖看的两方面，不可偏执。温病学说是伤寒学说中温病部分的继续发展，二者不但不是对立的，而且是相得益彰的。《伤寒论》虽然主论伤寒，但也兼论温病，只不过是详于寒而略于温罢了。将叶天士、吴鞠通等在《伤寒论》基础上发展起来的温病学说，和张仲景的伤寒学说对立起来是不正确的。因此，我对寒温统一辨治的可能性、必要性及设想都做了进一步的论述。

　　目前，中医学界在热病辨证论治体系的统一问题上意见不一，有的主张用伤寒的六经来统温病的三焦和卫气营血；有的主张用温病的卫气营血与三焦来统伤寒的六经；有的主张用八纲来统一伤寒的六经和温病的三焦、卫气营血；有的主张用西医对急性热病的分期方法来统中医的寒温两说。我之所以坚持用八纲来统一伤寒六经和温病三焦、卫气营血的主张，是因它乃古今中外公认的中医对疾病（尤其是外感病）辨证论治的总纲。把外感寒温两说统一于八纲之下，比较容易为大家所接受。何况王叔和所编次的仲景《伤寒论》，虽然名为三阳三阴辨证论治，实则其阴阳是落实在表里寒热虚实上的，因而也即是八纲辨证论治。只是由于它详于表里虚实的寒证治法，而略于表里虚实的热证治法，才有温病学说继起，以弥补伤寒学说的不足。虽然温病学说是以三焦和卫气营血为辨证论治纲领，但仍然是以《伤寒论》三阳三阴的八纲为规范，只不过其内容进一步丰富罢了。因此，用八纲来统一寒温两说，也可以说是顺理成章的。我曾在这一思想指导下，为江西中医学院热病学教研组主编成《热病学讲义》一书。以后又在此基础上重加修改和补充，写成《寒温统一论》一书。该书内容分为上下两篇，上篇总论包括伤寒和温病的病因病机、伤寒六经辨证论治的基本内容、温病三焦和卫气营血辨证论治的基本内容、八纲是伤寒和温病辨证论治的总纲四章，这里从略。现仅就下篇各论的表寒虚实证治、表热虚实证治、半表半里寒热虚实证治、里热虚实证治、里寒虚实证治五章，扼要简介如下：

一、表寒虚实证治

凡因风寒邪气犯表，正气向外抗邪，以致卫气不和，太阳经气不舒，而现恶寒发热、不渴、头项背腰强痛、苔白脉浮等症的，就叫做表寒证。本证辨证有虚实之分，论治以辛温解表法为主，但虚证多兼益气助阳。

本章分为表寒实证治和表寒虚证治两节，就《伤寒论》太阳病篇有关条文详加讨论。

1. 表寒实证治

详述其主证的麻黄汤证和兼、变证的大青龙汤证、小青龙汤证、麻杏甘石汤证、麻黄加术汤证、麻杏苡甘汤证等的理法方药。

2. 表寒虚证治

详述其主证的桂枝汤证和兼、变证的桂枝加葛根汤证、桂枝加朴杏汤证、桂枝加芍药生姜人参汤证、桂枝附子汤证、桂枝去芍药加附子汤证、桂枝加附子汤证、桂枝去芍药加蜀漆牡蛎龙骨救逆汤证、桂甘龙牡汤证、桂枝加桂汤证、桂枝甘草汤证、炙甘草汤证等的理法方药。

二、表热虚实证治

凡因风温邪气犯表，正气向外抗邪，上焦肺卫不舒，而现发热微恶风寒、口渴、咳嗽、咽喉干痛、舌苔白、脉浮数等症的，就叫做表热证。本证辨证有虚实之分，论治以辛凉解表法为主，但虚证多兼养血滋阴。

本章分为表热实证治和表热虚证治两节，就吴鞠通《温病条辨》、叶天士《温热论》、陈平伯《风温篇》、雷少逸《时病论》以及俞根初《通俗伤寒论》，并结合《伤寒论》有关条文详加讨论。

1. 表热实证治

详述银翘散证和桑菊饮证等的理法方药。

2. 表热虚证治

详述加减葳蕤汤证和七味葱白汤证等的理法方药。

三、半表半里寒热虚实证治

凡因邪入半表半里，少阳之气不舒，正邪分争，而现寒热往来等症的,就叫做半表半里证。本证辨证有表里寒热虚实之分,论治以和法为主。

本章分为伤寒少阳证治和温病少阳证治两节,就《伤寒论》和叶天士《温热论》、吴又可《温疫论》、薛生白《湿热论》以及俞根初《通俗伤寒论》有关条文详加讨论。

1. 伤寒少阳证治

（1）少阳半表半里寒热虚实错杂证治：详述小柴胡汤证的理法方药。

（2）少阳病偏表寒证治：详述柴胡桂枝汤证的理法方药。

（3）少阳病偏里热证治：详述大柴胡汤证、柴胡加芒硝汤证、黄芩汤证等的理法方药。

2. 温病少阳证治

（1）少阳病湿重热轻证治：详述达原饮证和柴胡达原饮证等的理法方药。

（2）少阳病热重湿轻证治：详述蒿芩清胆汤证和柴胡陷胸汤证等的理法方药。

四、里热虚实证治

凡因温邪直中入里，或由表传里，或伏温自发于里，或由

寒转化为热，正邪相争于内，而现但热不寒等症的，就叫做里
热证。本证辨证有虚实之分，论治以清法为主，但实证宜清而
攻之，虚证宜清而补之。

1. 里热实证治

（1）温热证治：温热邪深在里，正邪相争于内，而现但热
不寒、壮热恶热、热不为汗减、烦渴、便闭、尿赤、喘息鼻煽、
昏谵痉厥瘛疭、斑疹吐衄便血、舌苔黄燥焦黑、舌质绛干、脉
洪实滑数等症的，就叫做温热里证。本证辨证有气、营、血分
的阳明、太阴、少阴、厥阴之分，论治有清下气热、清营透热、
凉血散血、清宫开窍和凉肝息风之别。

①气分温热证治：有气热外蒸和气热内结之辨。在气热外
蒸中，详述其主证的白虎汤证、白虎加人参汤证和兼、变证的
柴胡白虎汤证、白虎加苍术汤证、白虎加桂枝汤证等的理法方
药；在气热内结中，详述其主证的大、小、调胃承气汤证和兼、
变证的陷胸承气汤证、宣白承气汤证、导赤承气汤证、牛黄承
气汤证等的理法方药。

②营、血分温热证治：有营分温热和血分温热之辨。在营
分温热中，详述清营汤证等的理法方药。在血分温热中，详述
热闭心包的清宫汤证和"三宝"（牛黄丸、紫雪丹、至宝丹）
证等的理法方药；热动肝风的羚角钩藤汤证等的理法方药；热
伤血络的化斑汤证、加减银翘散证、清瘟败毒饮证、犀角地黄
汤证、泻心汤证、地榆散证、猪苓汤证和桃仁承气汤证、抵当
汤证等的理法方药。

（2）湿热证治：温热邪深在里，正邪相争于内，而现但热

不寒、身热不扬、汗出不透、神识迟钝或昏蒙、口腻呕恶、不渴或渴不欲饮、胸闷咳喘、脘痞腹胀、大便溏而不爽或大便不通、小便不利、舌苔白黄厚腻或舌绛而润滑、脉象濡数等症的，就叫做湿热里证。本证辨证有上、中、下焦的气、营、血分之别，论治主要有芳香、苦温、苦寒、淡渗四法。

①上焦湿热证治：有卫气分湿热和营血分湿热之辨。在卫气分湿热证治中，详述三仁汤证、藿朴夏苓汤证、新加香薷饮证、加味苇茎汤证、银翘马勃散证、宣痹汤证等的理法方药；在营血分湿热证治中，详述加减清营汤（合至宝丹或紫雪丹）证、苏合香丸证等的理法方药。

②中焦湿热证治：有湿重热轻和热重湿轻之辨，在湿重热轻证治中，详述五加减正气散证等的理法方药；在热重湿轻证治中，详述黄芩滑石汤证、杏仁滑石汤证、连朴饮证、甘露消毒丹证等的理法方药。

③下焦湿热证治：有气分湿热和营血分湿热之辨，在气分湿热证治中，详述茯苓皮汤证和宣清导浊汤证等的理法方药；在营血分湿热证治中，详述猪苓汤证和加味白头翁汤证等的理法方药。

2. 里热虚证治

（1）上焦虚热证治：详述生脉散证、沙参麦冬汤证、清燥救肺汤证等的理法方药。

（2）中焦虚热证治：详述益胃汤证和增液汤证等的理法方药。

（3）下焦虚热证治：详述加减复脉汤证及一、二、三甲复脉汤证、大小定风珠证、青蒿鳖甲汤证、黄连阿胶汤证等的理、法、方、药。

五、里寒虚实证治

凡因寒邪直中入里，或由表传里，或伏寒自发于里，或由热转化为寒，正邪相争于内，而现但寒不热等症的，就叫做里寒证。本证辨证有虚实之分，论治以温法为主，但实证宜温而攻之，虚证宜温而补之。

1. 里寒实证治

（1）上焦寒实证治：详述白散证、瓜蒂散证、瓜蒌薤白白酒汤证、瓜蒌薤白半夏汤证、枳实薤白桂枝汤证等的理法方药。

（2）中焦寒实证治：详述大黄附子汤证等的理法方药。

（3）下焦寒实证治：详述椒桂汤证、天台乌药散证和五苓散证等的理法方药。

2. 里寒虚证治

（1）太阴虚寒证治：详述理中汤证和桂枝人参汤证、小建中汤证以及加减附子理中汤证、附子粳米汤证等的理法方药。

（2）少阴虚寒证治：详述四逆汤证、四逆加人参汤证、茯苓四逆汤证、通脉四逆汤证、白通畅证、干姜附子汤证、真武汤证、附子汤证、桃花汤证、麻黄细辛附子汤证、麻黄附子甘草汤证、鹿附汤证、安肾汤证、黄土汤证等的理法方药。

（3）厥阴虚寒证治：详述当归四逆汤证、当归四逆加吴茱萸生姜汤证、吴茱萸汤证等的理法方药。

以上既是我用"八纲统一寒温证治，建立热病学科体系"的大致想法和做法。值此"百花齐放，百家争鸣"之际，愿献一得之愚，以期抛砖引玉，并就正于贤达。

（原载于《北京中医学院学报》1983 年 3 期）

漫话寒温统一

伤寒和温病统属外感热病范畴。中医内科疾病一般分为外感病和内伤病两大类。由于外感病是因外感五淫所致，大都以发热为主症，故近今一般称之为外感热病。这一名称虽然已为中医学界多数人所接受，但少数人尚持有异议。先是西学中同志提出"急性热性病"之名，认为中医所谓外感病，主要属于西医所谓急性传染病，而急性传染病大都是以发热为主症的，故又有"外感热性病"之称。后来中医学界有些同志认为"热性"二字欠妥，因为在中医看来，"热性"是指其病性属热而言，而中医所谓外感病，并不都现病性属热的热证，也有现病性属寒的寒证的，故主张去掉"性"字，称之为"急性热病"。又因中医所谓外感病并不都是急性的，故又认为"急性"二字也不完全适合，不如迳称"外感热病"为妥。这就是外感热病名称之所由来。尽管如此，现在仍有少数同志认为外感热病之名，不能概括外感寒病，不如仍称为"外感病"为妥。

十多年前，我曾为江西中医学院主编寒温统一的《热病学讲义》，当时在"热病学"这个命名问题上，曾提出过"时病学""外感病学""外感热病学""热病学"等名称。其所以定名为"热病学"，是因它能继承发扬《素问》关于热病的寒温统一和内外统一的思想，比较全面，更符合中医学的整体观。有的同志认为，外感热病是指外因热邪所致的热化病证而言，并引《素问》"热论"所谓六经热病和"刺热"所谓五脏热病，以及刘河间所谓"热病只能作热治，不能从寒医"等说为证。其实，《素问》所论热病，虽较详于热，也略及于寒。如其"可汗而已"的"伤寒一日，巨阳受之，故头项痛，腰脊强"，即属寒证。尤其是它所说的"人之伤于寒也，则为病热，热虽甚不死"，更显然是说，寒邪伤于太阳之表，由于寒邪外凝，卫阳内郁，以致发热，而太阳病发热即使很高，也可一汗而解，必不致死。如果误认太阳伤于寒而发高热为热证，反投凉遏，必致恶化病情，陷入困境。正因为《素问》详于热而略于寒，继之而起的《伤寒论》乃详于寒，以补其不足。但《伤寒论》并非专论伤寒病，而是统论一切外感热病。如全国中医学院试用教材《伤寒论讲义》在"伤寒的含义"中指出："伤寒有广义与狭义之分，广义的伤寒，是一切外感热病的统称……《伤寒论》既以伤寒命名，而且在太阳篇中又分别论述了伤寒、中风、温病等病证，由此可以认为该书所述的伤寒，为广义的伤寒。"显然，《伤寒论》所统论的外感热病之热，就只能是指发热症状，而不可能是专指热邪病因或热证病性而言。又《温病条辨》虽然详述了风温、暑温、湿温、温燥等热化证，但也兼述了寒湿等寒化证。尤其在"辨寒病之原于水，温病之原于火"时所说的"天地运行之阴阳和平，人生之阴阳亦和平，安有所谓病也哉！天地与人之阴阳，一有所偏，即为病也。偏之浅者病浅，偏之深者病深，偏于火者病温病热，偏于水者病清病寒，此水火两大法门之辨，医者不可不知。烛其为水之病也，而温之热之；烛其为火之病也，而凉之寒之，各救其偏，以抵于平和而已。非鉴之空，一尘不染，如衡之平，毫无倚着，不能暗合道妙，岂可各立门户，专注于寒热温凉一家之论而已哉"，更表明他是反对寒温分立门户，具有寒温统一思想的。由此可知，讨论外感热病，就不应局限于热证，而应包括寒证在内。有的同志认为，不应把但寒不热的寒证纳入外感热病的范畴，因为他认为外感热病是有热无寒的。但热和寒是对立统一的，如《伤寒论》就继承发扬了《内经》阴阳寒热对立统一理论，全面地论述了发热恶寒的表寒证和寒热往来的半表半里寒热错杂证，以及但热不寒的里热证、但寒不热的里寒证，从而创立了三阳三阴辨证论治的完整体系。如果硬要把但寒不热的里寒证排除在外感热病之外，那就无法保持其辨证论治的完整体系了。我认为近时根据《素问》统伤寒温暑于热病的精神，结合中医学界（西学中）的主要趋向，把伤寒（寒疫）和温病（温疫）统一于外感热病中，还是具有积极意义的。

寒温统一论只会进一步加强外感热病学科的系统性，使之更好地向前发展，而决不会妨碍中医学科的分化发展。中医学分科发展到元、明时期，已细分为大方脉、小方脉、妇人、疮疡、针灸、眼、口齿、咽喉、伤寒、接骨、金镞、按摩、祝由十三科；到了清代，则精简为大方脉、小方脉、伤寒、妇人、疮疡、针灸、眼、口齿、咽喉、正骨十科。为什么温病学说盛行的清代，仍然只设伤寒学科，而不增设温病学科？这是因为伤寒学科包括一切外感热病在内（如《素问·热论》："今夫热病者，皆伤寒之类也。""凡病伤寒而成温者，先夏至日者为病温，后夏至日者为病暑。"《难经》："伤寒有五：有中风，有伤寒，有湿温，有热病，有温病。"《伤寒论》有中风、伤寒、温病和痉、湿、暍病等），温病只不过是伤寒学科中的一个病种而已。如果把温病作为一个独立的学科从伤寒学科中分离出来，那么其他外感病是否也可以一病一科地独立于伤寒学科之外呢？这显然是不可以的。因为它们都是伤寒学科不可分割的组成部分。又如果把温病作为概括外感病热化过程的一类证为一方，同以概括外感病寒化过程的一类证为另一方的伤寒对立起来，分成两个学科，这也是不可以的。因为它们同样是伤寒学科不可分割的组成部分。假使硬要把它们分割，各自独立起来，那就不成其为伤寒学科了。至于明、清时期之所以兴起温病学说（如吴又可著《温疫论》、叶天士著《温热论》、薛生白著《湿热论》、吴鞠通著《温病条辨》、王孟英著《温热经纬》、杨玉衡著《寒温条辨》等），则是因为伤寒学科的创始人张仲景所著《伤寒论》，详寒略温，未能满足外感病辨证论治的需要，所以对此不断地加以扩充，以弥补其不足，从而使伤寒学科的外感病辨证论治臻于完善。近时不少中医学者之所以要提倡寒温统一论，就是因为伤寒和温病都是外感热病学科不可分割的组成部分，只有把它们统一起来，才能进一步加强其系统性，并使之规范化，以便更好地向前发展。

寒温统一论是以人体阴阳寒热对立统一规律（如《内经》所谓"阴胜则阳病，阳胜则阴病""阳胜则热，阴胜则寒""重寒则热，重热则寒""寒极生热，热极生寒"等）为其理论基础的。而伤寒学说和温病学说则主要是对自然界外因寒温（热）邪气，通过人体内因阴（寒）阳（热）正气起作用，而致病的寒化和热化的不同过程所表现的不同证候，及其辨证论治规律的总结。虽然就其狭义的伤寒和温病来说，伤寒是因阴盛或阳虚而现或实或虚的寒证，治法宜温，重在救阳；温病是因阳盛或阴虚而现或实或虚的热证，治法宜清，重在救阴，而各有其特异性。但如就其广义的伤寒和温病（如《温病条辨》所谓九种温病）来说，则都属于外感热病的范畴。即一类疾病中的两类证治，是一脉相承而相得益彰的，也是人体阴阳寒热对立统一规律在外感热病中的具体体现。

还须进一步指出的是，外感热病之热，是以人体阳热之气为其病理基础的。即其阳热之气亢进的，则病从热化；而其阳热之气衰退的，则病从寒化。且其对立的寒或热，在一定条件下，又是可以相互转化的。即伤寒既可以病寒，也可以病热，既可以由寒证转变为热证，也可以由热证转变为寒证；温病亦然。这显然是一个统一体中的两个对立面，也就是寒温统一理论的实质所在。所以寒温是应该统一的，而且它们本来也就是统一的。因此，今天把寒温统一起来，不仅还其本真，而且赋予新意，是更有利于外感热病学科发展的。

寒温统一论是以伤寒六经和温病三焦、卫气营血辨证论治体系之间的内在联系及其不可分割性为依据的。近时，不少中医学者对此发表了很多论著，提出了种种设想，引起了热烈的讨论，活跃了中医学术气氛，开拓了我们的思路。就寒温分化论来说，它虽然在一定历史时期（主要是清代）内，也曾引起过热烈的讨论，活跃过中医学术气氛，积极地推动过外感热病学科的发展，但因后来逐渐地形成门户对立，互相排斥，只见各自的局部，忽视共同的整体，因而又在一定程度上阻碍了外感热病学科的进一步发展。时至今日，寒温分化的争论，已经不再具有积极意义，反而成为消极因素了。因为，它在理论上肢解了如上所述的整体；在实践上造成了重复和混乱（如在伤寒六经中又有三焦和卫气营血的内容，在温病三焦和卫气营血中又有六经的内容。伤寒中的阳明病白虎、承气证和温病中的中焦、气分病白虎、承气证又完全相同等）。而寒温统一论在今天，则因其全面地继承了寒温两说的优良传统，发扬了中医学中阴阳寒热对立统一和互相转化的整体观念，避免并填补了因寒温分立所造成的缺陷（如《伤寒论》厥阴病这个"千古疑案"，只有将其同温病学中的厥阴病统一起来，才能得以真正的解决等），而具有其新的生命力。

（原载于《江西中医药》1986 年 5 期）

再谈寒温统一

一、外感病因与病机问题

一般认为外感病因主要是风、寒、暑、湿、燥、火六淫和疫疠之气。但我认为六淫实为风、热、湿、燥、寒五淫，即应以"热"包括"温"（温为热之渐，热为温之甚）、"暑"（热在夏令称暑）、"火"（火为热之体，热为火之用）。何况地之有形的木、火、土、金、水，五行之一的火，是不应与天之无形的风、热、湿、燥、寒五气并列的。今天看来，五淫作为外感病的原因主要有二义：一为气象学因素，如高温的热邪所致的中暑（日射病、热射病）、烧伤，以及低温的寒邪所致的中寒、冻疮等。但它们在外感病（传染性和感染性疾患）病因中，多属条件，而非原因。现代病因学认为，病因虽是引起疾病所必须的原因与条件的总体。但又必须看到原因与条件的区别，而不能把它们等同起来；还应看到，同一致病因子，可能是某一疾病发生的原因，也可能成为另一些疾病发生的条件。如上述低温的寒邪是引起中寒、冻疮的原因，但又可能成为诱发感冒、肺炎、关节炎等疾病发生的条件。这是我们在讨论寒温统一论中的寒邪和温邪问题时必须首先明确的。并由此可知，如果仅就气象学因素来看五淫，则由外界温度变化而形成的高温的热（温）邪和低温的寒邪，显然是可以而且应该统一起来讨论的。二为病原微生物，即中医所谓疫疠之气。如吴又可《温疫论·杂气论》指出："疫气者亦杂气之一，但有甚于他气，故为病颇重，因名之疠气。"并认识到疫疠之气为病，有一气自成一病者；有某气专入某脏腑经络专发为某病者；有人病而畜不病或畜病而人不病者等。这显然是指现代病因学中的病原微生物而言。只是由于古代缺乏检查手段，尚未能发现病原微生物而已。时至今日，我们必须把它们结合起来研究，以促进中医外感病因学的发展。目前，我们必须首先把《素问·刺法论》所谓木、火、土、金、水"五疫"之"毒气"和"生气通天论""五常政大论"所谓"大风苛毒""热毒""湿毒""燥毒""寒毒"等结合起来讨论，以明确中医外感病因的外五淫毒和外五疫毒中"毒"的概念。"刺法论"所谓"五疫之至，皆相染易，无问大小，病状相似……不相染者，正气存内，邪不可干，避其毒气，即不邪干"的木、火、土、金、水五疫毒气，从天地相应的木合风气、火合热气、土合湿气、金合燥气、水合寒气来看，应有风木疫毒、火热疫毒、湿土疫毒、燥金疫毒、寒水疫毒之分，且常相兼为病，如风寒疫毒、风热疫毒、风湿疫毒、湿热疫毒、燥热疫毒、寒湿疫毒等。"生气通天论"与"五常政大论"所谓风毒、热毒、湿毒、燥毒、寒毒等亦然。这些外五疫毒和外五淫毒致病，虽有传染与否之别，但却有共同之处，即都具有风、热、湿、燥、寒五气特性，并据以辨证论治，因而是可分又不可分。因此，中医所谓外感病毒（包括外五淫毒和外五疫毒在内，即西医所谓病原微生物，如细菌、病毒等），具有风、热、湿、燥、寒五气特性，并常相兼为病，如风寒病毒、风热病毒、风湿（夹寒或夹热）病毒、湿热病毒、燥热病毒、寒湿病毒等（但这是否可以说是病原微生物特性的一种理论概括，则尚待研究证明）。至于吴又可《温疫论·原序》所谓："夫温疫之为病，非风、非寒、非暑、非湿，乃天地间别有一种异气所感。"这从温疫病原是"异气"（病原微生物），而非气象学因素的风、寒、暑、湿来说，固然是对的。但他对《素问》"五疫"之旨未能深究，而对疫毒有五之义不明，只是笼统地以"异气"（或称"戾气""杂气"等）名之，则是不利于疫病辨证论治的。

如上所述，如果仅就气象学因素来看，都属于外界温度变化而成的低温寒邪和高温热（温）邪，这无疑是可以而且应该统一起来讨论的。如果是指属于各具个性的病原微生物的寒邪病毒和热（温）邪病毒而言，则似乎是不可统一的。但从中医赋予外感病毒以五气特性，无论寒邪病毒或热（温）邪病毒，都属于外感病毒的范畴。而西医所谓病原微生物所致的传染性和感染性疾病（如同一流感病毒所致的流行性感冒）与中医临床常见既有呈现风寒病毒所致的表寒证而治宜辛温解表的，又有呈现风热（温）病毒所致的表热证而治宜辛凉解表的，又未尝不可以统一起来讨论。因为统一并非等同，寒温统一论并非把各具个性的寒邪病毒和热（温）邪病毒等同起来，而是在其具有的共性的基础上，将其统一起来讨论，使之相得益彰。

一般所谓辨证求因，审因论治的"因"（风、热、湿、燥、寒），今天看来，显然不是病因，而是病机。即《内经》病机十九条中所说的风（如"诸风掉眩"）、寒（如"诸寒收引"）、湿（如"诸湿肿满"）、热（如"诸热瞀瘛"）、燥（如刘完素《病机论》根据《内经》"燥胜则干"之旨，补出"诸涩枯涸，干劲皲揭，皆属于燥"一条）等症。而今天中医所谓的"证"，是对病因作用于人体所发生和发展的疾病现象的理论概括。中医通过辨证所得出来的"证"，就外感病而言，如伤寒（疫）的表寒虚实证或温病（疫）的里热虚实证，不仅反映着外因邪气的性质及其所在部位，而且反映着内因正气抗邪力量的强弱，并根据其证的寒热虚实，施以温清补泻。由于"证"在疾病发生发展过程中，并非一成不变，而是随着邪正斗争具体情况的变化而变化的。因而在一定条件下，寒证可以变为热证，热证可以变成寒证，实证可以变成虚证，虚证可以变成实证。所以《素问·阴阳应象大论》有"阴胜则阳病，阳胜则阴病""阳胜则热，阴胜则寒""重寒则热，重热则寒""寒极生热，热极生寒"等说。由此可见，属于病机的寒和热（温），更是应该统一起来讨论的。

二、瘟疫正名及其与五疫的关系问题

吴又可《温疫论》在"正名"中明确地指出："《伤寒论》曰：'发热而渴，不恶寒者，为温病。'后人省'氵'加'疒'为瘟，即温也……古无瘟……字，盖后人之自为变易耳。不可因易其文，以温、瘟为两病……又名疫者，以其沿门合户，又如徭役之役，众人均等之谓也。今省文作'殳'加'疒'为疫。"由此可见，瘟疫即温疫，严格地说，它只能是指火热疫毒所致的疫病而言尽管从《温疫论》的实际内容来看，并不局限于此。吴氏虽然对疫病做出了很大的贡献（如他对疫病病因的认识和善用大黄的经验等），受到古今中外中医学家的高度评价，这是应该肯定的，但从他仅以"温疫"名书来看，显然有失《素问》疫分为五之旨。而五疫之分，在临床上辨证论治疫病是至关重要的。大量临床事实证明，诊治疫病只有按其疫毒的五气特性来辨证论治，才能提高疗效。而吴氏竟笼统地以"戾气""异气""杂气"等名之，并首制达原饮以通治之。其实达原饮只能治湿热之疫，而不能治燥热之疫，更不能治寒疫。近时甚至有把达原饮看成是广谱抗菌、抗毒剂者，似乎认为其对疫病是可以泛应而曲当的。试问含有草果、厚朴等燥热药为主的所谓"直捣巢窝""截断病机""逆转恶化"的达原饮，是否也可以应用于燥热疫毒所致的疫病呢？这显然是不可以的。至于余师愚《疫病篇》所创立的清瘟败毒饮，也只能治燥热之疫，而不能治湿热之疫，更禁用于寒疫。它们都必须辨证使用，才能有利无弊。由上述可见，瘟疫即温疫，亦即火热疫毒所致的疫病。它只能是五疫病中的一种疫病，而不能用瘟疫这一种疫病来概括五疫病中的一切疫病。因此，一般把瘟疫作为一切疫病的总称，显然是不够全面的。

三、外感病毒的解毒问题

中医对由外感病毒所致的外感病治宜解毒的问题，很早就提出来了。如明末清初的名医喻嘉言对疫病的防治，曾明确地指出："未病前，预饮芳香正气药，则邪不能入，此为上也。邪既入，则以逐秽为第一义。上焦如雾，升而逐之，兼以解毒；中焦如沤，疏而逐之，兼以解毒；下焦如渎，决而逐之，兼以解毒。"由此可见，中医对外感病毒的解毒是辨证的。这就是说，必须在辨证论治的原则指导下，针对不同的病毒，采取不同的解毒法。如风寒病毒证之用荆防败毒散；风热病毒证之用普济消毒饮；燥热病毒证之用清瘟败毒饮；湿热病毒证之用甘露消毒丹；火热病毒证之用黄连解毒汤等。而且只要辨证论治恰当，常常能够收到不解毒而毒自解的效果。如风寒病毒所致的太阳表寒实证之用麻黄汤；风温病毒所致的太阳表热实证之用麻杏甘石汤；燥热病毒所致的阳明里热实证之用白虎汤、承气汤；温热病毒所致的营、血分证之用清营汤、犀角地黄汤；湿热病毒所致的湿温三焦证之用三仁汤、连朴饮、宣清导浊汤等。虽无解毒之名，却有解毒之实。今天看来，这些辨证解毒方剂，虽然含有抗菌、抗毒等作用，但并非西医所谓原因治疗的特效药。因为前者着眼于疾病的整体，而后者着眼于病原的个体。由于目前西医对病毒性的急性传染病，尚缺少特效药，因而中医的辨证解毒法（尤其在改革中药剂型、多种途径给药的情况下）具有较大的优势。虽然中医也很重视专病、专方、专药，但大多是在辨证论治的原则指导下运用。例如茵陈蒿虽是治疗黄疸的专药，但应明辨阴阳，随证配方，如茵陈蒿汤、茵陈五苓散、茵陈理中汤、茵陈四逆汤等，才能更好地发挥茵陈蒿的作用，取得更高的疗效。又如西药氯霉素是治疗西医所谓伤寒病（属于中医所谓湿温病的范畴）的特效药，虽然它对伤寒杆菌的病原个体来说，确实具有强大的杀灭作用，一般能够迅速退热，但在退热后，中医临床常见患者整体仍然湿热留恋难解，此时如能辨证运用中药调理，往往可以缩短病程，使患者早日获得康复（若完全使用中医药治疗，虽然退热一般比西药要慢，但康复则较西药要快）。我治疗湿温病，湿重热轻的，一般用三仁汤为主而少佐以黄连解毒汤；热重湿轻的，一般用黄连解毒汤为主而少佐以三仁汤；或通用连朴饮加减，同时严密观察正虚先兆，及时给予扶正，常获良效。其中饶有趣味的是，上述三仁汤中燥湿的厚朴和黄连解毒汤中清热的黄连，都经现代药理研究证明，对伤寒杆菌有抑制作用，而连朴饮竟以厚朴和黄连二药为主以名其方，堪称巧合。其实它们都属于辨证解毒法（有人认为这是特异性治疗和非特异性治疗的统一，尚待深入研究），并非针对伤寒杆菌而设，而是着眼于湿温病的整体反应，针对其湿热孰轻孰重的不同病情而灵活运用的。可见上述三方之所以有效，其中虽存在有原因治疗的成分，但主要仍应归功于辨证论治（它既不同于特异性的原因治疗，也不同于非特异性的对症治疗）。近时一般中医治疗急性热病，大都喜用清热解毒法，认为它具有原因治疗的作用，在病毒性的传染病方面能补西医之不足。这虽然值得重视和研究，但从中医辨证论治的角度来看，它只对温疫的温热病毒证有良效，而不完全适用于湿热（尤其是湿重热轻的）病毒证，更禁用于寒疫的风寒病毒证或寒湿病毒证。因此，必须辨证使用，才能有益无损。近年来，我们在流行性出血热的临床研究中发现，本病多见温疫的湿热病毒证，治宜祛湿清热（着重宣畅三焦气机）；也有不夹湿的温热病毒证，治宜清热解毒；还曾见到寒疫的多种证，如伤寒太阳少阳合病的柴胡桂枝汤证、太阳少阴两感的麻黄细辛附子汤证、少阴阴盛格（戴）阳的通脉四逆汤证等。这和全国各地（如石家庄、北京、福建福清地区）中医治疗流行性乙型脑炎，既有阳热的暑热证和暑湿证，又有阴寒的太阳证、三阳合病证、阴阳两感证、三阴合病证等，颇相类似。于此，亦可见寒温统一论在指导急性热病辨证论治上的重要性和必要性的一斑。

（原载于《江西中医药》1988 年 1 期）

论热病的寒温统一和内外统一

热病泛指一切以发热为主症的外感、内伤疾病。热病的寒温统一和内外统一，是把外感热病的伤寒六经辨证论治和温病三焦、卫气营血辨证论治以及内伤热病的脏腑辨证论治，在八纲下统一起来，形成一套比较完整的热病辨证论治体系，建立热病学科，提高中医诊治热病的水平。

一

热病之名，始于《内经》。就其含义而言，一般有三：一为病因之热，即指风、热、湿、燥、寒之热；二为病性之热，即指阴、阳、表、里、寒、热、虚、实之热；三为病证之热，即指发热证候之热。但如从第一义，则与《素问·热论》所谓"人之伤于寒也，则为病热"相悖。如从第二义，虽然与《内经》中"热论""刺热"所谓"可泄而已"的六经、五脏里热证相符，但又与太阳病表寒证所述"头项痛，腰脊强""可汗而已"等不合。只有从第三义，才能与以发热为主症的六经、五脏热病相融洽。因此，《内经》所论热病，应是泛指一切以发热为主症的外感、内伤疾病。就其范围而言，既包括伤寒和温病，又包括外感热病和内伤热病，如"热论"之三阴三阳热病和"刺热"所论五脏热病等。

《内经》认为，阴阳寒热是互为因果的。如《素问·阴阳

应象大论》所谓"阴胜则阳病，阳胜则阴病""阳胜则热，阴
胜则寒""重寒则热，重热则寒""寒极生热，热极生寒"等。
因此，人身阴阳偏胜所产生的寒和热，既是对立的，又是统一
的。但人赖阴阳二气以生，尤以阳气为要。故《内经》指出"凡
阴阳之要，阳密乃固""阳气者，若天与日，失其所，则折寿
而不彰，故天运当以日光明"，足见阳气关系人身生命极大，
在人的生、老、病、死过程中，阳气是起决定作用的。由于人
身阳气最易受到内外因素的刺激而亢奋，故多病热。这也就是
说，热病之热，是以人身阳热之气为其病理基础的。所以说，
无论何种内外邪气所致的以发热为主症的热病，都是因为内外
邪气作用于人身阳热之气而成，亦即人身阳气奋起抗邪以自卫
的反映。不仅内外风、热、燥等阳邪从阳必致发热，且内外寒、
湿等阴邪从阳，也多郁阳而致发热，这在临床上是最为多见的。
其有内外阴邪从阴，不发热而但恶寒者，则是由于阳气郁而未伸，
或衰微不振所致。这应是《内经》论述热病的主旨所在。

惟应指出的是，《内经》虽开热病辨治先河，但由于历史
条件的限制，尚未能（也不可能）建立起理、法、方、药具备
的热病辨证论治体系。

二

热病的寒温统一，《内经》虽已肇其端，但其统寒温于热病中，
详热略寒，详实略虚，只有针刺而缺乏方药。热病形成理、法、方、
药具备的寒温统一的六经辨证论治体系，则是从东汉张仲景《伤
寒论》开始的。它不仅继承了《难经》"伤寒有五"之说而以

伤寒名其书，并且发扬了《内经》三阳三阴之说。其中包含着阴、阳、表、里、寒、热、虚、实的辨证，及汗、吐、下、和、温、清、消、补的论治，大大弥补了《内经》热病辨证详热略寒、详实略虚、论治只攻不补的不足。扼要来说，在辨证方面，有六经病的太阳病表寒虚实的麻黄汤证、桂枝汤证和表热虚实的麻杏甘石汤证、桂枝二越婢一汤证等；阳明、太阴、少阴、厥阴病里热虚实的白虎汤证、白虎加人参汤证、三承气汤证、麻子仁丸证、茵陈蒿汤证、白头翁汤证、黄连阿胶汤证等；少阳病半表半里寒热虚实的小柴胡汤证、柴胡桂枝汤证、柴胡桂姜汤证、大柴胡汤证等；各经病表里寒热虚实错杂的麻黄升麻汤证、麻黄连翘赤小豆汤证、大青龙汤证、桂枝加大黄汤证、附子泻心汤证、栀子干姜汤证、黄连汤证、乌梅丸证等；三阴病里寒（或兼表寒）虚实的麻黄细辛附子汤证、桂枝人参汤证、当归四逆汤证、吴茱萸汤证、四逆汤证、理中汤证等。在论治方面，汗、吐、下、和、温、清、消、补八法俱备。这就把寒温统一的六经辨证论治体系建立起来了。

由此可见，《伤寒论》继承并发展了《内经》寒温统一的热病学说，而张仲景则是一位继往开来的寒温统一论者。过去，一般从《伤寒论》397 条中仅有 1 条明文论及温病，即认为它是详于寒而略于温。其实它不仅详于表里虚实的寒化证治，也详于表里虚实的热化证治，并非略于温热，只不过是在表里虚实的热化（尤其是厥阴病热化）证治方面尚欠完备而已。

东汉以后，经过历代尤其是清代温病学家的继承发扬，使张仲景建立起来的寒温统一的六经辨证论治体系，逐渐臻于完善。《温病条辨》就是既继承发扬叶天士学说，进一步完善了温病三焦和卫气营血的辨证论治体系，又继承发扬张仲景学说，进一步完善了伤寒六经辨证论治体系。如吴氏在论述上焦太阴温病表热证的同时，就密切地联系到《伤寒论》太阳中风、伤寒的表寒证进行对比鉴别，以期相得益彰。在辨明了太阳中风、伤寒和太阴温病的脉症后，接着就对"太阴风温"的"但热不恶寒而渴者"，提出了"辛凉平剂银翘散主之"的方法，以补《伤寒论》"太阳病，发热而渴，不恶寒者，为温病"有证无方的不足。在辨明了上焦太阴肺卫分表热证治后，又就上焦太阴肺（中焦阳明胃）气分里热证的白虎汤法辨明脉浮洪者，宜白虎汤以"退热""保津液"；脉浮芤者，宜白虎加人参汤以"退邪阳""固正阳"。即前者是属气分热炽津伤证的清热生津法；后者则属气分热炽津伤气虚证的清热生津益气法。从而进一步明确了两方的临床指征，发展了《伤寒论》的白虎汤法。接着又提出营、血分里热证治，尤其是逆传厥阴、热闭心包、引动肝风的证治，如清宫汤、牛黄丸、紫雪丹、至宝丹等，就是针对《伤寒论》太阳温病，由表入里，逆传厥阴，有证（如神昏鼾睡、语言难出、直视、痉疭等）无方的补充，从而填补了《伤寒论》厥阴病热化证方治的空白，完善了张仲景寒温统一的六经辨证论治体系。又如《中焦篇》在三承气汤法的基础上，提出的宣白承气、导赤承气、牛黄承气、护胃承气、增液承气、新加黄龙汤法，尤其是增液汤的增水行舟法，显然是发展了张仲景的下法。再如《下焦篇》所论述的少阴和厥阴温病，化裁张仲景的复脉汤法为加减复脉汤法和一、二、三甲复脉汤法，以及大、小定风珠法等，以治阴虚阳亢风动之证，也显然弥补了《伤寒论》长于救阳而短于救阴的缺陷。此外吴氏在详述热化证治以补张仲景之不足时，对寒化证治也有所补充。如加减附子理中汤法、苓姜术桂汤法、椒附白通汤法、椒桂汤法、救中汤法、温脾汤法、扶阳汤法，鹿附汤法、安肾汤法、参茸汤法等，均有补于《伤寒论》之不足。可见吴鞠通既是一位杰出的温病学家，也可以说是一位承前启后的寒温统一论者。我们不但不应误会他的寒温纵横看法，而把《伤寒论》《温病条辨》两书对立起来，形成门户之见；更不应辜负他的"是书虽为温病而作，实可羽翼伤寒……学者诚能合二书而细心体察，自无难识之证"的苦心，而更好地继承发扬寒温统一学说。

三

热病的内外统一，《内经》亦已肇其端，如"热论"之三阳三阴热病和"刺热"所论五脏热病等。但内伤热病的脏腑辨证论治，《内经》则有论而无方，《伤寒杂病论》虽有方而不全。至晋代皇甫谧著《甲乙经》、王叔和著《脉经》，以及隋代巢元方著《诸病源候论》，虽然都对内伤脏腑疾病有所论述，但巢氏重在病源、王氏重在脉诊、皇甫氏重在针灸，都未能在内伤脏腑热病方治上有所前进。直至唐代孙思邈著《千金要方》、王焘著《外台秘要》，才把内伤脏腑疾病的理、法、方、药充实起来。尽管他们在内伤脏腑热病方面，比较详于实热证治，而略于虚热证治，但已初具规模。后经宋、元、明、清历代医家的不断补充和发展，乃渐趋完善。如肝热实证之用龙胆泻肝汤，虚证之用酸枣仁汤；

心热实证之用泻心汤，虚证之用补心丹；脾热实证之用泻脾散，虚证之用增液汤；肺热实证之用泻白散，虚证之用百合固金汤；肾热实证之用泻肾汤，虚证之用六味地黄汤等。

下面就内伤发热证治，举例来说：

气虚发热，多见身热烦渴、头痛、脉大而虚、大便溏泄、少气懒言、疲倦嗜卧等症，是因气虚下陷，阴火上冲所致，治宜补中益气汤甘温益气以除热。若因气虚不能固表，兼有外感风寒的，则属内外合邪所致。补中益气汤方虽然是以参、芪、术、草补中益气为主，但方中升、柴，既能升举内伤下陷之脾气，又能兼散外感在表之风寒。本证临床多见，笔者曾屡用大剂补中益气汤治愈内外合邪的高热不退之属于气虚发热的败血症（有的是霉菌败血症），数剂即转危为安。

阳虚发热，多见身热面赤躁扰、渴欲冷饮而不饮、意欲裸体而不裸、四肢厥冷或但足冷、脉浮大而空或脉沉微细等症，是因阴盛格（戴）阳所致，治宜通脉四逆汤甘温回阳以除热。此乃少阴阴盛于内，格（戴）阳于外的内真寒而外假热之证，即由外感造成内伤，故张仲景把它列入《伤寒论》中。

血虚发热，李东垣用当归补血汤治"肌热，躁热，口渴引饮，目赤面红，昼夜不息，其脉洪大而虚，重按全无"，并指出"血虚发热，证象白虎，惟脉不长实有辨耳，误服白虎必死"。笔者曾经治一例"急淋"合并肺炎的白血病高热，虽经输血热可暂退，但不久又复高热，神疲肢倦，卧床不起，少气懒言，声低息短，脉象虚数，吐铁锈色痰。断为血虚发热，用大剂当归补血汤加味（其中加了大量朝白参和西洋参），数剂即热退而转危为安。

阴虚发热,《医方集解》载六味地黄汤治真阴亏损、精血枯竭、腰痛足酸、自汗盗汗、耳鸣耳聋、头晕目眩、遗精便血、消渴淋沥、足跟作痛、发热咳嗽、舌燥喉痛、虚火牙痛等症。汪昂附注："赵养葵作《医贯》,专用此汤大剂治病,且云即以伤寒口渴言之……但云欲饮水不可不与,不可多与,别无治法,纵有治者,徒知以芩连栀柏麦冬五味花粉,甚则石膏知母,此皆有形之水,以沃无形之火,安能滋肾肝之真阴乎?若以六味地黄大剂服之,其渴立愈,何至传至少阴而成燥实坚之证乎?"并指出"以地黄汤治伤寒,亦赵氏之创见也"。由此可知,外感既已造成了内伤,即属内伤病,其阴虚内热,自亦可用六味地黄汤滋阴清热,而不应以内外有别排斥之。

这是就内伤发热虚证与外感病的关系举例而言。若就内伤发热实证与外感病的关系,举例来说,如《伤寒论》所谓"伤寒,心下有水气,咳而微喘,发热不渴……小青龙汤主之""阳明少阳合病,必下利……脉滑而数者,有宿食也,当下之,宜大承气汤""阳明证,其人喜忘者,必有蓄血。所以然者,本有久瘀血,故令喜忘,屎虽硬,大便反易,其色必黑者,宜抵当汤下之"等,即指外感三阳病中包含有内伤痰饮、食积、瘀血等实证在内。

正由于外感热病和内伤热病之间有着密切的联系,所以只有把它们统一起来,才能相得益彰,更好地指导临床,提高疗效。

四

如何统一热病辨证论治体系?我认为应当使之网罗于八纲之中,落实在六经、三焦、卫气营血、脏腑之上。即以表里寒热虚实为纲，分为表寒虚实证治、表热虚实证治、半表半里寒热虚实证治、里热虚实证治和里寒虚实证治。以六经、三焦、卫气营血、脏腑为目，在表寒虚实证治、半表半里寒热虚实证治和里寒虚实证治纲中，保持外感热病的伤寒六经辨证论治体系；在表热虚实证治和里热虚实证治纲中，保持外感热病的温病卫气营血（温热）和三焦（湿热）辨证论治体系，以及内伤热病的脏腑辨证论治体系。在这个八纲统一的大体系中，集中了外感、内伤热病的理、法、方、药，不仅相得益彰，趋于完善，而且避免了过去寒温分立，伤寒学中的阳明病和温病学中的中焦、气分病的白虎、承气证的重复。尤其值得指出的是，在寒温统一中，解决了伤寒厥阴病这一所谓"千古疑案"，从而完善了六经辨证论治体系。因此，这种统一方法，既保持了六经、三焦、卫气营血和脏腑辨证论治各自的局部系统性，又在八纲的总纲下，使之纲举目张，有机地联系起来，具有共同的整体系统性。

然乎？否乎？愿与海内外同仁一商榷之。

（原载于《中国医药学报》1986 年 1 期）

应用寒温统一的热病理论治疗
流行性出血热的临床研究

流行性出血热是世界范围内的一种严重危害人民生命的自然疫源性传染病，临床以发热、出血、休克、肾衰为其主要特征。

我们江西省 EHF 课题组在"七五"期间，以寒温统一的热病理论为指导，在省内 6 个市、县级综合医院，对照观察治疗该病患者 413 例（含对照组 140 例），收到了较满意的疗效。兹报告如下。

一、临床资料

（一）病例选择

以第 6 病日以前入院，并经血特异性抗体检测确诊为流行性出血热的住院患者为观察对象。患者入院后，随机分为两组：中医治疗组（以下简称治疗组）和西医对照组（以下简称对照组）。

（二）一般资料

治疗组 273 例中，男 182 例，女 91 例；对照组 140 例中，男 86 例，女 54 例。治疗组年龄 ≤ 15 岁 36 例、16~50 岁 197 例、> 50 岁 40 例；对照组年龄 ≤ 15 岁 16 例、16~50 岁 106 例、> 50 岁 18 例。治疗组入院病日为 4.73 ± 0.10 天（均值 ± 标准误，下同）；对照组为 4.86 ± 0.15 天。治疗组入院时处发热期 164 例、二期重叠 59 例、三期重叠 2 例、低血压休克期 33 例、少尿期 9 例、其他 6 例；对照组分别为 106、17、2、12、2、1 例。两组基本情况比较，无显著性差异（$P > 0.05$）。

（三）入院时病情程度与诊断分型

参考有关病情程度标准，治疗组轻度 46 例、中度 111 例、重度 116 例；对照组分别为 37、62、41 例。以全国统一的防治方案所订的标准作为西医诊断分型（轻、中、重、危重 4 型）依据，治疗组轻型 60 例、中型 117 例、重型 71 例、危重型 25 例；对照组分别为 29、67、26、18 例。治疗组入院时病情程度重于对照组（$P < 0.05$），而诊断分型两组无显著性差异（$P > 0.05$）。

二、治疗方法和结果

（一）治疗方法

对照组按全国流行性出血热防治方案治疗。治疗组采用的液体疗法同对照组，同时按入院时出血热分期给予辨证论治。

1. 发热期

（1）太阳少阳同病，寒湿郁热：症见恶寒发热或寒热往来，无汗，头身腰痛，脘痞呕恶，口苦纳少，神疲乏力，渴喜热饮，小便短赤，面红目赤，皮肤黏膜可见出血点，球结膜充血水肿，舌质红、苔薄白腻或薄黄腻，脉浮数或滑数。其偏太阳者用麻桂败毒汤；偏少阳者用柴桂败毒汤。

麻桂败毒汤（自拟方）：麻黄 10g，桂枝 10g，杏仁 10g，白芍 10g，苍术 12g，藿香 15g，大腹皮 12g，陈皮 10g，酒常山 15g，甘草 6g，生姜 3 片，大枣 5 枚。

柴桂败毒汤（自拟方）：柴胡 15g，桂枝 10g，黄芩 10g，法夏 10g，党参 10g，苍术 12g，藿香 15g，大腹皮 12g，白芍 10g，酒常山 15g，麻黄 10g，甘草 6g，生姜 3 片，大枣 5 枚。

（2）湿热郁伏膜原：症见憎寒壮热，午后热甚，汗出，头身腰痛，心烦胸闷，身重肢倦，颜面浮肿，球结膜水肿，斑疹，呕恶不食，渴不多饮，腹胀，大便不爽，尿短赤，舌质红、苔白厚腻或黄腻，脉濡数或滑数。治用达原败毒汤。

达原败毒汤（自拟方）：草果10g，槟榔10g，大腹皮15g，黄芩10g，知母10g，白芍10g，柴胡15g，青蒿30g，酒常山30g，杏仁10g，桔梗10g，甘草6g。

（3）湿热留恋三焦：症见发热，午后尤甚，微恶寒或不恶寒，无汗或少汗，头身困重疼痛，心烦胸闷脘痞，呕恶不食，腹胀便秘或溏而不爽，小便短赤，脉滑数，舌质红、苔黄腻或中心焦黑。其湿热并重者用连朴败毒汤；热重于湿者用三黄败毒汤。

连朴败毒汤（自拟方）：黄连10g，黄芩10g，生石膏100g，知母15g，大腹皮30g，柴胡15g，苍术10g，石菖蒲15g，酒常山10g，白豆蔻10g，杏仁10g，厚朴10g。

三黄败毒汤（自拟方）：黄连15g，黄芩15g，生大黄30g（后下），生石膏100g，知母15g，栀子15g，大腹皮30g，杏仁10g，白豆蔻10g，青蒿30g，通草10g。

（4）热毒炽盛，气营两燔：症见壮热不寒，头痛欲裂，腰痛，喉痧，斑疹，面目俱赤，心烦不寐，时有谵语，渴喜冷饮，恶心呕吐不食，尿赤便闭，脉洪滑数，舌质红、苔黄燥或焦黑。治用加味清瘟败毒饮。

加味清瘟败毒饮（协定方）：生石膏120g，知母15g，金银花15g，大青叶30g，黄连10g，黄芩15g，竹叶15g，连翘15g，生地黄30g，丹皮15g，玄参30g，赤芍15g，生大黄15g（后下）。

若神识时昧予清开灵注射液（北京中医学院实验药厂制）20~40mL，加入液体中点滴；若腹痛拒按，便黑，皮肤大片瘀斑，神昏谵语，加用犀珀至宝丹（古方自制，方出《重订广温热论》）1丸。

（5）太阳少阴两感，表里俱寒：症见发热恶寒，寒重热轻，无汗，头身腰痛，呕恶，面唇灰青，便下清稀，舌淡苔白，脉沉细；甚则四肢厥冷，寒战不已，汗出不止等。其偏于太阳者用麻黄附子细辛汤（麻黄 6g，制附子 30g，细辛 3g）；偏于少阴者用通脉四逆汤（制附子 60g，干姜 60g，炙甘草 30g），静脉注射参附注射液 20 ～ 40mL。

2. 低血压休克期

（1）气郁（热厥轻证）：症见发热渐退，血压有下降趋势，前期诸症仍在，神疲，四肢欠温，脉细弱或细数。治用四逆散：柴胡 10g，枳实 10g，白芍 10g，炙甘草 10g。

（2）气阴欲脱：症见头昏、乏力加重，精神萎靡，面色苍白，心烦尿少，口渴，肢冷，自觉心里难过，舌质转暗，脉细数。治用参麦注射液（四川雅安制药厂生产）100mL 加入 500mL 液体中静滴，同时用本品 50mL 静注，每 15 ～ 30 分钟 1 次，至血压复常，厥脱改善，症情稳定为止。

（3）阳气欲脱：症见面色苍白，唇青舌暗，四肢厥冷，气怯息促，脉微细欲绝或摸不到，甚至时出冷汗，下利清谷，神志恍惚或躁扰不安。治用参附青注射液或参附注射液 20 ～ 40mL 静脉推注，同时用 40 ～ 80mL 加入 10% 葡萄糖液 500mL 静滴；或加用参麦注射液 50mL 直接静注，每 15 ～ 30 分钟重复 1 次，至脱证改善，血压回升并稳定为止。

（4）内闭外脱：除上述虚脱证外，兼见疫毒内闭证。须在固脱的同时用下述诸法开闭：热毒内闭者，可见高热神昏、面赤气粗、斑疹吐衄、四肢厥冷、脉沉伏或沉数、舌绛苔黄燥或唇焦裂，治用清开灵注射液或牛黄醒脑静 40mL 加入液体中静滴，同时用 20mL 静推，每 1 ～ 2 小时重复 1 次，至神清热减为止，或口服加减清瘟败毒饮，不能口服者则直肠给药；瘀热内闭者，可见面唇爪甲青紫、舌暗或紫、腹痛便黑如淤泥、甚则神识昏聩、躁扰如狂、治用犀珀至宝丹化服或塞肛，或用自拟方加味桃仁承气汤（桃仁 15g，当归 10g，赤芍 30g，生大黄 30g，芒硝 10g，水蛭 10g，虻虫 10g）口服或直肠给药，日夜进 2 剂；腑热内闭者，可见腹胀痛拒按、便秘、舌红绛干起刺、苔焦黄或焦黑，甚则神昏谵语，治用承气类方口服或（和）直肠点滴；湿毒内闭者，可见神识如蒙、面浮肢肿明显、痰多呕恶、腹胀、便溏、尿少、苔腻，治用宣畅三焦方口服或直肠点滴（详见少尿期）或菖蒲郁金汤送服苏合香丸。

3. 少尿期

症见小便癃或闭，恶心呕吐明显，呃逆，脘腹胀满，腰痛，甚则从心下至少腹硬满而痛不可近手，不食不寐，神萎，唇干裂，渴不欲饮，大便秘或黑如淤泥，或兼见鼻塞咳喘，胸闷音哑，甚则吐衄，尿血，大片瘀斑，神昏或躁扰如狂，舌质红绛而干起芒刺、苔黄腻或白厚腻而干或镜面舌，脉弦。治当用自拟宣畅三焦方（麻黄 30g，杏仁 15g，苍术 30g，大腹皮 30g，陈皮 30g，泽泻 30g，猪苓 30g，广木香 10g，藿香 15g），日夜进 2 剂。若见大结胸证有热者，加用大陷胸汤（生大黄 15g，芒硝 10g，甘遂末 3g）；若见瘀热内结，便黑如淤泥，小腹硬满拒按，皮肤瘀斑者，加用加味桃仁承气汤；

若见神昏谵语者，即加用犀珀至宝丹；兼有气阴两虚者，加用参麦注射液（用法用量同休克期）；出现各种危重并发症时，可配合西医疗法对症处理。以上方药不能口服时，可用直肠给药法。

4. 多尿期

前期以邪实为主者，治法参少尿期。后期多以正虚为主，可根据不同证候选用参麦饮（党参 30g，麦冬 30g。五味子 10g）、洋参丸、补中益气汤、增液汤、益胃汤、金匮肾气丸等；余热未尽者，可用栀子豉汤；余湿未尽者，可用鲜白茅根口服液（由鲜白茅根一味，浓煎加工而成）、五苓散、利湿方（白茅根 60g，赤小豆 30g，薏苡仁 30g，云苓 15g，紫荆皮 15g，茯苓皮 30g，车前子 30g，泽泻 15g）。

5. 恢复期

大多无证可辨，主要以饮食调养，并注意起居为治。有正虚未复或余邪未尽者，参多尿期治法。

（二）治疗结果和疗效分析

1. 疗效标准

临床主要症状和体征消失，实验室检查各项指标恢复或接近正常为痊愈；临床症状、体征逐渐加重，实验室检查各项指标无改善或加重，自动出院或住院期间死亡为无效。

2. 治疗结果

经治疗后，治疗组 273 例中，痊愈 263 例（96.3%），死亡 10 例（3.7%）；对照组 140 例中，痊愈 125 例（89.3%），死亡 15 例（10.7%）。经统计学处理，治疗组疗效明显优于对照组（$P < 0.01$）。

3. 两组各期的疗效比较

（1）对发热期的影响：两组发热的持续天数，治疗组为 5.71 ± 0.12 天，耐照组为 5.81 ± 0.14 天；越休克期者，治疗组为 167 例（61.2%），对照组为 89 例（63.6%）。经统计学处理，两组发热期疗效无明显差异（$P > 0.05$）。

（2）对低血压休克期的影响：休克持续时间，治疗组 106 例为 15.19 ± 1.82 小时，对照组 51 例为 29.29 ± 3.56 小时，两组有明显差异（$P < 0.001$）。按有关低血压休克期疗效评定标准，治疗组获显效 61 例、有效 42 例、无效 3 例；对照组分别为 12、31、8 例。经统计学处理，两组疗效有显著性差异（$P < 0.001$）。治疗组 273 例中越少尿期 203 例（74.4%），对照组 140 例中越少尿期 77 例（55.0%），两组比较亦有显著性差异（$P < 0.001$）。

（3）对少尿期的影响：少尿持续时间，治疗组 63 例为 2.88 ± 0.03 天，对照组 54 例为 3.11 ± 0.03 天，两组有显著性差异（$P < 0.001$）。非少尿性肾衰者，治疗组 136 例（49.8%），对照组 56 例（40.0%）；越多尿期者，治疗组 63 例（23.1%），对照组 36 例（25.7%）。组间比较，均无显著性差异（$P > 0.005$）。

4. 两组肾功能变化比较

附表示，代表肾功能指标的尿蛋白的复常时间两组相仿，而血肌酐、血尿素氮的复常时间治疗组都较对照组为短。其中血尿素氮复常天数，两组有非常显著的差异（$P < 0.01$）。

附表　两组三项指标复常时间（天）比较

项目	治疗组 $\bar{x} \pm s$（n）	对照组 $\bar{x} \pm s$（n）
尿蛋白	12.07 ± 0.25（245）	11.46 ± 0.40（117）
血肌酐	16.58 ± 0.51（38）	19.53 ± 1.45（19）
血尿素氮	15.86 ± 0.52（58）	19.07 ± 1.04（27）

三、讨论

（一）流行性出血热以湿毒为主要病因

业已证明，本病好发于低洼潮湿之地，湿毒之邪易乘虚侵犯人体而发病。从本病5期临床表现可见，湿毒为患是非常明显的，如常见的头重胀痛、胸闷咳嗽、恶心呕吐、脘腹胀满、便溏尿少、苔腻脉濡、球结膜水肿、颜面甚至全身浮肿等湿阻表现。由于本病主要病位在少阳三焦，外感之湿邪最易阻滞气机，水湿之邪内生，则气机阻滞更甚。又因湿邪盘踞三焦，总以中焦为巢穴，脾受湿则运化无力，加重水湿内停。另外，流行性出血热疫毒好犯血络、心、肾，心与血络受损则易血行失常而出血、留瘀。

（二）湿闭三焦是流行性出血热的主要病机

本病湿毒中于阳虚之人，病从寒化者发为"寒疫"，常按寒湿困阻三阳（发热期）→伤阳入少阴（低血压休克期）→阳复而与邪搏结，湿阻三焦（少尿期）→湿浊外泄，阳气受损（多尿期）的规律发展。湿毒中于阳盛之人，病常从热化而为"湿热疫"，常按湿热阻于少阳、膜原、三焦（发热期）→耗气伤津，湿热闭窍，气阴欲脱（低血压休克期）→正复而与邪搏结，湿热闭阻三焦（少尿期）→湿浊外泄，余邪未尽，气阴两虚（多尿期）的规律发展。初期湿（寒化或热化）犯三阳，病在三焦孤腑（少阳、膜原、三焦），较浅；极期湿阻三焦则病在三焦所系之脏腑，较深。湿在上焦，肺失宣降，则为喘咳；湿郁中焦，脾失运化，则为胀满腹痛吐泻；湿闭下焦，肾失开阖，则小便不利；三焦俱闭，则脏腑气机升降出入逆乱，可导致一系列病理变化。从笔者观察的413例本病患者来看，初起寒湿热郁于卫表，寒湿偏重者居多，约占80%。随着病程延长，逐渐转为湿热并重和热重于湿。而自始至终表现为寒湿证或温热证者都较少见（前者约占10%，后者约占3%）。

（三）宣畅三焦是流行性出血热的治疗大法

流行性出血热既以湿毒为主要病因，湿闭三焦为主要病机，故治疗大法应以祛湿解毒、宣畅三焦为主。发热期以5个败毒汤祛湿清热解毒，以宣畅三焦；低血压休克期则开闭固脱并举，尤重于益气养阴，祛邪解毒，明显地缩短了休克的持续时间，减轻了肾功能的损害，有效地防止了DIC、心衰、难治性休克等严重并发症的发生，故疗效明显优于对照组；少尿期则以宣畅三焦方为主，配合大陷胸汤、加味桃仁承气汤、犀珀至宝丹、参麦注射液等，灵活运用，对祛除湿（水）毒、纠正湿、热、瘀胶结状态，防治三焦气机闭阻，改善肾功能等起了良好的作用；病至多尿期，虽入坦途，亦当注意继续宣畅三焦，祛除余邪，同时又要扶助正气，使邪有出路而正气得复。笔者从实践中体会到，宣畅三焦不仅要着眼于调畅无形气机，而且要攻逐内结三焦之有形实邪（如水、瘀等），同时要兼顾正气，达到邪去正安、三焦宣畅之目的。因此，宣畅三焦是一个综合治理的大法。

（四）流行性出血热休克的病机与治法

流行性出血热之休克，大多属中医的脱证、闭证或内闭外脱证。多因邪气内侵，损伤正气，正不胜邪所致。早期常表现为湿热内陷，气阴欲脱，继而伤及阳气（或初起寒湿伤阳）而成阳气欲脱证或内闭外脱证，后者常为重度休克或难治性休克。临床所见，本病死于休克者，多属内闭外脱证。内闭之邪不开，外脱之正难固，故治疗本证必须开闭与固脱并施。目前，在休克领域，对固脱法研究较深，固脱新剂型基本上已成系列（如参麦、参附、参附青等注射剂），但对开闭法研究较少。笔者针对 EHF 休克多为湿、热、瘀内闭的特点，以宣畅三焦系列方开湿闭，犀珀至宝丹开瘀热闭，配合上述固脱诸方药。治疗 27 例内闭外脱证的难治性休克，结果显效 7 例、有效 18 例、无效 2 例，有效率为 92.6%；对照组 16 例，有效 8 例、无效 8 例，有效率 50%。两组有效率比较差异显著（$P < 0.01$）。开闭固脱法对重度休克的疗效机理，有待深入探讨。

（五）流行性出血热证治的寒温统一观

从我们的临床资料来看，本病初起既有表现为伤寒（寒湿）型，也有表现为温热型，但以湿热型为主。若纯用三焦、卫气营血辨治，则不足以治伤寒证；若纯用六经辨治，则难以治湿热证和温热证。休克期虽多见气阴两脱证，但也有发展成起病即为阳脱证者。少尿期以湿、热、瘀闭阻三焦证为主。其重者也可见到水热互结的大结胸证（在阴寒之体又可见到寒实结胸证），且蓄水与蓄血证常常并见。这种复杂的病情，形成了同一病种、同一病人，先后出现伤寒、温病证候，故应用寒温统一的热病理论指导本病的辨证治疗，能收到比较满意的疗效。

（原载于《中医杂志》1991 年 10 期）

从一例霉菌败血症治验谈起

邹某，女，59 岁。

病起恶寒发热，头昏痛，全身关节酸痛，继以呕吐、泄泻。西医初按感冒治以"感冒灵"和肌注"庆大霉素"等，仍高热不退。乃于 1985 年 3 月 2 日下午住入江西某医院。入院诊断为：发热待查，感冒，急性胃肠炎，左上肺结核，糖尿病。住院诊断为：败血症，中毒性心肌炎，糖尿病，高脂血症，左上慢性纤维空洞型肺结核，右侧渗出性胸膜炎，左桡骨骨折。入院时给予青霉素、异烟肼、优降糖等治疗，病不为减，反而加重，患者持续高热，全身乏力，头昏，烦躁不安。3 月 6 日血培养报告生长产气杆菌。根据药敏改用抗生素（先锋 VI 号及氯霉素等），病情仍未见明显好转，且于血培养中发现霉菌。从 3 月 8 日至 3 月 16 日，乃改用先锋必素静脉点滴，并同时给予降血糖、支持及对症治疗，仍无效验，病情日趋严重。医院乃下病危通知，并请中医会诊。

1985 年 3 月 16 日下午初诊：患者高热不退，有时寒战，全身酸痛，头昏，神疲肢倦，少气懒言，声低息短，胃脘痞硬按之微痛，不饥不欲食，口干不欲饮，时有恶心，大便不成形，舌淡红少苔而舌前部稍见干红，脉虽滑数而重按无力。当时我认为证属气虚发热，法当甘温除热，并获得会诊者的基本同意。于是由我处方，投以补中益气汤加减：黄芪60g，党参30g，白术10g，生甘草10g，升麻15g，北柴胡15g，西洋参10g，金银花30g，生谷麦芽各60g，鸡内金15g。3剂。

3月18日下午复诊：病情明显改善，体温曾一度降至正常，现为37.7℃，身痛全除，口已不干，大便仍软烂不成形，从昨晚起，胸闷气逼，至今未已。守上方加入瓜蒌皮15g、薤白15g、桔梗15g、枳壳15g、冰片2g（分3次另吞）。再进2剂。

3月21日下午三诊：仍胸闷气逼，时时恶心，脘腹胀满，大便溏。守上方加减：黄芪60g，党参30g，白术15g，陈皮15g，生姜5片，法半夏10g，云茯苓15g，生甘草5g，升麻10g，北柴胡10g，砂仁10g，白豆蔻10g，枳实15g，厚朴10g，桔梗10g，冰片2g（分3次另吞）。另用西洋参10g，煎汤代茶，再进2剂。

3月23日下午四诊：胸闷稍减，恶心渐止，大便溏而数量减少，体温正常已1天多，舌前部干红已回润。惟胃脘仍痞硬，不知饥，不思食，食亦无味，自觉气不够用，说话、喝水都感到无力。仍守上方加减：黄芪60g，党参30g，白术15g，生甘草5g，陈皮30g，厚朴15g，枳实15g，枳壳15g，白豆蔻10g，砂仁10g，法半夏15g，生姜15g，云茯苓15g，生麦芽30g，鸡内金15g，山楂15g，六曲10g，冰片2g（分3次另吞）。另用白参15g、西洋参10g，煎汤代茶，再进3剂。

3月27日上午五诊：胸闷大减，胃脘痞硬消失，腹胀亦除，但仍有恶心，口淡，不欲食，大便常随尿时自出，粪仍软烂而色渐转黄，说话声音渐扬，4 天来体温一直正常。仍守上方加减：黄芪 60g，红参 15g，白术 15g，云茯苓 15g，生甘草 5g，陈皮 30g，法半夏 10g，山楂 15g，六曲 10g，生麦芽 30g，鸡内金 15g，生姜 15g，枳实 15g，枳壳 15g，白豆蔻 10g，砂仁 10g。另用西洋参 10g、五味子 5g、麦冬 10g、党参 60g，煎汤代茶饮，再进 3 剂。

3 月 29 日下午六诊：病情日益好转，知饥思食，今午进面条半小碗，但仍稍有恶心，胸部白天已无逼闷感，仅在凌晨 2～4 时稍感胸闷而已，脘腹胀痛全除，大便仍软烂而色转黄，小便次数减少而尿量增多，但夜间仍难安寐。仍守上方加减：黄芪 60g，党参 60g，白术 15g，生甘草 5g，法半夏 10g，陈皮 15g，山楂 30g，六曲 10g，麦芽 30g，白豆蔻 10g，砂仁 10g，桔梗 15g，枳壳 15g，夜交藤 15g，合欢皮 15g。另用红参 15g、西洋参 10g，煎汤代茶饮，再进 5 剂。

4 月 3 日七诊：病已向愈，仍守上方再进 6 剂。

4 月 9 日八诊：病已进入恢复阶段，法当以健脾益气为主，方用香砂六君子汤加味：广木香 10g，砂仁 10g，白豆蔻 10g，党参 30g，黄芪 30g，白术 15g，云茯苓 30g，炙甘草 5g，法半夏 10g，陈皮 15g，山楂 30g，六曲 10g，麦芽 30g，鸡内金 15g，夜交藤 15g，合欢皮 15g。连服 18 剂，复查一切正常，无不适感，乃于 4 月 29 日出院。服中药期间，西医治疗如前，至 4 月 6 日后改为降血脂治疗直至出院。

从本例治验中，我想提出三个问题来谈：

1. 热病的寒温统一问题

外感热病初起，须辨寒温论治，即风寒感冒的表寒实证，宜用辛温解表法，如麻黄汤方等；风温感冒的表热实证，宜用辛凉解表法，如银翘散方等。但因感冒临床多见风温表热证，故多喜用银翘散等方。而且因其多属流感病毒引起的急性热病，大都常用清热解毒的板蓝根类药。而这类苦咸大寒向内清解之药，不仅与辛温向外发散的麻黄汤方等大相径庭，即与辛凉芳香向外透泄的银翘散方相比，清热解毒虽同，外向内向则异，也是不容混淆的。因此，即使是风温感冒的表热证，也只宜用辛凉芳香向外透泄的银翘散等方，而不适宜用苦咸大寒向内清解的板蓝根类药（如因表里俱热而与解表药同用者例外）。如果误用之于风寒感冒的表寒证，那就不仅无益，反而有害了。本例以感冒起病，从其初见恶寒发热、头昏痛、全身关节酸痛来看，可见病在太阳之表，并可知其属表寒证，因其恶寒一直延至半月后中医会诊时仍存在；知其属表寒虚证，这又可从其初服"感冒灵"（含板蓝根）和肌注"庆大霉素"无效，且并发中毒性心肌炎看出，因为太阳与少阴相表里，太阳病实则多传阳明，虚则多传少阴。太阳病表寒虚证本应采用辛温解表、攻中带补的桂枝汤等方，而反投以清热解毒、专攻不补的板蓝根类药（又从临床上体验，抗生素类西药也很可能是寒凉性的），致使虚者益虚，于是乃由太阳之表陷入少阴（心）之里。由此可见，治疗感冒，必须具有寒温统一的观点，兼擅寒温两说之长，才不致失之于偏，并从而准确地"寒者温之""热者清之"，以提高疗效。

2. 热病的内外统一问题

疾病虽有外感和内伤之分，但因外感容易造成内伤，内伤容易招致外感，因而二者密切相关，可分而又难分。如本例素患肺结核、糖尿病、高血脂等内伤病，由于正气内虚，致感外邪（风寒），因而发生内外合邪之证。初则邪在太阳而寒热头身痛；继则邪并阳明而呕吐泄泻。当时如能及时治以桂枝汤或葛根汤等方，必可从表而解，乃因误用寒凉，以致由太阳传入少阴（心）。又因肺脾之气素虚（由于久患肺结核、糖尿病、高血脂等病），外邪入侵，虚者益虚，于是上焦心阳不宣，肺气失开，而胸闷气逼；中焦脾气不运，浊气填中（由脾虚导致胃实），而脘腹痞硬胀痛，不饥不欲食；肺脾之气不足，而少气懒言，声低息短，神疲肢倦。总的来看，本病起于感冒，证本单纯，但因素多痼疾，正气内虚，于是内伤招致外感，外感复加重内伤，而形成内外合邪的复杂局面。前期虽以外感邪实为主，本可用攻中兼补之法早日治愈；乃因治不得法，病邪内陷，后期正虚日甚，则应以内伤正虚为主，改行补中兼攻之治；奈何证变而药不变，日事攻邪，不思补正，以致邪既难除，正且更虚，濒于危殆，几至不救。当请中医会诊时，虽然我所提出的按气虚发热采用甘温除热法的主张获得通过，但有的同道根据舌前部干红而脉数，认为不仅气虚，且阴亦虚，应在甘温益气中辅以养阴为稳；有的同道根据败血症高热而口干、脉滑数，认为不仅正虚，且邪仍实，应在甘温益气中辅以清热解毒为妥。这就是我处第一方时，在大剂补中益气汤中谨慎选入西洋参和金银花；甘草用生不用炙的原因所在。但应指出的是，当时如果不能紧紧抓住气虚发热这个重点，大胆重用甘温的参芪（尤其是黄芪）为主，而同时重用甘寒甚至苦寒的养阴清热解毒药，则可预言必难收效。还应指出的是，二诊由于胸闷气逼，加入瓜蒌皮、薤白、桔梗、枳壳、冰片，以宣心阳而开肺气，服后其症未减，且见脘腹胀满；因思其症不仅是上焦心肺气失宣开，且与中焦胃气不降有关，故在三诊时，又加入枳实、厚朴等以降胃气；四诊时且加重其用量，才使胸闷气逼大减，而脘腹痞硬胀痛亦随之消失。当时如果不敢针对其虚中之实（心肺胃气壅实），大胆在重用参芪等补虚的同时，重用枳朴等以攻（消）其实，也可预言必难全治。又一至三诊进补中益气汤热退后，从四诊起，即消补并重（前此偏重于补）以调理脾胃，并坚持到病愈出院，可见本例病机的关键在脾胃。这虽然是因患者脾胃素虚之故，但和服用寒凉药伤中也不无关系，而这正是内外合邪酿成脾虚阴火证的根源所在。由此可见，治疗热病，必须具有内外统一的观点，在全面照顾中抓住重点，才能提高疗效。

3. 热病的火分阴阳问题

火病当分阴阳，阳火病性属热（现象热而本质亦热，即标本俱热）而治法宜清（"热者寒之"，如其实证的阳盛生热，治宜苦寒泻火除热；虚证的阴虚生热，治宜甘寒滋水除热等）忌温；阴火病性属寒（现象热而本质寒，即标热本寒），而治法宜温（"热因热用"，如其实证的阴盛郁热，治宜辛温散火除热；虚证的气虚或阳虚生热，治宜甘温益气或回阳除热等）忌清。阴火虚证一般有脾虚和肾虚之分，这里仅就脾虚阴火来说，如李东垣在《内外伤辨》中指出："脾胃虚衰，元气不足……阴火上冲，则气高而喘，身烦热，为头痛，为渴，而脉洪大；脾胃之气下流，使谷气不得升浮，是生长之令不行，则无阳以护其荣卫，不任风寒，乃生寒热，皆脾胃之气不足所致也。"从李氏所谓脾胃气虚发热的病机来看，主要是气虚下陷，阴火上冲，但因气虚不能固表，兼有外感风寒，实属内外合邪所致。故其所制补中益气汤方，虽然是以参、芪、术、草补中益气为主，但方中升、柴，既能升举内伤下陷之脾气，也能兼散外感在表之风寒。此证临床多见，本案即其一例。本例初起，仅属虚人感冒风寒，并不难治。只是由于治不得法，延误日久，以致内外合邪，酿成脾虚阴火之证。当时我从其症、舌、脉全面仔细地分析，认为高热、口干、舌前部干红、脉滑数，是属阴火上冲之候。故虽高热而有低时；虽口干而不欲饮；虽舌前部稍见干红而后部淡红；虽脉滑数而重按无力。加之神疲肢倦；少气懒言；声低息短；显属脾气下陷之征；且因脾胃升降失调，清浊混乱，以致上焦清阳失宣而胸闷气逼，中焦浊阴填塞而脘腹痞硬胀痛。由于辨证不误，故仅服大剂补中益气汤方 2 剂，即获得甘温除热的显著疗效。惟应指出的是，其所以在服大剂补中益气汤后高热退而胸闷气逼者，是因本已伏有心肺胃气壅实之机，当服升清有余而降浊不足（原方只有一味陈皮降浊已嫌不足，而一诊方将原方减去陈皮则更感不足，虽然加入了谷麦芽和鸡内金，也只能消食，而不能降浊）的补中益气汤方后，虚者虽得补，实者则更壅的缘故。由此可知，阴火之证，虽多见于内伤热病中，但在外感热病中也常见到，而且往往是由内外合邪而成。

（原载于《江西中医药》1986 年 4 期）

论杂病

略论内伤热病

一

自从刘河间认为"天以常火，人以常动"，倡言火热，主用寒凉，继承发扬了《内经》以火热为主的病机理论。朱丹溪继之而起，也认为"天主生物，故恒于动，人有此生，亦恒于动"。他根据"人受天地之气以生，天之阳气为气，地之阴气为血，故气常有余，血常不足。何以言之？天地为万物之母。天，大也，为阳，而运行于地之外；地，居天之中，为阴，天之大气举之"之理，提出阳有余，阴不足，认为人体常处于阳动状态中，精血阴气，最易耗损，故不宜妄动情志之火，以保持阴精。可见其阳有余的提出，是指人身阴虚阳亢之火而言，并非指人身真阳之气有余。他的弟子戴元礼最得其传，认为人在气交之中，常多动而少静，故阳气最易滋长，阴血最易消耗，所谓"阳道常饶，阴道常乏，阳常有余，阴常不足"的道理，就在于此。又从其所谓"捍卫冲和不息之谓气，扰乱妄动变常之谓火"来看，可见火与气原属一家，因其常变之不同而分化为二，常则为气，足以化生万物；变则为火，足以败乱生机。所以他说，火之为病，其害甚大，其变甚速，其势甚彰，其死甚暴。火除君相而外，无脏不有，即五志遽变，七情交攻，均足以引起脏气的火化，因此五脏都有火化之候，且有虚实之分，实火当泻，宜用苦寒之剂以直折之；虚火当补，如阴微阳强而相火炽盛者，宜甘寒之剂以降之；肾水受伤而火失其守者，宜壮水之剂以制之；饮食劳倦，内伤脾胃元气而火动者，宜甘温之剂以除之；命门火衰而阳越于外者，宜温热之剂以济之；胃虚过食冷物而火郁于土中者，宜升散之剂以发之。由此可见，戴氏师承朱氏之说，更趋全面，不仅主论了阳有余的火病证治，而且兼论了阳不足的火病证治。但因后世医家偏执河间、丹溪之说，滥用寒凉，流弊滋多。张景岳目击心伤，乃起而大加反对，尤其是对"阳常有余"之说，他根据《内经》"凡阴阳之要，阳密乃固""阳气者若天与日，失其所则折寿而不彰，故天运当以日光明"等说，认为"天之大宝只此一丸红日，人之大宝只此一息真阳""凡阳气不充，则生意不广，故阳惟畏其衰，阴惟畏其盛，非阴能自盛也，阳衰则阴盛矣，凡万物之生由乎阳，万物之死亦由乎阳，非阳能死物也，阳来则生，阳去则死矣""然则欲有生者，可不以此阳气为宝，即日虑其虚，亦非过也。而余谓阳常不足者，盖亦惜春之杞人耳"。这就是他提出阳非有余论的理由所在。由此可见，他所说的"阳常不足"，是指人身真阳之气而言。这和丹溪所指人身阴虚阳亢之火的"阳常有余"，是一个问题的正反两个方面。它们不是互相排斥的，而是相得益彰的。

这是在讨论内伤热病问题之前必须首先明确的。

二

内伤热病的病机，主要是一个"火"字，必须细辨。火在人身即阳气，而阳气在人身是无处不有的，故诸脏腑都各有自己的火。由于心为五脏六腑之主，心火活动正常，则心神清明，心血流畅，而人体生机为之活跃。所以古人比喻其为"君火"，而把其他脏腑（如心之包络、肾之命门、三焦、肝与胆等）的火置于从属地位，称之为"相火"。但在"相火"所指的脏腑中，把肾中命火称之为"相火"，认为它是先天之本、生命之根。心火乃命火之焰，命火为心火之根，可见"君火"的心火，并不如"相火"的命火重要。我们应该把人身阳气的正常活动看成是生理之火，在此生理之火中，则应以心火为主，命火为根。病理上的火分阴阳，是以阳火病性属热而治法宜清忌温；阴火病性属寒而治法宜温忌清为断的。而心火或肾（命）火为病都各自有其阴阳之分，并非心火病性都属热而宜清，肾（命）火病性都属寒而宜温，也有心火病性属寒而宜温，肾（命）火病性属热而宜清的。所以李时珍说："诸阳火遇草而焫，得木而燔，可以湿伏，可以水灭；诸阴火不焚草木，而流金石，得湿愈焰，遇水益炽，以水折之，则光焰诣天，物穷乃止，以火逐之，以灰扑之，则灼性自消，光焰自灭。"从其所谓"诸阳火"和"诸阴火"，可见所指范围广泛，并不局限于心肾。还应指出，火有邪正之分，凡是得其常的正火都能养人，《内经》所谓"少火生气"之火，即指能够养人的正常之火而言；凡是失其常的邪火都能害人，《内经》所谓"壮火散（食）气"之火，即指能够害人的反常之火而言。又火有虚实之别，凡因阳盛所生之火，叫作实火，宜用苦寒之剂以泻之；凡因阴虚所生之火，叫作虚火，宜用甘寒之剂以滋之，这都属于阳火。凡因阳气虚所生之火，亦称虚火，宜用甘温之剂以除之，属于阴火的虚证；若治宜升散之剂的郁火，就属于阴火的实证了。由此可见，火无分君相，凡是得其常的"少火生气"之火，都叫作正火；凡是失其常的"壮火散（食）气"之火，都叫作邪火。而邪火则当辨阴阳虚实论治，如阳火实证宜用苦寒法，虚证宜用甘寒法；阴火实证宜用升散法，虚证宜用甘温法等。此外，由于火与气原属一家，气机和畅则不病火，气机滞涩则火病丛生，如气滞而生之郁火，则宜解郁以清火；气滞而生之痰火，则宜化痰以清火；气滞而生血瘀之火，则宜化瘀以清火；气滞而生食积之火，则宜消食以清火等。

内伤热病的发生，多先见脏腑里热实证，然后由其里热实证发展成为里热虚证。如由肝脏实热的龙胆泻肝汤证，可发展成为虚热的酸枣仁汤证；由心脏实热的泻心汤证，可发展成为虚热的补心丹证；由脾脏实热的泻脾散证，可发展成为虚热的益胃汤证；由肺脏实热的泻白散证，可发展成为虚热的百合固金汤证；由肾脏实热的泻肾汤证，可发展成为虚热的六味地黄汤证等。还可由里虚热证的阴虚发展为气液两虚，甚至转化为阳气虚的里虚寒证。如肺痨里虚热的百合固金汤证日久，而由肺阴虚发展到肺气虚时，就必须合用参芪膏才能收效；若进一步由上焦传至中焦，肺损及脾时，则多见脾气虚的四君子汤证，甚至出现脾阳虚的理中汤证等，就是明证。还须指出的是，内伤疾病多因情志、饮食、劳逸等失调而引起，而情志之火妄动，尤为内伤热病发生的主要原因，并多按照脏腑的五行生克规律向前发展。例如怒火起于肝，而发生肝热病证，其证向前发展，既可引动心火，从而导致木火刑金；也可横克脾土，而由脾及肾等。

三

内伤热病以脏腑为辨证论治纲领，但因六腑从属于五脏，故又以五脏为主。其基本内容是：

（一）肝热病证治

1. 肝热实证治

肝热实证是因肝火亢旺所致，多见目赤口苦、烦躁易怒、胸胁胀满或痛、脉象弦数等症，治宜龙胆泻肝汤等以泻肝火；若因肝郁化火，而见身热、胁胀满痛、时自太息等症的，治宜丹栀逍遥散等以解郁清火；若因肝火动风，而见头目眩晕、面部潮红、步履有飘浮感等症的，治宜天麻钩藤饮等以清火息风；若因肝郁气滞日久，导致血瘀生热，而见胁下痞硬满痛、皮肤有红点、掌如涂朱砂、舌有紫红瘀斑等症的，治宜鳖甲煎丸等以清化瘀热；若因胆蕴湿热，内扰肝魂，以致失眠而舌苔白黄厚腻的，治宜温胆汤等清解湿热以宁魂。

2. 肝热虚证治

肝热虚证是因肝病实热日久伤阴所致，或见烦热胁痛、咽干舌燥、爪甲干枯的一贯煎证；或见两目干涩、视物昏蒙的杞菊地黄汤证；或见失眠多梦甚至噩梦的酸枣仁汤证等。

（二）心热病证治

1. 心热实证治

心热实证是因心火亢旺所致，多见心胸烦热不寐、小便赤、大便闭、舌尖红、脉洪数等症，治宜泻心汤等以泻心火；若因血热瘀阻，而见心痛彻背、舌紫暗有瘀斑、脉涩等症的，治宜丹参饮合失笑散等以清化瘀热；若因痰热阻塞心包络脉，而见身热心痛、舌苔黄腻、脉象滑数等症的，治宜清心涤痰汤合瓜蒌薤白半夏汤等以清化痰热；若因心火上炎于苗窍，或下移于小肠，而见舌赤烂痛、尿赤涩痛等症的，治宜导赤散等以清导之。

2. 心热虚证治

心热虚证是因心病实热日久伤阴所致，多见烦热失眠、怔忡健忘、舌干红、脉细数等症，治宜天王补心丹等以养血安神；若由心阴虚发展到心气虚，成为心之阴阳气血两虚，而见心动悸、脉结代等症的，则宜用炙甘草汤或生脉散等双补阴阳气血以安神。

（三）脾胃热病证治

1. 脾胃热实证治

脾胃实热证是因脾胃火亢所致，多见肌热烦渴、易饥、口燥唇干、口疮口臭等症，治宜泻脾散等以泻脾火；若见满面发热、牙痛出血、牙龈溃烂或唇口颊腮肿痛等症的，治宜清胃散等以清胃火；若因食积生热，而见身热脘腹胀满、嗳腐吞酸、恶食等症的，治宜保和丸等以消食清热。

2. 脾胃热虚证治

脾胃热虚证是因脾胃实热日久伤阴所致，多见胃中灼热或痛、饥而食难下咽、咽干口燥、大便干结难下、舌心干红或光剥等症，治宜益胃汤等以益阴清热润燥；若由脾胃阴虚发展到脾胃气虚，或胃中热痛而大便溏泄，或胃中冷痛而大便燥结，或舌红苔黄而脉迟缓弱，或舌淡苔白而脉弦细数等症的，治宜资生丸等以平补脾胃；若因脾胃元气不足，导致阴火上冲，而见身热面赤、心烦、大便溏泄、不思饮食、神疲肢倦等症的，治宜补中益气汤等以甘温除热。

（四）肺热病证治

1. 肺热实证治

肺热实证是因肺火壅盛所致，一般有燥热和湿（痰）热之分。肺燥热者，多见干咳甚至气喘胸痛、咽喉干燥、寸脉浮数等症，治宜泻白散等以泻肺火；若因肺火灼伤血络，而见身热、咳吐衄血的，治宜十灰散等以清肺凉血止血；肺湿（痰）热者，多见身热、咳喘痰多黄稠、舌苔黄腻、脉浮滑数等症，治宜清气化痰丸等以清化热痰；若因瘀热壅肺，而见身热、咳吐脓血的，治宜苇茎汤等以清化瘀热；若因瘀热壅于大肠，而见身热腹痛、便脓血的，则宜大黄牡丹汤或排脓汤等以化瘀排脓。

2. 肺热虚证治

肺热虚证是因肺病实热日久伤阴所致。由于肺金生肾水，肺阴受伤日久，必使肾阴亦伤，故多见咳喘、骨蒸潮热、五心烦热等症，治宜百合固金汤等以滋肺为主，而兼滋肾。本证若由肺阴虚发展到肺气虚，而兼见少气懒言、声低息短、精神萎靡、脉象虚数等症的，则应合用参芪膏等以双补肺之气液；若由上焦肺损及中焦脾胃，中气不支，甚至中阳不振，而见不思饮食、大便溏泄等症的，则宜四君子汤或理中汤等方以补土生金。

（五）肾热病证治

1. 肾热实证治

肾热实证是因肾火亢旺所致。多见身热耳聋、小腹胀满、腰背强急、身体沉重、骨蒸烘热、足下疼热等症，治宜泻肾汤等以泻肾火；若因膀胱湿热困肾，而见身热、腰痛、尿急、尿频或癃闭淋沥、尿赤涩痛等症的，治宜八正散等清泄膀胱湿热以安肾。

2. 肾热虚证治

肾热虚证是因肾病实热日久伤阴所致，或因湿热灼伤肾阴，而见水肿腰酸、咽干舌燥、齿鼻衄血等症的，治宜猪苓汤或白茅根汤等以育阴清热利水；或因先天不足，后天失调，内伤病久，致损肾阴，而见头脑空虚、眩晕耳鸣、腰脊酸软、午后潮热颧红、手足心热、遗精盗汗等症的，则宜六味地黄汤或左归饮等以滋填肾阴；若因肾阴虚不能纳气归根，而见动则气喘、咳则遗尿等症的，则宜都气丸等以滋纳肾气；若由肾阴虚发展到肾阳虚，而见肾之阴阳两虚证的，则宜附桂八味丸等以双补之。

（原载于《浙江中医学院学报》1987 年 1 期）

脾胃学说在临床上的运用

一、脾胃的生理功能

脾胃为水谷之海，气血生化之源，是人体赖以生存的"仓廪"，故有"脾为后天之本"之说。从《内经》所谓"饮入于胃,游溢精气。上输于脾,脾气散精,上归于肺,通调水道,下输膀胱,水精四布,五经并行""食气入胃,散精于肝,淫气于筋,食气入胃,浊气归心,淫精于脉,脉气流经,经气归于肺,肺朝百脉,输精于皮毛,毛脉合精,行气于腑,腑精神明,留于四脏"来看,可见饮食水谷进入人体,首先是受纳于胃,然后由脾运化变成精微,化生气血,上升于心肺,以煦濡周身;而经过运化后所剩余的糟粕,则由胃下降于膀胱、大肠而成为二便以排出体外。故有脾主运化,胃主受纳,脾主升清,胃主降浊之说。

前人配五行于五脏而以脾胃属土,寓有土能生万物(土为万物之母)之义。这就是说,脾胃能够运化水谷,化生气血以营养五脏六腑及其所属的皮、脉、筋、肉、骨,而人赖以生。但脾属湿土,体阴用阳而主升;胃属燥土,体阳用阴而主降。脾气能够上升,则水谷之精华化生气血以荣养周身;胃气能够主降,则水谷之糟粕成为二便以排出体外。脾为阴脏而主升,故体阴而用阳,其体阴,本属湿土,但因其用阳,则不现湿;胃为阳腑而主降,故体阳而用阴,其体阳,本属燥土,但因其用阴,则不现燥。因此,脾阳足而能升,则不病湿,升是脾的生理,湿是脾的病理,故有脾恶湿喜燥之说;胃阴足而能降,则不病燥,降是胃的生理,燥是胃的病理,故有胃恶燥喜湿之说。因此,脾胃升降运动正常,就能不断地推陈出新,以维持人体的生理功能活动;如果脾胃升降运动失常,就会发生病变,并可由脾胃影响到其他脏腑。

李东垣对脾胃生理功能的阐发,主要有两点:

（一）脾胃是元气之本

气是人体生命活动的动力和源泉，既是脏腑功能的反映，又是脏腑活动的产物。气之为物，无处不到，所在皆有，五脏六腑各有其气，如行于外者为卫气，行于内在上焦者为宗气，在中焦者为中气，在下焦者为元气（元阳、真阳、元真、真气）等。其中元气为人身气之根本，发自肾之命门，是与生俱来的。如张景岳在《大宝论》中强调指出："天之大宝，只此一丸红日；人之大宝，只此一息真阳。"并在答客问"余闻土生万物，故脾胃为五脏六腑之本，子言命门，余未解也"时说到："不观人之初生，生于脐带，脐接丹田，是为气海，即命门也。所谓命门者，先天之生我者，由此而受；后天之我生者，由此而栽也。夫生之门，即死之户，所以人之盛衰安危，皆系于此者，以其为生气之源，而气强则强，气衰则病，此虽至阴之地，而实元阳之宅。若彼脾胃者，乃后天水谷之本，犹属元阳之子耳。子欲知医，其毋忽视此所生之母焉。"但李东垣却强调脾胃中气比肾之元气更为重要，他说："真气又名元气，乃先身生之精气也，非胃气不能滋之。"认为元气是健康之本，而脾胃则是元气之本。这一论点，获得了后世不少医家的支持，如叶天士就对李东垣《脾胃论》推崇备至，不仅说到"内伤必取法乎东垣"，甚至认为一部《内经》的基本理论，无非是说明以胃气为本的道理，并不同意张景岳独重肾气的论点。他指出命门是先天之本，脾胃是后天之本，未生之前，命门元气固是推动胚胎生长发育的重要力量，既生之后，形体的生长发育就全靠脾胃水谷精气的不断补充，故《内经》有"人受气于谷"之说。他对一般主张补火生土的脾肾两虚的久泄，认为脾肾阳衰，不能纳食健运，宜采"补肾不如补脾"之说，借姜、枣辛甘和荣卫诸品，使中宫阳气稍苏，则下焦之元真亦因之而渐苏。由此可见，脾胃为元气之本的理论是深有实践意义的。但这一论点，并非否定肾之元气的重要作用，而是在承认肾和脾这两个先后天之本的重要前提下，在人的后天生命活动中，更重视脾胃中气罢了。

（二）脾升是升降运动的关键

自然界一切事物都是不断地运动变化着的。其运动形式，主要表现为升降浮沉的变化，而这种变化即是天地阴阳生杀之理。例如一年四季，以春为首，春夏之时，地气升浮，阳生阴长，万物由萌芽而枝叶茂盛；时至秋冬，天气沉降，阳杀阴藏，万物枝叶凋落而生气潜藏。李东垣根据人与天地相应之理，认为"胃为水谷之海，饮食入胃，而精气先输脾归肺，上行春夏之令，以滋养周身，乃清气为天者也；升已而下输膀胱，行秋冬之令，为传化糟粕，转味而出，乃浊阴为地者也"，并在脾胃升降问题上，特别强调生长和升发的一面，认为只有谷气上升，脾气升发，元气才能充沛，生机才能洋溢活跃。因此，在人体生理活动中，脾气升发就成为一个关键性问题。前人所谓人有胃气则生，无胃气则死的胃气，就是指脾的升发之气而言。如果脾气不能升发，反而下陷，则水谷不能运化，气血生化无源，五脏六腑失养，元气就会亏乏和消沉，生机也就会受到影响而不能活跃如常，就会发生种种病变。这就是李东垣提出的"内伤脾胃，百病由生"的理论依据，而升发脾胃阳气也就成为李氏《脾胃论》的理论核心。但在人体生理活动中，脾升和胃降相辅而行，是必须并重而未可偏执的。因此，李氏独重脾升之说，又未免失之于偏。

二、脾胃的病理变化

李东垣对于内伤病病理变化的阐述，主要不外气火关系失调和升降运动失常两个方面，而归根到底则都是由于脾胃气虚。

（一）气火关系失调

人体生命活动全靠气来维持，气足则健康，气虚则病作，故《内经》有"正气存内，邪不可干"和"邪之所凑，其气必虚"之说。而气虚病作的关键，则在于脾胃中气受到损伤。但从朱丹溪所谓"气有余便是火"来推论，应该气不足便是寒。然李东垣却认为元气与阴火具有相互制约的关系，元气充沛，阴火自然戢敛下降，元气不足，阴火就会亢盛鸱张，而阴火越是亢盛，元气就越受损伤。因将这种阴火称为"元气之贼"，指出"火与元气不两立，一胜则一负"，并从《内经》所谓"壮火之气衰，少火之气壮，壮火食气，气食少火，壮火散气，少火生气"而阐申其义。中医学中的火，含义甚广，有内外邪正之别。即火无分内外，凡是得其常的正火皆能养人，凡是失其常的邪火皆能害人。所谓少火，即指能养人的正常之火；所谓壮火，即指能害人的反常之火。就内伤病范围来说，火无论君、相，皆有少、壮之分，君、相之少火固能生养人，君、相之壮火则能贼害人。李东垣所谓"元气之贼"的相火，指的就是反常的"壮火散气"的相火，并非指正常的"少火生气"的相火。壮火散气，导致元气不足，固属易知；元气不足，导致阴火亢盛，则颇费解。

一般来说，内伤病火旺多由阴虚阳亢而生，治宜壮水之主以制阳光；若属气虚，则多导致阳衰阴盛，而治宜益火之源以消阴翳，可见阴虚则火旺，气虚则火衰。但人体之火有阴阳之别，前人对火分阴阳，虽见解不一，但大都以君火为阳火，相火为阴火。个人体会，气有余而化火，乃属一种实性亢奋，可称之为实火，多见于新病壮实之人，例如外感病的实热证，由于实火亢盛，正气奋起抗邪有力，就会出现一派充实有余之象；气不足而生热，乃属一种虚性亢奋，可称之为虚火，多见于久病虚弱之人，例如内伤病的虚热证，由于虚火亢盛，正气虽亦奋起而抗邪无力，就会出现一派空虚不足之象。因此，实火宜攻，虚火宜补。火本属阳，而名之曰阴火者，其意即指此火属阴宜温，和一般属阳之火宜凉者大不相同。惟内伤病中的虚热证，既有因气虚而成的，也有由阴虚而生的（即所谓"阴虚生内热"），而且阴虚热证较之气虚热证在临床上更为多见。李氏所谓阴火，仅局限于气虚热证，而不包括阴虚热证，看来似乎不够全面。但阴虚热证治宜滋阴退热，用药宜凉而忌温，和气虚热证治宜补气退热，用药宜温而忌凉者不同，这应是李氏把治宜温补退热的气虚之火称为阴火，而不把治宜滋补退热的阴虚之火称为阴火的深意所在。

（二）升降运动失常

脾胃居于中焦，是人体气机升降运动的枢纽，升则上输于心肺，降则下归于肝肾。脾胃健运，就能维持如《内经》所说的"清阳出上窍，浊阴出下窍；清阳发腠理，浊阴走五脏；清阳实四肢，浊阴归六腑"的正常升降运动。若脾胃气虚，升降失常，则内而五脏六腑，外而四肢九窍，都会发生病变。李氏认为内伤病大都由于脾胃气虚而起，所以脾胃升降失常就成为内伤病机的主要关键。举例来说：

脾胃升降失常，直接引起中焦不和，而现脘腹痞满胀痛之症，就是因为脾不升清，胃不降浊，中气壅滞不通所致。脾气不升而反下陷，常见神疲肢倦而嗜卧，或久泄不止而脱肛；胃气不降而反上逆，常见呕吐噫气而不思饮食。

脾胃升降失常，间接引起上焦不和，或在肺而现咳喘、痰多之症，就是由于"脾为生痰之源，肺为贮痰之器"。脾虚不能运化水谷变成精微上输于肺，反而化生痰湿上泛于肺，使肺气宣降不利所致。或在心而现失眠之症，就是由于"胃不和则卧不安"，胃之浊阴不降，循胃络通心而上扰心神所致。

脾胃升降失常，间接引起下焦不和，或在肝而现胁痛满闷之症，就是由于脾虚失运，脾气壅滞以致肝失疏泄所致。即使先因肝郁，也终必传脾，而应以治脾为主。或在肾而现腰痛、浮肿之症，就是由于脾虚生湿，湿聚成水，水湿困肾所致。

李东垣对脾阳不足，不能主升，湿土病现的病机论述较详，而对胃阴不足，不能主降，燥土病现的病机论述较少。后世医家尤其是叶天士在继承李氏升发脾阳的理论和经验的基础上，补充了滋养胃阴的方法。如华岫云在《临证指南》中说到："脾胃之论，莫详于东垣，其所著补中益气、调中益气、升阳益胃等汤，诚补前人所未备。察其立方之意，固以内伤劳倦为主，又因脾乃太阴湿土，且世人胃阳虚者居多，故用参芪以补中，二术以燥湿，升柴升下陷之清阳，陈皮木香理中宫之气滞。脾胃合治，若用之得宜，诚效如桴鼓。盖东垣之法，不过详于治脾而略于治胃耳……今观叶氏之书，始知脾胃当分析而论，盖胃属戊土，脾属己土，戊阳己阴，阴阳之性有别也，脏宜藏，腑宜通，脏腑之体用各殊也。若脾阳不足，胃有寒湿……宜于升运温燥者，自当恪遵东垣之法；若脾阳不亏，胃有燥火，则当遵叶氏养胃阴之法。观其立论云，纳食主胃，运化主脾，脾宜升则健，胃宜降则和。又云，太阴湿土得阳始运，阳明阳土得阴自安，以脾喜刚燥，胃喜柔润也……故凡遇禀质木火之体，患燥热之症，或病后热伤肺胃津液，以致虚痞不食，舌绛咽干，烦渴不寐，肌燥熇热，便不通爽，此九窍不和，都属胃病也。岂可以芪术升柴治之乎？故先生必用降胃之法，所谓胃宜降则和者，非用辛开苦降，亦非苦寒下夺，以损胃气，不过甘平或甘凉濡润以养胃阴，则津液来复，使之通降而已矣……总之脾胃之病，虚实寒热，宜燥宜润，固当详辨，其于升降二字尤为紧要。盖脾气下陷固病，即使不下陷，而但不健运，已病矣；胃气上逆固病，即不上逆，但不通降，亦病矣。"由此可见，华氏对叶氏的脾胃阴阳并重的理论和经验是深有领会的。

三、脾胃病变的治法方药

正由于李东垣在脾胃升降问题上特别强调升的一面，认为只有脾气升发，元气才能充沛，生机才能洋溢活跃，阴火才能戢敛潜降；若脾气不能升发而反下陷，元气就会亏乏和消沉，生机就不能活跃如常，阴火就会随之上冲而发生病变。所以他非常重视升发脾气，并喜用补中益气汤等方和升麻、柴胡等药以遂其升生之性。但李氏在强调升的一面的同时，也曾注意到降的一面，并认为升脾气和降阴火是相反相成的。升脾气既有利于阴火的潜降，降阴火又有助于脾气的升发。不过在掌握上，升发是主要的、基本的，潜降是次要的、权宜的。这就使人感到，李氏《脾胃论》偏重脾胃之阳，忽略脾胃之阴，温补脾阳之方虽多，滋养胃阴之法极少，是不够全面的。又李氏对脏器之间互相影响的认识也有不足之处，因为，人是完整的统一体，各个脏器之间，都存在着相互制约的关系。李氏虽有"其治肝、心、肺、肾有余不足，或补或泻，惟益脾胃之药为切"之说，但只是着重阐明了脾胃和肺、肾的相互影响，而对脾胃和心、肝的相互影响则略而不详。所以在讨论脾胃病变的治法方药时，就不应为李氏之说所局限，既要注意到脾胃阴阳的两个方面，也要注意到脾胃与肺、心、肝、肾四脏的互相影响。例如：

脾胃阳气虚弱之证，宜用益气、助阳之法。益气如补中益气汤等方和人参、黄芪、白术等药；助阳如理中汤等方和干姜等药。脾胃阴血亏损之证，宜用养血、滋阴之法。养血如四物汤等方和当归、白芍等药；滋阴如益胃汤等方和石斛、麦冬、玄参、生地黄等药。至于脾胃阴阳气液两虚之证，一般常用双补法，如八珍汤等方。但脾胃气液两虚之证，常呈寒热错杂之象，用药稍偏，即难接受，必须采用平补法，如四君子汤等方加山药、莲子、白扁豆、薏苡仁等药，才能收效。

脾病及肺或肺病及脾的气虚之证，宜用补土生金法的六君子汤等方；阴虚之证，宜用滋胃润肺法的沙参麦冬汤等方。

脾病及心或心病及脾的气虚之证，宜用心脾双补的益气法的归脾汤等方；血虚之证，宜用心脾双补的养血法的补心丸等方。

脾病及肝或肝病及脾的气虚之证，宜用培土抑木法的四君子汤合四逆散等方；阴虚之证，宜用滋胃柔肝法的益胃汤合芍药甘草汤等方。

脾病及肾或肾病及脾的气虚之证，宜用补火生土法的附桂理中汤等方；阴虚之证，宜用滋水润土法的加减复脉汤等方。

以上是就虚证举例而言。若就实证来说，又如：

脾胃湿壅于中之证，宜用燥湿宽中法的平胃散等方；食积于中之证，宜用消食导滞法的保和丸等方；湿痰中阻之证，宜用燥湿化痰法的二陈汤等方；热痰中阻之证，宜用清热化痰法的小陷胸汤等方：火炎于上之证，宜用清胃法的清胃散等方；燥结于下之证，宜用清泻法的承气汤等方；寒结于下之证，宜用温通法的温脾汤等方。

肺脾寒饮壅盛的咳喘之证，宜用温化法的小青龙汤等方；热痰壅盛的咳喘之证，宜用清化法的清气化痰丸等方。

心脾痰阻胸痹之证，宜用开胸豁痰、宽中顺气法的枳实薤白桂枝汤等方；痰热失眠之证，宜用清热化痰、胃安神法的温胆汤等方。

肝脾血结成痞之证，宜用破瘀消痞法的鳖甲煎丸等方；气结胁痛之证，宜用行气解郁法的木香顺气散等方。

肾脾寒水外泛的水肿之证，宜用温渗法的五苓散合五皮饮等方；湿热下注的淋浊之证，宜用清利法的八正散等方。

本文着重讨论虚证，实证暂且从略。

四、临床治验举例

现就个人对脾胃学说的临床实践，试从胃痛、胁痛、腰痛、淋浊带下诸证治验举例来略谈自己的体会。

（一）胃痛

例1

夏某，男，38岁。

久患十二指肠球部溃疡，饥时胃痛即作，午后尤甚，胃纳减退，只能少进粥面等软食，不能进硬饭，噫气、矢气多则较舒，少则不适，即使胃痛缓解时心下按之仍痛，脉象缓弱。投以香砂六君子汤，药下即觉腹中气机运转，矢气增多，胃痛明显减退；连服10余剂后，胃痛消失，食欲渐开，虽进硬饭亦不胃痛，守方以巩固疗效。

本例病属脾气虚的胃寒痛证，在临床上经常可以碰到，多呈胃中冷痛而喜热畏冷、大便溏泄、舌淡苔白润滑、脉迟缓弱之象。治法宜补益脾气，温化胃寒。个人深切体验到，香砂六君子汤对此非常有效。抗战时，我随家迁居峡江，患胃痛甚剧，卧床1个多月，粒米不进，每天只能喝些汤水，大肉尽脱，形容枯槁，势颇危殆。当时我行医未久，经验贫乏，在中西医药杂投无效的困境中，幸自试用此方获效，并坚持服至病愈为止。从此香砂六君子汤方给我留下了极其深刻的印象。凡遇此证，必投此方，往往收到满意效果，本案即其一例。

例2

杨某，男，46岁。

久患溃疡（钡检发现：胃大小弯共有 9 个溃疡点，十二指肠球部亦有溃疡点，并有幽门狭窄和胃下垂），胃痛，吐血，黑便（大便平时结如羊屎），尿赤，胃纳甚差，舌苔酱黑而质红，脉象细数。投以赤白芍、生甘草、百合、佛手、石斛、丹参、生蒲黄、五灵脂、山楂、藕节、白及、仙鹤草、白药、火麻仁、蜂蜜等药。连服 5 剂，胃痛基本停止，未再发生吐血，舌苔由黑转黄，胃纳、精神均见好转。再进 5 剂，胃痛全止，黑便渐除，小便转清，但舌苔仍黄，舌心仍有少许酱色苔，脉细弱，守方加减以善后。

例 3

刘某，男，46 岁。

久患胃溃疡，曾先后吐血 3 次，经常胃中热痛，时下黑便或结如羊屎，常 4 ～ 5 日 1 行。近 1 年来，胃痛拒按，连及两胁，并从上脘到中、下脘以至左少腹有一条硬结，肠鸣，脘腹胀满，入暮尤甚，以致难以入寐，饮食大减，食则欲吐，舌根部苔黄而质紫暗，脉细弦数。投以百合、佛手、白芍、甘草、沙参、玉竹、生地黄、玄参、麦冬、山楂、六曲、谷麦芽、鸡内金等药。初服 1 剂，即觉腹中气机运转，肠鸣加甚，时时噫气、矢气，因而大感舒适，夜能安寐。连服 7 剂，胃痛腹胀大减，脘腹一条硬结显见缩小，饮食渐增，食后不吐，守方倍加百合、佛手。再进 5 剂，胃痛腹胀消失，食欲大振，病入坦途，守方加减以善后。

这两例都属胃阴虚的胃热痛证，在临床上也常见到，多呈胃中热痛而喜冷畏热、大便燥结、舌赤苔黄、脉细弦数之象。

治法宜养胃阴以清胃热。一般常用百合佛手验方、益胃汤、增液汤、芍药甘草汤等方配合取效。如例2就是采用上述治法方药，在养阴清热中化瘀止血，获得比较显著的疗效。例3与例2比较，病情基本相同，只是例2症见吐血，胃中瘀热充斥，故在养阴清热中化瘀止血；例3吐血早止，胃中气滞较甚，故采用百合佛手验方合增液汤、芍药甘草汤、三消饮等方，于养阴清热中行气助运以消胀止痛，疗效也较满意。个人体会，由于百合能滋养胃阴，佛手能和降胃气，故百合佛手验方对胃阴虚的胃热痛证有良效，并可重用而无流弊，值得重视。

例4

李某，男，51岁。

久患十二指肠球部溃疡，胃中灼热，大便素溏今硬，舌苔微黄，脉象弦迟。投以异功散合三消饮加鸡内金。药下即觉胃中灼热大减。连服6剂而胃中灼热全除，守方加减以善后。

例5

李某，女，49岁。

胃中灼热三四年，饥时尤甚，饮冷则舒，晨起胃脘有气包突起，约半小时自消，手足心热，大便秘结，小便黄热，脉细数而弱。投以石斛、丹参、沙参、生地黄、玄参、麦冬、生甘草。初服2剂，胃中灼热大减，气包未再发生，但再进则无效。守方加寒凉泻火药且觉胃中异常难受，患者不敢再服，因而停药。

以上两例内伤热中病证，例4属脾胃气虚所致。患者胃中灼热10年余，虽尚能食，但食下胃中即感灼热，而胀满入暮尤甚，嗳腐吞酸，以手从心下向左胁下按之则痛，神疲肢倦，大便时溏时结，但溏时较多而结时较少。初诊时，大便结如羊屎3日，舌苔微黄，脉象弦迟。当时有一学生随诊，他从主症胃中灼热和当前大便结如羊屎以及能食、苔黄、脉弦着眼，认为病属脾胃阴虚内热，主张采用增液汤等养阴清热。经过仔细分析，认识到本病实属脾胃气虚热中证，这可从胃中灼热平素大便溏泄时多和神疲肢倦、脉迟等症上清楚地看出来。若但据胃中灼热而投以养阴清热之方，必致更阻脾运。本证经用异功散为主以补脾气而助运化，6剂而胃中灼热全除，可见甘温除热之法，不仅能除外热，而且能除内热。例5属脾胃气液两虚所致，这种证型在临床上较为多见，有时主要方面表现为气虚，有时主要方面表现为阴虚，必须随机应变，灵活掌握辨证施治。本例初诊时，病情主要方面表现为阴虚，故初投养阴清热方药获得明显效果。但在再投原方无效时，就应该考虑到气虚，而改投补益脾气为主的方药。奈因临证不够细心，未能见微知著，反而加用寒凉泻火药以更伤中气，致使患者服后感到胃中异常难受，寒药伤胃，昭然若揭。如果能在初投养阴清热方药获效，再投无效时，立即改用平补脾气为主的方药，或能推进疗效，渐竟全功。

在辨证论治胃痛中，我常用自制的胃痛散方配合，疗效尚称满意。其方基本药为甘草、冰片、乳香、没药、陈皮、乌贼骨6味。随证适当加药，研为细末，每服五分至一钱，日3次，温开水送吞。

例6

曾某，男，33岁。

久患胃痛，饥时即作，痛甚则呕吐酸水，并曾吐血 1 次，喜热怕冷，只能进软食，不能进硬食，胸中烦热，夜寐不安，舌有瘀斑，脉缓。1973 年 12 月 24 日，经某医院钡检发现食道主动脉弓压迹下可见 0.5cm×2.5cm 的袋状突出影，钡剂存留时间较长。1974 年 1 月 14 日，又经某医院钡检复查食道憩室仍前。根据患者喜热怕冷、脉缓、舌有瘀斑，断为脾胃气虚，导致瘀血内阻。投以香砂六君子汤合三消饮、温胆汤，同时吞服胃痛散。服药 5 个月后，1974 年 6 月 8 日，仍在某医院钡检复查，发现食道通过顺利，黏膜清晰，当钡剂通过食道上端主动脉弓稍下方有一轻度局限性扩张，但无明显食道憩室，胃痛基本停止，胃纳明显改善，但胸中烦热和夜寐不安仍前，守方加减以善后。

从以上 6 例胃痛虚证来看，既有气虚、阴虚和气阴两虚之别，还有虚中夹实的气滞和血瘀之分，必须灵活掌握，不可抱有成见。至于胃痛纯实之证而治法宜攻忌补的，这里姑且从略。

（二）胁痛

例 1

罗某，男，46 岁。

患慢性肝炎（早期肝硬化），右胁及心下硬满疼痛拒按，肿大，头面手脚亦肿，面色萎黄，食欲不振，咳嗽痰多，舌质紫暗，脉象缓弱。初投鳖蒜汤合枳术丸、三消饮加半夏、陈皮、厚朴、杏仁。连服 6 剂，头面手足腹肿全消，右胁及心下痛减，咳痰亦减，但胃纳仍差。改投香砂六君子汤合三消饮、四逆散、失笑散等，再进 4 剂，食欲渐振，右胁及心下硬痛大减，守方加减以善后。1 年后，因随西医学习中医班学员下乡防治老年慢性支气管炎，访知患者坚持原方久服而病愈。

例2

黄某，男，36岁。

患慢性肝炎，肝脾均肿大，两胁疼痛而右胁尤甚，特别嗜睡，舌苔薄白，脉浮取则弦而沉取则弱。初投柔肝化瘀方药，胁痛、嗜睡不稍减。再投四君子汤合鳖蒜汤加黄芪、当归、川芎，以补脾益气为主，养血柔肝为佐，服后嗜睡大减，但胁痛仍甚。更投大剂柴胡、白芷、白芍、甘草，服后胁痛大减，嗜睡全除，肝脾肿大消失，自云病去十之八九，乃守方加减以善后。

例3

杨某，男，34岁。

患慢性肝炎，右胁时痛，脘腹时胀，大便时溏，小便时赤，食少泛酸，脉象细弱。投以异功散合四逆散、三消饮等。先服6剂，脘腹胀满见减，食欲渐振，但胁痛依然。继进5剂，脘腹胀痛渐除，食欲大振，胁痛大减，精神转佳，脉力转旺，复查肝功能明显好转，仍守方以巩固疗效。

例4

李某，女，45岁。

每当精神受到刺激，即感胁痛满闷而以右胁为甚，并连及少腹，胸腹有紧束感，食欲不振，稍稍多食，即觉脘腹胀满难消。投以逍遥散全方即愈，愈而复发，再服亦愈，坚持久服，遂不复发。

肝病最易传脾，《金匮要略》所谓"见肝之病，知肝传脾，当先实脾"，是指肝病尚未传脾就当先实其脾而言；若肝病已经传脾，那就更应当以实脾为主了。以上4例治验，前3例肝病已经传脾，故都以治脾为主获效。如：

例1 肝病传脾，脾虚生湿，湿壅成痰而上阻肺气，故咳嗽痰多；湿聚成水而外泛皮肤，故由腹肿而漫及全身；肝脾气滞久则血瘀，故胁脘硬满疼痛拒按而舌质紫暗；脾气失运则食欲不振；食少则气血贫乏而面色萎黄；肝病脉多弦，若肝病传脾而脾气虚甚，则脉多缓弱而不弦。因此，治法必须以补脾为主。但因本证虚中夹实，既已气虚血弱，而又气滞血瘀，且见痰湿水气壅盛之象。初期难任壅补之药，故先投以运脾行气、破瘀消积之剂，而在肿消痛减之后，即以补脾为主，调肝为佐，并补中带消，使其补而不致壅中，消而不致伤正，终获全效。本例获效的关键虽然在于香砂六君子汤的健补脾胃之气，但鳖蒜汤方也起了重要作用。此方原为治疗晚期血吸虫病肝硬化腹水的验方，个人试用有效，由于鳖鱼不常易得，乃改用鳖甲配合大蒜，并定名为鳖蒜汤。由于鳖甲功能滋养肝阴、破瘀软坚消痞，大蒜功能健运脾气、消食化痰祛水，故对气滞血瘀的肝脾肿痛甚至硬化之症有一定的疗效。

例2 肝病已经传脾，故初投柔肝化瘀方药无效，而继用健脾为主则效渐著。本例之所以特别嗜睡，是因肝病传脾，脾虚为湿所困，清阳不得上升所致。它和一般所谓肝昏迷的嗜睡不同，故投以补脾健运为主的方药而嗜睡即大减，但胁痛仍甚。改投大剂四逆散去枳实加白芷，不仅胁痛大减，而且嗜睡全除，肝脾肿大消失，患者自觉病去十之八九。这是因为柴胡、白芷既能升脾气，又能解肝郁，白芍、甘草具有柔肝止痛作用（白芷也有较强的止痛作用），脾气得升，浊阴自降，清阳能够上行头脑，则嗜睡自除，肝郁得舒，木横得柔，则胁痛自止。

例3肝病传脾之证，较前两例为轻，故用异功散合三消饮、四逆散，以补脾为主，调肝为佐，旬日间即获良效，复查肝功能明显好转。

例4的胁痛症，则属肝气郁结导致脾气不舒。其病机主要在肝，是属肝病尚未传脾者，和前3例肝病已经传脾者不同。一般治疗肝郁胁痛，常用逍遥散取效。逍遥散为疏肝解郁的著名方剂，其中以柴胡为主药，并配薄荷以加强其疏达木郁之力；由于肝木抑郁而横强失柔，故配白芍、甘草以柔肝；由于肝气郁结则肝所藏之血失其流畅，故配当归以活血；由于木郁克土，常见脾气失运，故配白术、茯苓、生姜以健脾和胃。全方组织严密，考虑周到，如非十分必要，不宜随便加减，以免影响疗效。由于本方在疏肝解郁中兼有实脾作用，体现了"见肝之病，知肝传脾，当先实脾"的精神，故对本例肝郁胁痛导致脾气不舒之证有药到病除之效。但本方只适宜于病机主要在肝而波及于脾者；若肝病已经传脾，而病机主要在脾者，那就非此方所能胜任了。

（三）腰痛

例1

符某，男，34岁。

患肥大性脊椎炎，腰痛不能转侧俯仰，并感到冷而沉重，时当夏令酷热，仍需盖被而卧，舌胖润，脉沉细。投以甘姜苓术汤加附子、肉桂。连服8剂而腰痛痊愈。

例2

姜某，女，25岁。

患慢性肾盂肾炎，腰酸痛甚，头面肢体浮肿，怯寒较甚，间或微热而不汗出，神疲肢倦，不思饮食，腹时胀满，大便时结时溏，小便黄浊，舌苔微黄，脉迟。投以四君子汤合白茅根汤加麻黄、附子、白芍、浮萍。连服6剂，腰酸痛除，浮肿消退，守方加减以善后。

例3

陈某，女，15岁。

腰酸痛甚，膝关节亦痛，面浮，小便有时黄短热痛，不思饮食，神疲肢倦，舌苔白黄相兼而腻，脉数而弱。投以四君子汤合白茅根汤加桑寄生、杜仲、续断。连服10剂，腰酸痛除，膝关节痛亦止，面浮消退，尿转清长，守方加减以善后。

"腰为肾之腑"，故腰痛多属肾病。其所以又与脾有关者，因肾为水脏，脾属湿土，脾气健运，则土能制水，肾水乃得其正而能养人；脾虚失运，则土不制水，肾水乃失其常而能病人。以上3例腰痛，例1即《金匮要略》所谓"肾着之病，其人身体重……腰以下冷痛，腹重如带五千钱，甘草干姜茯苓白术汤主之"之证，是因脾虚失运而寒湿困肾所致。《内经》指出："诸湿肿满，皆属于脾"，脾气失运则生湿而停水，水气泛滥则肿，故后世又有"无湿不肿"之说。但肿虽由湿而生，又有寒湿和湿热之辨，脾虚失运而寒湿困肾者，一般常用五苓散合五皮饮等方取效；脾虚失运而湿热困肾者，个人常用四君子汤配合自制的白茅根汤（白茅根、生薏苡仁、赤小豆）。白茅根汤对湿热困肾水肿，不仅实证可用，虚证（湿热伤阴）更适宜。因为方中所选之药，都属甘润滋养的清利湿热之品，具有渗利湿热而不伤阴、润养津阴而不助湿的优长，这里仅举两例以略证其疗效。但例2由于怯寒、脉迟而合用了芍药甘草附子汤；由于不汗出而加用了麻黄、浮萍，与例3同中有异。

（四）淋浊带下

例1

周某，男，43岁。

久患膏淋，尿如乳糜，尿检蛋白（++++）。投以四君子汤加山药、白扁豆、生薏苡仁、芡实、土茯苓、萆薢、海金沙、白茅根。连服15剂，乳糜尿显见减少。继续服至21剂时，乳糜尿全除，尿检蛋白消失。守方再服20剂以巩固疗效。此后虽食猪肥肉，亦未见乳糜尿发生（过去是稍食即病增剧），尿检复查多次，也未再发现蛋白。

例2

童某，女，22岁。

久患膏淋，尿如乳糜，尿检蛋白（++++）。投以四君子汤加山药、白扁豆、生薏苡仁、芡实、土茯苓、萆薢、海金沙、白茅根、金樱子、菟丝子、覆盆子等药。连服25剂，乳糜尿消失，但尿检仍有蛋白（+），守方善后。

例3

郭某，女，31岁。

久患膏淋，尿如乳糜，尿检蛋白（+++），腰痛，不思饮食，肌肉消瘦，脉细弱。投以四君子汤加山药、白扁豆、生薏苡仁、芡实、莲子、萆薢、白茅根、桑寄生等药。连服22剂，乳糜尿消失，但尿检仍有蛋白（+），守方善后。

例 4

朱某，女，31 岁。

久患滴虫性阴道炎、宫颈糜烂以及慢性肾盂肾炎，腰痛，面浮脚肿，小便黄热刺痛，带下淋沥，舌根苔黄，脉象细弱。先投白茅根汤合导赤散加味。连服 2 个月，诸症渐除，惟带下则减而复增。继投四君子汤加生薏苡仁、白扁豆、山药、莲子、芡实、白果、白英等药。连服 1 个月，带下始告痊愈。

例 5

姜某，女，30 岁。

患慢性肾盂肾炎和阴道炎，腰痛，面浮手肿，小便频急、短少、黄热，赤白带下淋沥，食少，便结，脉细数而弱。投以四君子汤合白茅根汤加白英、白果、山药、莲子、芡实、白扁豆。连服 6 剂，带下赤止白减十之六七，其他症状均显见减退。守方再进 10 余剂而带下痊愈。

淋浊带下一般为湿热下注所致，但时日既久，则往往导致脾肾气虚不固，尤其是脾气虚弱，不能守中以摄下。必须以补益脾气为主，清利湿热为佐，才易收效。这可从上述 3 例膏淋和 2 例带下治验中略见一斑。

膏淋为湿热下注而肾虚不固所致，一般常用萆薢分清饮以通利其邪而固补其正。但个人体验，此方疗效尚难令人满意，经过多方摸索，发现本证在清利湿热中补肾不如补脾。上述 3 例膏淋，都是采用四君子汤以补益脾气为主，所加之药，除重用萆薢、海金沙、白茅根、土茯苓以清利湿热外，生薏苡仁、白扁豆、山药、莲子、芡实等都是既补脾虚又利湿热之药。3

例中除例 2 加用了固补肾气的菟丝子、覆盆子、金樱子外，其他两例都未用过补肾药，其中尤以例 1 疗效更为满意。

带下为湿热下注而脾虚失运所致，故前人用异功散加生薏苡仁、白扁豆、山药为主的治带经验是可贵的。上述两例带下，就是采用四君子汤加生薏苡仁、白扁豆、山药、莲子、芡实等以补脾祛湿为主。所加白果和白英均为治带良药，尤其是白果，更为人们所熟知。由于两例都合并有湿热浮肿，故都配以白茅根汤。

（原载于江西中医学院《新医药资料》1975 年 1 期）

脾胃在《伤寒论》六经病中的重要地位

《伤寒论》在六经病中是特别注重脾胃的。它不仅继承发扬了《内经》的脾胃理论，而且为后世脾胃学说的发展奠定了基础。从《素问·经脉别论》："食气入胃，散精于肝，淫气于筋。食气入胃，浊气归心，淫精于脉。脉气流经，经气归于肺，肺朝百脉，输精于皮毛，毛脉合精，行气于府，府精神明，留于四脏，气归于权衡，权衡以平，气口成寸，以决死生。饮入于胃，游溢精气，上输于脾。脾气散精，上归于肺，通调水道，下输膀胱。水精四布，五经并行，合于四时五脏阴阳，揆度以为常也。"结合到《素问·太阴阳明论》："阳明者……五脏六腑之海也"（《灵枢》则说"胃者水谷气血之海也"）"太

阴为之行气于三阴……亦为之行气于三阳，脏腑各因其经而受
气于阳明"来看，可见饮食水谷入胃，变为精微，化生气血，
再由脾输布于其他脏腑各部，以营养周身内外，维持生命活动。
故《素问·平人气象论》指出："平人之常气禀于胃。胃者，
平人之常气也。人无胃气曰逆，逆者死……人以水谷为本，故
人绝水谷则死，脉无胃气亦死。"这就是《伤寒论》之所以在
六经病中特别注重脾胃的根本所在。

首先，从其阳明病篇和太阴病篇来看：

《伤寒论》阳明病多胃家实证治，太阴病多脾家虚证治，
显然是从临床上丰富和发展了《素问·太阴阳明论》所谓"太
阴阳明为表里，脾胃脉也。生病而异者……阴阳异位……故阳
道实，阴道虚"的理论。

阳明病胃家实证治的主要着眼点是"燥"和"降"两个字。
因为阳明胃属燥土，性喜柔润而主降。伤寒邪热入胃，消灼津液，
则失其柔润而化燥，不能主降而上逆，故其治法，或宜白虎汤
清热润燥以复其柔润之常，或宜承气汤承顺胃气以复其主降之
职。无论是清以白虎或下以承气，都是为了泻其偏亢之阳而救
其欲竭之阴，所以治疗阳明病重在"存津液"。且因胃为五脏
六腑气血之海，不仅主人身之津液，也生后天之元气，故阳明
热病，既能消灼津液，又能耗散元气。因此，张仲景在 8 条白
虎法中，就有 5 条加了"益元气"的人参。而其不加人参的 3 条，
也在用石膏、知母清热润燥的同时，辅佐粳米、甘草以保护胃
气。至于承气 3 方，虽然是以大黄、芒硝攻下燥热阳邪为主，
似乎有伤胃气，但调胃承气辅佐甘草以和中，大小承气辅佐枳、

朴以顺气，都对胃有保护作用。又阳明病虽以白虎、承气所主治的阳明胃家实热证为主，注重"存津液""益元气"，但并未忽视胃家虚寒证，如对中寒气逆的"食谷欲呕"，采用吴茱萸汤温中降逆以扶助胃脘阳气等。

太阴病脾家虚证治的主要着眼点是"湿"和"升"两个字。因为太阴脾属湿土，性喜刚燥而主升。伤寒邪气入脾，损伤阳气，则失其刚燥而化湿，不能主升而下陷，故其治法，正阳虚甚的，宜用理中汤以温脾阳为主；阴邪壅甚的，宜用朴姜夏草参汤以行脾气为主。而无论是温脾阳为主或行脾气为主，都是为了化其湿而助其升。只是前法以补为攻，后法攻中带补。又从其"太阴为病脉弱，其人续自便利……以其人胃气弱易动故也"来看，可见脾胃相连，表里相通，阴阳气血相贯，脾阳虚者，胃气必弱，而温补脾阳的理中汤也就自然包括温补胃气在内了。又从其太阴病"至七八日，虽暴烦下利日十余行，必自止，以脾家实，腐秽当去故也"来看，可见太阴病脾家虚的下利不止，如果病经多日，正阳来复，脾家由虚转实，则其"腐秽"的湿浊之邪"当去"，而其下利"必自止"。至于脾阴虚证，则应从阳明病篇"趺阳脉浮而涩，浮则胃气强，涩则小便数，浮涩相搏，大便则硬，其脾为约，麻子仁丸主之"深入领会。这里所谓"胃气强"，是指胃家阳气偏亢而言。本来胃家邪热炽盛而正阳亢旺的，脉多洪、实、滑、数。今趺阳脉浮而涩，可见不仅胃阳亢旺，而且胃阴枯竭，并由胃阴虚导致脾阴虚，所谓"其脾为约"，即脾阴不足之意。由于病属胃阳亢而脾阴亏，故立麻子仁丸的润下法，既用大黄、枳实、厚朴以泻其亢旺之胃阳，又用麻子仁、杏仁、白芍、蜂蜜以滋其不足之脾阴。但这犹属半虚半实之证，若阳明病大便硬，而"津液内竭"的，则"虽硬不可攻""宜蜜煎导而通之"，这就属于虚证了。后世温病学家，如吴鞠通所创立的增液汤和增液承气汤法，治阳明病不大便"而其人阴素虚者"，显然是效法长沙而有所发展。

又《伤寒论》太阴、阳明病篇不仅有上述阳明胃家实而太阴脾家虚的实中有虚证治，而且还有如桂枝加大黄汤（即桂枝汤倍芍药加大黄）所主治的太阴脾家虚而阳明胃家实的虚中有实证治。此外，在一定条件下，阳明病和太阴病还可互相转化，如"阳明病……不大便六七日……不转矢气者，此但初头硬，后必溏，不可攻之，攻之必胀满不能食也"，就是由阳明病转化为太阴病的例证；又如太阴病"至七八日，大便硬者，为阳明病也"，就是由太阴病转化为阳明病的例证。这里应从脾胃的生理和病理来深入领会：脾胃虽同属土，但有阴阳之别，脾为阴脏属湿土，中含阳气而主升，在生理状态下，脾阳足以主升，则水谷运化而不病湿；在病理状态下，脾阳不足以主升，则水谷停滞而病湿。胃为阳腑属燥土，中含阴液而主降，在生理状态下，胃阴足以主降，则津液滋润而不病燥；在病理状态下，则阴液干枯而病燥。因此，寒伤太阴，脾阳受损，故其里寒虚证的病机以湿化为特点，而治宜理中汤温补脾阳以化寒湿；热入阳明，津液被灼，故其里热实证的病机以燥化为特点，而治宜白虎、承气清下燥热以救胃阴。这是就阳明病和太阴病的燥湿分化而言，若合而论之，则太阴脾和阳明胃，脏腑相连，表里相通，平时互相依赖，病时互相影响，或由彼而及此，或由此而及彼。这是由于脾胃脏腑之间的阴阳消长变化所致，即在一定条件下，可由脾胃阴长阳消的湿化证转变为脾胃阳长阴消的燥化证，或由脾胃阳长阴消的燥化证转变为阴长阳消的湿化证。如阳明阳盛阴虚的燥化证，如果用药清下太过，则燥热去而阳气伤，就可转化为太阴阳虚阴盛的湿化证，而由大便秘结不行变为大便下利不止了；太阴阳虚阴盛的湿化证，如果用药温燥太过，则寒湿去而阴液伤，就可转化为阳明阳盛阴虚的燥化证，而由大便下利不止变为大便秘结不行了。临床上经常可以看到，有些患者长期便秘（甚至结如羊屎），有些患者则长期大便溏泄或时硬时溏。经过治疗后有些治好了，有些则反复无常，或由大便秘结变为大便溏泄或时溏，或由大便溏泄变为大便秘结，或由大便初硬后溏、时硬时溏变为大便硬而不溏或溏而不硬等。这就是脾胃燥湿转化的生动体现。

由上述可见，《伤寒论》中的太阴阳明脾胃理论和经验是比较全面的。后世脾胃论者，如李东垣注重温脾阳而升脾气和叶天士注重滋胃阴而降胃气等，都显然是对仲景脾胃理论和经验的继承和发展。

其次，从其六经病各篇来看，由于胃为五脏六腑气血之海，脾为胃行其津气于三阴三阳，故无论三阳病或三阴病都与脾胃有密切关系，而在治疗时多宜扶助脾胃。

1. 太阳病

主治太阳病表寒虚证的桂枝汤，虽然是一个扶助卫阳以发散风寒的辛温解表方，但又具有扶助脾胃中气的作用。这是因胃为卫之本，卫气的强弱直接关系到胃气的强弱，凡卫虚不能固表的，其人胃气必弱，故扶助脾胃阳气的方药，也多能扶助卫外阳气。桂枝汤方从其桂枝、生姜、甘草、大枣的辛甘化阳来看，显然有健脾开胃之功；即使从其方后必须啜热稀粥以助汗来看，也包含有温养胃气之意。又桂枝汤方变法甚多，其中大都与脾胃有关。如小建中汤所主治的"伤寒阳脉涩，阴脉弦"的"腹中急痛"，从其方用桂枝汤倍芍药加饴糖来看，可知本证是因土虚木旺而伤寒所致，故其方在用桂枝汤解散风寒的基础上，加饴糖以增强其培土之力，并倍芍药协同甘草（即芍药甘草汤）以柔木而止痛。由此而联系到"本太阳病，医反下之，因而腹满时痛者，属太阴也，桂枝加芍药汤主之；大实痛者，桂枝加大黄汤主之"并从两方都是桂枝汤倍芍药来看，显属小建中汤的变法（故柯韵伯有"桂枝芍药小变建中之剂"之说；张隐庵认为"此即小建中汤治腹中急痛之义也"）。即前者腹满时痛，是属太阴土虚木旺之证；后者腹大实痛，是属太阴脾虚而胃实之候。又从太阳与阳明合病自下利者主以葛根汤（即桂枝汤加葛根、麻黄）和不下利但呕者主以葛根加半夏汤（即葛根汤加半夏）来看，前者在桂枝汤基础上加葛根以升举脾气，后者加半夏以和降胃气，也显然是在外解太阳风寒的同时内调脾胃升降功能以止其呕利。又桂枝去桂加茯苓白术汤所主治的"头项强痛，翕翕发热，无汗，心下满微痛，小便不利"，也显然是太阳外证未除而水停中焦之候，故在用桂枝汤解表的同时，加白术、茯苓培土利水。又桂枝加桂汤所主治的"气从少腹上冲心"的奔豚和苓桂甘枣汤所主治的"脐下悸，欲作奔豚"也是由于太阳寒水侮土，而水气冲逆于下、中、上焦所致，故其方虽不同，但以培土制水为法则是基本一致的。又桂枝人参汤（即理中汤加桂枝）所主治的"利下不止，心下痞硬，表里不解者"，也显然是太阳病误下而内伤太阴脾脏阳气。不仅外证未除，而且里寒剧作，故其方用理中汤温补脾阳以化寒湿，仍以桂枝为主者，因其既能外解太阳风寒，又能内扶脾胃阳气之故。至于主治太阳病表寒实证的麻黄汤，虽然是一个辛温峻汗开表逐邪的主方，但方中配以桂枝，既能襄助麻黄以发汗解表，又能协同甘草温养中气以保护脾胃。如果说桂枝汤是在祛邪中补正，那么麻黄汤就是在祛邪中护正了。以上是就太阳病表寒证的桂、麻二法而言，若就太阳病里水证来说，主治太阳病少腹满、小便不利的膀胱蓄水证的五苓散，虽然是一个从太阳膀胱通阳化气利水的主方，但从其方中茯苓、猪苓、泽泻、白术、桂枝的组合来看，也显然具有培土利水的作用，故又治心下痞硬的下利不止和太阴霍乱的呕吐而利。此外，治疗太阳病变证的甘草干姜汤、旋覆代赭汤、半夏泻心汤、生姜泻心汤、甘草泻心汤、黄连汤、葛根芩连汤、栀子豉汤、栀子生姜豉汤、栀子甘草豉汤、栀子厚朴汤、栀子干姜汤等方，也都是以调理脾胃为主的。

2. 少阳病

主治少阳病半表半里寒热虚实错杂证的小柴胡汤，虽然是一个和解的方剂，但方中除柴胡、黄芩、半夏能入少阳半表半里以和解其寒热错杂之邪外，其余均能补中益气。可见扶助脾胃在少阳病和解法中也占有重要地位，这是因为少阳病木邪侮土，中气必伤之故。故其临床表现，虽以往来寒热、胸胁痞硬满痛、

口苦、目眩、耳聋、脉弦等木邪内扰之证为主，但又多伴有喜
呕不欲饮食或腹中痛等脾胃受伤之候，这就是小柴胡汤之所以
在用柴胡、黄芩、半夏和解少阳半表半里寒热错杂之邪的同时，
又必须用人参、甘草、生姜、大枣补中益气的理由所在。有人
认为，少阳病在半表半里，只有邪实，而无正虚，只有寒热错杂，
而非虚实错杂。这种认识是不够全面的，因为仲景在少阳病小
柴胡汤证条曾明言"血弱气尽，腠理开，邪气因入，与正气相
搏，结于胁下"。所以柯韵伯注解说："往来寒热即邪正相争
之象，更实更虚，所以休作有时，邪实正虚，所以默默不欲饮食，
仲景于表证不用人参，此因正邪分争，正不胜邪，故用之扶元
气，助正以祛邪也。"并指出："粗工恐其闭住邪气，妄用柴
芩而摒绝人参，所以夹虚之证，不能奏功。"又从少阳病篇所
说："伤寒三日，三阳为尽，三阴当受邪，其人反能食而不呕，
此为三阴不受邪也。"并联系到柯韵伯所谓"阳明为三阴之表，
故三阴皆看阳明之转旋，三阴之不受邪者，藉胃为之蔽其外也。
胃气和则能食不呕，故邪自解而三阴不病。胃阳虚，邪始得入
三阴……阳明之关系三阴重矣"来看，可见少阳病的喜呕不欲
饮食为木邪侮土，使胃气虚而不和所致。如其病经多日，由喜
呕不欲饮食而反能食不呕的，则为胃气已和，中气已足的正胜
邪退之象，自不致邪入三阴而发生"阳去入阴"之证了。

3. 少阴病

本篇条文几乎半数是以吐利为主症，而这在少阴病寒化证
中表现得尤为突出。一般来说，吐利为脾胃升降失调的主要临
床表现。少阴病机虽然主要在于心肾，但因心火生胃土，肾(命门)

火生脾土,具有母子关系,故心肾阳虚,火不生土,脾胃之阳必弱,而致升降失常。这就是少阴病多见吐利之所由来。又少阴病还多以手足厥冷为主症,这也与脾胃虚寒有关。因四肢为脾胃所主,如《素问·太阴阳明论》指出:"四肢皆禀气于胃,而不得至经,必因于脾乃得禀也。"故脾胃阳气虚弱不能充达四肢的,其手足必冷。正由于少阴病寒化证在现有心肾虚寒的"脉微细,但欲寐"等症的同时,又多伴有吐利、肢冷等脾胃虚寒之症,所以主治少阴病寒化证的四逆汤、真武汤、附子汤等方中,既用附子为主药以温补心肾阳气,又必辅以温补脾胃阳气的干姜、白术、人参、炙甘草等药。又从主治"少阴病,下利便脓血"的桃花汤来看,虽然方中主药赤石脂具有温补固涩少阴心肾气血的作用,但也能入手阳明大肠以涩肠止泻痢;至其辅佐干姜和粳米,则更显然是温养其中气,使脾能统血。可见本方主治下焦滑脱的下利便脓血,是在温补固涩少阴心肾气血中包含着温补固涩脾胃中气的作用在内的。至于主治少阴病热化证"心中烦,不得卧"的黄连阿胶汤,虽然方中以黄连、黄芩和阿胶、白芍泻心火和补肾水为主,但其中的鸡子黄颇有妙用,如黄元御《长沙药解》指出:"鸡子黄味甘微温,入足太阴脾、足阳明胃经,补脾精而益胃液,止泄利而断呕吐。《伤寒论》黄连阿胶汤,用之治少阴病,心中烦,不得卧者,以其补脾而润燥也。"从脾土为心肾水火相交之媒介的理论来看,此药在本方中实有安土以交通心肾之妙。

4. 厥阴病

本篇以呕吐下利和手足厥冷为主症的条文占半数以上,更多于上述少阴病篇，可见厥阴病和脾胃的关系尤为密切。这是因为厥阴病常因木邪侮土而使脾胃受伤的缘故。更从本篇所谓"凡厥利者，当不能食，今反能食者，恐为除中，食以索饼，不发热者，知胃气尚在，必愈"和"今与黄芩汤复除其热，腹中应冷，当不能食，今反能食，此名除中，必死"来看，可见胃气的存亡决定着厥阴病的预后。因此，仲景在厥阴病中是很注重脾胃的。如乌梅丸所主治的厥阴病"蛔厥""久利"等症，都是由于木邪侮土，里虚而寒热错杂于胃肠所致。故其方中用乌梅和醋以收敛肝木；附子、桂枝、蜀椒、干姜、细辛和黄连、黄柏以除其土中的寒热错杂之邪；人参和当归以补其气血之虚。吴茱萸汤所主治的厥阴病"干呕，吐涎沫，头痛"，也是由于肝寒犯胃，浊阴冲逆所致，故其方中用吴茱萸温肝（也能温胃）降逆为主，而以人参、生姜、大枣培土和中为佐。当归四逆汤及其加吴茱萸生姜汤所主治的厥阴病"手足厥寒，脉细欲绝"或更"内有久寒者"，从其方以桂枝汤为基础来看，也可见其是在温肝通利血脉中包含着健脾暖胃在内的。白头翁汤所主治的厥阴病"热利下重"，也是由于湿热蕴结肠间以致木郁土中而成，故其方中用白头翁疏泄肝气为主，并协同秦皮、黄连、黄柏以清解土中湿热之邪。这些都是厥阴病的主要证治。此外，干姜黄芩黄连人参汤所主治的"食入口即吐"，也显然是以调理脾胃为主。麻黄升麻汤主治的表里寒热虚实错杂证，虽然此方包括麻黄汤（仅缺杏仁）的解表和白虎汤（仅缺粳米）、黄芩汤（仅缺大枣）的清里，以及当归、白芍、葳蕤、天冬的滋养阴血，但其中还有理中汤（仅缺人参）、苓桂术甘的温中培土。

可见仲景在病情极其复杂，必须温清攻补兼施时，也是比较重视脾胃的。

综观上述《伤寒论》六经病的主要证治，无一不与脾胃密切相关，充分地表明了脾胃在六经病中的重要地位。因此，研究《伤寒论》很有必要把脾胃作为一个中心问题来看待，不仅要看到其在阳明和太阴病篇对脾胃的燥、湿、升、降在理、法、方、药上的全面体现，而且要看到其在太阳、少阳、少阴、厥阴病篇的理、法、方、药中处处反映出的脾胃燥、湿、升、降，这是很值得我们深入探讨的。

最后我还想谈谈中医扶正祛邪的问题。一般来说，外感疾病是邪正相争造成阴阳失调的结果。由于外感邪气必须通过内因正气起作用才能发生疾病，所以中医在诊治外感病时，尤其重视正气，主张扶正祛邪。但扶正的含义，一为补正，二为护正。对外感病的虚证固应在祛邪中补正或补正中祛邪；对外感病的实证则应在祛邪中护正。我认为《伤寒论》中的扶正，主要就是扶脾胃，即补脾胃和护脾胃。从其补脾胃方面来看，或在祛邪中补正，如表寒虚证用桂枝汤在解表中补脾胃，半表半里寒热虚实错杂证用小柴胡汤在和解半表半里中补脾胃；或在补正中祛邪，如里寒虚证用理中汤温补脾阳以祛寒，或四逆汤补火燠土以祛寒，或吴茱萸汤温肝暖胃以祛寒。从其护脾胃方面来看，如表寒实证用麻黄汤在解表中护脾胃；里热实证用白虎汤或承气汤在清、下里热中护脾胃等。必须指出，补正之法固为人所重视，护正之法则常被人所忽略。我们读仲景书，不仅要认真学习他善于补脾胃以治虚证，更要认真学习他善于护脾胃以治实证。如他治疗水积实证用十枣汤，方中主药本来是甘遂、大戟、芫花，但却以大枣十枚名其方，这就足以说明，他在治疗实证时是高度重视护脾胃以固后天之本的。柯韵伯注解得好："仲景利水之剂，种种不同，此其最峻者也……甘遂、大戟、芫花辛苦气寒而秉性最毒，并举而任之，气同味合，相须相济，决渎而大下，一举而水患可平矣。然邪之所凑，其气已虚，而毒药攻邪，脾胃必弱，使无健脾调胃之品主宰其间，邪气尽而元气亦随之而尽，故选枣之大肥者为君，预培脾土之虚，且制水势之横，又和诸药之毒，既不使邪气之盛而莫制，又不使元气之虚而不支，此仲景立法之尽善也。用者拘于甘能缓中之说，岂知五行承制之理乎？"又如《伤寒论》在113方中，就有70方用了扶脾胃的甘草（或用以为补，或用以为护），占总方数的2/3以上。必须明确，仲景方中之所以常常用到甘草，主要不是用以调和诸药，而是用以扶助脾胃。一般所谓甘草调和诸药之说，是与仲景的主要用意不符的。但一般所谓甘草炙用补中和生用清火之说，则是符合仲景用意的。例如《伤寒论》少阴病咽痛3方，其中甘草汤和桔梗汤均用生甘草清火或协同桔梗以治其热痛；半夏散及汤则用炙甘草补中并协同半夏、桂枝以治其寒痛，即其明证。还应看到，《伤寒论》用甘草者70方，其中除上述两方生用外，其余均炙用，而且在用炙甘草的68方，不仅对虚寒证用炙甘草，即对实热证也用炙甘草。例如，主治阳明病里热实证的白虎汤和调胃承气汤，方中甘草似乎应该生用，但仲景却反炙用，其意在于护脾胃，是显而易见的。（万雪峰整理）

略论阴火与甘温除热

自从李杲在《脾胃论》中提出阴火与甘温除热说以后，历来医家大都是从脾胃气虚立论，并有效地指导着临床实践。但由于在理论上对阴火与甘温除热的认识尚不一致，因而引起不少的争论。值此"百花齐放，百家争鸣"之际，愿献一得之愚，以期抛砖引玉。

一、阴火与甘温除热的含义

前人对火分阴阳，虽然大都认为阳火是指心之君火，阴火是指肾（肝、心包络、三焦与胆）之相火。但也有持异议的，如李杲说："心火者，阴火也。"因此，究竟什么是阴火，前人尚无定论。今天看来，火在人身即阳气，而阳气在人身是无处不有的，故五脏六腑都各自有其自己的火，此火在正常情况下，主要表现为各脏腑的生理功能活动。由于心为五脏六腑之主，心火活动正常，则心神清明，心血流畅，而人体上下内外的一切生机为之活跃。所以古人在当时的封建制度影响下，将其比喻为"君火"，而把其他脏腑的生理功能活动的火置于从属地位，多称之为"相火"。但在"相火"所指的脏腑中，既把肾中命火称之为"相火"，又承认它是先天之本、生命之根；并指出心火乃命火之焰，则命火自为心火之根。可见所谓"君火"的心火并不如所说"相火"的命火重要，就未免主次倒置了。我们应该把人身正常之火看成是脏腑生理功能活动的表现，而在一切生理之火当中，则应以心火为主，命火为根。至于火分阴阳，在生理上，虽因心居上焦阳位而肾属下焦阴位，大都以心火为阳火，肾（命）火为阴火，但这与病理上的火分阴阳的含义不一致。因为病理上的火分阴阳，是以阳火病性属热而治法宜清忌温，阴火病性属寒而治法宜温忌清为断。而心火或肾（命）火为病都各自有其阴阳之分，并非心火病性都属热而宜清，肾（命）火病性都属寒而宜温；也有心火病性属寒而宜温，肾（命）火病性属热而宜清的。所以李时珍说："诸阳火遇草而燔，得木而燔，可以湿伏，可以水灭；诸阴火不焚草木而流金石，得湿愈焰，遇水益炽，以水折之，则光焰诣天，物穷方止，以火逐之，以灰扑之，则灼性自消，光焰自灭。"从其所说"诸阳火"和"诸阴火"来看，可见所指范围广泛，并不局限于心肾。因此，火分阴阳，病理上是不可混的。

还应指出，火有邪正之分。凡是得其常的正火，都能养人，《内经》所说"少火生气"之火，即指能够养人的正常之火而言；凡是失其常的邪火，都能害人，《内经》所说"壮火散（食）气"之火，即指能够害人的反常之火而言。由此可知，火无分君相，既病变成"壮火散（食）气"的邪火，都可称之为"元气之贼"。李杲《脾胃论》在"饮食劳倦所伤始为热中论"中指出："心火者，阴火也，起于下焦，其系系于心，心不主令，相火代之，相火下焦包络之火，元气之贼也。"又在"安养心神调治脾胃论"中指出："《灵兰秘典论》云：'心者，君主之官，神明出焉。'凡怒忿悲思恐惧，皆损元气。夫阴火之炽盛，由心生凝滞，七情不安故也。心脉者，神之舍，心君不宁，化而为火，火者，七神之贼也。"显然，他所说的"元气之贼"的火，指的就是反常的"壮火散（食）气"的君相之邪火，并非指正常的"少火生气"的君相之正火。由此也可看出，他所说的"阴火"，实际包括君相之邪火在内，只是以脾胃元气不足为其主要病源而已。又他认为，元气不足导致阴火上冲，而阴火上冲又反过来耗散元气，故有"火与元气不两立，一胜则一负"之说。这和《内经》所谓"壮火散（食）气"的精神是一致的。但《内经》所谓"壮火"，并非专指阴火，也包括阳火，即壮火为病，无分阴阳，都是能够耗散元气的。

还应指出，邪火有虚实之辨，实火是指火病邪实而正气抗邪有力者而言，多见于外感病中；虚火是指火病正虚而抗邪无力者而言，多见于内伤病中。内伤虚火为病，有阴阳气血之辨，属于阴血虚的阳火病证，治宜滋阴养血，多用甘寒清热法；属于阳气虚的阴火病征，治宜助阳益气，多用甘温除热法。但血之为物，火其形而水其质，体阴而用阳，实属水火结合而成，故血虚病证又有血阴虚和血阳虚之辨。一般来说，血阴虚的多见虚热证而治宜滋养血阴；血阳虚的多现虚寒证而治宜温补血阳。但血阳虚证，也有因虚阳亢奋而现李杲所说"血虚发热"治宜当归补血汤甘温除热法的，这又应该归之于阴火的范围了。虚阳亢奋和虚阳衰沉是一个问题的两个方面，虚阳衰沉是言其常的一方面，这是因为阳虚则生寒，气不足便是寒，是病理之常，故凡阳气不足的，一般多见衰沉的阴寒证。虚阳亢奋是言其变的另一方面，其理主要有二，一为脾气虚甚，导致血虚，使气无所附，引起虚阳亢奋，而见脾虚发热的阴火证；二为肾阳虚极，不能潜藏而反浮越，以致虚阳亢奋，而见肾虚格阳的阴火证。李杲《脾胃论》中的阴火病证，虽然着重在前者，但从他在"肾之脾胃虚"中所指出的"上热如火，下寒如冰"之证来看，也注意到了后者，只是语焉不详而已。

李杲在《内外伤辨惑论·饮食劳倦论》中根据《内经》"劳者温之""损者温（益）之"的原则，提出了甘温除热法，创立了补中益气汤方。他并自作方解说："夫脾胃虚者，因饮食劳倦，心火亢盛而乘土位。其次肺气受邪，须用黄芪最多，人参、甘草次之。脾胃一虚，肺气先绝，故用黄芪以益皮毛而闭腠理，不令自汗，损其元气。上喘气短，人参以补之。心火乘脾，须炙甘草之甘以泻火热，而补脾胃中元气……白术苦甘温除胃中热……胃中清气在下，必加升麻、柴胡以引之，引黄芪、甘草甘温之气味上升，能补卫气之散解而实其表也……气乱于胸中，为清浊相干，用去白陈皮以理之，又能助阳气上升以散滞气，助诸甘药为用……脾胃气虚，不能升浮，为阴火伤其生发之气，荣血大亏，荣气不营，阴火炽盛，是血中伏火，日渐煎熬，气血日减，心包与心主血，血减则心无所养，致使心乱而烦……故用辛甘微温之剂生阳气，阳生则阴长。或曰：甘温何能生血？曰：仲景之法，血虚以人参补之，阳旺则能生阴血，更以当归和之。"由此可见，李杲用补中益气汤方甘温除热，是以黄芪、人参、甘草、白术为主大补脾胃元气，脾胃元气充足，则心血自生而阴火自降。从其用当归以养血阳并创立当归补血汤（黄芪一两、当归二钱）治"肌热燥热，困渴引饮，目赤面红，昼夜不息，其脉洪大而虚，重按全无"的"血虚发热"来看，可见其所说血虚主要是血阳虚。当然他并没有排除血阴虚的存在，这又可从其所说"如烦扰不止，少加生地黄补肾水（其实生地黄也能直接滋养心之血阴），水旺则心火自降"看出来，不过这就不能说是主要的了。至其所谓"白术苦甘温除胃中热"，当然是指虚阳亢奋的胃中虚热，而非邪火炽盛的胃中实热。又从其引以升、柴而上升脾之清气，理以陈皮而下降胃之浊气来看，可见其所说"胃中清气在下"和"气乱于胸中，为清浊相干"，就是脾不能升清而反下陷，以致清气在下，胃不能降浊而反上逆，以致浊气在上，于是形成升降失调、清浊混乱的局面。因此，必须在用黄芪、人参、甘草、白术、当归补气生血的同时，辅以升麻、柴胡、陈皮升清降浊，才能达到甘温除热的目的。否则，但予补气生血，而不升清降浊，则必更使清浊壅滞；但予升清降浊，而不补气生血，则必更使气血耗散。

综观上述，可见补中益气方的全部作用，是以大补脾胃元气为主，并在补气生血的同时升清降浊。正因为本方具有补气生血和升清降浊的作用，气足血生，则心之虚火自降，清升浊降，而胃之虚火亦平，故为脾胃元气不足导致阴火亢盛的甘温除热的主方。但应指出的是，甘温除热之法并不局限于补中益气汤方，必须扩大眼界去认识。因为阴火为病，其范围是相当广泛的，就其主要病机来说，既有属于脾气虚而宜用补脾益气的甘温除热法的。也有属于肾阳虚而宜用温肾回阳的甘温除热法的。前者如用炙甘草配合人参、黄芪、白术等组成的补中益气汤方之类；后者如用炙甘草配合附子、干姜、肉桂等组成的通脉四逆汤方之类。二者虽有补气和补阳的缓急轻重不同，但都属于甘温除热法的范围。

二、脾虚阴火证与甘温除热法

李杲在《内外伤辨惑论·饮食劳倦论》中指出："脾胃虚衰，元气不足，而心火独盛。心火者，阴火也……阴火上冲，则气高而喘，身烦热，为头痛，为渴，而脉洪大；脾胃之气下流，使谷气不得升浮，是生长之令不行，则无阳以护，其荣卫不任风寒，乃生寒热，皆脾胃之气不足所致也。"并认为脾胃虚衰的原因，大都是由饮食、劳倦、情志内伤而形成。如他在《脾胃论》中指出："饮食不节则胃病，胃病则气短精神少而生大热，有时而显火上行独燎其面。《黄帝内经》云：'面热者，足阳明病。'胃既病则脾无所禀受……故亦从而病焉。""形体劳役则伤脾，脾病则怠惰嗜卧，四肢不收，大便泄泻。脾既病，则胃不能独行其津液，故亦从而病焉。""喜怒忧恐，损耗元气，资助心火……火胜则乘其土位，此所以病也。"由此可见，脾虚阴火病证主要表现在两方面，一方面是脾脏气虚下陷的气短神疲、肢倦、嗜卧、大便泄泻等虚寒证；另一方面是心胃阴火上冲的身热烦渴、头痛、面热、胃中灼热、脉洪大等虚热证。这种虚热的阴火证，虽身热而日晡反减；虽气喘而短少怯弱；虽头痛面热胃热而时作时止；虽渴欲冷饮而多饮则胀；虽脉洪大而按之无力。它和白虎汤所主治的阳明病实热证是似同实异的，所以李杲在用当归补血汤治血虚发热证时指出："证象白虎，惟脉不长实有辨耳，误服白虎必死。"但上述血虚发热和脾虚发热又同中有异，因为血虚发热是属血阳虚所致，故只需用当归补血汤的补气生血的甘温除热法；而脾虚发热则是由于脾胃气虚导致血虚，同时升降失调、清浊混乱而成，故宜用补中益气汤（包括当归补血汤）在补气生血中升清降浊的甘温除热法。

还须提出的是，脾虚阴火病证，在因脾气虚导致心血虚以引起心之阴火亢奋方面虽然比较容易理解，而在脾气虚导致胃之阴火亢奋方面则似乎值得怀疑，因为脾气虚多见中寒证。但李杲则认为，饮食劳倦内伤脾胃"始为热中"，只是热中病久，才"末传为寒中"。深究李杲所说"胃病而生大热"之理，是以《内经》"有所劳倦，形气衰少，谷气不盛，上焦不行，下脘不通，胃气热，热气熏胸中，故内热"为根据的。这是因为内伤脾胃病起时，脾胃升降失常，脾气不能升清而反使清气在下以生寒，胃气不能降浊而反过使浊气在上以生热的缘故。但胃中虚热之证，有气虚、阴虚和气阴两虚之辨。属于气虚的，其胃中灼热多不渴饮或渴喜热饮而不能多饮、大便溏泄、舌淡而胖大、苔白、脉缓弱；属于阴虚的，其胃中灼热多口舌干燥、渴喜冷饮或不甚渴饮、大便干涩难下、舌干（或光剥）而瘦薄、苔黄、脉细数；属于气阴两虚的，则上述两证兼而有之。这里所说的胃中虚热，主要由于脾脏气虚所致，即李杲在补中益气汤方后所说的"白术苦甘温除胃中热"和"炙甘草之甘以泻火热"之热。这种胃热久久不已，发展到"末传为寒中"时，就成为脾胃俱寒的寒中证，而非补中益气汤所能胜任的了。所以李杲指出补中益气汤方"始病热中则可用之，若末传为寒中则不可用也"。

这里有必要提出讨论的是，有人根据李杲《脾胃论·饮食劳倦所伤始为热中论》中的"若饮食失节，寒温不适，则脾胃乃伤，喜怒忧恐，损耗元气，既脾胃气衰，元气不足，而心火独盛。心火者，阴火也，起于下焦，其系系于心，心不主令，相火代之，相火下焦包络之火，元气之贼也，火与元气不两立，一胜则一负。脾胃气虚，则下流于肾，阴火得以乘其土位"，尤其是末尾"脾胃气虚，则下流于肾，阴火得以乘其土位"，认为脾胃气虚的阴火上冲，是指肾中虚阳浮越之阴火乘其土位而言。这种认识是不够全面的。李杲这段话，虽然有些支离，难免启人疑窦，但其阴火是指心火而言，则是明确的。不仅因为他在这段话的前面明确指出"脾胃气衰，元气不足，而心火独盛，心火者，阴火也"；而且还在《脾胃论》的"安养心神调治脾胃论"中明确指出"夫阴火之炽盛，由心生凝滞，七情不安故也"和"脾胃虚实传变论"中明确指出"此因喜怒忧恐，损耗元气，资助心火，火与元气不两立，火胜则乘其土位"以及"胃虚脏腑经络皆无所受气而俱病论"中明确指出"心火亢甚，乘其脾土曰热中，脉洪大而烦闷"，并在《内外伤辨惑论·饮食劳倦论》补中益气汤方解中明确指出"心火乘脾，须炙甘草之甘以泻火热，而补脾胃中元气"。由于脾虚不能升举清气以充养心神，致使心之阴火炽盛。心之正火虽能生土，心之邪火则能克土，所以说心火胜则乘其土位。至其所谓"脾胃气虚，则下流于肾，阴火得以乘其土位"，应当理解为脾虚不能升清，反使清气下陷，正常的清气上升则化为气血，反常的清气下陷则流为水湿，脾为湿土，肾为水脏，关系密切，故脾虚清气下陷则流为水湿以归肾。正由于清气下流为水湿以归肾，而不能上升化气血以养心，故使心之阴火炽盛而得以乘其土位。其阴火决非下焦离位的肾间虚阳浮越，如果是属下焦肾间虚阳浮越，那就急需温肾回阳以引火归原，而绝不可用补中益气汤以升举之。如张山雷说："柴胡宣发半表半里之少阳而疏解肝胆之抑遏，升麻宣发肌肉腠理之阳明而升举脾胃之郁结，其用甚近，而其主不同，最宜注意。故脾胃虚馁，清气下陷诸症……苟非湿热阻结，即当升举清阳，非升麻不可，而柴胡犹为升麻之辅佐，东垣益气升阳诸方，亦即此意，并非以升柴并辔扬镳也。至于肝肾之虚，阴薄于下，阳浮于上，则不可妄与升举，以贻拔本之祸。"临床上常见脾虚清气下陷而大便久泻不止，以致心胃阴火上冲而身热烦渴不已之症，投以补中益气汤往往应手取效（如下文脾虚阴火证治验中的例1、2），而从未见有肾虚阴火上冲证采用升举的补中益气汤的。虽然李杲在论"肾之脾胃虚"时指出"凡脾胃之证，调治差误，或妄下之，末传寒中"，以致"寒水来复火土之仇"，而见"上热如火，下寒如冰"之症，宜用神圣复气汤主治。似与上述"脾胃气虚，则下流于肾，阴火得以乘其土位"相近，但前者是就脾胃病始为热中而言，后者则是在末传寒中之后，大不相同。更从神圣复气汤方以四逆加人参汤温肾回阳为主来看，也证明"肾之脾胃虚"的"上热如火，下寒如冰"之症，绝非是以升举脾气为主的补中益气汤方所能胜任的。

　　脾虚阴火证在临床上并不少见，既有呈现通身发热的外热证的，也有呈现胃中灼热的内热证的。这里试举治验4例来谈谈个人的实践体会。

先就其外热证来说，例如：

例1

潘某，女，2岁。

患儿出生后不久，即大便溏泄不止，继而发热不退。曾经在某医院住院治疗无效。虽曾用安宫牛黄丸暂时热退，但不久又复发热不退，再进安宫牛黄丸而热反加剧。初诊时，通身大热而四末常冷，先有汗而后无汗，大便日泻五六次，稀粪色黄带馊气，尿少色黄而燥甚，食少，口干不欲多饮，精神萎靡，入暮烦扰不宁，稍睡即醒，不欲盖被，舌红苔黄，指纹紫红。投以补中益气汤去当归，重用参、芪、术、草，坚持服用1个多月，逐渐泻止、热退、食增、神旺，而脱离险境。经巩固治疗3个多月，始获痊愈。

例2

华某，男，1岁。

患儿久泄不止，久热不退，已3个多月。发热时高时低，泄泻日夜多达十六七次，所下之物全不消化，腹胀肠鸣，毫不思食，渴不多饮，小便短少，阴囊下坠，胸背部红疹密布，唇红而干裂，夜不安眠，时时惊叫，舌红苔黄，指纹紫红。投以补中益气汤去当归，加葛根、焦三仙。初服4剂，身热即退，泄泻减为日夜4次。继服4剂，泄泻减为日夜3次，粪渐成条而色转黄，腹胀肠鸣解除，胃纳渐开，胸背部红疹基本消失。更服4剂，而病获痊愈。

以上两例，都是比较典型的脾虚阴火病证治验。因为它们都显著地出现有脾脏气虚下陷和心胃阴火上冲的全部证候。如在脾脏气虚下陷方面，两例都是以久泻不止为其主症，并伴有食欲不振、腹胀肠鸣、精神萎靡、四末常冷、阴囊下坠等症；在心胃阴火上冲方面，两例都是以久热不退为其主症，并伴有烦渴不寐、时时惊叫、胸背部红疹密布、唇红而干裂、舌红苔黄、指纹紫红等症。因此，两例都采用了甘温除热法的补中益气汤方（只是由于久泻不止、肠滑不固，不得不减去当归而已），并都获得了比较满意的效果。但例2由于病程较短，病情较轻，故收效较快。例1则因病程较长，病情较重，故方中参、芪、术、草用量较大，而且经过长期服用才逐渐取得稳固的疗效，使患儿完全恢复了健康。在例1治疗过程中，还有必要提出的是，一因热烦渴甚而合用过生脉散；二因下利完谷不化而合用过附子理中汤。这是因为脾虚阴火病机的两个方面有时发生了突出的变化，即一方面心之阴火灼伤阴液，气液两伤的病情比较突出，故合用生脉散以滋养心之气液；另一方面由脾气虚发展到脾阳虚，脾阳受伤的情况比较突出，故合用附子理中汤以温补脾之阳气。但在上述突出变化获得改善后，仍然坚持补中益气汤的理由是，本证主要是因脾气虚导致阴火旺，在一般情况下，只宜甘温补脾益气生血以平阴火。尽管有时因阴火炽甚以致伤阴而应酌加柔润的养阴药，或因脾气虚甚以致阳虚而应酌加刚燥的助阳药，必须适可而止，不能过多服用。否则，过服柔润阴药以抑脾气，必使脾之虚陷益甚；过服刚燥阳药以劫心血，必使心之阴火愈炽。

再就其内热证来说，例如：

例3

李某，男，51岁。

久患十二指肠球部溃疡和胃下垂，胃中灼热 10 余年。患者虽然胃纳尚可，但食后胃中即有烧灼感（晨起空腹时无此感），继以脘腹胀满，入暮尤甚，嗳腐吞酸，以手从心下向左肋下按之则痛，神疲肢倦，大便溏泄时多，而干结时少。初诊时，大便结如羊粪日行 3 次，舌苔微黄，脉象弦迟。当时有一学生随诊，他从当前主症胃中灼热而大便结如羊粪、苔黄、脉弦着眼，认为病属脾胃阴虚内热，主张采用增液汤等甘寒养阴清热法。经过共同深入细致地分析，才认识到本病实属脾之气虚不运而胃之阴火时起的热中证。这可从胃中灼热、大便素溏、神疲肢倦、脉弦而迟上看出来。因此放弃了甘寒清热法，采取了甘温除热法。投以异功散加山楂、六曲、麦芽。初服 2 剂，胃中灼热稍减，大便转成软条，并减为日行 1 次，虽仍嗳气但不吞酸。再服 2 剂，胃中灼热减半，嗳气渐除，而时时矢气，自觉舒适，惟食后仍感脘腹胀满，乃守上方加枳实、半夏。又服 2 剂，胃中灼热全除，脘腹胀满大减。此后常服上方，胃中灼热未再发生，脘腹胀满全除，终获痊愈。

从本例胃中灼热，食后即作而空腹则止，并伴有脘腹胀满、嗳腐吞酸、神疲肢倦来看，可见李杲根据《内经》"有所劳倦，形气衰少，谷气不盛，上焦不行，下脘不通，胃气热，热气熏胸中，故内热"而提出的"饮食不节则胃病，胃病则气短精神少而生大热"的理论，是符合临床实际的。这种胃中灼热之症，是因脾脏气虚不运，胃腑谷气停滞而阴火内焚所致。它和胃阴虚而气不虚的阳火炽盛的胃中灼热而饥时尤甚、大便但结不溏、舌质干红、脉象细数之症是同中有异的。前者属于气虚阴火的虚热证，必须甘温才能除其热；后者属于阴虚阳火的虚热证，必须甘寒才能清其热。二者阴阳大别，是不容混淆的。

例4

李某，女，49岁。

素体瘦弱，久患胃中灼热，已三四年，饥时尤甚，饮冷则舒，通身皮肤灼热，手足心热，晨起胃脘有气包突起，约半小时自消，大便秘结，小便黄热，白带多，头晕，脉细数而虚弱。初按脾胃阴虚内热证处理，投以增液汤加石斛、沙参、石膏、甘草4剂，胃中灼热稍减，气包未再发生，但大便仍秘结不行，仍用增液汤合泻心汤以清下之。再进2剂，胃中灼热未见续减，大便仍然艰涩难下，患者迫切要求通便，因予增液承气汤2剂。仅服1剂，感到胃中异常难受，虽得微泻几次而不畅，食欲大减，神疲肢倦，患者不敢再服而别求医治。

这是我早年未谙阴火时的一例挫手案。当我对阴火逐渐有所认识时，回忆此案，始知本例实属脾胃气阴两虚的阴火证。虽然胃中灼热而饥时尤甚，饮冷则舒，并伴有皮肤灼热及手足心热、便秘尿黄、脉细数等症，确属胃中阴虚内热所致，宜用甘寒养阴清热。但从其体素瘦弱、白带多、头晕、脉虚弱等症来看，可见脾气素虚。脾虚则饮食不为肌肉而身体日形消瘦；脾虚则清阳不升，湿浊下注，带脉不固，而头晕、白带淋漓；并由脾气虚导致阴血虚，引起虚火内炽，而现胃热、肤热、手足心热，脉虽细数而虚弱等症。其大便秘结不行，不仅是阴虚肠燥，更主要的是中气虚弱而无力传导，故虽润以增液而仍不下，攻以硝、黄虽得微泻而不畅，且觉胃中异常难受。显见本证虽属脾胃气阴两虚的阴火证,但其病机的主要方面在于脾气虚,本当遵守东垣之法,"以甘温之剂补其中而升其阳,甘寒以泻其火则愈",并应知本证是"大忌苦寒之药泻胃土"的。但因当时见未及此,初投甘寒养胃之增液法,尚属以次为主,虽未中肯,犹有微效;继用苦寒泻胃之泻心、承气法,则属损其不足,故使中气不支而致胃中异常难受,这就无怪乎患者对我不再信任而别求医治了。

综观上述4例脾虚阴火证治,前两例以通身发热为主症;后两例以胃中灼热为主症。虽然热象显著,似属阳火为患,但因同时显著存在有脾气不足的虚象,故投以寒凉方剂而病反加甚,实属阴火无疑。且其病机虽然具有脾脏气虚下陷和心胃阴火上冲两个方面,但主要方面则在于脾脏气虚下陷。也正因此,才适用甘温除热之法。尽管有时出现气阴两虚的病情,也应以甘温为主,甘寒为佐,切不可主次颠倒,尤不可阴阳混淆。

三、肾虚阴火证与甘温除热法

肾为水脏而藏精,包含命门,乃元阴、元阳之所在,为人先天之本。肾虚火病有阴阳之辨,由于肾中阴虚而致阳亢之火,仍属阳火,治宜滋肾潜阳,忌用温药;由于肾中阳虚已极,不能内守,而上飞外越之火,则属阴火,治宜温肾回阳,忌用凉药。至于肾中阴阳两虚,阴不潜阳,阳不守舍,以致虚阳浮游之火,虽亦可称之为阴火,但治法则宜温滋并用以引火归原。就肾虚阴火来说,前人大都以寒邪直中少阴,肾中阴寒太盛,微阳难以内守而上飞外越,宜用通脉四逆汤等主治的阴盛格阳证，归之于外感伤寒之中；而以久病虚损及肾，肾中阴阳两虚，阴虚不能潜阳，阳虚不能守舍，以致虚阳浮游，宜用附桂八味丸方等主治的阴虚阳浮证，归之于内伤杂病之中。其实，外感和内伤是有其密切联系而难以分割的。二者只应在肾脏阳虚而阴尚未虚和肾脏阴阳两虚上探求，而不应在外感和内伤上拘执。但这里所讨论的宜用甘温除热法的肾虚阴火病证，主要是指宜用通脉四逆汤主治的少阴阴盛格阳证而言。

《伤寒论》："少阴病，下利清谷，里寒外热，手足厥逆，脉微欲绝，身反不恶寒，其人面色赤，或腹痛，或干呕，或咽痛，或利止，脉不出者，通脉四逆汤主之。"即少阴阴盛格阳证治的主文。成无己为之注解说："下利清谷，手足厥逆，脉微欲绝，为里寒；身热，不恶寒，面色赤为外热。此阴甚于内，格阳于外，不相通也，与通脉四逆汤散阴通阳。"柯韵伯更深入地说："下利清谷，里寒外热，手足厥逆，脉微欲绝，此太阴坏证转属少阴之证，四逆汤所主也。而但欲寐是系在少阴，若反不恶寒，或咽痛干呕，是为亡阳，其人面色赤，是为戴阳，此下焦虚极矣。恐四逆之剂不足以起下焦之元阳，而续欲绝之脉，故倍加其味作为大剂，更加葱以通之。葱体空味辛，能入肺以行荣卫之气，姜附参甘得此奏捷于经络之间，而脉自通矣。脉通则虚阳得归其部，外热自解而里寒自除，诸症无虞矣。"吴绶更具体地说："夫阴证似阳者，乃水极似火也。盖伤寒传变，误服凉药，攻热太过，其人素本肾气虚寒，遂变阴证，冷甚于内，逼其浮阳之火发于外，其人面赤烦躁，身有微热，渴欲饮水复不能饮，大便秘结，小便淡黄，或呕逆，或气促，或郑言，或咽喉痛，所以状似阳证，或见面赤烦渴大便秘结，作阳证妄投寒凉之药，下咽遂毙，可不谨哉！切其脉沉细迟微者，急以通脉四逆汤倍加人参附子以接其真阳之气，设或差迟……参附亦不能救矣。此与阴盛格阳例同，王太仆谓身热脉数按之不鼓击者，此名阴盛格阳，非热也。"这里所说"脉数按之不鼓击者"，可与下述喻嘉言、李士材、马元仪治验中所说的脉浮大而按之虚空，或寸空大而关尺细微合参。即少阴阴盛格阳之脉，既有沉细迟微的，也有浮大虚数的。这里根据前人几例治验来谈谈个人的认识和体会。

例1

徐国桢伤寒六七日，身热面赤，索水到前，复置不饮，异常大躁，将门牖洞启，身卧地上，辗转不快，更求入井。一医汹汹急以承气与服。余诊其脉洪大无伦，重按无力。余曰：阳欲暴脱，外显假热，内有真寒，以姜附投之尚恐不胜回阳之任，况敢纯阴之药重劫其阳乎？观其得水不欲咽，情已大露，岂水尚不欲咽，而反可咽大黄芒硝乎？天气燠蒸，必有大雨，此证顷刻一身大汗，不可救矣。于是以附子、干姜各五钱，人参三钱，甘草二钱，煎成冷服。服后寒战戛齿有声，以重绵和头覆之，缩手不肯与诊，阳微之状始著。再与前药一剂，微汗热退而安。（《寓意草》）

例2

一人伤寒，面赤，烦躁闷乱欲绝，时索冷水，手扬足踢，五六人制之，始得就诊，其脉洪大无伦而按之如丝。李士材急投通脉四逆汤加人参、白术，煎成入井水冷饮。甫及一时，狂躁即定，再剂而神爽。凡服参至五斤而愈。（《续名医类案》）

例3

一人病发热脉沉微，口燥，烦躁不眠。马元仪拟投麻黄细辛附子汤，人疑而拒之，别用滋解药，病益甚，脉由沉微转为虚数。马元仪终用四逆汤连服二剂，是夜得安睡，明日热退脉起而安。（《续名医类案》）

例4

蔡阿新霍乱，腹痛水泄如米汤，呕吐清水，食不得入，呃逆，四肢厥冷，手指白胖，汗泄淋漓，旋即目陷肌削，气急失音，咽痛口渴，面赤烦躁，欲坐卧泥水中，舌苔灰白黏滑，脉沉微。顾振呼急投通脉四逆汤（用生附子）加猪胆汁，服后烦躁渐定，四肢渐温，汗收呃止，咽痛缓，面赤退，脉渐出。但未及半时，脉又双伏，烦躁复作，乃于原方加人参，速煎冷服，并于脐部贴回阳膏后，病始渐愈。（《全国名医验案类编》）

例5

周禹九伤寒五日，发热须三四人摇扇取凉，中痛呕逆，药入即吐，脉寸空大，关尺虚小。马元仪谓此证大汗一出，即不可救。急投白通汤加入尿、猪胆，服后呕逆随已，寸脉平，关尺起。继因中痛未除，而且口燥脉实，乃改用承气汤，下后周身发斑，两颐发肿，更进黄连解毒汤而愈。（《续名医类案》）

例6

鲍坤厚病已半月，头痛如劈，汗出不止，神昏谵语，牙关紧闭，脉两寸独鼓，关尺虚微。马元仪急用白通汤加猪胆人尿灌服，次晨即神志清爽。继用四逆汤加人参、白术、肉桂，连进四剂而安。（《续名医类案》）

少阴阴盛格阳证的病机是因肾中阳虚已极，微阳不能内守，向上向外飞越而形成。它所表现的虚阳飞越的假热之象，是由阴火亢盛所致，也可纳入李杲所谓阴火证的范畴，并应与其所谓脾虚阴火病证进行对照研究。应该看到，脾虚阴火证和肾虚阴火证虽然有所不同，但它们之间又有一定的联系。如李杲说脾胃病始为热中，"末传寒中"以致"寒水来复火土之仇"，而现"上热如火，下寒如冰"之证，就显然是由脾虚阴火证发展成为肾虚阴火证。又如柯韵伯所说"下利清谷，里寒外热，手足厥逆，脉微欲绝，此太阴坏证转属少阴之证"，也显然是说少阴阴盛格阳证是由太阴脾脏虚寒坏证变成。这也可从例4太阴霍乱转变为少阴格阳的治验中获得证明。脾为后天之本，肾为先天之本。后天之本的脾要靠先天之本的肾来抚育，先天之本的肾要靠后天之本的脾来供养，二者具有母子关系。正因为命火生脾土，命火衰微，脾阳必弱，故少阴阴盛格阳证的病机大都包含着太阴脾脏虚寒在内；也正因此，《伤寒论》中温壮肾阳的主方四逆汤也能温壮脾阳。它不仅是少阴病的主方，在太阴病中也明确地指出："自利不渴者，属太阴，以其脏有寒也，当温之，宜服四逆辈。"所以上述6例格阳病证治验，不仅大都用了四逆汤，而且例2和例6还都加了人参、白术，寓理中汤于四逆汤中。但又应该看到，当脾虚阴火证"始为热中"时，由于尚未损及肾阳，命火仍安其位，故其病不如肾虚阴火证危重。只是发展到"末传寒中"后，才由脾及肾，而出现包括脾虚在内的肾虚阴火证。这就非补脾益气、升清降浊的补中益气汤的甘温除热法所能胜任，而必须温肾回阳、引火归原的通脉四逆汤的甘温除热法才能奏功。这里还须深入讨论的是，不少前人认为，少阴阴盛格阳是由外因寒邪直中少阴以致阴盛于内格阳于外而成。但少阴阴盛格阳的发生，并非决定于外因，而是决定于内因的。即因体内少阴阳衰已极，以致阴寒太盛，微阳不能内守，而上飞外越所致，纵有外因寒邪入侵，也只是发病的条件，而非发病的根据。这也可以从上述吴绶所说的"伤寒传变，误服凉药，攻热太过，其人素本肾气虚寒，遂变阴证，冷甚于内，逼其浮阳之火发于外"看出来。必须指出，在内伤杂病中也能见到少阴阴盛格阳证。例如，有一位西医学习中医班的同志，在临床实习期内，就碰到一例肺原性心脏病的少阴阴盛戴阳证。其人面赤如醉，肢冷如冰，咳喘痰多，胸部逼闷，脉沉微细，病情危急，经他大胆采用四逆加人参汤后，迅速转危为安。"肺心"病属内伤杂病，之所以发生戴阳之证，显然不属于外感伤寒的范畴，而是由于内伤造成少阴阳衰阴盛所致。如赵养葵所说的"平日不能节欲，以致命门火衰，肾中阴盛，龙火无藏身之地，故游于上而不归"，即指此而言。因此，比较全面的看法是，少阴阴盛格阳（戴阳）之证，既可见于外感伤寒的急性疾患中，也可见于内伤杂病的慢性疾患中，而且主要是以内因少阴阳衰阴盛以致格阳作为发病根据的。

少阴阴盛格阳证的治法，也和上述脾虚阴火证一样宜用甘温除热法。如张景岳说："命门阴胜，则元阳畏避，龙火无藏身之地，故致游散不归，而为烦热格阳等病。凡善治此者，惟从其性，但使阳和之气，直入坎中，据其室而招之诱之，则相求同气，而虚阳无不归原矣。故曰'甘温除大热'，正此之谓也。"

只是脾虚阴火属于气虚之热，宜用炙甘草配合参、芪、白术等组成的补脾益气的甘温除热法，如补中益气汤等；而肾虚阴火属于阳虚之热，宜用炙甘草配合附、桂、干姜等组成的温肾回阳的甘温除热法，如通脉四逆汤等。通脉四逆汤即大剂四逆汤，此方即以炙甘草配合附子、干姜而成的温肾回阳的主方。方中附子、干姜虽属大辛大热之药，但同炙甘草配合，则属甘温之剂。它不仅对少阴阴盛阳衰的无热恶寒、蜷卧欲寐、四肢厥冷、脉沉微细之症具有"益火之源，以消阴翳"的作用，而且对少阴阴盛格阳的里寒外热之症还有引火归原以除其热的效能。成无己所说"与通脉四逆汤散阴通阳"，则是从外感寒邪直中少阴，以致阴盛于内格阳于外而言，认为此方是散内侵的寒邪而通外格的阳气。这样注解是有语病的，因为少阴阴盛格阳是大虚证，必须大补回阳，才能挽救危亡。其身热面赤等假热证，都是虚阳浮散之象，治法只能收之使其内固，而决不可散之促其外脱。然虽"散阴"并不等于散阳，但格阳证的阴寒内盛，也只能从内温而不能从外散。尽管"散阴"也可以"益火之源，以消阴翳""阳光普照而阴霾四散"来间接理解，但这对以回阳为急务的格阳证来说，仍然是有语病的。我之所以要提出这个问题，主要是因此语容易造成误解。事实上，至今还有人认为治疗少阴格阳证要在温里回阳中兼发表。这就不容缄默了，必须明确，通脉四逆汤是温肾回阳补而不散之方。如陈修园说："四逆汤以生附配干姜，取其开辟群阴，迎阳归舍，交接十二经，为斩旗夺关之猛将，而以甘草为主者，从容筹划，所以尽其将将之能，此峻剂中之缓剂也。若倍加干姜，则为通脉四逆汤，以此时生气已离，亡在顷刻，若以柔缓之甘草为君，岂能疾呼散阳而使返耶？故倍用干姜，而仍不减甘草者，恐散涣之余，不能当干姜之猛，还藉甘草以收全功也。"

由此可见，通脉四逆汤治少阴阴盛格阳证，是力求"迎阳归舍"而唯恐"散阳不返"的。但陈氏只看到通脉四逆汤在四逆汤基础上倍干姜为三两，而忽略附子是用大者一枚破八片，炙甘草也有作三两者。因而对四逆汤与通脉四逆汤的对比分析并不尽然。两方在《伤寒论》中药味排列尽同，只是量有大小，力有强弱而已。这里有必要强调的是，人参大补元气在阴火证中的重要作用，不仅能够大补后天元气以治脾虚阴火证，也能够大补先天元气以治肾虚阴火证。所以上述例1、2、4、6格阳证都用了人参，尤其是例4特别强调指出"凡服参至五斤而愈"，充分显示了它的重要性。还应指出的是，肉桂性味大辛大热而甘，尤为温补命火以引火归原的良药，更适宜于肾中虚阳浮散不归的格阳证。故例6格阳证，马元仪用四逆汤加人参、白术、肉桂，不但寓理中汤于四逆汤中，而且以肉桂配附子加强其回阳的作用。

少阴阴盛格阳证还须同下列两证进行鉴别：

首先，必须把少阴阴盛格阳证同阳明热深厥深证区别开来。《伤寒论》阳明病多见实热证，少阴病多见虚寒证。阳明热极而反似寒（或称阳极似阴、阳盛格阴）的，如热深厥深的真热假寒证，治宜白虎、承气清下胃热；少阴寒极而反似热（或称阴极似阳）的，如阴盛格阳的真寒假热证，治宜白通、通脉温肾回阳。二者在临床上辨证稍有疏忽，必致误治而危及患者生命。

从上述 6 例阴盛格阳证来看，身大热、汗大出、不恶寒、反恶
热、面赤、烦躁甚至狂躁、口燥渴欲冷饮、神昏谵语、头痛如劈、
脉洪大等症都很显著，酷似阳明热极之证。这就无怪乎例 1 徐
国桢案中"一医汹汹急以承气与服"了。但本证如能细心审辨，
是不难见微知著的。如例 1 虽身热面赤，大躁卧地，更求入井，
但口渴索水到前复置不饮，脉洪大而重按无力；例 2 虽面赤狂
躁，时索冷水，但脉洪大而按之如丝；例 3 虽发热口燥，烦躁
不眠，但脉则沉微；例 4 虽面赤大汗，烦躁坐卧泥水中，咽痛
口渴，但四肢厥冷而脉沉微；例 5 虽身大热恶热，需三四人摇
扇取凉，但脉则寸浮大而关尺虚小；例 6 虽头痛如劈，汗出不止，
神昏谵语，但脉则寸浮大而关尺虚微。这和真正阳明热极的口燥、
大渴喜冷而引饮不止，脉洪大而充实有力者相比，是相似之中
大不相同的。同时也和阳明热极似寒的身热肢厥而脉滑的热
厥证有别，虽然热厥重证的体厥脉伏和例 4 格阳重证的肢厥
脉伏似难鉴别，但前者必热闭无汗，按其心胸必灼热烫手，
舌苔必黄燥或焦黑；后者则因阳亡于外而汗泄淋漓，阴盛于
内而舌苔灰白黏滑，且如按其心胸必不灼热烫手，仍然可辨。
这里必须指出的是，阳明热极和少阴寒极虽然是两种截然相
反的病机，但在一定条件下，二者又可以互相转化。即阳明热
极之证可以由阳转阴，而变为少阴寒极之证；少阴寒极之证可
以由阴转阳，而变为阳明热极之证。这就是例 5 少阴阴盛格阳
证经用白通汤峻温回阳后又出现承气汤证以及黄连解毒汤证的
理由所在。

其次，必须把少阴阴盛格阳的"内寒外热"证同太阳与少

阴同病的"内寒外热"证区别开来。太阳与少阴表里同病的"内寒外热"（或称"太少两感"），既有寒邪在太阳的表热（指发热）证，而同时又有寒邪在少阴的里寒证。本证治法有宜先温其里的，如《伤寒论》太阳病篇所谓"病发热头痛，脉反沉，若不差，身体疼痛，当救其里，宜四逆汤"是其例。太阳病，发热、头痛、身痛的脉当浮，若脉不浮而反沉，则是由于太阳之里的少阴阴盛阳衰所致，其脉必沉而微细，并多伴有蜷卧、欲寐等症。从其所谓"若不差"来看，可见病经多日不解，以致少阴里虚已甚，故当先用四逆汤急救其里。因为少阴阳虚已甚，是只能温里而不能发表的。当然，在用四逆汤温里之后，少阴里证缓解，而太阳表证仍在的，自当按照《伤寒论》表里同病而里虚较甚的治疗原则，先用四逆汤救其里，而后用桂枝汤解其表。但在临床实际中，也有在用四逆汤温里后表证随解的。

本证治法还有宜在温里中兼发表的，如《伤寒论》少阴篇所谓"少阴病，始得之，反发热，脉沉者，麻黄细辛附子汤主之"是其例。少阴病脉沉（微细），大都伴有身寒肢厥、蜷卧欲寐等症，本当不发热；若反发热的，则是由于少阴之表的太阳外感寒邪所致，其发热多兼头痛身疼。从其所谓"始得之"来看，可见病属初起，少阴里虚未甚，故可用麻黄细辛附子汤。其中以附子温少阴之脏；细辛温少阴之经；同时并以麻黄发太阳之表，共奏表里双解之功。例3初病，发热脉沉微，马元仪拟投麻黄细辛附子汤，就是按太少表里同病论治。但因当时人多疑之，而拒服其方，并据口燥、烦躁、不眠之症，别用寒凉滋解之法，更伤少阴阳气，以致阴盛格阳，脉由沉微而变为虚散，最后仍由马元仪改用四逆汤治愈。

由此可见，上述两种"内寒外热"证治是似同实异而不容混淆的。近时有人认为，治疗少阴格阳证宜在温里回阳中兼发表。从其所举治验来看，多属太少两感、表里同病的"内寒外热"，而非少阴阴盛格阳的"内寒外热"。也正因此，才可在温里中兼发表，并不须用大剂。否则，不但严禁发表，而且也非轻剂所能取效。

又少阴阴盛格阳证虽然也可纳入虚脱证的范畴，但又和一般临床常见的亡阳或亡阴的虚脱证不同。如亡阳虚脱多见面色苍白、身寒肢厥、冷汗如珠（味淡不黏）、脉沉微细等症，宜用参附龙牡汤等温补阳气以救脱；亡阴虚脱多见面色潮红、肢体尚温、热汗如油（味咸而黏）、脉浮虚散等症，宜用生脉散敛补津气以救脱。而少阴阴盛格阳证，虽似亡阳虚脱而身热面赤有异；虽似亡阴虚脱而四肢厥冷有别。至于肾中阴阳两虚，阴不潜阳，阳不守舍，以致虚阳浮游的肾虚阴火为病，治宜附桂八味丸方温滋并用以引火归原之证，也和肾中阳虚而阴尚未虚的格阳证，治宜通脉四逆汤方温壮肾阳以引火归原者不同。因为附桂八味丸方是在滋阴降火的六味地黄丸方的基础上加附子、肉桂以温补肾阳而引火归原，不但不是"益火之源，以消阴翳"之方（有些前人认为"益火之源，以消阴翳"，宜用附桂八味丸；"壮水之主，以制阳光"，宜用知柏八味丸。后者尚是，前者则非），更非甘温除热之剂；且对火衰水盛者来说，二阳难胜六阴，徒见火源难受益而阴翳更难消罢了。

由此可见，少阴阴盛格阳证是不可妄投附桂八味丸方的。

而附桂八味丸方所主治的，必须既有阳虚又有阴虚的虚阳浮游的肾虚阴火病证。张景岳所制镇阴煎方，也是从附桂八味丸方而来，其所主治的吐衄不止、手足厥冷、六脉细脱之症，亦属肾中阴阳两虚而阴火向上冲逆所致，故宜其方温滋并用以引火归原（后人加入童便，其效更著）。

（《山东中医学院学报》1985年，第2、3期先后转载）

肝风当辨阴阳论治

风为阳邪，又无定体，常随其所兼夹之邪和人体阴阳盛衰而从化变性。即风夹热或燥等阳邪，体内阳盛或阴虚的，则其性从阳化而为阳风。风夹寒或湿等阴邪，体内阴盛或阳虚的，则其性从阴化而为阴风。

一、肝风阳证

肝风阳证是因肝经阳盛或阴虚而阳风内动所致，常见眩晕、头顶痛而拒按、喜冷怕热、面红目赤、肢体振颤、麻痹、惕瞤、舌红而干、脉弦细数等症，治宜滋阴凉（柔）肝息风，如羚角钩藤汤或大定风珠等方。

例1

周某，男，6岁。1974年10月4日诊。

患小儿舞蹈症，每天发作二三次甚至四五次，每次发作手足乱动,口眼肌肉亦随之跳动,持续约30分钟而止,发作停止时,语声低细地叫喉痛,索茶饮。饭后常吐清水,有时打嗝,大便干结难下,夜间盗汗,舌红,脉弦。证属肝经阴虚阳亢,阳风内动所致。法当凉肝息风。投以羚角钩藤汤加减:羚羊角5g,钩藤30g,白芍30g,生甘草15g,生地黄15g,生龙骨30g,生牡蛎30g,川贝母10g,竹茹10g,朱茯神15g,地龙15g,蜈蚣3条,全蝎5g。2剂,每剂煎2次,分4次服,日服2次,2日服完。2剂后,已2天未发作。从此守方加减调治至月底,病已基本痊愈,惟脚挛急痛时有发生。乃改用丸方:白芍30g,甘草30g,木瓜15g,牛膝15g,龟板30g,鳖甲30g,羚羊角3g,钩藤30g,蜈蚣6条,全蝎10g。以5剂制蜜丸,每丸10g,每次1丸,日3次,温开水送吞,以巩固疗效。1978年访知,患儿自服丸方后,病即痊愈,并于1975年上小学读书,头脑灵敏,成绩优良。

例2

万某,男,47岁。1964年8月24日诊。

患者因工作紧张以后逐渐出现心慌心悸、脉有歇止,曾服《千金》一味炙甘草汤方数剂,未能控制。心慌心悸特甚,脉搏糊数不清,入院检查确诊为甲状腺功能亢进引起心房纤颤,经用西药未能控制症状。我根据突眼、手颤、烦躁易怒、心悸、寐差多梦、舌红而干、脉弦细数而有时脉促甚至脉乱等症,认为病属肝经阴虚阳亢而阳风内动所致。但从神疲、心悸气短、两脚酸软来看,可知其气亦虚。法当以滋阴潜阳、柔肝息风为主,益气为佐。方用大定风珠加人参:炙甘草3g,阿胶10g,生地黄 30g，麦冬 30g，白芍 15g，酸枣仁 30g，朝鲜白参 10g，五味子 10g，生龟板 30g，生鳖甲 30g，生牡蛎 30g，生鸡子黄 2 枚。连服上方 7 剂，心房纤颤即被控制，仅"早搏"未除。守上方继续服用 2 个月余，"房颤"未再发生，"早搏"亦渐消失，其他症状均减轻，于 1964 年 11 月 8 日出院。随访 20 多年，未见复发。

二、肝风阴证

肝风阴证是因肝经阳虚阴盛而阴风内动所致。常见眩晕、面青、头顶痛而喜按、喜热怕冷、惊痫抽搐、口吐涎沫、舌暗淡白润、脉弦而迟等症，治宜温阳暖肝息风，如吴茱萸汤或理中汤加蜈蚣、全蝎等方。

例 3

万某，男，51 岁。1963 年 2 月 19 日诊。

患高血压病，久治少效，血压高达 220/140mmHg，头晕甚而巅顶重痛喜按，头皮麻木，切指甲不知痛痒，两目迎风流泪，怯寒特甚（每当天寒风大时即不敢外出），如受寒即胸胃隐痛，口淡出水，饮食喜热恶冷，时或噫气吐酸，大便不调而粪色淡黄，小便不利而尿色清白，面色晦暗而浮肿，声音重浊，舌暗淡而润滑，脉弦劲而迟。病属肝经阳虚阴盛，阴风内动，浊阴向上冲逆所致。法当温肝降逆以息风。投以吴茱萸汤加黑锡丹：吴茱萸 15g，生姜 15g，大枣 15g，党参 15g，黑锡丹 3g。5 剂，服后血压稍降，头晕减轻。再进 5 剂，血压降至 160/110mmHg，头晕大减，巅顶痛除，头皮麻木和怯寒显著减退，面色渐见明朗。嗣因虑其阳损及阴，恐非纯阳刚剂所能竟功，曾一度改用附桂八味丸方，仅服 1 剂，即大感不适，血压复升至 200/120mmHg，显见阴未受损，不宜阴阳平调。因仍坚持吴茱萸汤，并守方加大剂量为吴茱萸 24g、生姜 30g、大枣 90g、党参 30g，并加旋覆花、代赭石各 30g。服后血压复降，连续服至 3 月 26 日，诸症基本解除，精神眠食均佳，惟血压仍 180/120mmHg。乃于原方加重代赭石为 60g，再进 6 剂，血压降至 150/90mmHg，更进 12 剂，血压稳定在 140/80mmHg。服至 4 月底。血压一直正常，诸症全除，精力恢复，上班工作。

例 4

"唐，十四。面青，脉濡，神呆，舌缩不伸，语寂寂然，痫症四肢皆振，口吐涎沫，此阴风已入脾络矣。人参、白术、蜈蚣、全蝎、姜汁炒南星、姜汁炒白附"（《临证指南医案》）。叶天士在本案中明确指出的"阴风"，是有临床指导价值的。因为肝风病证，大多注重阳风，而忽略阴风。本案显属厥阴阳虚，肝之阴风内动，而且寒闭心包所致。法当温补阳气以暖肝息风，并温宫开窍。但叶氏所论惊痫阴风病证，是由太阴脾逆传厥阴肝（有"慢脾风"之称）所致，所以主张用理中汤以培土制木为主，并加南星、白附、蜈蚣、全蝎等息风为佐。

（原载于《中医杂志》1990 年 4 期）

附录

这里选录《中国名老中医药专家学术经验集》第一集所载"倡导寒温内外统一的万友生"文中的"学术精华"和"临证特色"两部分作为本书的附录。

学术精华

一、对热病理论的继承和发展

先生寒温统一和内外统一的热病学术思想，是在历史唯物主义和辩证唯物主义的思想指导下，经历了三个阶段而逐渐形成的。

（一）指导思想

1. 唯物辩证

先生自20世纪50年代接受马克思列宁主义、毛泽东思想后，即自觉地坚持历史唯物主义和辩证唯物主义的认识论和方法论观点，认为中医理论是辩证法的产物，只有正确运用唯物主义观点和方法，才能深刻理解和正确掌握中医学，才能做到"古为今用"，才能"推陈出新"。中医诊疗疾病的过程，是感觉（即"四诊"）→判断、推理（即"辨证"）的过程，是从感性认识到理性认识的过程，而这一认识过程的正确与否，又须通过临床实践的检验，因为"时间是检验真理的标准"。认为中医对人体生理、病理的阐述，充分体现了矛盾的普遍性、绝对性、特殊性、不平衡性和复杂性，在病因方面强调内因起决定作用等。这种唯物主义思想方法的确立，使之在此后40余年的中医理论与临床，尤其是热病学说的研究中，如获南针。

2. 批判继承

中国医药学固然是一个伟大的宝库，但事物是在不断的变化的，科学也随之不断地发展着，中医药学也在不断地发展着，发展本身就意味着去粗取精，去伪存真，推陈出新。因此，几千年文明史积累而成的中医药宝库中，肯定存在着应予扬弃的糟粕，不能良莠不分，一概接受，经典著作也不例外。比如，对于《伤寒论》这部不朽的经典，伤寒学者大多认为条条是真理，方方是至宝。而先生则认为应当实事求是，批判地继承，不能无限拔高到所谓"一部《伤寒论》可治万病"的峰极之上。他在1962年为江西中医函授大学编写的《伤寒论讲义》中，就在充分肯定的前提下，大胆否定了"烧裈散"治阴阳易的作用。对历代名医名著，也多能在充分肯定其独到见解的基础上，联系实际，分析其不足之处，予以补充、完善。他认为，凡事必先知其不足，然后才能有所发现，有所发明，有所创造，有所前进。若一味尊经崇古，把古人奉为医学发展的顶峰，则无进取可言。

3. 实践检验

中医理论中的许多问题，往往诸子争鸣，莫衷一是，迄今仍为悬案。对此，有人主张"群言淆乱衷于圣"，即向古圣人求。先生则认为应衷于临床实践，唯实践是检验真理的标准。比如对《伤寒论》厥阴病篇这一"千古疑案"，历代注家大多悉由旧章，随文衍义，竟使伤寒厥阴病成为以上热下寒的乌梅丸证为主的疾患。先生认为，这是不合乎伤寒厥阴病的临床实际的。因而甘冒不韪，自 1980 年至 1991 年，连篇累牍地发表了有关伤寒厥阴病的论文，提出了切合现代热病临床实际的不同观点，受到国内外同仁的赞赏。他认为，只有经得起实践检验的理论才是可靠的真理。

（二）三个阶段

1. 对伤寒学说的研究及其《伤寒知要》的完成

（1）深入浅出：先生禀承师训，深入长沙，寝馈其中，乐此不疲。至 20 世纪 50 年代末，经综合整理归纳所得，深入浅出地写成《关于伤寒论的初步研究》和《伤寒概说》。至 20 世纪 60 年代初，在当时"三年困难时期"的艰苦条件下，殚精竭虑，为江西中医学院函授大学写成计 30 万字的通俗易懂的《伤寒论讲义》。继而又为厦门大学华侨中医函授部写成 70 万字的《伤寒论函授讲义》和《伤寒医案选》。由于长期的紧张写作和营养失调，书稿甫成，即患了严重的"甲亢"，加上多年消化道溃疡的折磨，竟令正当盛年的他，体重只剩下 40kg。

（2）拾遗补缺：先生对近今研习原有 22 篇的《伤寒论》大都只取其中 10 篇（即三阴三阳及霍乱、阴阳易差后劳复），而弃置其他 12 篇，颇表遗憾。认为"伤寒例"等篇可贵之处不少，仍然值得珍视。从而发表了"对伤寒例、平脉辨证和可与不可方治的体会"一文以拾遗补缺。并把它作为《伤寒总论》编入江西中医学院 1959 年内部出版的《伤寒讲义》中。这一见解，即使在今天，仍然值得认真考虑。又《伤寒论》禹余粮丸方已佚，先生通过临床验证，体会到《古本伤寒论》的禹余粮丸方疗效确实，可补其缺；并就禹余粮丸证主症"小便已阴疼"加以阐发，着眼于"已"字，辨尿痛一症的虚实。曾以"关于伤寒论禹余粮丸证问题"为题，在《浙江中医药杂志》发表了自己的见解。这对于一见尿痛，不问尿时、尿后，只知清利湿热者，应是一个有益的启示。

（3）崇实黜虚：先生认为《伤寒论》是一部崇实黜虚的辨证论治经典，它的精粹主要在方与证间。因此，对待历代伤寒注家理论上的争鸣，必须采取崇实黜虚的态度。即应从其方证实际去衡量，而不应离开方证去空谈。例如：①风寒营卫之争。方中行等注家所拘执的桂枝汤治风伤卫、麻黄汤治寒伤营、大青龙汤治风寒两伤营卫的太阳病三纲鼎立之说，是凿分风寒、割裂营卫、不符合太阳病方证实际的。如大青龙汤所主治的实际是表寒里热实证，故其方既用麻黄汤以发散表寒，又用石膏以清解里热，足见此方并非为所谓风寒两伤营卫而设。所以先生择善而从柯琴之注。②表实表虚之争。一般认为太阳病风寒邪实于表，不存在虚证，所谓表虚只是相对于表实（即汗出脉缓与无汗脉紧）而言，表实麻黄汤证固然是实证，但表虚桂枝汤证却不能认为是虚证。先生根据太阳病桂枝汤证原文一再提到脉浮虚弱，并结合前人和自己的经验，有力地证明了它确是表寒证中的虚证（风寒邪实而卫阳正虚），桂枝汤确是辛温解表法中的攻（发散风寒）中带补（扶助卫阳）之方，从而落到了实处，更有利于指导临床实践。他所发表的"论风伤卫、寒伤营和风寒两伤营卫"以及"略论太阳病中风表虚与伤寒表实"两文，就是为此而作的。

（4）由博返约：20 世纪 60 年代后，先生对伤寒病因病机等重大理论问题，已在全面继承的基础上，做了系统整理和深入阐发。如他继"伤寒郁阳化热论"和"再论伤寒郁阳化热"后，发表了"伤寒病因病机论"，提出了独到的见解。从而由博返约，逐渐形成了自己的特色，著成了《伤寒知要》。此书言简意赅，畅谈了理论研究心得和临床治验体会，力求突出其精华，抓住其本质，以知其要。尤其是以伤寒厥阴病为突破口，大量地引进了后世温病厥阴病证治以充实之，解决了这一"千古疑案"，从而开拓了寒温统一的思路。

2. 对温病学说的研究及其《寒温统一论》的完成

（1）寒温一脉同流：先生对在《伤寒论》基础上发展起来的温病各家学说的研究中发现，几乎每一位有成就的温病学家，都是在对《伤寒论》做了精深的研究之后，发现其对温病论述之不足而予以补充完善的。温病各家著作中，处处显露出羽翼《伤寒论》的用心。如《温病条辨》针对《伤寒论》太阳病篇，风温逆证有证无方的缺陷，发明风温卫、气、营、血各阶段辨证与治法方药；又针对《伤寒论》厥阴病篇，对厥阴病主症、病机、主方等论述不清的疑窦，阐明了厥阴温病昏、痉、瘈疭等主证的热闭心包、热动肝风等主要病机，并创立了安宫牛黄丸、紫雪丹、至宝丹等清开法主方（被后世誉为"三宝"）。先生把温病厥阴病与伤寒厥阴病合看，这一疑问就涣然冰释了。作为《伤寒论》的继续发展，温病各家学说在外感热病热化证方面的成就是超越了《伤寒论》的。显然，这是前人认识外感热病寒化与热化两个主要方面的过程。这一过程尽管是漫长的，它毕竟是完成了，只是由于伤寒和温病两派传人逐渐形成了门户之见，划若鸿沟，不相为谋，致使寒温之争历数百年而不息。这在过去一段时期内，虽曾有过因百家争鸣而推陈出新的积极意义，但今天看来，这种门户之见只能各自限制其自身的发展，已毫无积极意义可言。现今，中医临床大都兼收并蓄而左右逢源，并常依临证需要，灵活变通，寒温合用。一个高明的中医，必然是对寒、温两说均有研究的理论家。因此，先生在研究伤寒学说的同时也研究温病学说，如他从 20 世纪 50 年代起，就发表了《寒温纵横论》《温病概说》《温热论初探》，且为江西中医学院撰写了《温病讲义》，并对伏邪学说进行了深入探索，发表了"从冬伤于寒，春必病温，谈到温病的新感和伏气"和"论伏邪与内因的关系"等文。

（2）寒温统一归真：在深入研究了寒、温各自的理论之后，发现寒、温两说实为一个事物的两个方面，前人分别发现、发展了它的一面。时至今日，我们理应予以综合，使其完整。为此，先生晚年致力于伤寒与温病的病因病机及其内在联系的探讨，以图从基本理论上使其归于一统。在发表了"伤寒病因病机论"后，又发表了"温病病因病机论"和"寒温病机论"。在此基础上，发现伤寒与温病在各自发病的外因（外五淫毒、外五疫毒）、内因（内五淫邪、内五体质）及其疾病的发生、发展规律等方面均有密切的内在联系。这就是他之所以发表"关于伤寒六经和温病三焦、卫气营血辨证论治体系的统一问题""八纲统一寒温证治，建立热病学科体系"等文的思想基础，也是他明确提出"寒温统一"主张的根据。早在 20世纪 70 年代初，他就曾为江西中医学院主编过《热病学讲义》，发表过"关于伤寒与温病合编为热病学的商榷"一文。20 世纪 80 年代初，国内医坛对此展开广泛讨论时，他又连续发表了"寒温统一的理论与临床""漫话寒温统一"和"再谈寒温统一"等文，最后著成了《寒温统一论》，为建立外感热病辨证论治体系做出了贡献。

目前，在中医教学中，把外感热病证治分散在伤寒、温病、金匮、内科和各家学说五门课程中讲述，相互间缺乏有机的联系，更谈不上系统性和整体性。这一明显的缺陷，导致学生在临床上处理外感热病（包括几乎所有的内科急症在内）时，思路不广，反应不快，难以及时、正确地处理。相信寒温统一理论体系的建立，将为解决这一问题起到积极作用。

3. 对寒、温、外、内统一的热病学说的研究及其《热病学》的完成

（1）热病寒、温、外、内统一的思想基础：伤寒学说是论述一切外感热病的学说，内涵是广泛的。但由于"狭义伤寒"

概念的深入人心，使之易与《伤寒论》划等号，故将"广义伤寒"的提法回归《内经》"热病"是有现实意义的。因这不仅可以理顺伤寒、温病、热病等病名概念，而且有利于把与外感热病密切相关的内伤热病统括起来讨论，使之成为一门独立、完整的热病学科。对此，先生早在为中国中医研究院研究生班所作的"讨论八纲、六经、三焦、卫气营血和脏腑经络辨证论治之间的内在联系及其不可分割性"的学术报告中，就已具有这一思想基础。

这一学术思想形成的过程是先进行了寒温统一，而后才发展成内外统一的。前述 20 世纪 70 年代初主编的《热病学讲义》，发表"关于伤寒和温病合编为热病学的商榷"，并主持建立了热病教研室，培养了一些熟悉且能融汇伤寒和温病两门课程的教学人才等活动，还仅限于寒温统一，未及内外统一。其后，先生在从事寒温统一的理论与临床研究过程中，深切感到，外感热病常因复杂的内伤情况而影响着热病过程的发展和转归，而大多数的内伤热病又常常由外感热病诱发，或病程中兼夹着外感热病；并认为这正是仲景将外感伤寒与内伤杂病汇合，著成《伤寒杂病论》的主旨所在。

（2）热病寒、温、外、内统一的必然结果：如前所述，中医的外感热病理论，固须将伤寒、温病的理论系统结合，加以整理，成为一个完整的外感热病理论；内伤热病理论也须全面整理使之与外感热病理论冶于一炉，让两者在《热病学》中融为一体则是现代临床的需要和热病理论发展的必然结果。因为，在现代临床上，大量的外感热病是由西医接诊的。他们广泛应用的抗生素，一般来说是有效的，但也存在许多不可忽视的问题。如普遍存在耐药性、过敏性、毒副反应等；用之不当而产生的菌群失调；对免疫功能低下的个体无法产生抑菌效果；对病毒感染性热病无效等。而这些，又常常与患者的个体特异性（如伏邪的存在、体质的阴阳偏颇、内伤疾病的影响等）有关，中医对此有较大的优势。事实上，有许多严重的外感热病，当西医束手时，中医运用外感与内伤相结合的观点，常可应手取效。中医在这方面虽然拥有丰富的理论和经验，但何以患者往往不先找中医而先找西医？为什么一般中医望危急重症之热病而却步？难道不是"中医治不了急性病"的俗见所致吗？而这一俗见之所以盛行，归根结蒂，难道不该归咎于我们未能把中医热病学术继承发扬好吗？

先生在"论热病的寒温统一和内外统一"一文中，历述外感热病与内伤热病的内在联系，指出在外感热病中常可见到气郁、食滞、痰积、血瘀发热和气虚、血虚、阴虚、阳虚发热等内伤热病，从而明确地提出了热病内外统一的学术主张。几经寒暑，数易其稿，终于著成了寒、温、内、外统一的《热病学》，为建立热病学科体系竭尽了自己的心力。

站在寒、温、内、外统一这个新的起点上，如何使这一学术主张付诸实践，并使之在现代热病临床中发挥指导作用？这比提出这一主张难度更大、涉及面更广。基于此，先生带领一班人，提出并设计了"应用寒温统一热病理论指导治疗急症的临床研究"课题（该题曾被列入国家科委"七五"攻关项目），以寒温内外统一的热病理论为指导，对多种发热性疾病，进行前瞻性研究。结果证明，以八纲统六经、三焦、卫气营血和脏腑的辨证论治体系,能适应当前热病临床实践的需要,能启迪临床思路、提高疗效。

临床在治疗各种发热性疾病时发现,由于输液已成为现代热病临床必用的治疗手段,虽有明显的救阴作用,但因热病患者津伤的同时也耗气,气虚难以运化直接输入血中的水液,故常常出现湿遏之象。在燥热证尚不致酿成蕴蒸之势;在湿热证或寒证则往往助湿伤阳,或冰伏其邪,或伤阳入里,令病势转重,缠绵难已。对此,我们提出了"辨证输液"的主张,即适量输液(以舌为适量,舌苔转腻为过量)、温控输液(寒证和夹湿证维持恒温32℃~35℃;热重于湿证30℃;温热证25℃;燥热化火,过高热时10℃以下)。并对湿重于热证提出"治湿不远温"的原则,认为只有用药偏温,才能较快地祛除湿邪,孤立其热,从而达到加速治愈的效果。

综观先生对热病学说的理论与临床的研究,不难看出:科学的研究思想与方法、永不止步的钻研精神和理论联系实际的治学作风,是先生得以深入寒温堂奥,再跳出寒温窠臼,在继承与发展热病学说上取得成就的三条重要途径。在这里,我要高兴地引用先生在其著作《热病学·跋》中所作的一首诗:"深入长沙久探幽,寒温一脉本同流,内伤外感络须合,热病书成素愿酬。"作为本文的结束语。

二、对厥阴病理论的继承和发展

厥阴病研究,肇始于岐黄,形成于仲景,发展于后世伤寒、温病学家,从理论到临床,均有丰富的内容。惜乎后世寒温分立门户，不相为谋，凡持伤寒阴阳六经说论厥阴病的，只是自限于《伤寒论》厥阴病篇，而难以明白晓畅，竟将持温病三焦、卫气营血说者大量有关厥阴病研究的成就拒之门外，坐令其成为"千古疑案"，使后学迷惑者久矣。先生有鉴于此，从理论联系实际的原则出发，就临床之所见、所需，实事求是地对前人的研究进行了一番去粗取精、去伪存真的整理，提出了一个明确的厥阴病概念，并系统地论述了它的理法方药，以期有利于当今临床运用，从而提高其疗效，促进其理论的发展。

（一）从源到流，澄清面目

1. 从《内经》看

《内经》论及厥阴病的多篇中，应以《素问·热论》篇为主。其言曰："今夫热病者，皆伤寒之类也……伤寒一日，巨阳受之……六日厥阴受之，厥阴脉循阴器而络于肝，故烦满而囊缩……两感于寒者，病一日则巨阳与少阴俱病……三日则少阳与厥阴俱病，则耳聋、囊缩而厥，水浆不入，不知人，六日死。"结合《素问·诊要经终论》篇"厥阴终者……甚则舌卷卵上缩而终矣"来看，显然《素问》厥阴病的主症有二：一为昏厥，即上述"不知人"；二为痉厥，即上述"舌卷""囊缩"。其病所则落实在手足厥阴经脉及其所属的心包与肝，治疗仅有针刺的汗、泄两法，预后多归死亡。总的看来，《内经》奠定了厥阴病理论的基础，虽则简朴了些，但大体上把外感病最后陷入神昏痉厥的危重急症阶段归属于厥阴病这一点，迄今仍不失为正确。

2. 从《伤寒论》看

《伤寒论》厥阴病比较明确的概念有三：①厥阴病是外感热病的最后阶段。该篇放在六经之末，预后条文最多，立意十分明显；②厥阴病主症是厥。这从该篇论厥条文所占比重之大可以看出；③厥阴病阶段面临的是生死预后，阳返则生，阳不返则死。这可从该篇55条原文中有25条是以厥热胜复来判断生死预后看出。其疑窦与不足主要是厥阴病特征性临床表现不明。从《伤寒论》全书来看，太阳、阳明、少阳、太阴、少阴5篇都是在继承《素问·热论》等篇的基础上加以发展，唯独厥阴1篇竟无只字言及上述《素问》厥阴病主症，这是不能不令人怀疑的。现在一般通行的《伤寒论》厥阴病篇共有55条，其中只有4条明文提到厥阴病，所述脉症又很简略，且未出方，其余51条大都是泛论厥、热、呕、利等文；《金匮玉函经》且把它另列为"辨厥利呕哕病形证治"篇，置之于厥阴病篇4条之外。这就毋怪乎引起近贤陆渊雷在其所著《伤寒论今释》中发出了"伤寒厥阴篇竟是千古疑案"的慨叹。但是《伤寒论》厥阴病篇虽无上述昏痉明文，若能从其全书广泛深入地探索，仍然是有迹可寻的。如：太阳温病逆传厥阴，由于热闭心包，肝之阳风内动，而见热盛神昏、鼾睡、语言难出、直视、瘛疭；阳明病并厥阴，由于胃热上冲心包，引动肝之阳风，而见潮热、不大便、神昏谵语、循衣摸床、惕而不安、直视、脉弦；少阳病并厥阴，由于神魂不宁，而见惊悸谵语；少阴病并厥阴，由于寒闭心包，肝之阴风内动，而见昏厥肤冷、躁无暂安时；以及脏结的痛引少腹入阴筋、阴阳易的少腹里急引阴中拘挛等，即其例证。

　　由此可见，《伤寒论》厥阴病篇虽无昏痉之名，但从全书来看，却有昏痉之实。从可知其厥阴病篇无只字言及上述《素问》"舌卷""囊缩""不知人"等厥阴病主症，竟然自食其在自序中"撰用素问"之言，显然是有脱简的。惟因后世伤寒学家出于尊崇仲圣，不敢稍越雷池，大都恪守一般通行的《伤寒论》厥阴病篇55条，随文衍义，虽亦言之成理，却难令人无疑。尤其是以上热下寒的"消渴，气上撞心，心中疼热，饥而不欲食，食则吐蛔，下之利不止"为厥阴病主症，显然不符合伤寒热病按六经传变规律发展到最后阶段的厥阴病危急重症的临床实际，更难令人信服。至于以厥为厥阴病主症，虽似可从，但仅局限于肢厥（四肢厥冷）和体厥（通身厥冷），而未涉及昏厥和痉厥，也难令人满意。其中厥热胜复，虽有似于厥阴病特征性的临床表现，但本症近今无人得见，只能存疑，未可曲解。又由于厥阴病昏痉主症不明，因而厥阴病的寒厥或热厥与少阴病寒厥或阳明病热厥的鉴别点也就不够明确，尤其在少阴病或阳明病并厥阴时，无法辨清病机重点是在厥阴，抑或在少阴或阳明，而难以做针对性的处理。《伤寒论》在这方面显然是有缺陷的，尤其是缺乏针对厥阴病昏痉的开窍息风方药。

3. 从温病学说看

　　温病学家针对《伤寒论》厥阴病篇的缺陷做了大量的补充。例如，叶天士《温热论》开宗明义指出"温邪上受，首先犯肺，逆传心包"和《三时伏气外感篇》"风温者……治在上焦，肺位最高，邪必先伤，此手太阴气分先病，失治则入手厥阴心包络，血分亦伤"。吴鞠通《温病条辨》上焦篇太阴温病逆传心包、神昏谵语、舌謇肢厥条所注"厥者，尽也。阴阳极造其偏，皆能致厥。伤寒之厥，足厥阴病也。温热之厥，手厥阴病也。舌卷囊缩，虽同系厥阴现症，要之舌属手，囊属足也。盖舌为心窍，包络代心用事，肾囊前后皆肝经所过，断不可以阴阳二厥混而为一。若陶节庵所云，冷过肘膝便为阴寒，恣用大热。再热厥之中亦有三等：有邪在络居多，而阳明证少者，则从芳香，本条所云是也；有邪搏阳明，阳明太实，上冲心包，神迷肢厥，甚至通体皆厥，当从下法，本论载入中焦篇；有日久邪杀阴亏而厥者，则从育阴潜阳法，本论载入下焦篇"等，都对《内经》《伤寒论》和《温热论》的厥阴病理论有所发展。这里有必要指出的是，吴鞠通对热厥理论的发展虽功不可没，但以手足厥阴分属阳（热）厥与阴（寒）厥，并以之为鉴别点大加强调，则有失机械，且不符合临床实际。因为寒厥证由少阴进入厥阴阶段时，也是既厥且昏且痉的。尽管吴氏热厥证中未提囊缩一症，但肝风痉厥瘛疭则比比皆是，他自己就没有把足厥阴证排斥在热厥之外。显然这是吴氏智者之一失。

综观上述，不难澄清厥阴病的真面目，并做出如下结论：凡外感热病发展到最后阶段，邪闭心包，肝风内动，呈现神昏痉厥等危急重症的，就是厥阴病。

（二）寒温结合，证治详明

1. 从太阳温病逆传厥阴和太阴温病逆传心包看

《伤寒论》太阳温病逆传厥阴，由于热闭心包，肝风内动，而现"身灼热""多眠睡，鼻息必鼾，语言难出""直视失溲""如惊痫时瘛疭"等症，仲景已有明示。只是当时对此缺乏经验，尚未能提出方治，徒见其"一逆尚引日，再逆促命期"而已。温病学家对此则有突破性进展，如叶天士《温热论》首先提示"温邪上受，首先犯肺，逆传心包"的机理；吴鞠通则在《温病条辨》中详论其证治，如上焦篇说："太阴温病……神昏谵语者，清宫汤主之，牛黄丸、紫雪丹、局方至宝丹亦主之。""大人暑痫……热初入营，肝风内动，手足瘛疭，可于清营汤中加钩藤、丹皮、羚羊角。"的清宫开窍法和凉肝息风法，更显然是对太阳温病逆传厥阴和太阴温病逆传心包证治的贡献。

2. 从伤寒阳明病并厥阴和阳明温病热冲心包看

由于阳明胃络通心，与心包络（以至于肝）关系密切，所以阳明胃热太盛，可循胃络上冲心包，扰乱神明，甚至引动肝风，而见神昏、谵语、痉厥等厥阴证。这在《伤寒论》阳明篇和《温病条辨》中焦篇都是一致的。但伤寒学家治疗此证，只知攻下，不晓凉开，尚嫌不足。温病学家治此则较为全面，既不忘攻下，更重视凉开。如"阳明温病，面目俱赤，肢厥，甚则通体皆厥，不瘛疭，但神昏，不大便七八日以外，小便赤，脉沉伏，或并脉亦厥，胸腹满坚，甚则拒按，喜凉饮者，大承气汤主之""阳明温病，汗多谵语，舌苔老黄而干者，先与小承气汤""阳明温病，无汗，小便不利，谵语者，先与牛黄丸，不大便，再与调胃承气汤""阳明温病，下利谵语，阳明脉实或滑疾者，小承气汤主之；脉不实者，牛黄丸主之，紫雪丹亦主之""阳明温病……神昏谵语者，安宫牛黄丸主之""阳明温病，下之不通……邪闭心包，神昏舌短，内窍不通，饮不解渴者，牛黄承气汤主之"等, 即其例证。由此可见, 阳明温病并入厥阴的治法, 不仅有专主大、小承气攻下的, 也有专主牛黄、紫雪凉开的, 还有先与牛黄凉开, 而后与调胃承气攻下和以牛黄凉开为主而兼与大黄攻下的, 必须根据其病情矛盾的主次不同, 而灵活运用。这是《温病条辨》对《伤寒论》阳明病并厥阴的更为深入的发展。

3. 从伤寒少阴病并厥阴和温病少阴病并厥阴看

由于少阴心肾和厥阴心包络与肝关系极为密切, 故其为病常互相影响, 或由彼而及此, 或由此而及彼。但从伤寒热病六经传变规律来看, 则是少阴在前而厥阴在后的。所以《伤寒论》根据《内经》六经传变次序而以厥阴病篇殿其后。《温病条辨》下焦篇首先提出少阴温病治宜育阴潜阳法, 方主加减复脉汤的阴虚阳亢证, 是由"邪在阳明久羁"发展而成, 显示了阳明胃土燥伤少阴肾水, 由中焦传至下焦的病机; 然后提出由于少阴之阴虚阳亢, 水不涵木, 以致肝风内动而发展成为厥阴温病治宜滋阴息风法, 方主大定风珠 (即由加减复脉汤方加三甲、五味子、鸡子黄组成) 的阴虚风动证。由此可见, 厥阴病确是伤寒热病六经传变的最后阶段。

有人认为, 上述看法只适宜于下焦温病, 而不适宜于上焦温病, 因为温病的上、中、下焦相当于病程的初、中、末期的缘故。其实这并非绝对概念, 就上焦温病而言, 虽然温病多起于上焦太阴肺卫分并常顺传至中焦阳明胃气分, 但如由太阴肺逆传至厥阴心包营血分甚至引动肝风的, 则又属于卫、气、营、血病程的最后阶段, 不能简单而机械地把温病的上焦完全等同于病程的初期。下焦厥阴温病也是以昏痉为主症的, 这可从其

"痉厥神昏，舌短烦躁，手少阴证未罢者，先与牛黄、紫雪辈开窍搜邪；再予复脉存阴，三甲潜阳"条及其注解"痉厥神昏，舌謇烦躁，统而言之为厥阴证。然有手经、足经之分。在上焦以清邪为主，若邪尚有余，必先以搜邪"中很清楚地看出来。这是就厥阴热化危证而言，至于厥阴寒化危证，同样是以昏痉为主症的，如《伤寒论》所谓"伤寒脉微而厥，至七八日，肤冷，其人躁无暂安时者，此名脏厥"和"病胁下素有痞，连在脐旁，痛引少腹，入阴筋者，此名脏结，死"两条，是即厥阴寒化危证的例证。尤其是前条，可以说是厥阴寒化危证的主文。因为伤寒脉微而厥，本属少阴阴盛阳衰，当用四逆汤以急温之；由于延误失治，至七八日而现通身肤冷、手足躁无暂安时之症，这是少阴病陷厥阴的寒化恶候。从《素问·刺热》所谓"肝热病者，小便先黄，腹痛，多卧身热，热争则狂言及惊，胁满痛，手足躁不得安卧"来体会，既然肝热的手足躁不得安卧，必身热而小便色黄，那么肝寒的手足躁无暂安时，就必身寒而小便色白。至其"热争则狂言及惊"，则显然包含有昏痉在内，并可推知厥阴"脏厥"的手足躁无暂安时，亦必包含有昏痉在内。因为不仅热闭心包，肝之阳风内动，可以出现昏痉；寒闭心包，肝之阴风内动，亦可出现昏痉之故。本条还可与"少阴病，吐利，躁烦四逆者，死"条合参，从其"躁烦四逆"轻于本条"肤冷""躁无暂安时"来看，可见仲景对厥阴"脏厥"不出方治，实不言而喻，故后世注家多云不治。但从"少阴病，吐利，手足逆冷，烦躁欲死者，吴茱萸汤主之"条来看，又未尝不可勉用通脉四逆汤合吴茱萸汤，并适当加入温热的开窍息风药以抢救之。

这里有必要强调的是，外感病的厥阴危证，大都包含着少阴阳盛或阴虚,阴盛或阳虚的病理基础在内。即厥阴热化危证(如热闭心包或水不涵木而肝之阳风内动的昏痉等症)是在少阴阳盛或阴虚的病理基础上发展而成;厥阴寒化危证(如寒闭心包或水助木邪而肝之阴风内动的昏痉等症)是在少阴阴盛或阳虚的病理基础上发展而成的。

(三)古为今用,推陈出新

在了解前人对厥阴病的研究成就与不足之后,摆在我们面前有待解决的问题就提出来了:厥阴病的实质是什么?其主要病证、病机怎样?临床如何治疗?预后怎样?"七五"期间,我们对流行性出血热这一急性传染病进行了临床研究,共观察治疗 400 余例,其中 10% 以上出现了痉厥神昏的厥阴病证,中医组的病死率仅 3.66%,西医组为 10.71%($P < 0.01$)。对厥阴病有一些感性认识,取得了一些第一手的临床资料。现仅以此为例,就上述问题提出以下看法,供同道参考。

1. 厥阴病的实质

是外感热病的最后阶段,是手足厥阴经脉及其所系脏腑的病理变化。对此,古今研究看法大体一致。

2. 厥阴病的主症

是神昏痉厥。吴鞠通在自注《温病条辨》下焦篇18条时指出:"痉厥神昏,舌謇烦躁,统而言之,曰厥阴证。"临床实践也完全证实,外感热病最终阶段总是陷入昏迷状态的。热证如此,寒证亦如此。病在少阴,神志尚清;进入厥阴,就神志不清了。而一旦陷入厥阴,往往救治为难。因此,我们在治疗出血热的临床工作中，特别强调注意"先兆厥阴证"。即观察患者的神志与体征，只要患者烦躁甚，或语言不便、舌体欠灵，或白日嗜睡、错语（如答非所问），或夜间多梦呓、谵语，或偶见无意识动作，均应看作疫邪将要进入厥阴的先兆，必须及时开闭祛邪，扶正固脱，阻断其向厥阴发展。这一措施，有效地防止了病情的恶化，使许多患者避免进入厥阴阶段。

3. 厥阴病的病机

是阴盛阳竭或阳盛阴竭或阴竭阳脱。吴鞠通在自注上焦篇17条"邪入心包，舌謇肢厥"时指出："厥者，尽也，阴阳极造其偏，皆能致厥。"译成白话就是说："厥阴是三阴之尽，阴盛阳竭固可为寒厥，阳盛阴竭亦可为热厥。"把厥阴病病机阐述得何等的精确！至其来路，寒厥证可由少阴寒厥发展而来。热厥证，如《温病条辨》所述有三焦之分：上焦由温邪"逆传心包"所致；中焦由"阳明太实，上冲心包"而成；下焦由手少阴证"日久邪杀阴亏"所致。阴竭阳脱证则多由热厥转为寒厥而成。在出血热的临床中，上述多证均可见到，如休克期有疫邪直中少阴的阴盛格阳证，若救治不及，一二日即由淡漠→烦躁→恍惚→躁扰→神昏而陷入厥阴寒厥死亡；有起病二三日即疫邪逆传心包，出现高热、昏迷、谵语、躁扰、出血、尿少的厥阴热厥证（发热与休克、少尿三期重叠），若入院太迟，厥阴证悉具，亦多归于死亡；亦有病至七八日（少尿期），邪热与瘀血、水湿内结阳明胃肠，二便不通，势成关格，延至二三日，瘀热内闭心窍，出现谵语、躁扰、神昏的厥阴证者，若能积极地通泄瘀热水邪，以解阳明之结，开厥阴之闭，扶正祛邪以宣畅三焦气机，尚有希望挽救，否则，亦难免一死；还有病至十余日，尿毒症不解（少尿期或多尿前期），瘀热水内结，阴液大量耗伤，正气日见亏竭，渐至极度衰竭，体温不升，演成阴竭阳脱证而亡者。

4. 厥阴病的治疗

从目前临床水平来看，厥阴证悉具时，即使集中、西医学之长，亦难以救治。因而，加强对前述"先兆厥阴证"的预防性治疗（也可说是"截断疗法"）是救治成功的关键。要做到及时治疗"先兆厥阴证"，除对厥阴证的先兆临床表现要有细微的观察、高度的警惕性外，还要对厥阴病的病机发展趋势有足够的了解。"先兆厥阴证"的治疗原则有辨证论治和中西医结合。

（1）先兆厥阴热厥证：除上焦热病"逆传心包"的先兆不甚明了，往往措手不及之外，中、下二焦阳明、少阴热厥转成厥阴热厥者，均有一个渐进过程，先兆症状完全可以把握。治疗原则是：救阴津、开热闭、息阳风。首重祛邪开窍。应在当用方药中，因闭窍之邪的不同，加用不同的开窍息风药。如热闭选用清开灵注射液或牛黄醒脑静注射液加入当用液体中静脉推注或点滴，能口服者可用"三宝"；瘀热闭选用神农33号注射液静注或犀珀至宝丹微丸口服；湿闭选用玉枢丹或苏合香丸口服等。在中医增液针、养阴针等大输液尚未推广使用之前，西医大输液亦有救阴之功，应结合使用（临床实际已普遍使用）。若有气阴两亏证，宜用参麦注射液加入液体中静滴，益气养阴救脱之力甚强，邪实而正虚甚者用之，无助热恋邪之弊，有扶正固脱以利上述祛邪药发挥作用之功。

（2）先兆厥阴寒厥证：常由少阴寒厥恶化而来。在阴盛格阳或戴阳时，往往伴见神志恍惚或无意识扰动等厥阴先兆症状。治疗原则是回阳救逆、开寒闭、息阴风。首重破阴回阳。可选用参附注射液、参附青注射液加入液体中静注，或合用大剂通脉四逆汤加猪胆、人尿、葱白等。据我们的体验，上述方药犹有难为力者，建议起用生附子制剂，如"心脉灵"注射液静脉给药，或可担此重任。

（3）先兆阴竭阳脱证：比之前两证，更有一个渐进过程，可行未雨绸缪之计，将上述二证治法综合起来，辨证治之。

5. 厥阴病的预后

两句话："阳复则生，阳绝则死""留得一分津液，便有一分生机"。前者是对寒厥而言；后者是对热厥而言。后世把《伤寒论》厥阴病篇诸多厥热胜复原文理解为厥阴阴尽阳生，阴阳进退之机。即阳得生则厥少热多而愈，阴尽而阳不生则厥多热少、一蹶不振而亡。证之临床，病至厥阴，心、脑、肝、肾、阴、阳、气、血、津、液皆病，救治为难，死多生少，不死即生。而始终不死的原因，有赖于阴阳相系一线，未致离决。

随着中、西医学对危急重症研究的逐渐深入，厥阴病的理论与临床必将得到较大的发展。其中至关重要的是：①中医深入厥阴病临床，取得大量第一手资料，是发展厥阴病理论与临床的基础；②大力开展急救中药的剂型改革，让中医用上可供辨证运用的系列静脉用中成药，是使厥阴病的治疗获得突破的关键。

三、对脾胃理论的继承和发展

（一）脾胃的生理

1. 脾胃是元气之本

认为元气是健康之本，而脾胃则是元气之本，比先天命门真阳更为重要。因为命门真阳虽为先天之本、生命之根，是人由胚胎生长发育成人的原动力，但既生之后，人体的生长发育，一切生理活动，就全靠脾胃水谷精气以维持，故《内经》有"人受气于谷"和"得谷者昌，失谷者亡"的定论。先天禀赋再足，若没有后天脾胃的充养，就难以维持生命。因此，在既生之后的生命活动中，脾胃占有更为重要的地位。

2. 脾升是升降运动的关键

人体是一个"小宇宙"。在这个"小宇宙"中，与自然界一样存在生生不息的升降浮沉运动。而在人体内的升降浮沉运动中，最重要的就是脾胃的升清降浊。在脾胃的升降问题上，先生指出，脾升是维持人体正常生理活动的关键。认为前人所谓人有胃气则生，无胃气则死的胃气，就是指脾的升发之气。如果脾气不能升发，反而下陷，则水谷不能运化，气血生化无源，五脏六腑失养，元气就会亏乏和消沉，生机也就不能活跃如常，而发生种种病变。这就是李东垣提出的"内伤脾胃，百病由生"的理论依据，而升发脾胃阳气，也就成为李氏《脾胃论》的理论核心。但是，先生对李氏独重脾升之论，认为不够全面。因为在人体升降浮沉的生理活动中，脾升和胃降相辅而成，是必须并重而未可偏执的；是一个矛盾的两个方面，只不过脾升是矛盾的主要方面而已。

（二）脾胃的病理

1. 气火关系失调

人体生命活动全靠气来维持，气足则健康，气虚则病作，故《内经》有"正气存内，邪不可干"和"邪之所凑，其气必虚"之说。而气虚病作的关键则在于脾胃中气受到损伤。李东垣创立阴火说，其基本论点即"火与元气不两立，一胜则一负"，首次把《内经》"壮火之气衰，少火之气壮，壮火食气，气食少火，壮火散气，少火生气"的理论引申到脾胃气虚与阴火产生的关系中来。但是，李氏却未能把脾胃气虚与阴火随生的机理阐述明白，而只是一再强调"脾胃既虚，不能升浮，为阴火伤其生发之气""脾胃气虚，则下流于肾，阴火得以乘其土位""脾胃虚则火邪乘之而生大热"等。可见李氏虽然发现了脾胃病理中气火关系失调这样一个重大问题，但仅停留在知其然而不知其所以然的地步。先生有鉴于此，对阴火产生的机理、气火关系失调的所以然，进行了深入的研究。他说，气有余而化火，乃属一种实性亢奋，可称之为实火，多见于新病壮实之人，例如外感病的实热证；气不足而生热，乃属一种虚性亢奋，可称之为虚火，多见于久病虚弱之人，例如内伤病的虚热证。在虚热证中，因阴虚而导致阳亢的阴虚热证为其常；因气虚不能内守，向上向外浮越而显露出虚阳亢奋之象的气虚热证为其变。但这种虚阳亢奋，是因脾胃气虚而向上向外浮越所致，它和少阴阴盛格（戴）阳证是因心肾阳衰而向上向外浮越的虚阳亢奋又同中有异，不可混淆。

　　脾胃气火关系失调的病理状态，除上述气虚阴火亢盛外，还有一种气郁阴火亢盛之证。前者先生名之曰"阴火虚证"；后者名之为"阴火实证"。阴火实证的产生，缘由阴邪（外感寒湿，或内伤生冷，或忧思郁结等）郁遏阳气，令阳气不得发泄而出现的"火"象。这种"火"象，既不同于气有余而化火的实性亢奋之象，又有异于阴亏或气虚而生热的虚性亢奋之象。此种郁火，只需宣散，解其郁闭，令"火"得以发泄则愈。

　　上述阴火虚、实证，东垣虽均有涉及，但终因语焉不详而难以领会。先生将其条分缕析，使之合于规范，令人耳目一新，说理浅显，易懂易学，便于掌握运用。

2. 升降运动失常

　　脾胃居于中焦，是人体气机升降运动的枢纽。脾胃健运，就能维持如《内经》所说的"清阳出上窍，浊阴出下窍，清阳发腠理，浊阴走五脏，清阳实四肢，浊阴归六腑"的正常升降运动。若脾胃气虚，升降失常，则内而五脏六腑，外而四肢九窍，都会发生病变。因而脾胃升降失常，是脾胃病理的又一重要方面。它可以引起上、中、下三焦及其所络属的脏腑的各种病证。举例来说：

　　脾胃升降失常，直接引起中焦不和，而现脘腹痞满胀痛之症，就是因为脾不升清，胃不降浊，中气壅滞不通所致。脾气不升而反下陷，常见神疲肢倦而嗜卧，或久泄不止而脱肛；胃气不降而反上逆，常见呕恶嗳气而不思饮食。

　　脾胃升降失常，间接引起上焦不和，或在肺而现咳喘痰多之症，就是由于"脾为生痰之源，肺为贮痰之器"，脾虚不能远化水谷变成精微上输于肺，反而化生痰湿上泛于肺，使肺气宣降不利所致。或在心而出现失眠之症，就是由于"胃不和则卧不安"，胃之浊阴不降，循胃络通心而上扰心神，或由于脾虚气血生化无源，血不养心而心神不安所致。

脾胃升降失常，间接引起下焦不和，或在肝而现胁痛满闷之症，就是由于脾虚失运，脾气壅滞以致肝失疏泄所致。即使先因肝郁，也终必传脾，而应以治脾为主。或在肾而现腰痛浮肿之症，就是由于脾虚生湿，湿聚成水，水湿困肾所致。

先生认为，李东垣对脾阳不足，不能主升，湿土病现的病机论述较详，而对胃阴不足，不能主降，燥土病现的病机论述较少。后世叶天士有鉴于此，提出脾胃分论，创养胃阴法，以弥补东垣升脾有余而降胃不足之缺憾。先生对此，善能兼收并蓄，以形成完整的理论体系。

（三）脾胃病变的治法方药

先生认为，李东垣善治脾胃，应是金元以前的最高水平。但到了今天，其不足是显而易见的，至少有两个方面：①偏重脾胃之阳，忽略脾胃之阴；温补脾胃之方虽多，滋养胃阴之法极少。②对脏器间相互影响的认识也有不足，只着重阐述了脾胃和肺、肾的相互影响，而对脾胃和心、肝的相互影响则略而不详。因此，在讨论脾胃病变的治法方药时，不仅要注意到脾胃阴阳两个方面，也要同时注意到脾胃与肺、心、肝、肾四脏的相互影响。为此，先生拟定脾胃寒热虚实证治要点如下：

1.脾胃寒热实证治

（1）脾胃寒实证治：多因内外淫邪的寒湿犯中，脾胃为其所困，以致中气失运，而现脘腹胀满、疼痛拒按、呕恶不思饮食、大便溏泄、舌苔白腻润滑、脉迟紧等症的，宜用香砂平胃散以温运中气、祛寒燥湿；若兼见嗳腐吞酸、口淡恶食等寒滞证的，则宜加山楂、六曲、谷麦芽、鸡内金等以温消食积。若因寒饮留中，而见脘腹痞满、水声沥沥、时吐痰水、舌苔白滑、脉弦迟等症的，宜用小半夏加茯苓汤加枳实、陈皮、桂枝等以温中逐寒饮。若因久痢沉寒痼冷内结，而现腹胀满痛拒按、下痢白冻而里急后重、甚至大便不通、舌苔白腻、脉沉弦迟等症的，则宜用温脾汤加减以温下寒积。若因寒凝血瘀而现脘腹硬痛、固定不移、舌有青紫瘀斑、脉涩等症的，宜用手拈散加桂枝、乳香等以温化瘀血。

（2）脾胃热实证治：多因内外淫邪的湿热或燥热犯中，如太阴湿温的三仁汤证、连朴饮证和阳明燥热的白虎汤证、承气汤证等。若因胃火上炎，以致口疮、牙龈肿痛，甚至吐衄血的，宜用清胃散或泻心汤以清泻胃火。若因热滞中阻，而现脘腹胀满、疼痛拒按、不大便、嗳腐吞酸、口苦恶食、舌苔黄腻、脉滑数等症的，宜用保和丸合小承气汤等以清导食积。若因浊痰凝聚，而现心下痞满、不食、不饥、不便、舌苔黄腻、脉滑数等症的，宜用半夏泻心汤去人参、干姜、大枣、甘草，加枳实、杏仁辛开苦降以化浊痰。若因热痰胶结，而现心下硬满、疼痛拒按、舌苔黄腻、脉滑数等症的，宜用小陷胸汤加枳实等以清化热痰、宽中下气。若因水热内结，而现从心下至少腹硬满疼痛、不可近手、舌苔黄腻、脉弦滑数等症的，宜用大陷胸汤或十枣汤以逐水热。若因瘀血蓄积肠间，而现少腹硬满、大便不通、小便自利（或不利）、如狂甚至发狂等症的，宜用桃仁承气汤或抵当汤以下瘀血。若因热结血瘀、而现脘腹硬痛固定不移、舌有紫红瘀斑、脉涩等症的，宜用失笑散加丹参、赤白芍、乳香、没药、桃仁、红花等以清化瘀血。若因瘀血内结于脾，而现胁腹痞块的，宜用鳖甲煎丸以活血化瘀消痞。

至于因脾胃内蕴湿热而生虫的，多见脐腹时痛时止、口吐清涎、夜寐龂齿、肌瘦面黄有斑点、唇内有白点、舌苔花剥等症，一般可用化虫丸以驱虫止痛；但病性属寒而伴有舌淡苔白、脉迟等症的，宜用理中安蛔汤；病性属热而伴有舌红苔黄、脉数等症的，宜用连梅安蛔汤；病性属寒热虚实错杂而伴有渴不欲饮、饥不欲食、舌苔白黄相兼等症的，宜用乌梅丸。

2. 脾胃寒热虚证治

（1）脾胃虚寒证治：属于脾胃气虚的，多见神疲肢倦、少气懒言、不思饮食、肌肉消瘦、胃痛喜按喜温、舌质淡红、脉缓弱等症，宜用香砂六君子汤以健脾益气、温胃祛寒。若因脾气虚导致阴火旺，而现久泻不止、久热不退、烦渴不思饮食、神疲肢倦、少气懒言、脉数而虚大或细弱等症的，则宜用补中益气汤升补脾气以降阴火。若因脾气虚而下陷以致脱肛的，亦宜用补中益气汤升举脾气以收脱肛。若因脾气虚不能统血，而见大便下血不止的，则宜用归脾汤以补气摄血。若因脾气虚不能摄精而见膏淋或白带淋沥等症的，都可用参苓白术散加减以补气摄精止带。若由脾胃气虚发展成为脾胃阳虚的，除现有上述脾胃虚证外，还多现有身寒肢冷、脘腹冷痛喜热喜按、吐清水、大便溏泄、舌质淡白、脉沉迟弱等症，宜用附子理中汤补脾阳以化寒湿。

（2）脾胃虚热证治：本证是因脾胃阴液不足所致，多见胃中灼热而食难下咽、咽干口燥或胃中热痛而大便干结难下、舌质干红舌心光剥、脉细数等症，宜用益胃汤或增液汤等滋养脾胃阴液以清热润燥。若属于脾胃阴阳气液两虚的，则多同时现有上述寒热虚证，如胃中热痛而大便溏泄，或胃中冷痛而大便燥结，或舌红苔黄而脉迟缓弱，或舌淡苔白而脉弦细数。投药稍偏，即难接受，一般宜用资生丸等平补脾胃法以稳步取效，不可急躁图功。

脾胃病常与肺、心、肝、肾有关，例如：脾胃病涉及于肺的，由于"脾为生痰之源，肺为贮痰之器"，因脾虚生痰上泛于肺，而现咳喘痰多、不思饮食、神疲肢倦、大便溏泄等症的，宜用六君子汤以健脾化痰为主。脾胃病涉于心的，常见胃不和则卧不安，宜用半夏秫米汤或温胆汤以和胃安神。脾胃病涉于肝的，常见土虚招致木克的腹中急痛、脉弦等症，宜用小建中汤以培土制木。脾胃病涉于肾的，常见腰冷痛而沉重等症，宜用甘姜苓术汤以培土制水。由于脾胃为后天之本，在五脏六腑中占有极其重要的地位，所以无论脾胃病影响到其他脏腑，或其他脏腑病影响到脾胃，只要症见肌肉消瘦、不思饮食、消化功能日差、气血日见衰竭，都必须以健补脾胃为主。否则，脾胃一败，就难以救治了。前人所谓"有胃气则生，无胃气则死"，确有至理。李东垣著《脾胃论》是大有贡献的。

（四）临床运用举隅

1. 补法的临床运用

脾胃方面

夏某，男，38岁。久患十二指肠球部溃疡，饥时痛作，喜热畏冷，午后尤甚，嗳气、矢气则舒，胃纳减退（只能稍进软食），大便溏泄，脉缓弱。投以香砂六君子汤，药下即觉腹中气机运转，矢气增多，胃痛显减。连进10余剂后，胃痛止，纳渐增，可进硬饭。因守方长服而痊愈。

按：消化性溃疡常见气虚寒痛证。先生善用香砂六君子汤，缘起于一段令人难忘的往事。抗战时期，先生客居峡江，患胃痛甚剧，卧床月余，米食难进，仅能喝点汤水，大肉尽脱，形容枯槁，势颇危殆。当时先生年纪尚轻，行医未久，经验贫乏，在中西药杂投无效的困境中，幸自试用此方获效，并坚持服至病愈。从此，先生每遇此证，必用此方，往往收到满意效果。

杨某，男，46岁。久患消化性溃疡（钡检：胃大小弯共9个溃疡点、十二指肠球部溃疡、幽门狭窄、胃下垂），胃痛，吐血，黑便（大便素结如羊屎），尿赤，胃纳甚差，舌苔酱黑而质红，脉象细数。投以芍甘百佛汤加味（赤芍、白芍、甘草、百合、佛手、石斛、丹参、生蒲黄、五灵脂、山楂、藕节、白及、仙鹤草、白药、火麻仁、蜂蜜）。连服5剂，胃痛大减，吐血止，大便畅通而黑便明显减少，黑苔转黄，食增神旺。再进5剂，诸症基本消失，守方加减以巩固疗效。

按：本例属脾胃阴虚证。只是由于胃中瘀热充斥，故在养阴清热中化瘀、止血、止痛。

李某，女，49岁。胃中灼热多年，饥时尤甚，饮冷则舒，晨起胃脘有气包突起，约半小时自消，手足心热，大便秘结，小便黄热，脉细数而弱。投以石斛清胃汤加减。初服有效，再进无功，后加寒凉泻火药则胃中异常难受而另就他医。

按：本例实属脾胃气阴两亏证，养阴清热稍过即气虚证加重。若复诊时改用平补脾胃的方药，或可稳步图功。通过这一失败例的教训，先生对脾胃气阴两亏证的治疗有了进一步的体会，后来遇此证时多能以平补脾胃为主取效。如一男，久患消化性溃疡，胃中灼热，大便素溏今硬，舌苔微黄而脉象弦迟。投以异功散合焦三仙、鸡内金。连服 6 剂而灼热除，诸症减，守方继进而愈。

肺脾方面

丁某，男，61 岁。久患肺结核，骨蒸潮热，长期不已，卧床不起，咳嗽痰多，不思饮食，脉细数而虚。投以六君子汤加黄芪、银柴胡、地骨皮。3 剂即骨蒸退而胃纳增，唯盗汗仍多，守方去银柴胡、地骨皮，加龙骨、牡蛎，坚持服用 200 余剂，终至病愈体丰，身强胜昔。

按：此即补土生金之法。又肺结核病常见咯血，阴虚火旺者，常用养阴清肺止血法；气虚不摄者，又须用温补摄血法，参、芪即可胜任；若阳虚者，还可用甘草干姜汤。总从补脾着眼。

心脾方面

李某，男，19 岁。患嗜酸性粒细胞增多症。低热月余不退，久泻不止，胸闷，心悸，失眠，纳少，时腹痛，脉细数而弱。血检：白细胞 41.7×10^9/L，嗜酸性粒细胞占 0.84。予参苓白术散加焦三仙、鸡内金、枣仁、柏子仁、合欢皮、夜交藤等 3 剂，服后脘腹胀痛加甚；守方加木香、佛手、大腹皮、莱菔子，再进 5 剂，诸症大减。血检：白细胞降至 14.7×10^9/L，嗜酸性粒细胞仅占 0.34；守方去大腹皮、莱菔子，5 剂后诸症消失，血象基本正常

（白细胞、嗜酸性粒细胞占 0.07）。守方加减以巩固疗效。

按：本例心脾气血两亏，且兼中焦气滞较甚，初投平补脾胃之剂虽属对症，但行滞不力，益气药反增其滞，故腹胀痛加甚。二诊加用行气药后，消、补得当，疗效显著。虑其脾气虚甚，故及时减去行气药。由于增减进退井然有序，故取得高效、稳效。

肝脾方面

陈某，女，40 岁。患慢性肝炎，肝功能久不正常，右胁时痛，胃脘亦痛，口淡，纳差，痰多，神疲肢倦，苔腻，脉弱。初诊投以香砂六君子汤加焦三仙，连服 10 剂，胃痛停止；肝痛亦稍减轻，痰除，但精神仍差。复诊守上方去木香、砂仁、加柴胡、枳实、白芍、红参，再进 15 剂，肝痛全除，精神眠食均佳，复查肝功能恢复正常。三诊仍守上方以巩固疗效。

按：先生认为，肝病必传脾，若肝病脉不弦而弱，是脾虚已甚之象，治法当以补脾为主。本例慢性肝炎由于脾虚已甚，故在初诊时专用香砂六君子汤加焦三仙以健脾助运；而在脾虚病情改善之后，复诊时即合用四逆散以调肝（柴胡以疏肝，枳实以平肝，白芍以柔肝，甘草以缓肝）。由于治法先后有序，故获良效。先生治疗慢性肝炎肝脾同病之证，常用四逆散合异功散以平调之（肝痛甚者合金铃子散，纳差甚者加焦三仙），稳而效宏，值得珍视。

肾脾方面

姜某，女，25 岁。患慢性肾盂肾炎。腰酸痛甚，头面肢体浮肿，怯寒较甚，间或微热，不汗出，神疲肢倦，不思饮食，腹时胀满，大便时结时溏，小便黄浊，舌苔微黄，脉迟。投以四君子汤合白茅根汤、麻黄附子甘草汤,加白芍、浮萍。连服6剂,腰酸痛除,肿消。守方加减以巩固疗效。

按:腰痛水肿属肾,但常与脾相关。先生认为,脾虚失运,则土不制水,肾水乃失其常,而能病人。其于脾虚失运而寒湿困肾,出现腰痛水肿者,常用五苓散、五皮饮等方;若脾虚失运而湿困肾者,常用四君子汤配自拟白茅根汤取效。本例虽兼见阳虚,但湿热证显,故白茅根汤与麻黄附子甘草汤同用。

2. 攻法的临床运用

升降并重

肖某,男,36岁。患胃下垂8个月。腹胀甚而时痛,有下坠感,胸闷,纳差,舌红,脉弦雾力:初诊处方:升麻15g、柴胡15g、葛根30g、陈皮15g、枳壳30g。连服3剂,腹胀减半,脉弦见退。守方再进5剂,腹胀基本解除,余症均见好转。仍守方再进以收功。

消补兼施

周某,女,42岁。脐腹胀满硬痛已4年。每天除早上空腹时脐腹无所苦外,余时均感胀满硬痛,不思饮食,口苦,大便时结时溏,脉弱。初投枳术丸方加味(枳实15g、,焦白术30g、陈皮30g、厚朴10g、大腹皮15g、青木香15g、山楂30g、六曲10g、谷麦芽各15g、鸡内金10g),连服30剂,脐腹胀满硬痛全除。随访多年,未见复发。

行气通腑

万某,男,43岁。患急性肠梗阻,突然剧烈腹痛,住院保守治疗,痛虽稍减而腹胀日增,大便3日未行,服大黄苏打片而腹痛加剧。因患者坚决拒绝手术治疗而就诊于中医。先生见其以腹胀为主，其痛不甚，喜按，不能食，稍进食则腹痛加剧，小便自可，舌苔白黄厚腻，脉缓。认为证以气滞为主，不可攻下，只可行气导滞。方用莱菔子30g，大腹皮30g，陈皮60g，枳壳15g，鸡内金末15g（冲）。服1剂后约3时许，即得软便1次，先黑后黄，但量不多，腹胀稍减，微痛已止。继进3剂，每日得大便1次，腹胀渐除，口味仍差，已旬余未能进食，系由腑气虽通于下，而尚不运于中，乃守上方减大腹皮为15g，陈皮为30g，加山楂15g、六曲10g、谷麦芽各15g，更进3剂而愈。

化痰降逆

叶某，男，31岁。呕吐时作时止20年，常于冬春季节发作。近时呕吐月余不止，每日午饭后必呕吐1次，呕吐物为酸苦水和白痰，呕吐前有时脐腹剧痛，呕吐后其痛即止，早、晚饭后不吐，口干渴喜热饮，虽尚知饥思食，但口淡乏味，食下即脘胀、嗳气、肠鸣，大便软条色黄，日行2次，舌苔前几天黑而润滑，现已减退，舌心仅余少许，舌根苔黄腻、舌质红，脉滑。初投芩连二陈汤合小半夏汤：半夏30g，陈皮30g，茯苓30g，黄连5g，黄芩5g，生姜15g，生甘草10g。服第1剂，午饭后即未呕吐，只是稍有恶心。服第2剂，午饭后未呕吐，亦未恶心，肠鸣渐止，黑苔全退，黄苔亦减。复诊守方再服4剂，呕吐未再发生，胃纳增加。仍守方加减以巩固疗效。

张某，男，41岁。嗳气不除3个月，久治无效。每日嗳气频作，动则增剧，静则稍减，心下痞硬，不思食，口干渴饮。初诊投以旋覆代赭汤合橘皮竹茹汤加减：旋覆花30g，代赭石

30g，陈皮 30g，竹茹 10g，半夏 15g，枳壳 10g，麦冬 15g，枇杷叶 15g。连服 7 剂，噫气和心下痞硬全除，脘腹舒适，食增渴除而愈。

化瘀止痛

张某，男，32 岁。久患胃溃疡不愈，因住入某医院接受手术治疗。术后心下脐上刀口处一团硬结胀满疼痛拒按，呻吟床褥，难以转侧，虽经采用西药镇痛而无效，患者痛苦已极，舌红苔黄，脉弦。先生会诊投以芍药甘草汤合失笑散、金铃子散加味：赤白芍各 15g，生甘草 15g，生蒲黄 30g，五灵脂 30g，延胡索 15g，川楝子 15g，丹参 30g，三七末 10g，山楂肉 30g。当日连服 2 剂，1 剂后痛即大减，并得安睡片刻；再剂痛减十之七八，自觉轻松，能下床活动，并能下楼上厕所。次日复诊，嘱守原方再进以竟全功。后据一位实习医生面告，因住院医生改方减量，服后病又增剧，只好仍用原方原量，续服 6 剂而痊愈。

四、对阴火理论的继承和发展

自李杲创立阴火说和甘温除热法后，虽历代医家在临床上用之多验，但由于李氏在理论上阐述得不够明确，甚至相互抵触，因而引起后世争论，至今未已。例如：既指明"心火者，阴火也"，又说"肾为阴火"；既肯定"脾胃不足之源，乃阳气不足，阴气有余"，而"脾胃既虚，不能升浮，为阴火伤其生发之气""脾胃虚，则火邪乘之而生大热""惟当以辛甘温之剂，补其中而升其阳"；反复强调"大忌苦寒之药损其脾胃"，却又说："甘寒以泻其火""加寒水之药降其阴火，黄柏、黄连之类是也""黄芩补肺气,泻阴火之下行"。不仅把生理之火与病理之火,而且把寒性的阴火与热性的阳火都混为一谈,致使阴火的概念模糊,令人费解、误解或曲解者久矣。考李氏在提出了阴火说之后,之所以有时在阴火中杂以阳火,是以临床常见阴阳火相兼为病,而在甘温法中辅以甘寒甚至苦寒等法获效为根据的经验总结。从临床上看是可取的,只是在理论上对阴火和阳火的区别与联系界定未清,致令阴火这一临床常见、多发病证,至今未能被大多数人所认识。因此,进一步阐明阴火理论,使之合于规范,是求取认识阴火的本质、提高临床疗效的关键。

(一)概念

阴火是相对于阳火而提出的病理概念。这里的"火"是指热的现象;"阴"是指该热象的性质。换句话说,即阴火指病性为阴寒而病证为火热的病理概念。

李杲创立的阴火说,虽然肯定了脾胃元气虚弱是阴火产生的根源,但未能确立阴火相对独立于阳火的概念,已如前述。李时珍对此做了明确的鉴别,他说:"诸阳火,遇草而熯,得木而燔,可以湿伏,可以水灭。诸阴火,不焚草木而流金石,得湿愈焰,遇水益炽。以水折之,则光焰诣天,物穷方止;以火逐之,以灰扑之,则灼性自消,火焰自灭。"这就是说,可以熯灼津液,用寒凉药能消除的火是阳火;反之,用寒凉药火象反增,用温热药能消除的火则是阴火。也就是说,阳火的病性与证象均为热,属标本俱热证;阴火则病性为寒而病证为热,属标热本寒证。唯其如此,阴火这一概念才具有独立于阳火的意义。

（二）病因病机

1. 病因

阴火的产生，多由饮食不节、劳倦过度、七情郁结、起居不慎等，令元气大伤；或寒湿阴邪外郁，或生冷饮食内遏，令阳气不得宣发透达所致。前者发为阴火虚证；后者发为阴火实证。

李杲指出："饮食失节，劳役形质，阴火乘于坤土之中……皆先由喜、怒、悲、忧、恐，为五贼所伤，而后胃气不行。"对脾胃阴火虚证的产生原因做了深入的探索，提出了明确的理论。但对肾虚阴火及阴火实证，则未能揭示得同样昭然。我们只能从他的临床治验中寻找线索。如在《脾胃论·升阳散火汤》中提到："胃虚过食冷物，抑遏阳气于脾土，火郁则发之。"又在同一章节的"麻黄人参芍药汤"案中指出："表有大寒壅遏里热，火邪不得舒伸，故血出于口。因思仲景太阳伤寒，当以麻黄汤发汗，而不与之，遂成衄血，却与之立愈，与此甚同。"又在"神圣复气汤"案中指出："上热如火，下寒如冰……此皆寒水来复火土之雠也……大抵肾并膀胱经中有寒，元气不足者皆宜服之。"还在"阴病治阳，阳病治阴"中说到："另有上热下寒……若阴中火旺，上腾于天，致六阳反不衰而上充者……慎勿独泻其六阳。此病阳亢，乃阴火之邪滋之。"为我们认识肾虚阴火与阴火实证提供了依据。

2. 病机

火热之证，无论阳火或阴火，皆由阳气亢奋所致，而其阳气亢奋又各有其虚实之分。这里仅就阴火而言。

（1）阴火虚证：《内经》云"阳气者，烦劳则张"，是说烦劳即会引动阳气亢奋。阳气虚弱者，当外邪入侵，或饮食生冷，或七情太过，或形体劳倦时，即易引动虚阳亢奋而见阳气向上向外升浮之虚性亢奋之象。此证病机之所以多在脾胃，系因脾胃为后天之本，气血生化之源，无论饮食、劳倦、七情，皆首伤脾胃，损及元气之故。而脾胃虚弱日久，又可导致他脏不足而兼见多脏虚证，先生统称之为"脾虚阴火证"；若肾阳大亏，龙火不能潜藏而向上向外浮越的，则称之为"肾虚阴火证"。

（2）阴火实证：阳气为阴邪所郁，不得宣发所致。此证既包括内伤饮食生冷所致的阳郁里证，也包括外感寒湿阴邪所致的阳郁表证。临床上，一般习用可"抗病毒"的板蓝根甚至牛黄之类治感冒发热，造成表寒（湿）闭遏者不少，或久咳不已变成慢性支气管炎；或长期鼻塞难通成为各种鼻炎；或咽喉干红梗堵，久久不已，演成咽炎；或低热不退，查无原因。若不知阴火实证，当用升阳散火、宣开肺卫之法，终难求愈。

（3）阴火与阳火相兼证：阴火虚证日久，气损及血，阳损及阴，可兼见阳火虚证（即阴虚之火）。阴火实证日久，阳郁化火，常可兼见阳火实证（即阳盛之火）。更有阴火虚实相兼之证日久，阴血与阳气俱亏，气郁与化火并存，形成阴阳虚实错杂证者，临床并不罕见。这也许就是李杲在《脾胃论》中确立了甘温除热法以治脾虚阴火之后，又多处出现合用甘寒或苦寒法的根源所在吧。但应强调的是，脾虚阴火证是只宜甘温除热法而大忌苦寒之药泻胃土的，仅在兼有气郁阴火实证时，可加辛温之药以升散郁火；兼有阴血虚的阳火虚证时，可加甘寒之药以养阴降火；兼有气郁化火的阳火实证时，可加苦寒之药以直折之。

然加用寒凉药时又须注意"从权"二字,不可忽略。

（三）辨证要点

1. 标热证

（1）发热:阴火发热可为低热,亦可为高热,大多为间歇热(间隔时间长短不一,短者以小时计,长者可数十日一发),呈波动热型。发热时或伴汗出、恶风寒等症。

（2）胃中灼热:是脾虚阴火证的常见症状。多因中焦清阳不升,浊阴难降,清浊相干,郁结于中焦所致。虽灼热而得冷饮反剧。

（3）口苦干渴:为气虚不能升津上润所致。多不欲饮或喜热饮。

（4）舌糜、口疮、牙龈肿痛、咽痛:脾胃阴火或肾虚阴火的常见症状。多伴见舌体胖淡而嫩、边有齿痕、苔白或便溏等症。

此外还可见到便秘、尿灼、脉数等症。总之,阴火的"火象"多姿多态,不一而足,但必有本寒象伴随。

2. 本寒证

（1）身寒或恶风寒:患者素体怯寒、易感,或虽发热而伴恶风寒。此为阴火发热证最多见的本寒象。

（2）头昏气短、极度乏力、口淡、不饥、纳少、纳后脘胀、大便软烂或溏泄,或虽秘而质软等。这些脾胃阳气虚证,为阴火虚证所必具,是医者得以从众多标热证中辨认出阴火证的着眼点。

（3）舌胖嫩淡红而多齿痕、苔白:这是阴火虚证的常见舌象。若见白苔厚腻,为脾胃气虚日久,运化失职,湿浊内生;若更见白底黄苔垢秽，为湿郁日久所致，不可认作实热而妄用苦寒。

（4）脉虚弱或迟：是阴火虚证的常见之脉。即使其人脉数大，亦必不耐重按。

3. 兼夹证

（1）兼血虚：有失血史（黑便、崩漏、肠风下血、慢性咳血等），或气虚日久，由气及血，见唇舌淡白、心悸面㿠、脉细或芤等症。

（2）兼阴虚：久病阳损及阴，而见五心烦热、咽干舌燥、渴喜冷饮、胃中嘈杂似饥、大便干结、脉细数等症。

（3）兼实热：多见口舌生疮、口苦口臭、心烦失眠、大便干结、舌尖绛、舌苔黄等症。

（四）遣方用药

1. 阴火虚证

（1）脾虚阴火证：治宜甘温补脾益气除热法，以补中益气汤为主方，其中黄芪必须重用（30~60g）；人参则随患者气虚的轻重程度选用党参（30~60g），或白参、红参（10~15g），兼津阴亏者加西洋参（10~15g）；炙甘草（10~15g）在此为泻阴火主药之一，当不可认作和药，若标热旺盛者，宜用生甘草（10~15g）；升麻、柴胡升阳解郁，一般须用10~15g；当归补血和血以配阳气，若脾虚便溏者，应少用或不用，以妨滑肠；陈皮用于大队升补药中，起和降作用，以达到升清降浊、补而不滞，用量当在 10 ~ 30g，少则难当此任。若兼阴亏较甚者，还可合生脉饮或径用参麦针静脉注射，其效尤捷。

（2）肾虚阴火证：治宜甘温补肾回阳除热法，以通脉四逆主方。无论外感内伤，病至格阳、戴阳，均属危急重证，应大

剂回阳救逆，姜、附、参、草用量均在 30g 以上，必要时应加
葱白、猪胆汁、人尿、龙骨、牡蛎等通阳和阴、反佐潜纳。还
应同时静脉注射针，力挽危亡。若肾阴亦亏，浮火常炎，口糜
舌烂，反复难，又当选附桂八味丸以缓图之。

2. 阴火实证

治宜辛温散热法，如属湿邪壅中、火郁于脾的，可用升阳
醒脾散火的升阳散火汤（气不虚者，应去人参）或火郁汤（《兰
室秘藏》方）。如属寒邪外束、火郁于肺的，可用开表宣火的
麻黄汤，或三拗汤加桔梗。

3. 阴火阳火虚实相兼证

治宜甘温合甘寒或苦寒法。如阴火虚证兼有阳火虚证的，
可用甘温合甘寒法的黄芪人参汤。阴火虚证兼有阳火实证的，
可用甘温合苦寒法的补脾胃泻阴火升阳汤。还有阴阳寒热错杂
的虚证，用药稍偏，即难接受（即所谓"虚不受补"），当取
平补之法，可用参苓白术散等。

（五）临床运用

1. 阴火虚证

急淋化疗过程中合并大叶性肺炎高热患者，经中西医结合
（清热解毒与抗生素疗法）治疗无效，宣告病危。家属抱一线
希望求治于先生。诊见患者虽高热而多汗肢冷（背心尤寒），
面白如纸，声音低微，极度疲乏，恶心厌食，咳嗽胸痛，咯铁
锈色痰，脉虚弱甚。此气虚将脱，热伤肺络之脾虚阴火证，即
与大剂补中益气汤（红参、西洋参、党参同用，且党参、黄芪
用量皆为50g）。2 剂即热降；10 剂而神旺；更少加宣降肺气药，

20剂后肺部炎症吸收，急淋血象缓解，临床诸症消失出院。

感冒高热半月，愈治愈重患者，自云虽发热而不恶寒，观之衣着倍于常人不觉温，咳嗽痰少，头身沉重，双腿难提，苔白腻似湿困，舌红便干又似实热，然夜卧大汗湿透衣被，极度疲乏，小便清，脉数而弱甚，气虚之象毕露。先生诊为脾虚阴火证，予大剂补中益气汤加葛根等。1剂热退；2剂神清气爽，便调；守方1周痊愈。

2岁女孩，出生后不久即便溏，继而发热不退，经某医院确诊为败血症，久治不效。先生会诊时，见患儿身大热而四末常冷，便溏日五六行，神萎，食少，舌红苔黄，指纹紫红。诊为脾虚阴火证，予大剂补中益气汤去当归。迅速泻止热退；坚持服药1月，肢温尿清渴止，食增神旺，血培养阴转；调理3月痊愈。值得一提的是，此例病程中一度因久病伤阴，烦渴特甚而合用过生脉散，后又因不慎受寒饮冷，由脾气虚发展为脾阳虚，出现下利完谷不化而合用过附子理中汤，但都在渴、利止后仍坚持补中益气汤益气以生血，终获痊愈，并健康成长。

老妇，形盛面赤，自云"火体"，动则"上火"，眼鼻口中冒火，咽痛如裂，牙疼，手足心热甚，久治不效，殊以为苦。先生细诘之，其人虽"火大"而从不欲饮，得冷反难受，多年来，大便溏日10余行，且难禁，极度乏力，腰痛冬甚，舌胖淡嫩，脉弱。其气虚之象甚著，而前医药多寒凉，宜其不效。遂诊为脾虚阴火证，予补中益气汤（党参与西洋参、生甘草与炙甘草同用）去当归。用银柴胡，加山药、莲子、石斛、桔梗，兼护脾阴、保肺气，3剂咽痛除，诸"火"尽消，气力增；继服 1 周而多年痼疾得愈。

男患"回归热型结节性非化脓性脂膜炎",国内辗转医治 2 年无效。每隔 4 ~ 7 天发作寒战高热、肢厥,皮下结节多发如枣、豆大,持续 6 ~ 9 天热自退,结节随消。发作时身疼咽痛,渴喜沸汤而不多饮,便软尿清,间歇期面㿠,神萎声嘎浮肿,舌淡苔白厚而滑,脉微细数。先生门人按真寒假热证论治初见成效,而后又停滞不前,在先生指导下,予大剂四逆汤加味。方中主药附子用量由 30g、60g、90g、120g,最后加到 150g。先后服药 160 余剂,方告痊愈。

2. 阴火实证

一男性患者,风寒感冒,服凉解药后,声喑难出月余,咽喉如火灼,有异物感,渴喜热饮,舌苔厚腻边黄中黑、黑多黄少,脉浮弦。先生认为是属寒闭火郁于肺的阴火实证,先予升阳散火汤去参、芍之壅敛,加连翘、薄荷、僵蚕、蝉衣、瓜蒌皮等清宣。服 14 剂后症虽稍减,但声音仍未大出;继予三拗汤加桔梗,7 剂而声音大出,并觉喉间异物有推向外出之感;继进 7 剂获愈。

3. 阴火阳火虚实错杂证

一女青年便秘 2 年,恒每周 1 便,质硬色黄黑难下,渴喜冷饮,时腹胀满,左腹痛,纳少,困倦乏力,自云每日睡眠少于 10 小时即感不支,形寒,面㿠,动则气短难续,脉弱,舌淡苔白。先生认为是属脾虚致滞,滞久生热的阴火阳火虚实错杂证,予补中益气汤合小承气汤。1 剂即便通,先硬后软;连服 10 剂而愈。

临证特色

一、辨证思路

1. 统寒温，兼收内外

寒温统一与内外统一的学术思想，反映在临床上为辨证思路的开阔与全面。先生曾为其领衔的"七五"国家重点攻关项目中的热病研究科研课题制定的"发热辨证论治方案"，充分体现了寒温内外统一的学术思想指导下的开阔与全面的辨证思路。如能掌握，实可执简驭繁，对临床各种发热应付裕如。举例来说：

免疫功能低下患者合并感染，若仅见感染高热，一味用抗生素或清热解毒中药攻邪，常无效验。炎症久攻不下，甚至令体内菌群失调，继发霉菌感染，这种情况是屡见不鲜的。先生常用甘温除热法的补中益气汤方获得高效速效。他认为本方不仅能扶正以治内伤（黄芪、人参、白术、当归、甘草等可提高免疫功能），而且能祛邪以治外感（升麻、柴胡等可抗感染），实为虚人外感病安内攘外的良方。

又如老年慢性支气管炎急性发作时，既要具有寒温统一观，明辨其外感表寒、表热或表寒郁热之证，而分别治以辛温（如麻黄汤）、辛凉（如麻杏甘石汤）或辛温合辛凉（如大青龙汤）之法；又要具有内外统一观，明辨其内伤里寒、里热或里寒热错杂之证，而分别辅以温、清或温清并用的补法以扶正祛邪才能提高疗效。先生常用的白果三拗三子六君汤方，之所以对表里俱寒的本证有良效，就是在上述观点指引下创制而成的。

又如慢性风湿性关节炎急性发作时，必须辨明其是属风寒湿痹抑属风湿热痹，而分别治以桂枝附子汤（先生认为不必去芍药，常用桂枝汤加术附屡效。如刘某，男，51 岁。患风湿性关节炎 20 余年，形寒特甚，极易感冒，近因急性发作而周身关节尽痛，尤以腰膝疼痛为甚，行走须人扶持，舌苔白润，脉沉细弱。投以桂枝汤加术附，更加黄芪、防风、当归、牛膝、桑寄生、杜仲、续断等。连服 10 剂，诸痛全除，上班工作），或麻杏苡甘汤（如罗某，男，26 岁。患慢性关节炎急性发作，右膝关节肿痛灼热，不能站立行走，周身皮肤散见红疹，入暮发热，汗出恶风寒，口渴甚而喜热饮，大便干结，小便赤热，舌苔白黄相兼，脉浮数。投以麻杏苡甘汤加防己、防风、桂枝、赤白芍、知母、牛膝、木瓜、白茅根、赤小豆等，连服 12 剂而愈）等，才能提高疗效。

2. 重体质，善别阴阳

八纲是所有辨证纲领的总纲，而阴阳又是八纲的总纲。治病不明阴阳，如入迷雾之中。"明于阴阳，如惑之解，如醉之醒。"（《灵枢·病传》）张介宾说："凡诊病施治，必须先审阴阳，乃为医道之纲领。阴阳无谬，治焉有差。医道虽繁，而可以一言蔽之者曰：阴阳而已。"（《景岳全书·阴阳篇》）

先生认为，明辨患者体质，是正确审查阴阳的捷径。如阴寒体质者，患病多从寒化，虽感阳邪，亦不宜过用寒凉，应预见其耗气转阴的可能；阳热体质者，患病多从热化，虽感阴邪，亦不宜过用温热，应预见其伤津转阳的可能。尤以病情迁延日久，阴阳寒热错杂的疑难病证，一时难辨阴阳，详细了解其体质，确能有助于指迷定向。是故先生临证，特别注重对每一患者体质情况的了解。如冬夏所苦、饮食喜恶、屎尿质色等，从中甄别其人体质的阴阳，以掌握疾病发生发展的可能趋势，从而在治病时注意防范，预为绸缪。如其人素体形寒易感，是为卫阳虚，治病时必须注意在攻邪中扶助卫阳，以标本兼顾。如其人素体纳少便溏，是为中阳虚，治病时必须注重补脾，仓廪足，而后有力抗邪。如其人素体阴虚火旺，虽受凉于一时，可预测其化热之先机，治必慎用劫阴化燥之品，而处处顾护其阴。更有一种阴阳气血俱亏、五脏六腑多病之人，体质羸弱，用药稍偏，即捉襟见肘（俗话说"按得头来脚又翘"），最为难治。此时掌握患者体质就有决定性意义，一般采用平性药物，择其关键之处入手，可取稳效。

在了解体质时，还要注意不被假象所迷惑。由于中医学是在中国土生土长而形成的，因而具有深厚的根基，为人民群众所熟悉和信赖，不少患者常能判断自身是"火体"或"寒体"。但医者对此又不可遽信，必须仔细进行询查，方能断定。因为患者毕竟不是医生，他们只能凭感觉而意会，不能洞察本质，有时难免得出错误甚至相反的结论。如不少人说自己是"火体"，依据是吃辛辣炙煿等燥热食物即口舌起火疱，或经常发生口疮，或时感身热心烦等。但经医生仔细询查，则其人纳少便溏，口淡不欲饮水，神疲肢倦，少气懒言，显属脾虚阴火之证。其"火"象属阴非阳，其体质属寒非热，当用甘温除热法取效；若从阳热论治，误用寒凉，必其"火"反难已，而气虚脾弱愈甚。

3. 抓主症，单刀直入

凡为医者，临床必抓主症，围绕主症辨其病机，求其根本，然后治之。先生对主症突出、病机单纯之证，常取单刀直入之法，选用药少力专之经方重剂为治。例如在选用芍药甘草汤方面：

顽固头痛

方某，女，75 岁。患左侧偏头痛，时作时止已二三年。近年加剧，头痛日轻夜重，痛时头如火灼，不欲语言，头晕不能起床，脉弦。投以芍药甘草汤加味：白芍 30g，生甘草 30g，川芎 15g。当天煎服 1 剂，傍晚即感右侧头部发烧，而左侧头痛停止，彻夜未再发作。次晨头痛虽作，但很轻微，头晕亦减。从此守方长服而愈。

"慢肝"胁痛

黄某，男，36 岁。患慢性肝炎，肝脾肿大，两胁疼痛而以右胁为甚，并牵引腰酸痛，头顶亦痛，特别嗜睡，舌红苔薄白，脉浮取则弦，沉取则弱，但尚能食。投以芍药甘草汤加味：白芍 30g，甘草 15g，柴胡 10g，枳实 10g，白芷 30g。连服 6 剂，胁痛大减，头痛嗜睡全除，患者自觉病去十之九。继守上方加减以善后。

下肢游火

潘某，男，45 岁。4 个多月来，左下肢阵发（日 10 余次）游走性肌肉间如火灼，逐渐集中到左髋部，火灼区如掌大，有自内达外感，大便结如羊屎，有时咽干口燥，脉弦而细。投以芍药甘草汤：白芍 60g，赤芍 30g，生甘草 30g。2 剂大效；10 剂痊愈。

4. 善斡旋，全面兼顾

先生认为，对于一些复杂的病证，必须掌握全局，点面结合，用药多而不乱，井井有条，方能克敌制胜。例如：

红斑狼疮

钱某，女，47岁。患局限性红斑狼疮，久治无效。现红斑散布于眉心、前额、口角等处，并有灼热、麻辣、痒感，怕日晒，怯近火，头晕时痛，烦躁出汗，夜寐不安，手足心热，上下肢关节疼痛，腰痛，面浮脚肿，神疲肢倦，食欲极差（每餐只能强食30g左右），大便秘结（经常自服牛黄解毒片，得大便通利则稍舒），月经不通3～4个月，舌质紫暗多瘀斑，脉细弱。先生为立活血化瘀、清热解毒、利水消肿、祛风除湿、通经活络、补气补血、健脾助运合法，而以活血化瘀、清热解毒为主，药用升麻、鳖甲、犀角、生地黄、赤白芍、丹皮、桃仁、红花、当归、丹参、紫草、紫花地丁、紫荆皮、鸡血藤、秦艽、桑枝、桑寄生、白鲜皮、刺蒺藜、白茅根、生薏苡仁、赤小豆、党参、黄芪、山楂、六曲、谷麦芽、鸡内金等。初服4剂，肠鸣腹痛，下黑色溏便，日三四行，后渐止而便通畅。8剂后红斑稍退。18剂后红斑明显减退变黑，麻辣感减轻，头痛止，腰及关节痛基本解除，饥而思食，每餐可进食100g左右。38剂后新斑不生，旧斑继退，烦躁全除，头昏由持续性转为轻微的偶发。48剂后，月经来潮，头晕全除。88剂后，红斑基本消退，眠食二便均正常。再进20剂后，临床痊愈。最后改汤为丸以巩固疗效。

血瘀脑海

李某，男，45岁。患脑震荡后遗症、脑颅外伤综合征、外伤后神经官能症。病起于后脑外伤，遗留头昏、头胀，尤其后脑有紧张发热感，并伴脑鸣目胀，项强不能左顾右盼，右边头皮麻木，后脑连项、背直至足跟有拘急感，行走时尤为明显，走路时只能前进或后退，不能左右转，因而不敢外出，稍看书报，后脑即有抓紧、扭转感，记忆力及思维能力极差，动作迟钝，严重时目不欲睁，口不欲言，身不欲动，已多年不能看电影、电视，夜寐时常突然感到舌边刀割样疼痛，即起床照镜，又无异常，舌质红苔微黄，脉缓耐按而欠流利，饮食、二便、睡眠尚可。由于服药甚多，遂对中医药略有所知，自云服补中益气药则胃脘连胁饱胀不思食、头更昏；服凉肝息风药则迟钝、健忘加重；服活血通络药虽较平稳，但于病无功。先生认为此病以血瘀为主要病机，但因病程长、用药杂，已呈虚实错杂、胶结难解之象。法当以活血化瘀为主，辅以通经活络、平肝息风、健脾益气。方用：桃仁 10g，红花 5g，当归 10g，赤白芍各 30g，川芎 5g，生地黄 30g，丹参 15g，地龙 15g，山甲珠 5g，橘络 10g，丝瓜络 10g，葛根 30g，枸杞子 15g，菊花 10g，党参 15g，焦白术 15g，山药 30g，莲子 30g，甘草 5g。连服 3 剂，每剂后，都有一股气上冲头顶，约五六分钟之久。服至四五剂时，后脑觉有两条筋舒展开来，但有肝区胀、鼻干、目涩、腹胀（但能矢气）等反应。继服 7 剂，诸症均减。因守方连服 4 个月余而痊愈。

二、论治原则

1. 首重脾胃

先生强调，在人既生之后，一切正常生理活动，均有赖于后天脾胃的正常运转，即使是先天肾精，也要靠后天水谷化生的精微以不断充养。所以人生病之后，只要脾胃尚强，其病比较易治。否则，只有先把脾胃功能调至正常，而后可议其他。治病诸药，只有当脾胃能够受纳、运化、吸收时，才能发挥作用。是故先生临证最重脾胃，尝谓："只要存在脾胃功能不正常，就一定要以调治脾胃为主，无论治何病，此原则不变。"对于脾胃虚甚之证，则无论何脏疾病相兼，也无论何种实邪夹杂，都必须先治其脾胃。先生认为脾家实，胃气和，诸邪自可驱之而出，诸脏自然得养。他曾感慨地回忆"文革"时期的一段往事：当时被关在"牛棚"，营养状况极差，先生脾胃素弱，由于饮食不洁，患蛔虫病甚剧，脘腹胀痛拒按便闭，一难友给服西药"一轻松"后，大便仍不下，小便亦不利，自知垂危，幸获准住院治疗。经管医生恰为熟识者，遂请先生自为处方，当脾胃将败，攻药（驱蛔）难投。此即议投健脾和胃、行气导滞之剂，1剂而大便得下，竟尽为蛔虫（未用任何驱蛔药）而愈。先生这类健脾扶正以祛邪的案例遍及各种急、慢性疾病，且多是在病情危殆、中西药无效的情况下，运用补脾疗法转危为安的。

2. 阳气为本

先生认为，阳气是人生命活动的原动力。正如张景岳所强调的："天之大宝只此一丸红日，人之大宝只此一息真阳。"（《景岳全书·大宝论》）阳存则生，阳亡则死。故先生临证，处处注意固护阳气。不但阳气虚者，必以温补阳气为先，即使阳气暂时不虚者，只要有潜在耗气伤阳之可能，亦必慎用寒凉，或中病即止，或邪气甫衰，虚象微露，即予匡扶，不令加甚。

如在治疗流行性出血热的过程中，由于充分认识到湿热证湿偏重时伤阳耗气的必然性，故在初期（发热期）就严密监察患者精神萎靡、气短、肢凉、脉细弱等热病耗气伤阳的现象，及时注射参麦针甚至参附针，常可令患者越过低血压休克期，或仅呈一过性低血压状态，不致陷入厥脱。即使在邪气最盛的少尿期，只要患者表现为水湿偏重而正气稍弱，就严格掌握"治湿不远温"的原则，多用甘温、芳香及淡渗之品，少用苦寒，谨防伤阳，以冀湿从燥化，郁伏之热得宣而邪有出路，转入多尿期。在邪少虚多或热病瘥后的多尿期或恢复期，也不持热病伤阴的成见，而对热病耗气、湿重伤阳有足够的警惕，但见舌质淡白胖大、小便清长频数、口淡多津、脉虚细软，便以益气扶阳为主，少用甘寒滋腻之品。事实证明，此法对减轻本病瘥后遗留损害、加速康复是有利的。在当今静脉补液普遍运用的情况下，滋阴法实在无病不用，只有太过，少有不及，而一般医者大多囿于热病伤阴之成见，忽视热病耗气之常理，对急性热病唯恐凉之不力，视温药为大禁，令人不无遗憾。

3. 有方有守

对日常接触的大量慢性疾病及疑难杂症，先生十分强调要有方有守。所谓有方，首先是指起用著名古方（经方和时方），或一方为主，或多方组合。先生尝谓："古方沿用至今，千锤百炼，其可重复性之强，非同小可，能用必用，比之随意凑合成方，不知强多少倍。"其次是指按医理和经验自组新方。先生认为，古方是历代医家对其各自所处的历史时代医药成就进行总结后，结合自己的经验而形成的，是适应时代发展的产物。如今，我们同样应根据当今疾病谱的改变和医药发展的新形势，结合自己的经验，形成对当今疾病具有独特疗效的新方。

做到有方还仅仅是一半，另一半则是有守。治病有方，若即生效，自不难守方。若用后平平，症无进退，则大多认为无效，或病家求愈心切，而另就高明；或医者急功近利，而改弦更张，能守方者几希。先生常说，慢性疾病或疑难杂症，病史长，疗程用药杂，不仅本身病情顽固，且多兼有医源性、药源性及患者耐药性等因素，治疗常难速效，必须耐心调治，切忌急躁图功。因此，一方下去，只要患者能够接受，无不良反应，虽无起色，也是佳兆，应坚持守方。同时还要预先耐心向病家说明，求取患者的充分合作。只有医患双方配合默契，信心坚定，才能共奏事功。

4. 大剂量说

先生临证处方用量偏大，其原因是临床常有这样的事例：同一医生，同一疾病，用药相同，若患者服中药多者，常难速效；而平素极少服药者，则收效较快，原因何在？除去感邪之多少、体质之强弱等因素外，患者个体的耐药性是应考虑的重要因素之一。对具耐药性者，如不加大用药剂量，每难奏效。例如，某医为一心阳虚证的心悸患者对证处以桂枝甘草汤方，其中桂枝 10g、炙甘草 5g，不应。先生曰："此患者心病痼疾，服药甚多，轻量投之，有如隔靴抓痒。"遂于原方中加重桂枝为 30g、炙甘草为 30g，即效。

对于平素极少服药者，是否就不必大剂量呢？不具耐药性者，如其体质壮实而病证顽重，也须用大剂量才能获得速效。

这比之用小剂量效微且需较长时间服药，至少有如下优点：一是疗效显著，疗程短，康复快；二是不易产生耐药性；三是减少复诊次数与缩短服药时间，给患者带来较多好处，尤其是节省开支。如一农村小男孩，患风湿热，膝、踝关节红肿热痛，左下肢内翻，跛行。先生予大剂量桂枝芍药知母汤方加味。3剂即痛止而不跛行。若用小剂量，必难如此速效。

使用大剂量的理由尚不止此。当前，中药饮片品质低下，效用大减，因而用量也有必要加大。

5. 小剂量说

先生治病虽然常用大剂量，但一般剂量也常用，有时还用小剂量。其理由是因患者体质娇弱，不任重剂；或神经过敏，惧怕重剂；或粗知医药，疑虑重重等，常用小剂量制方取效。如一中年妇女，体素娇弱，患"乙肝"，证属肝郁脾虚。症见肝区时痛，神疲肢倦，纳少乏味，口苦齿衄，心情抑郁，多愁善感，自学中西医学有关资料，处处联系自身，疑虑重重，久治无效。先生投以小剂量的逍遥散疏肝、四君子汤健脾、金铃子散止痛（方中柴胡5g、枳壳5g、白芍5g、当归5g、太子参10g、白术5g、茯苓10g、甘草3g、生姜3片、薄荷3g、延胡索5g、川楝子5g），并守方达半年之久，始告痊愈，即其例证。